C. Simon
M. Jänner

Farbatlas der Pädiatrie

4. Auflage

Farbatlas der Pädiatrie

mit differentialdiagnostischen Hinweisen

Von

Claus Simon, Universitäts-Kinderklinik Kiel

und

Michael Jänner, Universitäts-Hautklinik Hamburg

Vierte, neubearbeitete und erweiterte Auflage
Mit 795 mehrfarbigen Abbildungen

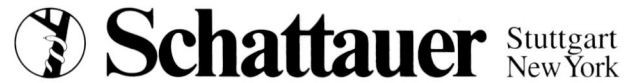 **Schattauer** Stuttgart New York

Prof. Dr. med. Claus Simon
Universitäts-Kinderklinik
Schwanenweg 20
24105 Kiel

Die Deutsche Bibliothek — CIP-Einheitsaufnahme

Simon, Claus:
Farbatlas der Pädiatrie : mit differentialdiagnostischen
Hinweisen / von Claus Simon und Michael Jänner. —
4., neubearb. und erw. Aufl. —
Stuttgart ; New York : Schattauer, 1995
  ISBN 3-7945-1673-7
NE: Jänner, Michael:

© 1981, 1990, 1994 and 1995 by F. K. Schattauer Verlagsgesellschaft
mbH, Lenzhalde 3, 70192 Stuttgart, Germany

Printed in Germany
Umschlaggestaltung und Layout: Bernd Burkart
Satz, Druck und Einband: Mayr Miesbach, Druckerei und Verlag
GmbH, Am Windfeld 15, 83714 Miesbach, Germany
Gedruckt auf chlor- und säurefrei gebleichtem Papier.

ISBN 3-7945-1673-7

Gegenüber der 3. Auflage wurde der Bildteil um 93 Abbildungen erweitert. Dabei gilt mein besonderer Dank Frau Hanna Lüthje-Reimers (Fotoabteilung der Universitäts-Kinderklinik Kiel) für die gute Zusammenarbeit und ihren großen persönlichen Einsatz. Ich danke auch der Augen-, Haut-, Hals-Nasen-Ohren- und Orthopädischen Klinik, der Zahn-Mund-Kiefer-Klinik der Universität Kiel, der Städtischen Kinderklinik Kiel, der Kinderklinik der Universität Lübeck, der Augenklinik der Universität Zürich (Frau Dr. Klara Landau) und Herrn Prof. Dr. Andreas Rett (Wien) für die freundliche Bereitstellung zahlreicher Aufnahmen. Entsprechend den neuen Erkenntnissen in der Ätiologie und Pathogenese verschiedener Krankheiten im Kindesalter wurde der Text aktualisiert und ergänzt. Inzwischen liegen Übersetzungen ins Englische, Italienische, Portugiesische und Indonesische vor. Möge der Farbatlas in der neuen Auflage weiterhin hilfreich sein bei der Diagnosestellung seltener Krankheiten und es dem Medizinstudenten erleichtern, sich mit wichtigen Krankheitsbildern vertraut zu machen.

Leider verstarb im Jahre 1991 mein Koautor Prof. Dr. Michael Jänner, der bei der Gestaltung des Farbatlas entscheidend mitgewirkt hat. Ich bedauere sein Ableben zutiefst und werde seiner stets in Dankbarkeit gedenken.

Kiel, im Juni 1995   C. Simon

Vorwort
zur ersten Auflage

Dieser Farbatlas beinhaltet Krankheitssymptome, die unmittelbar zur Kinderheilkunde gehören, teilweise aber auch in anderen Fachgebieten der Medizin beobachtet werden. So eignet sich das Buch nicht nur für Pädiater und praktische Ärzte, sondern auch für Geburtshelfer, Chirurgen und andere Fachärzte. Medizinstudenten können es als Ergänzung zum Lehrbuch benutzen und Veränderungen bei Krankheiten kennenlernen, die im klinischen Unterricht selten gezeigt werden. Die Auswahl der Bilder erfolgte einerseits nach dem Seltenheitswert der Symptome, andererseits unter didaktischen Gesichtspunkten. Vollständigkeit, d. h. Abbildungen auch der leicht vorstellbaren Symptome, war nicht beabsichtigt und hätte den Atlas unnötig verteuert. Der begleitende Text beschränkt sich auf kurze Bilderläuterungen und gibt differentialdiagnostische Hinweise. Nur bei selteneren Krankheiten wird ausführlicher auf das Krankheitsbild und die zur klinischen Diagnosestellung wichtigen Besonderheiten eingegangen. Das sorgfältig erarbeitete Sachverzeichnis erleichtert das Auffinden der abgebildeten Symptome und der diffe-rentialdiagnostisch wichtigen Krankheiten. Die Abbildungen stammen zum größten Teil aus der Fotoabteilung der Universitäts-Kinderklinik Kiel, die von Frau Herta Dibbern geleitet wird und der wir besonders herzlich für ihre Mitarbeit danken, sowie aus der Fotoabteilung der Universitäts-Hautklinik Hamburg. Einige Bilder wurden uns freundlicherweise von anderen Kliniken und Instituten der Universität Kiel zur Verfügung gestellt (Orthopädische, Haut-, Augen-, Hals-Nasen-Ohren-, Zahn-Mund-Kiefer-Klinik, Institut für Humangenetik, Pathologisches Institut). Den dort tätigen Ärzten und weiteren auswärtigen Kollegen sind wir für die Überlassung von Bildmaterial zu Dank verpflichtet, besonders Herrn Prof. Dr. O. Braun (Städtische Kinderklinik Pforzheim) und Herrn Prof. Dr. V. von Loewenich (Universitäts-Kinderklinik Frankfurt/Main). Dem F. K. Schattauer Verlag, insbesondere Herrn Prof. Dr. Dr. h. c. P. Matis, danken wir für die Aufgeschlossenheit gegenüber unseren Wünschen und die tatkräftige Unterstützung.

Kiel, im September 1981   C. Simon und M. Jänner

1. Krankheiten des Neugeborenen 2

2. Angeborene Anomalien 30

3. Herzkrankheiten 94

4. Hals-Nasen-Ohren-Krankheiten 98

5. Krankheiten der Verdauungsorgane 102

6. Krankheiten des Urogenitaltraktes 114

7. Krankheiten des Nervensystems 124

8. Krankheiten der Muskeln, Knochen und Gelenke 154

9. Hautkrankheiten im Kindesalter 166

10. Blutkrankheiten 282
    Leukämie 282
    Blutungskrankheiten 286

11. Pädiatrische Onkologie 294

12. Krankheiten der Augen 320

13. Stoffwechselkrankheiten und Ernährungsstörungen 346

14. Krankheiten der endokrinen Drüsen 370

15. Infektionskrankheiten 388

    Sachverzeichnis 412

Mit einer Krankheit zu leben, ist die Aufgabe, welcher sich viele Menschen, auch Kinder, stellen müssen. Dabei sollten nicht die Werturteile der Gesunden gelten. Denn Krankheit gehört zum menschlichen Dasein und darf — auch wenn sie von Dauer ist — nicht als Makel empfunden werden. Im Gegenteil: eine Krankheit kann den Wert eines Menschen erhöhen, wenn er das Leiden auf sich nimmt und sein Leben nach den von ihm selbst gesetzten Maßstäben gestaltet.

1.1
Rh-Inkompatibilität

Rh-Inkompatibilität: Hydrops fetalis mit generalisierten Ödemen und Aszites (ohne Ikterus) bei einem 2 Stunden alten Neugeborenen einer 35jährigen rh-negativen Mutter, die bereits 2 Kinder mit Symptomen einer Rh-Unverträglichkeit zur Welt gebracht hatte. Hochgradige makrozytäre Anämie mit ausgeprägter Erythroblastose und Retikulozytose. Indirektes Bilirubin im Nabelschnurblut 3,7 mg/dl, direkter Coombs-Test stark positiv. Durch Austauschtransfusion mit Erythrozytenkonzentrat geheilt. – **Differentialdiagnose:** Generalisierte Ödeme nach der Geburt (ohne Anämie) kommen vor bei Frühgeborenen (infolge Hypoproteinämie, Nierenunreife oder vermehrter Gefäßdurchlässigkeit) und bei übermäßiger Infusionstherapie (Hyperhydratation), besonders bei zu starker Zufuhr von Natriumbikarbonat (zur Azidosebehandlung). Sklerödem und Sklerem des Frühgeborenen unterscheiden sich durch die andersartige Konsistenz. Ursache von generalisierten Ödemen können auch eine bald nach der Geburt einsetzende Herzinsuffizienz (z. B. bei Transposition der großen Gefäße) sein, sehr selten eine angeborene Lues, Nephritis oder Nephrose. Ein Hydrops fetalis wird ebenfalls bei der homozygoten Form der α-Thalassämie beobachtet. Lymphödematöse Schwellungen (besonders der Fußrücken) treten beim Turner-Syndrom auf, myxödematöse Hautschwellungen bei angeborener Hypothyreose (dabei keine Dellenbildung auf Fingerdruck). Eine Neugeborenenanämie ohne Ikterus entsteht als akute Blutungsanämie durch Blutverluste bei der Geburt (z. B. Plazentablutungen) oder bei inneren Blutungen.

1.2
Rh-Inkompatibilität

Rh-Inkompatibilität: Opisthotonus, Rigidität und Verlust des Moro-Reflexes infolge Kernikterus bei einem 6 Tage alten Neugeborenen (höchste Bilirubinkonzentration im Blut 36 mg/dl). Tod am 8. Lebenstag durch zentrale Atemstörungen. – **Differentialdiagnose:** Opisthotonus tritt auch bei intrakraniellen Blutungen (infratentoriell) und bei bakterieller Meningitis auf. Bei einem Retropharyngealabszeß können wegen der starken Schmerzen Nackensteifigkeit und Opisthotonus beobachtet werden.

1.3
Bronze-Baby-Syndrom

Bronze-Baby-Syndrom: graubraune Hautverfärbung bei einem 1800 g schweren, 10 Tage alten Frühgeborenen (mit Hyperbilirubinämie infolge Leberunreife) als Nebenwirkung einer Phototherapie (längere Einwirkung von starkem Lampenlicht). Sie tritt nur bei Anwesenheit von direktem Bilirubin im Blut auf. Andere Nebenwirkungen der Phototherapie sind dünne Stühle, Hautexantheme, Temperatursteigerungen, Dehydratation.

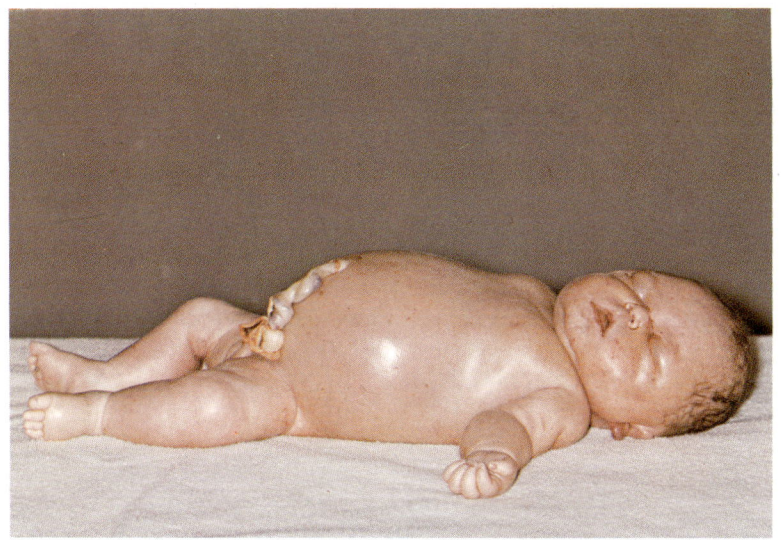

1.1

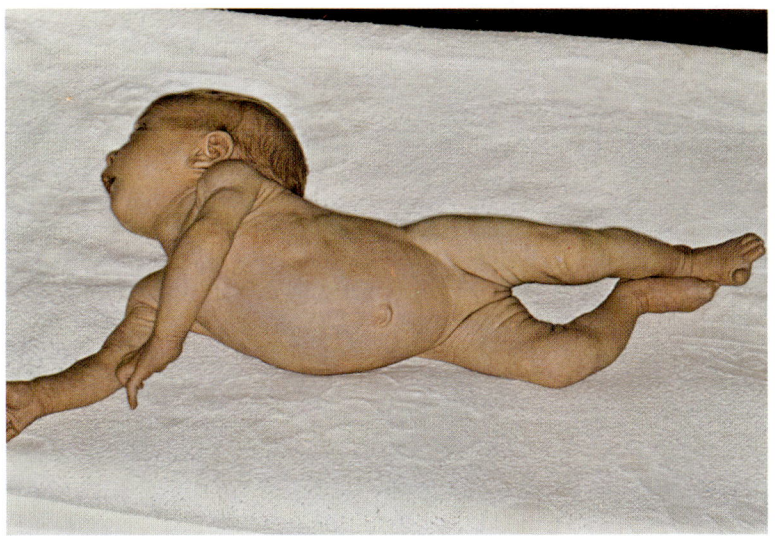

1.2

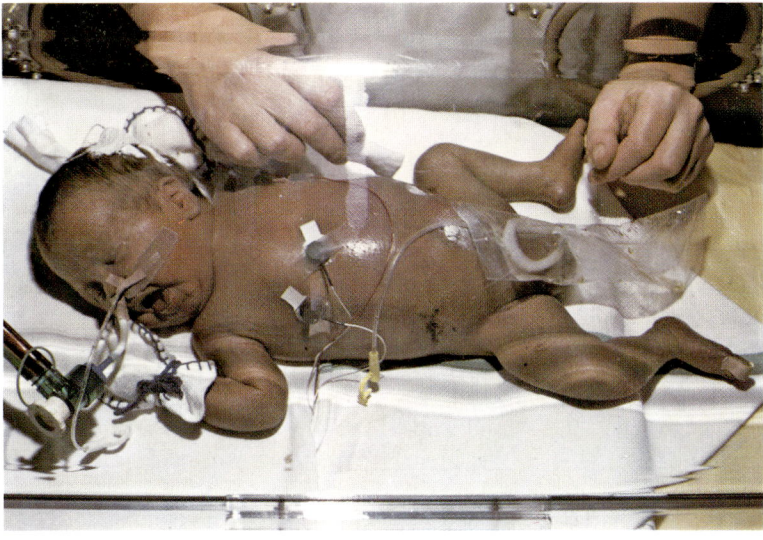

1.3

1.4 Fetopathia diabetica

Fetopathia diabetica: Riesenkind (Geburtsgewicht 5,2 kg) einer diabetischen Mutter, die unzureichend mit Insulin behandelt war. Hydramnion (häufig). Vollmondgesicht mit livider Hautfarbe (infolge Polyglobulie: 6 Mill. Erythrozyten/μl, reichlich Erythroblasten im Blutausstrich, Hämatokrit auf 75% erhöht). Sofort nach der Geburt Glukoseinfusionen und orale Gabe von 20%iger Glukoselösung. Komplikationsloser Verlauf. Heilung. — **Diagnose:** einfach bei Riesenkind mit (oder ohne) Hypoglykämieneigung und bekanntem Diabetes der Mutter. Bei stärkeren Plazentaveränderungen auch Untergewicht möglich. Latenter mütterlicher Diabetes durch Belastungstests (bald nach der Entbindung) nachweisbar. — **Differentialdiagnose:** Bei Neugeborenenhypoglykämie unter 30 mg/dl auch an Plazentainsuffizienz (z. B. bei EPH-Gestose), Wiedemann-Beckwith-Syndrom (Makrosomie mit Makroglossie, s. S. 384) und angeborene Stoffwechselleiden (Galaktosämie. Leuzinose usw.) denken. Relativ hohe Geburtsgewichte (über 4000 g) haben außerdem Neugeborene mit Ödemen und Kinder mit einem zerebralen Gigantismus (Sotos-Syndrom). Auch wenn ein Elternteil besonders groß ist oder die Mutter schon mehrere Kinder geboren hat, ist mit einem höheren Geburtsgewicht zu rechnen.

1.5 Angeborene Nephrose

Angeborene Nephrose (infantile mikrozystische Krankheit) bei einem 2 Wochen alten Jungen: generalisierte Ödeme (besonders deutlich an den Lidern), welche seit der Geburt ständig zugenommen hatten. Laborbefunde: erhebliche Hypoproteinämie und Proteinurie sowie Komplementerniedrigung im Serum. Nierenbiopsie: kleinzystische Dilatation der proximalen Tubuli. Da die angeborene Nephrose stets steroidresistent ist, beschränkte sich die Therapie auf i.v. Albumingaben. Exitus im Alter von 6 Monaten an einer schweren Pneumonie. — Zur **Differentialdiagnose** der Neugeborenenödeme: s. Abb. 1.1, S. 2.

1.6 Turner-Syndrom

Turner-Syndrom bei einem 2 Tage alten Neugeborenen (Geburtsgewicht 2600 g): ausgedehnte Fußrückenödeme, außerdem Cutis laxa, tiefer Haaransatz, weiter Mamillenabstand mit Mamillenhypoplasie, tiefsitzende und hypoplastische Finger- und Fußnägel. Chromosomenanalyse: 45, XO. — Die Weichteilschwellungen im Hand- und Fußrückenbereich sind lymphangiektatische Ödeme und kommen dabei in etwa 80% vor. Dagegen fehlen sie meistens beim Noonan-(Pseudo-Turner-)Syndrom, welches eine Gonadendysgenesie bei normalem Karyotyp ist. Beim Nonne-Milroy-Syndrom ist das angeborene chronische Lymphödem (Trophödem) auf die Unterschenkel beschränkt; es handelt sich um ein blasses oder leicht livides, hartes, schmerzloses Ödem, das von Adipositas, Minderwuchs und Akromikrie begleitet ist.

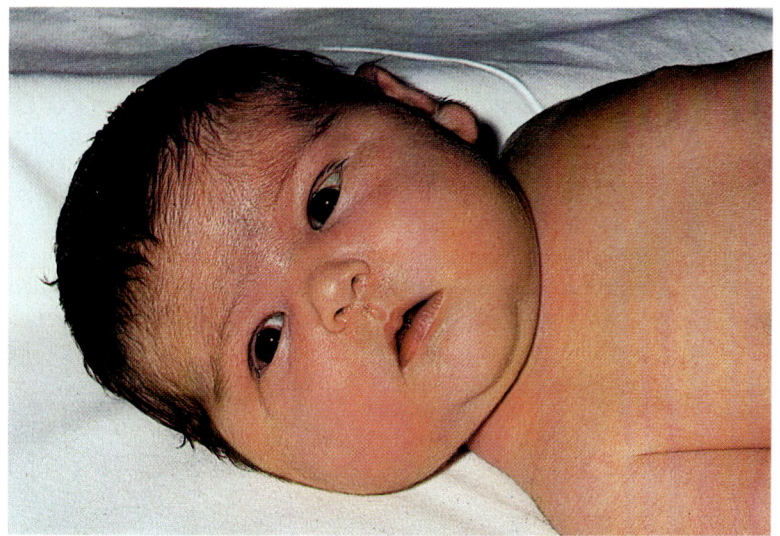

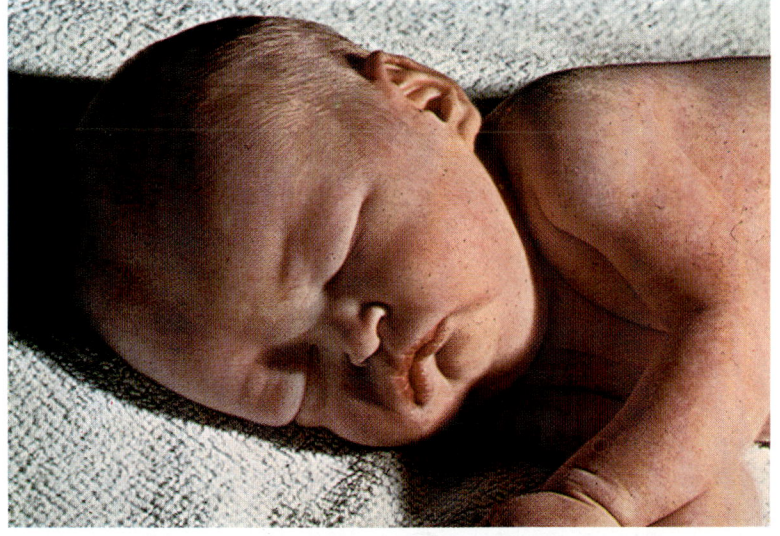

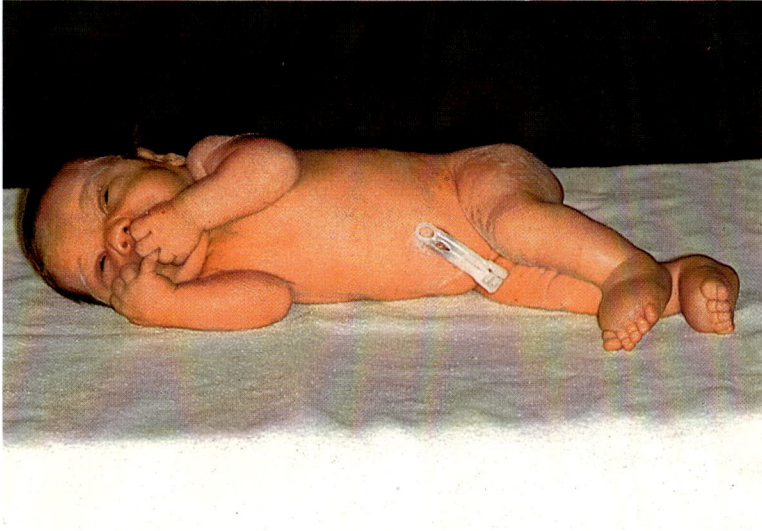

1.7 Isolierte intrahepatische Gallengangs- hypoplasie

Isolierte intrahepatische Gallengangshypoplasie bei einem 8 Monate alten Jungen: Verdinikterus der Haut (direktes Bilirubin im Serum 4 mg/dl, indirektes Bilirubin negativ). Hellgelbe Stühle, vergrößerte Leber, erhebliches Untergewicht. Nach der Geburt zunehmender Ikterus (maximaler Bilirubinspiegel im Serum 17 mg/dl, wobei der Anteil von direktem Bilirubin im Serum immer größer wurde). Transaminasen und Gamma-GT im Serum leicht erhöht. Ursache zunächst unklar. Diagnose einer intrahepatischen Gallengangshypoplasie durch Laparotomie und Leberprobeexzision mit histologischer Untersuchung gesichert. Extrahepatische Gallenwege normal angelegt. Im weiteren Verlauf schlechtes Gedeihen (trotz fettarmer, kalorisch ausreichender Ernährung), jedoch Verschwinden des Hautikterus (direktes Bilirubin im Serum ständig auf Werte zwischen 1 und 2 mg/dl erhöht). Ein **Verdinikterus** kommt außerdem vor bei verschiedenen Formen der Gallengangsatresie, bei angeborener Choledochuszyste und Verschlußikterus anderer Genese, z. B. durch Gallensteine, sowie bei schwerem hepatozellulären Ikterus (mit Cholestase).

1.8 Physiologischer Icterus neonatorum

Physiologischer Icterus neonatorum bei einem 3 Tage alten Mädchen (Geburtsgewicht 2900 g): indirektes Bilirubin im Serum: 6,8 mg/dl (höchster individueller Wert). Beginn des Ikterus am 2. Lebenstag, Verschwinden am 6. Lebenstag. Ursache: zu geringe Aktivität der Glukuronyltransferase in der Leber, welche indirektes in direktes Bilirubin umwandelt. Ein sichtbarer Ikterus kommt bei etwa der Hälfte aller Neugeborenen vor. Von Hyperbilirubinämie (meist durch Leberunreife) spricht man bei Bilirubinwerten über 15 mg/dl. — **Differentialdiagnostisch** kommen in Frage: Resorptionsikterus bei geburtstraumatischen Gewebeblutungen, nicht erkannte Hypothyreose, Crigler-Najjar-Krankheit, medikamentöse oder hormonelle Störungen (z. B. Sulfonamide oder Pregnantriol in der Muttermilch) sowie hämolytische Anämien.

1.9 Angeborene extrahepatische Gallengangsatresie

Angeborene extrahepatische Gallengangsatresie mit Leberzirrhose und Aszites (durch portale Hypertension) bei einem 8 Monate alten Jungen: stark vorgewölbtes Abdomen mit vorstehendem Nabel, Fluktuationswellen und Dämpfungsänderung bei Seitenlagerung, Leber und Milz deutlich vergrößert. Eine gleichzeitig bestehende intrahepatische Gallengangsatresie war im Alter von 2 Monaten durch Probelaparotomie und Leberbiopsie ausgeschlossen worden. Eine zweite Operation (Hepatoportojejunostomie) im Alter von 4 Monaten blieb erfolglos. Jetzt starker Verdinikterus und hochgradige aplastische Anämie. Durch Bluttransfusionen und Diuretika vorübergehende Besserung. Exitus mit 1 Jahr an den Folgen der Leberzirrhose. — **Differentialdiagnose** (bei starker Auftreibung des Leibes): chylöser Aszites (oft zusammen mit Chylothorax), Hämoperitoneum, intraabdominaler Tumor, Meteorismus (z. B. bei Ileus), Kotstauung (z. B. bei Megacolon congenitum).

1.10 α_1-Antitrypsin- mangel

α_1-Antitrypsinmangel mit Leberzirrhose bei einem 5 Monate alten Jungen: vorgewölbtes Abdomen mit erweiterten Hautgefäßen im Oberbauch (Kollateralen) und Aszites (als Folge einer intrahepatisch entstandenen portalen Hypertension). Leber stark vergrößert. Der α_1-Antitrypsingehalt im Serum war beträchtlich erniedrigt. Im Leberbiopsat wurden im Zytoplasma der Hepatozyten typische PAS-positive Granula nachgewiesen.

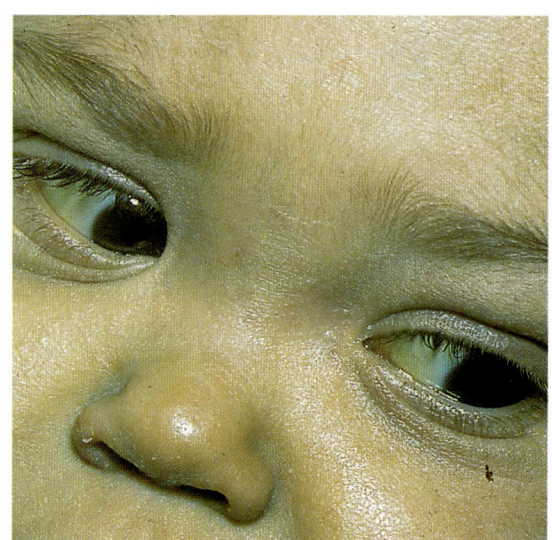
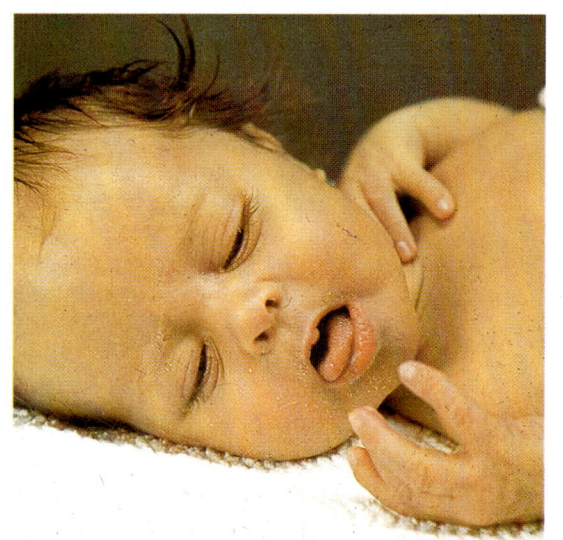

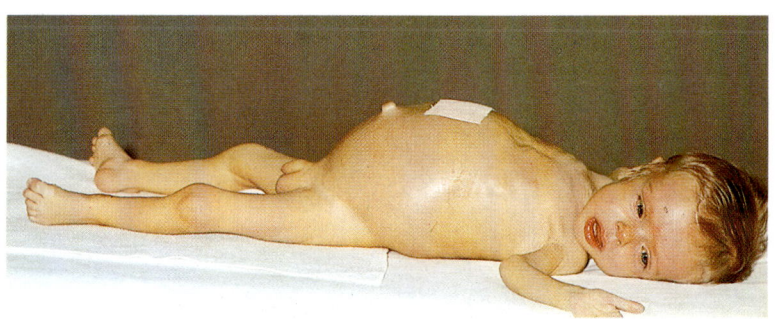

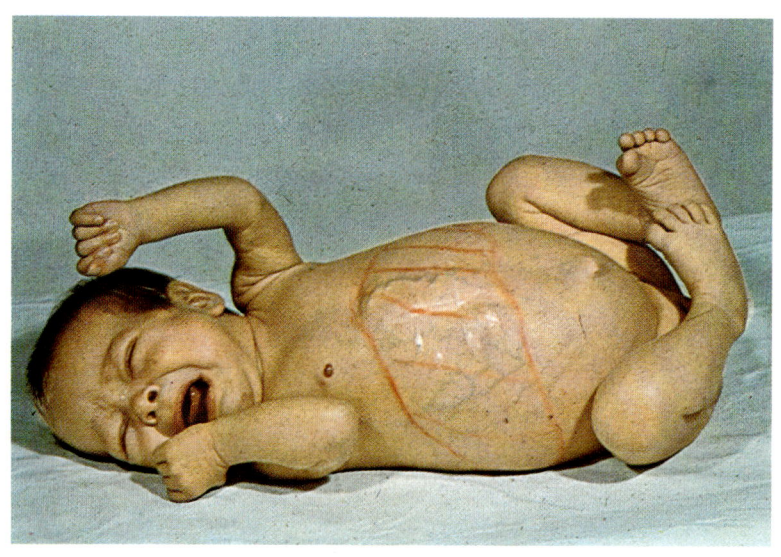

1.11–13

Frühgeborenes

900 g schweres Frühgeborenes am 2. Lebenstag, das in der 28. Schwangerschaftswoche geboren war: dünne, rote Haut mit wenig subkutanem Fettgewebe, reichlich Lanugobehaarung, kurzes Kopfhaar, unscharfe Stirnhaargrenze, relativ großer Kopf (Kopfumfang 4 cm größer als Brustumfang), längliche Kopfform, mangelnde Knorpeleinlagerung in den Ohrmuscheln (Abb. 1.11 u. 12). Nach 97 Tagen Gewicht von 3 kg erreicht, gute Trinkleistungen, keine neurologischen Auffälligkeiten: Entlassung nach Hause (Abb. 1.13). – **Differentialdiagnose** zu sog. Mangelgeborenen (pränatal dystrophen Neugeborenen), die stärker untergewichtig sind als der Tragzeit entspricht und keine oder geringe Zeichen der Organunreife haben. Bei Mangelgeborenen ist die Haut blaß und pergamentartig. Hände und Füße sind mazeriert, die Nägel und die übrige Haut oft gelblich verfärbt (infolge vorzeitigen Mekoniumabganges bei intrauteriner Asphyxie).

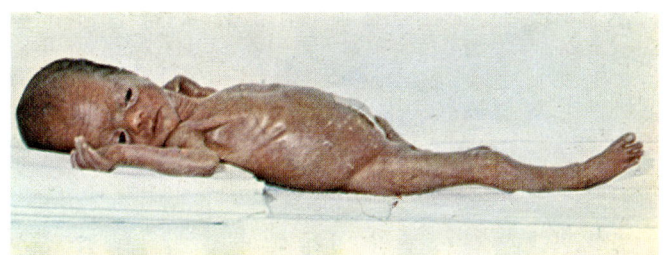

1.11

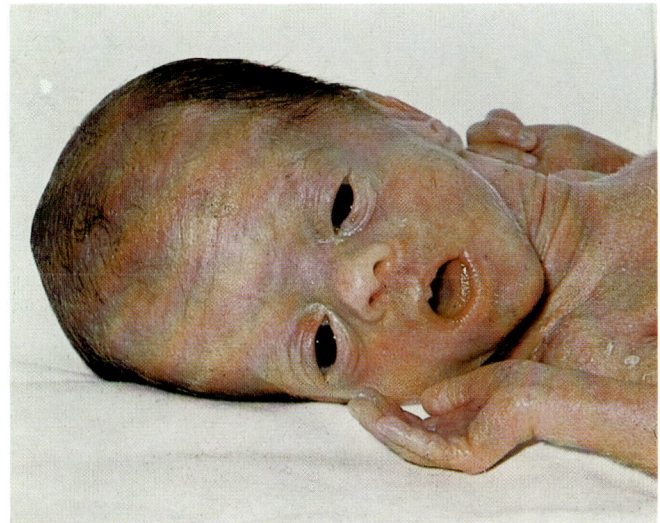

1.12

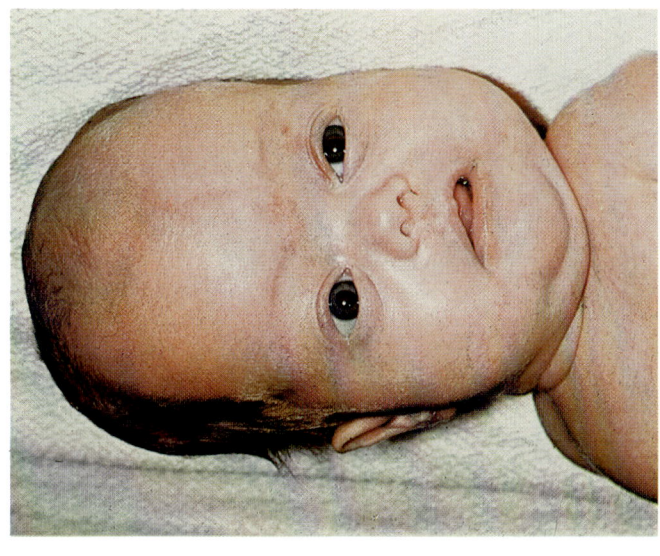

1.13

1.14
Fetofetales Transfusionssyndrom

Fetofetales Transfusionssyndrom bei 2 Wochen alten eineiigen Zwillingsfrühgeborenen von fast 2000 g Gewicht: Der blaß aussehende Spenderzwilling hatte einen Hämatokrit von 36% (bei 3,5 Mill. Ery/μl), der plethorische Empfängerzwilling zum gleichen Zeitpunkt einen Hämatokrit von 62% (bei 6,5 Mill. Erythrozyten/μl). Der Spenderzwilling, welcher nach der Geburt eine beschleunigte Atmung hatte, mußte wegen seiner Anämie durch Bluttransfusion behandelt werden, der Empfängerzwilling wegen einer Hyperbilirubinämie durch Phototherapie. Der weitere Verlauf war komplikationslos. Das fetofetale Transfusionssyndrom kommt nur bei eineiigen Zwillingen (in etwa 15%) vor und beruht auf schlecht kompensierten Gefäßverbindungen in monochorischen Plazenten. – Eine stärkere Polyglobulie nach der Geburt (Hämatokrit über 70%) kann auch andere Ursachen haben, z. B. intrauterine Dehydratation (bei Übertragung), respiratorische Plazentainsuffizienz, Spätabnabelung (übermäßige Plazentanachtransfusion) oder maternofetale Transfusion.

1.15
Pränatale Dystrophie

Pränatale Dystrophie bei einem 2 Tage alten Neugeborenen: Untergewicht (2,8 kg) bei 48 cm Länge, Mangel an subkutanem Fettgewebe, Haut blaß und pergamentartig, schlaffer Hautturgor, gelblich gefärbte Nägel. Zahlreiche Ursachen kommen in Betracht: embryofetales Alkoholsyndrom, pränatale Infektion, Chromosomenaberration, Fehlbildungssyndrom, Plazentainsuffizienz, Zwillingsgeburt u. a.

1.16
Übertragenes Neugeborenes

Übertragenes Neugeborenes im Alter von 1 Tag (Geburtsgewicht 3,3 kg, Länge 58 cm), das 2 Wochen nach dem errechneten Termin geboren war: Abschilferung der trockenen, faltigen und blassen Haut, die wenig subkutanes Fettgewebe enthielt, sog. Waschfrauenhände, Gelbfärbung der Haut und Nägel (durch vorzeitigen Mekoniumabgang infolge intrauteriner Asphyxie). – Weitere Zeichen der Übertragung sind lange Fingernägel, Fehlen von Lanugobehaarung und Vernix caseosa, überlange Kopfhaare.

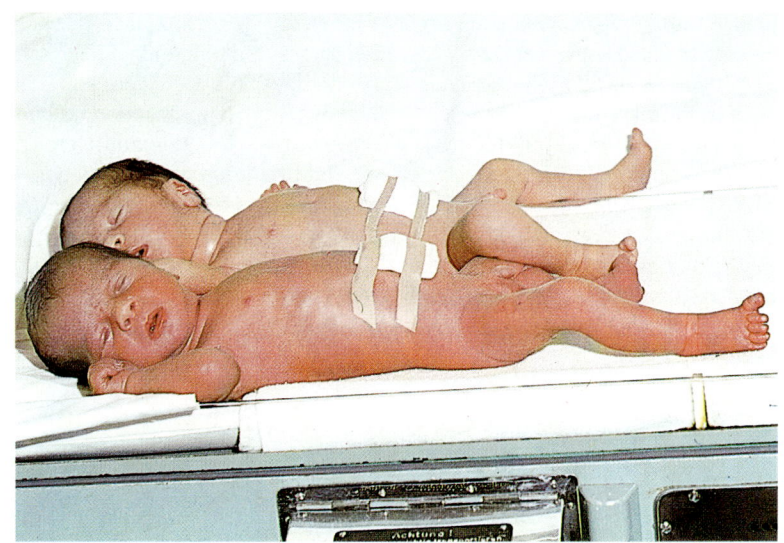

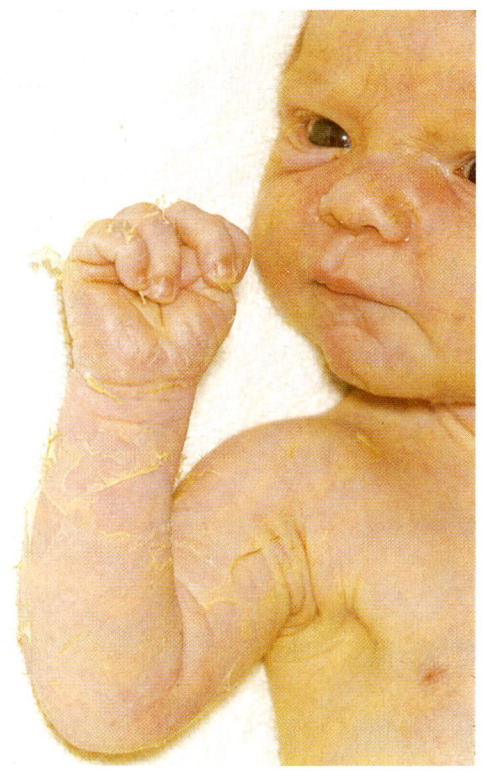

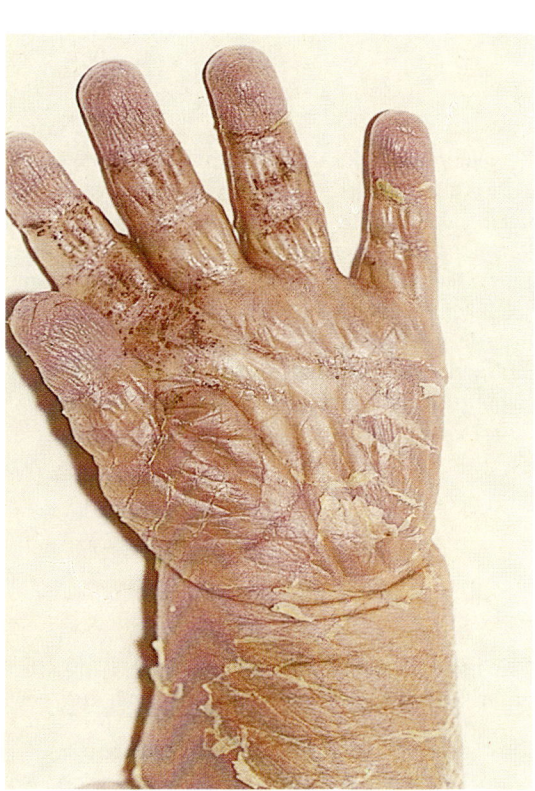

1.17 Thrombozytopenische Hautblutungen

Thrombozytopenische Hautblutungen bei einem 1 Tag alten Mädchen: Petechien und Ekchymosen im Gesicht und am ganzen Körper. Keine klinischen Zeichen einer pränatalen Infektion oder Neugeborenensepsis. Blutbild im übrigen normal. Ursache der Thrombozytopenie (7000/µl) waren gegen die kindlichen Thrombozyten gerichtete Isoantikörper der Mutter, welche durch die Plazenta in den kindlichen Kreislauf gelangt waren. Eine Hirnblutung, die hierbei häufig zum Tode führt, war nicht nachweisbar. Im Laufe des ersten Lebensmonats normalisierten sich die Thrombozytenzahlen allmählich, und es traten keine neuen Hautblutungen mehr auf. — Eine Thrombozytopenie beim Neugeborenen kommt außerdem vor bei chronischer idiopathischer Thrombozytopenie der Mutter (Autoantikörper) und als vererbte Störung (Thrombozytopenie-Radiusaplasie-Syndrom, Wiskott-Aldrich-Syndrom). Häufigste Ursachen sind schwere prä- oder postnatale Infektionen und Nierenvenenthrombose.

1.18 Schweres Geburtstrauma

Schweres Geburtstrauma bei einem 6 Tage alten Neugeborenen: flächenhafte Hautblutungen an den Extremitäten und am Rumpf (Ekchymosen und Sugillationen) nach schwerer intrauteriner Asphyxie (unregelmäßige verlangsamte Herzfrequenz ante partum) und Postasphyxiesyndrom (Zyanose, Atemstörungen, protrahierter Schock), welche am 9. Lebenstag zum Tode führten. Obduktion: infratentorielle Blutung mit Tentoriumriß, außerdem interstitielle Lungenblutungen mit Ödem und ausgedehnte Atelektasen beider Lungen.

1.19 Neugeborenenseptikämie

Neugeborenenseptikämie (durch E. coli) bei einem 2 Tage alten Jungen, der 3 Tage nach einem vorzeitigen Blasensprung geboren war: Die vor allem flächenhaften, vereinzelt petechialen Hautblutungen waren hier die ersten Symptome der Sepsis, welche zur Diagnose führten. Bei einer starken Erniedrigung der Thrombozyten (durch Knochenmarkschädigung und peripheren Verbrauch) bestand eine erhebliche Hypoprothrombinämie (durch toxische Leberschädigung), jedoch fehlten die für eine Verbrauchskoagulopathie typischen Befunde. Die Erreger wurden nicht nur im Blut, sondern auch im Liquor des Kindes nachgewiesen. Die Septikämie hatte offenbar intrauterin (durch Fruchtwasserinfektion) begonnen und eine schwere Pneumonie ausgelöst. Gerinnungsstörungen beim Neugeborenen können auch auf einem Vitamin-K-Mangel, einer schweren Lebererkrankung oder einer erblichen Koagulopathie beruhen.

1.20 Traumatische Hautblutungen

Traumatische Hautblutungen bei einem 1 Tag alten Frühgeborenen, das in Gesichtslage geboren war: tiefblaue Verfärbung des geschwollenen Gesichtes.

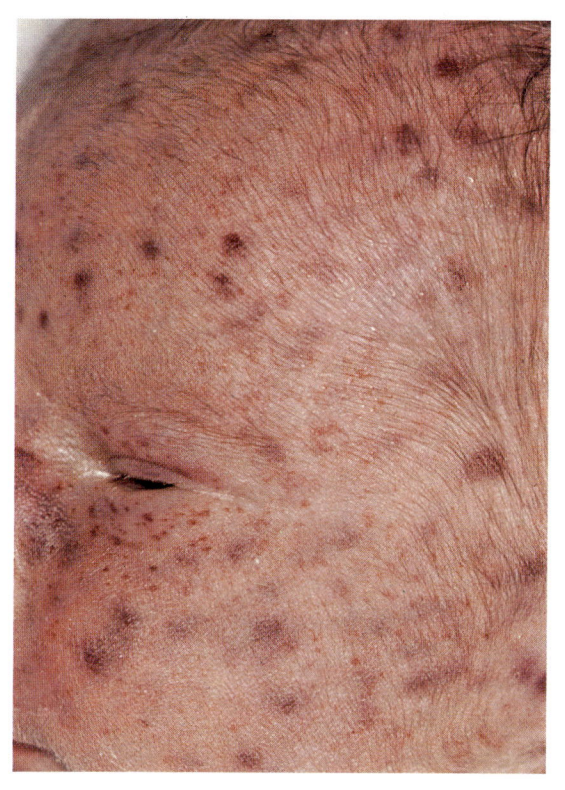 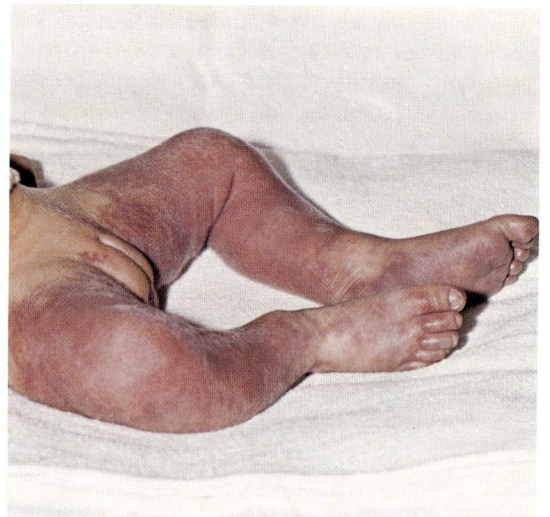

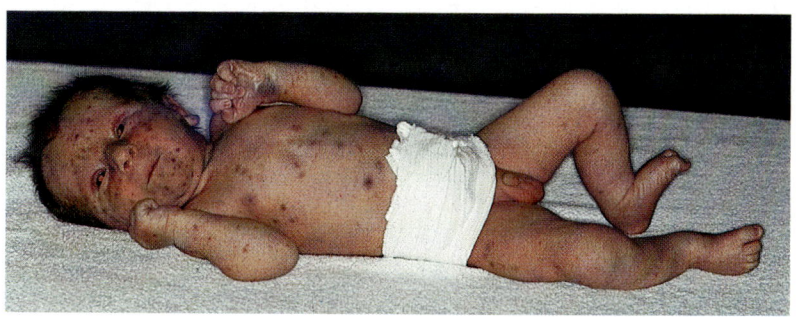

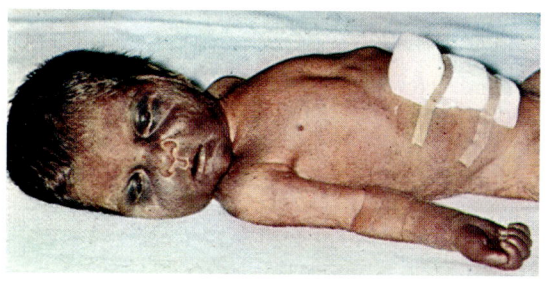

1.21
Scheinlähmung der Beine

Scheinlähmung der Beine wegen geburtstraumatischer Epiphysenlösung (Rö: beide distale Femurepiphysen lateral verlagert) nach erschwerter Geburt in Hinterhauptslage. Tod im Alter von 6 Tagen an den Folgen großer Subduralhämatome. Epiphysenlösung der Femora autoptisch bestätigt (mit ausgedehnten subperiostalen Hämatomen). Patellar- und Achillessehnenreflexe scheinbar aufgehoben, sehr schwache Fluchtreflexe der Beine. – **Differentialdiagnose:** Die frakturbedingte proximale Epiphysenlösung ist nach der Geburt von der seltenen geburtstraumatischen Hüftgelenksluxation und von der angeborenen Hüftgelenksluxation zu trennen. Röntgenologisch sieht man bei einer Epiphysenfraktur erst nach einer Woche die typische Kallusbildung, welche bei der Luxation fehlt. Eine Femurschaftfraktur ist auszuschließen. Die Parrot-Scheinlähmung bei Lues connata kann ähnliche Symptome hervorrufen. Echte Lähmungen (komplette oder inkomplette Querschnittslähmungen) sind möglich durch eine geburtstraumatische Rückenmarkschädigung (infolge Wirbelfraktur). Die Werdnig-Hoffmann-Krankheit, welche schon intrauterin beginnen kann, äußert sich in verminderten Spontanbewegungen und Muskelhypotonie; Schmerzen fehlen dabei. Es gibt auch eine vorübergehende zerebral bedingte Muskelhypotonie, z. B. bei intrakraniellen Blutungen. Geburtstraumatische Nervenlähmungen der unteren Extremitäten sind sehr selten.

1.22
Schnürfurchen mit Hautulzerationen

Schnürfurchen mit Hautulzerationen im Hüftbereich bei Zwillingsfrühgeborenem, welche durch Umschlingung der Hüfte mit der Nabelschnur des zweiten (intrauterin abgestorbenen) Zwillings entstanden waren. Die Geburt erfolgte wegen Uterus myomatosus der Mutter durch Sectio caesarea. Abheilung der Hautläsionen mit Narbenbildung unter antibiotischer Behandlung (wegen bakterieller Sekundärinfektion). – **Differentialdiagnose:** Es gibt auch zirkuläre Schnürfurchen (vorwiegend an den Extremitäten) durch sog. Amnionbänder (fibröse Stränge), welche intrauterin zu Abschnürungen und Verwachsungen führen können.

1.23
Großes Nabelschnurhämatom

Großes Nabelschnurhämatom infolge Nabelvenenruptur (durch pathologisch-anatomische Untersuchung nachgewiesen), welches bei der Geburt bereits vorhanden war und am 2. Lebenstag durch chirurgischen Eingriff entfernt wurde. Normaler Schwangerschaftsverlauf und komplikationslose Geburt. – **Differentialdiagnose:** angeborene Omphalozele (Vorfall von Bauchhöhleninhalt in die Nabelschnurbasis) und Nabeltumoren, wie Angiom, Enteroteratom, Dermoidzyste, Myosarkom, Zyste eines persistierenden Ductus omphalomesentericus oder urachus.

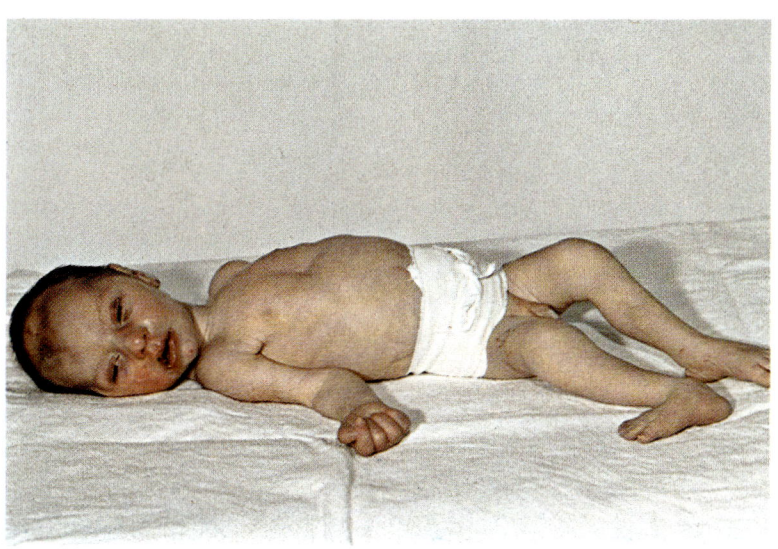

1.21

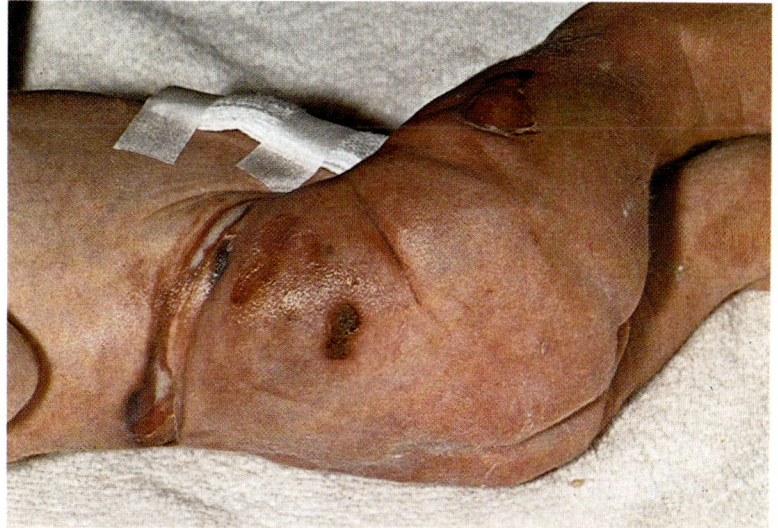

1.22

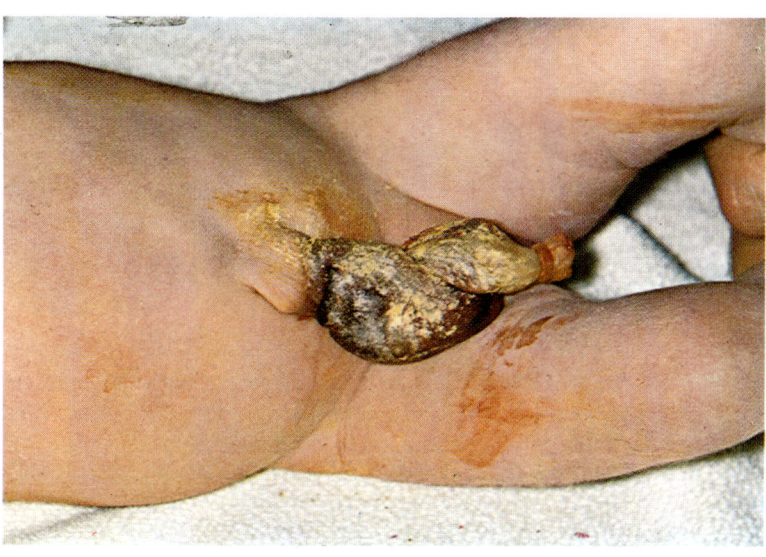

1.23

1.24
Angeborene
Fazialisparese

Angeborene Fazialisparese rechts (3 Äste) bei einem 1 Tag alten Neugeborenen mit multiplen Fehlbildungen (partielles Fehlen der Gehörgänge, Ohrmuscheldysplasie, Radiusaplasie beiderseits und Vitium cordis): Beim Schreien wurde nur die nichtgelähmte Gesichtsseite bewegt. Die rechte Stirnhälfte war glatt, das rechte Auge konnte nicht geschlossen werden, die Nasolabialfalte war verstrichen, und der rechte Mundwinkel hing herab (später völlige Rückbildung). Die anderen Hirnnerven waren intakt. Eine Meningoenzephalitis wurde ausgeschlossen. Wahrscheinlich lag eine geburtstraumatische Druckschädigung des peripheren Nerven vor. Ob die gefundenen Fehlbildungen zu einem bestimmten Syndrom gehörten, war zunächst nicht zu entscheiden. — Bei geburtstraumatischer Fazialislähmung ist häufig nur der Mundast gelähmt (wenn lediglich ein Teil der Nervenfasern geschädigt ist). Bei zentraler Fazialislähmung

sind nur die zwei unteren Äste betroffen (die Stirn kann gerunzelt werden); dabei sind oft noch andere Zeichen einer Hirnschädigung vorhanden (z.B. eine gleichzeitige Abduzenslähmung). Beim Moebius-Syndrom (Fehlentwicklung von Hirnnervenkernen und der hier entspringenden Nerven) besteht ebenfalls seit Geburt eine Fazialislähmung. Diese ist meistens doppelseitig und inkomplett. Immer liegt gleichzeitig eine Abduzenslähmung vor (ein- oder beidseitig). Die betroffenen Kinder haben dabei ein merkwürdig ausdrucksloses Gesicht und einen ständigen Speichelfluß. Oft sind weitere Fehlbildungen vorhanden (Klumpfüße, Fehlen der Mm. pectorales u.a.). Bei älteren Kindern kann eine Fazialisparese außerdem durch Hirnstammtumor, Schädelbasisfraktur, Komplikationen einer Otitis media und Herpes zoster hervorgerufen werden. Über das Melkersson-Rosenthal-Syndrom: s. S. 270.

1.25
Angeborene
Fazialisparese

Angeborene Fazialisparese rechts (nur Mundast) bei einem 3 Tage alten Jungen: Der rechte Mundwinkel hing herab, und die Nasolabialfalte war verstrichen. Die beiden oberen Äste des N. facialis waren intakt, da das rechte Auge geschlossen werden konnte und die Stirn seitengleich innerviert wurde. In diesem Fall war nur ein Teil der peripheren Nervenfasern durch das Geburtstrauma (Zangenentbindung) geschädigt worden. Bei stärkerer Schädigung können alle 3 Äste

gelähmt sein. — Eine schiefe Mundstellung kommt auch beim sog. schiefen Schreigesicht (bei der angeborenen einseitigen Hängelippe) vor, die auf einer Hypoplasie des M. depressor anguli oris oder des M. depressor labii inferioris beruht. Dabei wird der Mund mit aufgeworfener Lippe zur gesunden Seite nach außen unten verzogen, während der befallene Mundwinkel unbewegt bleibt. Die Nasolabialfalte ist nicht verstrichen.

1.26
Subaponeurotisches
Kopfschwarten-
hämatom

Subaponeurotisches Kopfschwartenhämatom (zwischen Periost und Galea aponeurotica) über dem Vorderhaupt eines 1 Tag alten Neugeborenen, das mit Hilfe einer Saugglocke (durch Vakuumextraktion) geboren war: ödematöse Schwellung der Kopfhaut von Handtellergröße mit subkutan gelegenem Hämatom und teilweiser Verletzung der Haut. Kein Hinweis auf Schädelfraktur oder intrakranielle Blu-

tung. — Kopfschwartenhämatome überschreiten oft die Nahtgrenze und können den ganzen Schädel überziehen. — **Differentialdiagnose:** Ein Kephalhämatom liegt subperiostal. Es überschreitet die Schädelnähte nicht im Gegensatz zum Caput succedaneum, welches eine geburtstraumatische ödematöse Schwellung der Kopfhaut mit Ekchymosen darstellt.

1.27
Kephalhämatom

Kephalhämatom bei einem 9 Tage alten Neugeborenen: halbkugelige fluktuierende Geschwulst über dem rechten Scheitel- und Hinterhauptsbein, welche die Sagittalnaht nicht überschritt. Die darüberliegende Kopfhaut war nicht verfärbt. Röntgenologisch kein Anhalt für Scheitelbeinfraktur. Bei der Organisation des Hämatoms bildete sich ein zirkulärer Kno-

chenwall, dessen Zentrum später als pergamentartig knisternde Knochenschale und schließlich als derbe Knochenapposition zu tasten war. — **Differentialdiagnostisch** ist eine Meningo- oder Enzephalozele (s. S. 146) abzugrenzen, welche Pulsationen zeigt, sich beim Schreien vorwölbt und röntgenologisch einen Knochendefekt aufweist.

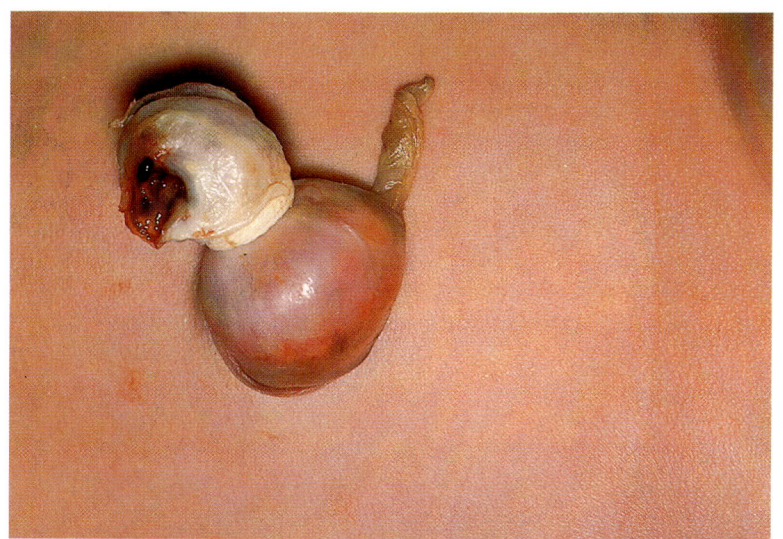

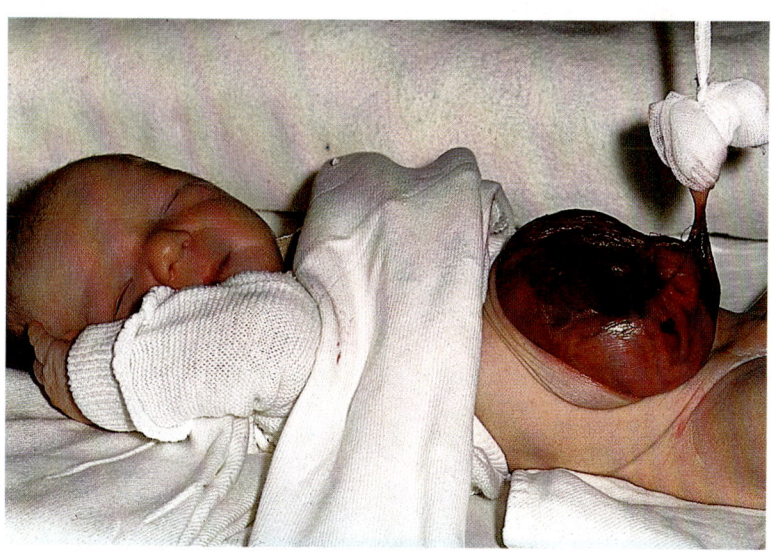

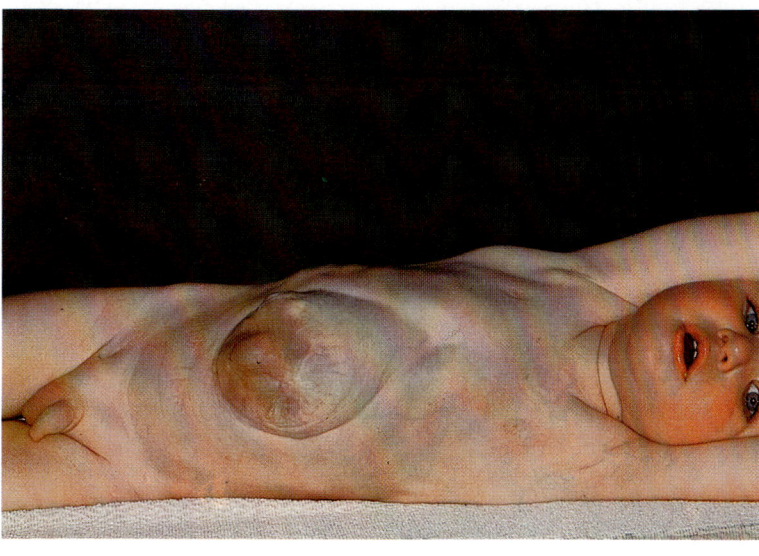

1.31

Harlekin-artiger Farbwechsel der Haut

Harlekin-artiger Farbwechsel der Haut (infolge Ungleichgewicht im vegetativen Nervensystem) bei einem 5 Tage alten Neugeborenen: Bei Seitenlage war die oben liegende Körperhälfte (entlang der Longitudinale) blaß, die unten liegende Körperhälfte tief rot gefärbt. Der Farbwechsel hielt nur wenige Minuten an, verschwand rasch bei Hochnehmen des Kindes (Lagewechsel) und betraf manchmal nur Teile des Rumpfes oder des Gesichtes. Bei körperlichen Bewegungen zeigte das Kind gelegentlich eine vorübergehende generalisierte Rötung.

1.32

Cutis marmorata

Cutis marmorata mit Harlekin-artigem Farbwechsel bei einem 2 Wochen alten Neugeborenen: Die insgesamt leicht marmorierte Haut wurde in linker Seitenlage auf der rechten Seite blaß, auf der linken Seite rötlich-livide, in rechter Seitenlage umgekehrt (Klinikeinweisung wegen halbseitiger »Zyanose«). Der bläuliche Farbton war durch die Cutis marmorata bedingt. Beim Hochnehmen des Kindes verschwand die Farbdifferenz rasch. Ein Vitium cordis wurde ausgeschlossen. Von der 4. Lebenswoche ab wurde das Phänomen an der Haut nicht mehr beobachtet.

1.33

Cutis marmorata

Cutis marmorata (ohne Krankheitswert) bei einem 4 Monate alten Kind, das wenig subkutanes Fettgewebe besaß, so daß die oberflächlichen feinen Hautgefäße ständig sichtbar waren. – Die relativ häufige Cutis marmorata kann später in eine idiopathische Livedo reticularis (zyanotische Hautverfärbung mit charakteristischem Netzwerk) übergehen, die zunächst nur bei Kälte, später ständig vorhanden ist. Sie beginnt häufig an den Armen und Beinen, kann sich aber auch auf den Rumpf fortsetzen. Eine Livedo reticularis kommt sekundär auch bei Gefäßerkrankungen, z. B. Periarteriitis nodosa, und bei Extremitätenlähmungen vor.

1.34

Cutis marmorata teleangiectatica congenita

Cutis marmorata teleangiectatica congenita (kongenitale Livedo reticularis) bei einem 6 Wochen alten Mädchen ohne weitere Fehlbildungen: Von Geburt an bestanden Erweiterungen der oberflächlichen Hautkapillaren und -venen, die als marmorartiges Netzwerk imponierten und sich ausdrücken ließen. In den Maschen des Netzes lagen weißliche Inseln. Die ständig sichtbare, hellrote Zeichnung der Haut nahm beim Schreien zu und wurde bei Abkühlung livide. Die betroffene Haut wirkte dünner als normal (durch Mangel an subkutanem Fettgewebe). Die Veränderungen waren nicht generalisiert, sondern vorwiegend an den Beinen, am Gesicht und am Rücken lokalisiert. – Die kongenitale Livedo reticularis besteht meistens lebenslang, kann sich aber mit zunehmendem Alter bessern. In einem Teil der Fälle kommt es zu kleinen oberflächlichen Ulzerationen. Gleichzeitig können Naevi aranei (s. S. 196) und Angiokeratome vorhanden sein.

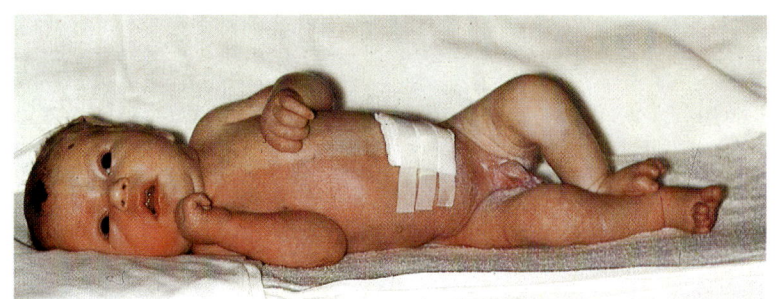

1.31

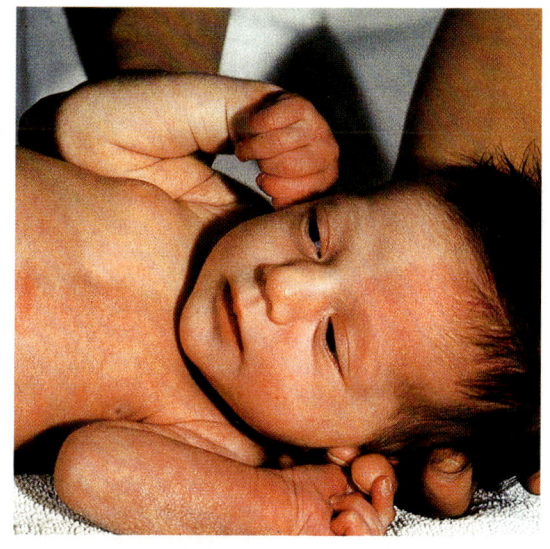

1.32

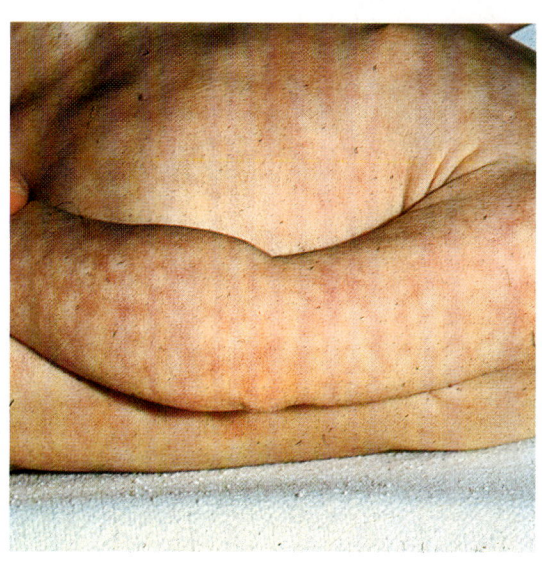 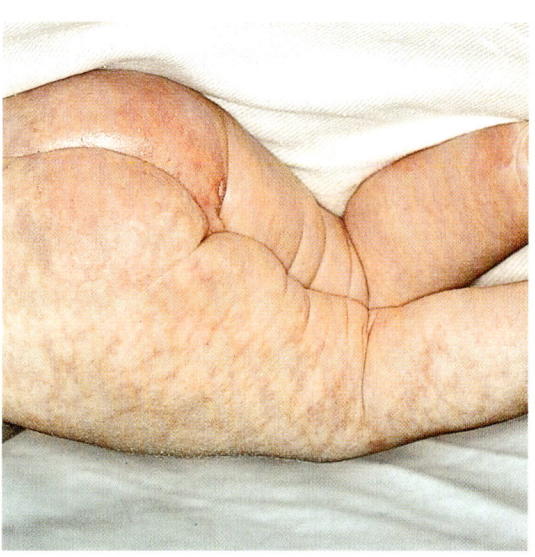

1.33   1.34

1.35
Kavernöses Hämangiom

Kavernöses Hämangiom (strawberry nevus) bei einem 5 Monate alten Mädchen: 3 × 4 cm großer, halbkugelig vorgewölbter, weicher, komprimierbarer Tumor über dem rechten Scheitelbein, der auf der Kuppe rötlich-livide verfärbt und nicht schmerzhaft war. Der darunterliegende Schädelknochen war röntgenologisch normal strukturiert (keine Knochenlücke nachweisbar). Mit 4 Jahren hatte sich das Hämangiom spontan zurückgebildet. — In 90% werden kavernöse Hämangiome im ersten Lebensmonat bemerkt; in 10% entwickeln sie sich erst zwischen dem 2. und 9. Lebensmonat. Sie können bis zum 6., manchmal auch noch bis zum 9. Lebensmonat größer werden. In mindestens 90% bilden sie sich spontan völlig oder teilweise zurück. Die Rückbildung beginnt meist zwischen dem 6. und 12. Lebensmonat. Mit 5 Jahren sind 50%, mit 7 Jahren 70% der kavernösen Hämangiome verschwunden. Es kann eine leichte Atrophie zurückbleiben. Seltene Komplikationen sind Blutungen und Ulzerationen (z. T. Traumafolge).

1.36
Angeborene Dermoidzyste

Angeborene Dermoidzyste bei einem 2 Tage alten Neugeborenen: 3 × 4 cm große, weiche Schwellung mit Hautrötung und zentralem Haarbüschel in der Mittellinie des behaarten Kopfes (über den Parietalknochen), welche langsam wuchs und im Alter von 2 Wochen operativ entfernt wurde. Typischerweise fand sich bei histologischer Untersuchung eine von geschichtetem Plattenepithel ausgekleidete Zyste, welche Haare, fettiges Material und Keratin enthielt. — Derartige Dermoidzysten entwickeln sich meist von sequestrierten Epithelzellen an der Stelle embryonaler Verschmelzungen und müssen von den zystischen Teratomen unterschieden werden, welche auch Dermoide genannt werden. Prädilektionsstellen sind außerdem Augen-, Nasen-, Mundbereich und Hals. — **Differentialdiagnostisch** sind vor allem Enzephalo- und Meningozelen abzugrenzen, die in der Regel pulsieren und an einem darunterliegenden Knochendefekt erkannt werden können.

1.37
Aplasia cutis congenita

Aplasia cutis congenita bei einem 8 Monate alten Jungen: haarlose, graue, ovale, atrophische Narbe von 1 × 2 cm Größe am Kopf (dicht neben der Mittellinie) an der Stelle eines angeborenen solitären Hautdefektes (ohne Einbeziehung des Periosts oder Knochens). Weitere Fehlbildungen waren nicht vorhanden. Damit war ein Pätau-Syndrom (Trisomie 13, s. S. 84) ausgeschlossen. Nach der Geburt hatte das Kind an dieser Stelle eine scharf begrenzte Wunde mit rotem Granulationsgewebe, welche verkrustete und in den ersten Lebenswochen zuheilte, jedoch keine Hautanhangsgebilde enthielt. — **Differentialdiagnostisch** kommt nach der Geburt ein Geburtstrauma (Zangenmarke) in Frage. Später ist zu denken an einen Naevus sebaceus (s. S. 200 u. 204), an eine narbige Alopezie anderer Genese (s. S. 276) und an eine fleckige Alopezie beim Hallermann-Streiff-Syndrom (Dyszephalie, Hypotrichose und angeborene Katarakte).

1.38
Kopfschwartenabszeß

Kopfschwartenabszeß bei einem 8 Tage alten Frühgeborenen (Geburt durch Sectio 4 Tage nach Blasensprung bei Amnionitis der Mutter). Heilung durch Inzision und antibiotische Behandlung. Ursache unklar. — In anderen Fällen geht oft eine Hautschädigung durch Zangengeburt voran. Kopfschwartenabszesse finden sich häufig in der Parietalregion und sind manchmal auch doppelseitig. Erreger sind meist Staphylokokken.

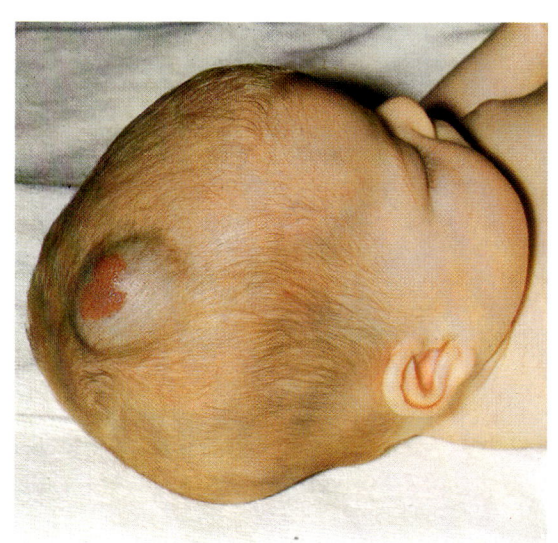
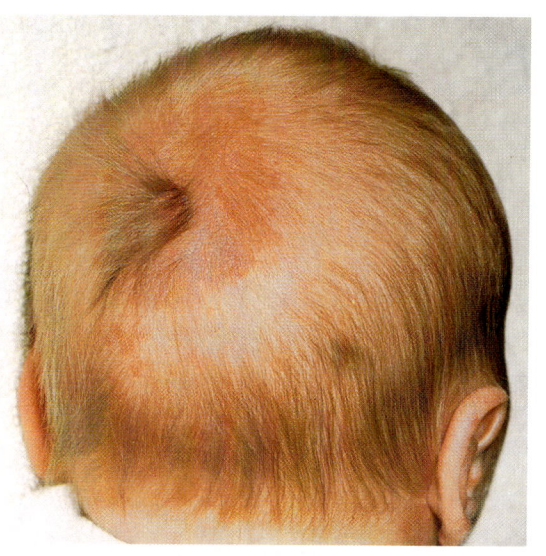

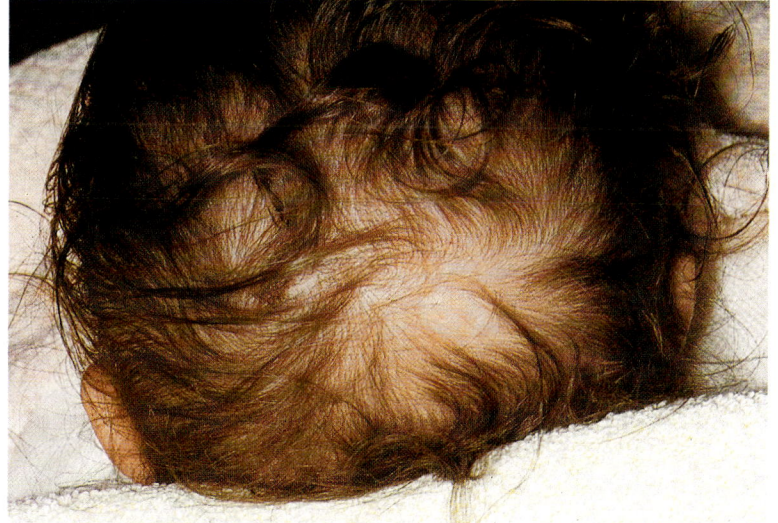

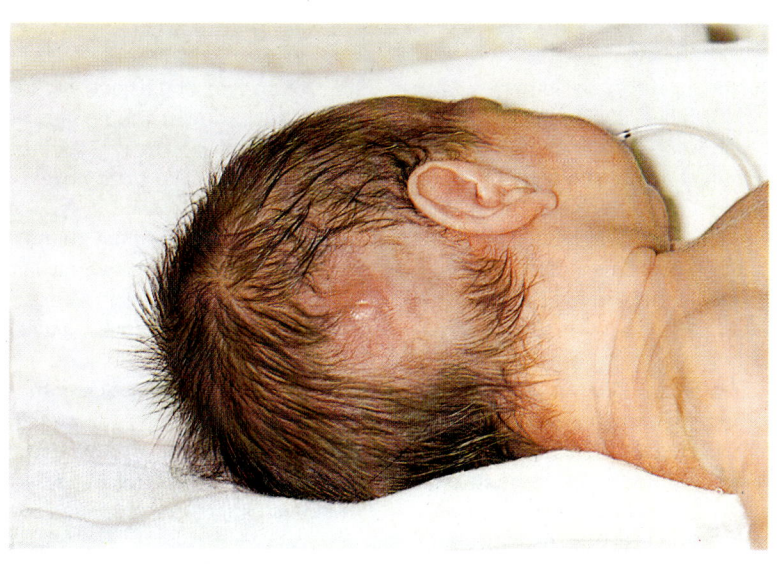

1.39 Milien des Neugeborenen

Milien des Neugeborenen bei einem 7 Tage alten Jungen: zahlreiche winzige, gelbliche Papeln seitlich der Nasolabialfalten beiderseits, auch an der Nase, Oberlippe und am Kinn. Es handelt sich dabei um kleine, vom Haarfollikel ausgehende Zysten, die Talg und Keratin enthalten. Sie kommen bei ungefähr 40% aller Neugeborenen vor und können außer im Gesicht auch am Oberkörper und an den Gliedern, selten am Penis lokalisiert sein. Sie verschwinden spontan in der 3. und 4. Lebenswoche. Persistierende Milien gibt es in größerer Zahl beim oral-fazial-digitalen Syndrom (mit Gaumenspalte, Mops-Gesicht und Brachydaktylie).

1.40 Mongolenflecke

Mongolenflecke bei einem 6 Monate alten Mädchen koreanischer Eltern: mehrere ovale, unscharf begrenzte, schiefergraue, leicht bläuliche Pigmentflecke verschiedener Größe in der Lumbosakralgegend, die seit Geburt bestanden. — Mongolenflecke kommen bei Säuglingen der mongolischen Rasse in über 90% vor, relativ häufig außerdem bei Orientalen und Afrikanern, während die Frequenz in Europa 1–5% beträgt. Sie sind manchmal auch in den Flanken und Schultern lokalisiert und verschwinden gewöhnlich im Laufe der Kindheit. Selten persistieren sie bis ins Erwachsenenalter. Im Gegensatz zu den Mongolenflecken bleiben die blauen Nävi (s. S. 204) lebenslang bestehen, sind meist leicht erhaben und häufig an den Armen und Beinen sowie im Gesicht lokalisiert.

1.41 Erythema (toxicum) neonatorum

Erythema (toxicum) neonatorum bei einem 1 Tag alten Mädchen: zahlreiche, unregelmäßig begrenzte, teilweise konfluierende Erythemflecken von 0,5 bis 3,0 cm Durchmesser am Rumpf sowie an den Armen und Beinen, die bereits nach wenigen Stunden nicht mehr nachweisbar waren. Bei Druck blaßte das Erythem an dieser Stelle ab, und die darunterliegende Haut erschien leicht verdickt. — Die Ursache ist unbekannt, daher die Zusatzbezeichnung »toxisch« unbegründet. Das Erythema neonatorum ist bei Reifgeborenen relativ häufig (bei Frühgeborenen selten) und beginnt in der Regel am 1. oder 2. Lebenstag, selten nach dem 4. Lebenstag. Es kann auch schon bei Geburt vorhanden sein. In schwereren Fällen geht das Erythem in ein papulöses, vesikulöses, pustulöses oder urtikarielles Exanthem über. Das Allgemeinbefinden ist nicht gestört. Im allgemeinen verschwindet es spontan innerhalb von 1–2(–4) Tagen.

1.42 Erythema (toxicum) neonatorum

Erythema (toxicum) neonatorum bei einem 2 Tage alten reifgeborenen Mädchen: kleine Bläschen und Pusteln auf erythematösem Grund am Rumpf und z.T. auch an den Extremitäten, jedoch typischerweise nicht an den Handtellern und Fußsohlen: Der gefärbte Objektträgerausstrich von Bläscheninhalt zeigte eine starke Anhäufung von eosinophilen Granulozyten, jedoch keine Bakterien. Die Effloreszenzen waren nach 2 Tagen ohne Therapie verschwunden. — **Differentialdiagnostisch** ist eine Staphylokokkeninfektion der Haut (Pemphigoid) auszuschließen, wobei die Pusteln neutrophile Granulozyten und Kokken enthalten. Eine Miliaria cristallina (durch oberflächlichen Verschluß des Schweißdrüsenausführungsganges) könnte mit einem Erythema (toxicum) neonatorum verwechselt werden und äußert sich durch Bildung winziger durchsichtiger Retentionsbläschen, die sich leicht abwischen lassen, während die Miliaria rubra (durch tiefer gelegenen Verschluß des Schweißdrüsenausführungsganges) mit juckenden, z. T. auch schmerzhaften, stecknadelkopfgroßen, roten Papeln (vorwiegend am Rumpf) einhergehen. Bei der angeborenen generalisierten Candidiasis, welche durch diaplazentare oder aszendierende Infektion zustandekommt, findet man an der gesamten Haut ein schuppendes Erythem und feuchte Erosionen, häufig auch zahlreiche Bläschen und Pusteln auf erythematösem Grund. Handteller und Fußsohlen sind nicht ausgespart. Candida albicans ist mikroskopisch und kulturell nachweisbar. Eine Beteiligung innerer Organe ist selten, dann aber meist tödlich.

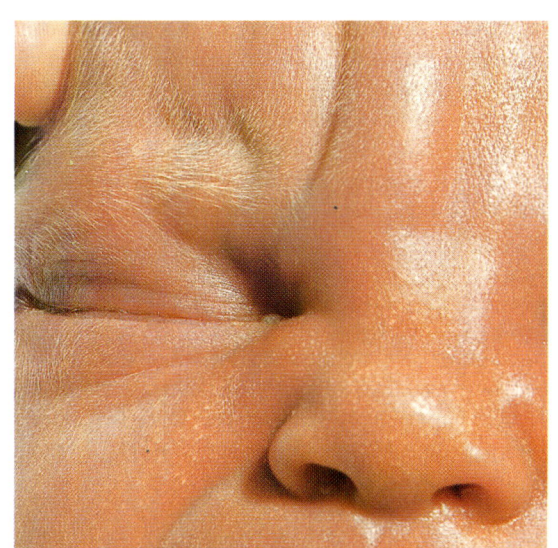 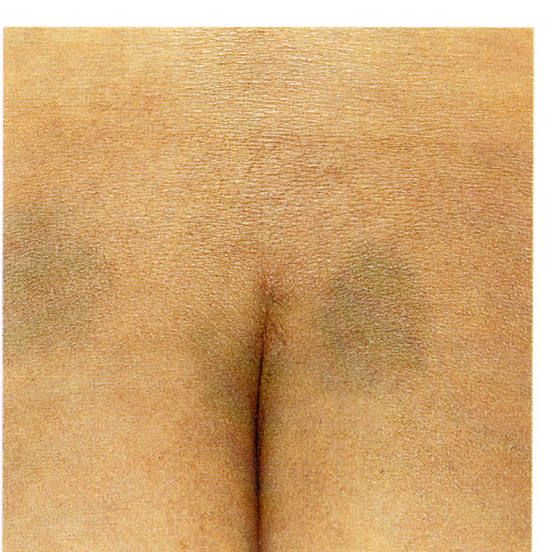

 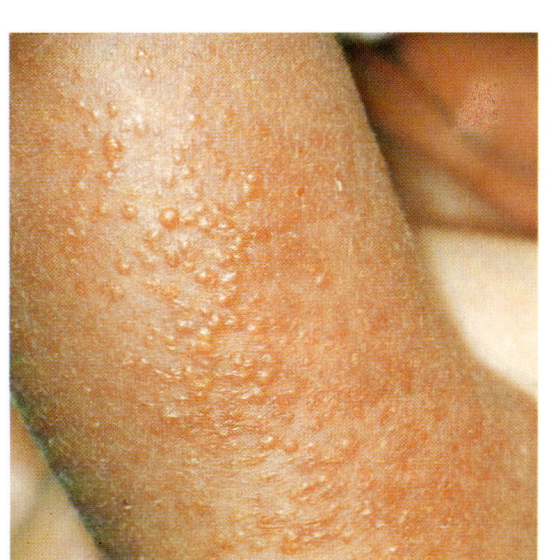

1.43

Lues connata

Lues connata bei einem 3 Wochen alten Mädchen: diffuse Infiltrationen (Hautsyphilide) an den Fußsohlen und Beinen, z.T. mit Blasenbildung. Ähnliche Hautveränderungen am Rumpf, an den Armen und Handtellern. Leber und Milz deutlich vergrößert. Lues-Serologie bei Mutter und Kind positiv. Daraufhin 2wöchige Behandlung mit Penicillin G. – **Differential-** **diagnose:** Da die Hauterscheinungen bei Lues connata stark variieren können, müssen verschiedene Hautkrankheiten ausgeschlossen werden: Pemphigoid, Dermatitis exfoliativa, Varicella-Zoster, Epidermolysis bullosa hereditaria, Incontinentia pigmenti, Urticaria pigmentosa, Acrodermatitis enteropathica, bullöse ichthyosiforme Erythrodermie u. a.

1.44

Pemphigus syphiliticus

Pemphigus syphiliticus bei einem 6 Wochen alten Frühgeborenen (Gewicht 2700 g): Blasenbildung an Zehen und Fußsohlen, außerdem seröser Schnupfen (Koryza), sonst keine Symptome. Diagnose serologisch bei Kind und Mutter gesichert. Mutter in der Schwangerschaft nicht untersucht (Lues vorher unbekannt). Heilung durch 15tägige Penicillin-G-Behandlung. – **Differentialdiagnostisch** sind abzugrenzen eine tuberkulöse Daktylitis, eine Daktylitis bei Sichelzellanämie und bei Kokzidioidomykose sowie die sog. blasenbildende distale Daktylitis (durch A-Streptokokken).

1.45

Lues connata

Lues connata bei einem 4 Wochen alten Mädchen: bei Geburt noch symptomfrei. Langsam zunehmende Lebervergrößerung mit Anstieg des direkten Bilirubins im Serum. Röntgenologisch ließen sich typische Knochenveränderungen nachweisen (periostale Verkalkungen im Bereich der Tibiadiaphysen und Aufhellungsbänder unter den Metaphysenabschluß- platten).– **Differentialdiagnose:** Eine Lebervergrößerung (mit Anstieg des direkten Bilirubins im Blut) kommt vor bei Gallengangsatresie, Choledochuszyste, anderen pränatalen sowie postnatalen Infektionen (einschließlich Hepatitis B), Galaktosämie, α_1-Antitrypsinmangel u. a.

1.46

Lues connata

Lues connata bei einem 15jährigen Mädchen: Zahnveränderungen (Tonnenform der oberen Schneidezähne und halbmondförmige Einbuchtungen durch Schmelzdefekte) in Verbindung mit Innenohrschwerhörigkeit und Chorioretinitis. Lues bis zum 13. Lebensjahr nicht erkannt und unbehandelt. Nach Sicherung der Diagnose (serologisch) 15tägige Penicillin-G- Behandlung. Defektheilung. – **Differentialdiagnose:** Zahnanomalien ähnlicher Art gibt es bei der
1. anhidrotischen Ektodermaldysplasie,
2. Incontinentia pigmenti,
3. chondroektodermalen Dysplasie,
4. Dysostosis cleidocranialis (Scheuthauer-Marie-Sainton-Syndrom) u. a.

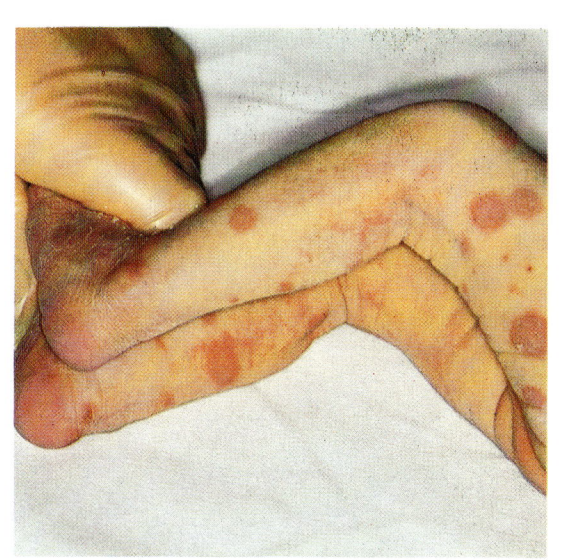
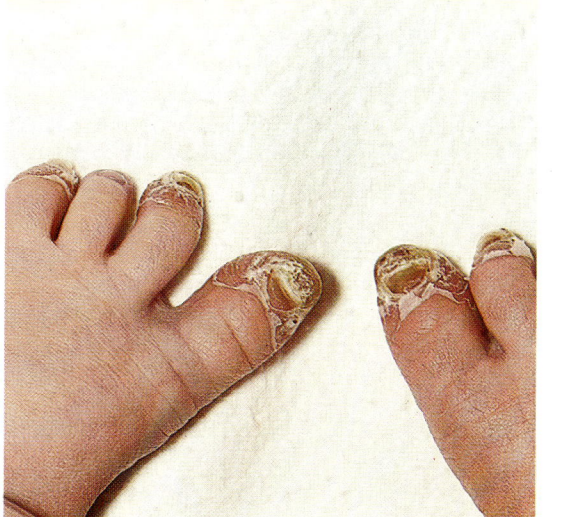

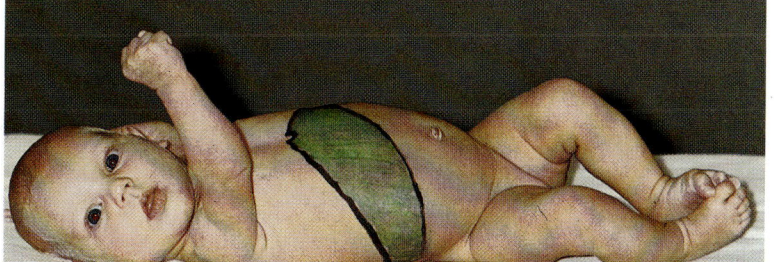

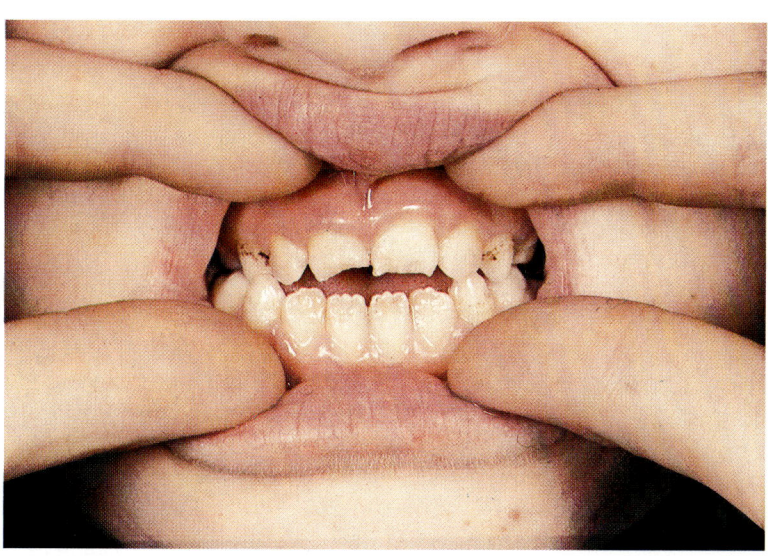

1.47

Röteln-embryopathie

Rötelnembryopathie bei 1 Tag altem reifen Neugeborenen: thrombozytopenische Purpura (zahlreiche Sugillationen und Petechien im Gesicht und am ganzen Körper) mit beiderseitiger Augenlinsentrübung (Katarakt) und PDA (persistierender Ductus arteriosus), der später verschlossen wurde. Röteln-virus aus Rachensekret angezüchtet. Im Serum Röteln-spezifische IgM nachweisbar. Im 2. Lebensjahr wurde eine Schwerhörigkeit auf beiden Seiten festgestellt. Die ungeimpfte Mutter hatte im 3. Schwangerschaftsmonat mit einem Röteln-kranken Kind Kontakt gehabt.

1.48

Skrotalhämatom

Skrotalhämatom bei einem 1 Tag alten Neugeborenen, das in Beckenendlage geboren war: dunkelblaue Verfärbung des vergrößerten Hodensackes (geburtstraumatisch entstanden). Keine weiteren Hämatome. Eine Hodentorsion (meist einseitig und stark schmerzhaft) konnte Doppler-sonographisch ausgeschlossen werden.

1.49

Angeborene Sepsis

Angeborene Sepsis bei einem 2 Tage alten reifen Neugeborenen: kleinere Hautblutungen (Ekchymosen und Petechien) am ganzen Körper, welche zusammen mit Fieber und Schocksymptomen aufgetreten waren. Blutkultur: E. coli. Thrombozyten stark erniedrigt (3000/µl), Neutropenie und Linksverschiebung. Die Geburt erfolgte bei Fieber der Mutter nach vorzeitigem Blasensprung (bereits 5 Tage vorher). Heilung durch frühen Beginn der antibiotischen Behandlung am 1. Lebenstag (wegen Verdachts auf Amnioninfektionssyndrom).

1.50

Waterhouse-Friderichsen-Syndrom

Waterhouse-Friderichsen-Syndrom bei einem 1jährigen Jungen: flächenhafte Hautblutungen im Gesicht und am übrigen Körper mit sog. intravitalen Leichenflecken (Schockfolge bei Meningokokkensepsis).

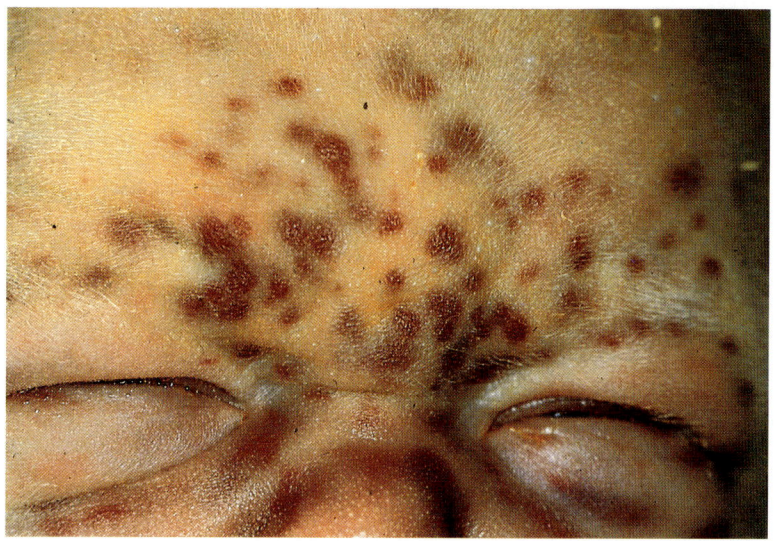

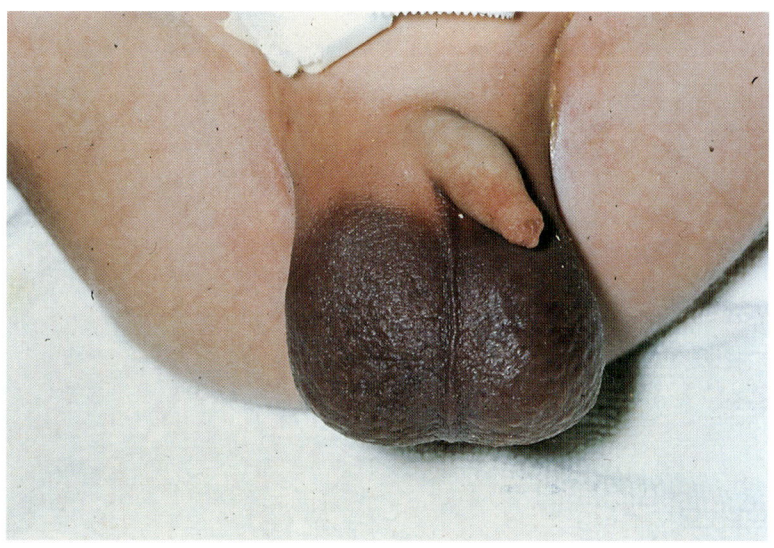

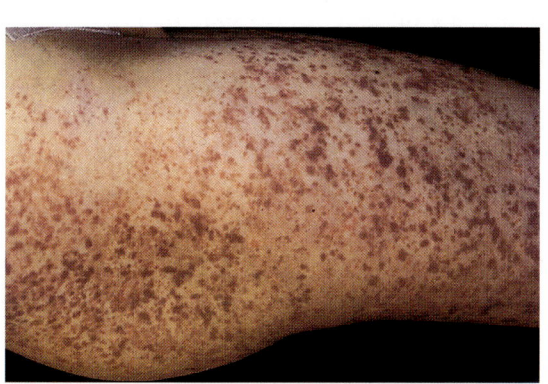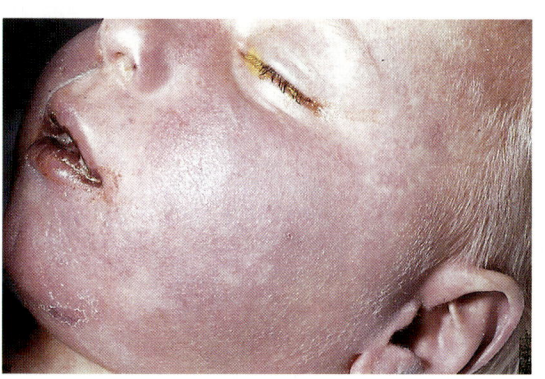

2.1

Brachyzephalie

Brachyzephalie (bei Down-Syndrom) eines 3 Wochen alten Jungen: abgeflachter Hinterkopf. Vorkommen auch beim atypischen Klinefelter-Syndrom (mit mehr als 2 X-Chromosomen), Greig-Syndrom (mit ausgeprägtem Hypertelorismus) und Cornelia-de-Lange-Syndrom (s. S. 52).

2.2

Kraniofaziale Dysostose

Kraniofaziale Dysostose (Crouzon-Krankheit) bei einem 6jährigen Mädchen: oben spitz zulaufender Schädel (Akrozephalus) mit tastbarem Fontanellenbuckel, verkürztes Hinterhaupt, Exophthalmus mit Strabismus divergens, hypoplastischer Oberkiefer, kurze Oberlippe und vorstehende Unterlippe. Die Röntgenaufnahmen zeigten vorzeitig verschlossene Schädelnähte, eine verkürzte vordere Schädelbasis und verengte Foramina optica. Wegen beginnender Optikusatrophie wurde operativ eine Dekompression der Schädelbasis mit frontoorbitalem Advancement vorgenommen.

2.3

Angeborene Mikrozephalie

Angeborene Mikrozephalie bei einem 6 Monate alten Jungen: zu kleiner Hirnschädel (Kopfumfang 39 cm), tief sitzende Ohren, große Fontanelle geschlossen, Strabismus convergens, hochgradige Minderbegabung. Ursache der isolierten Fehlbildung unklar. — Eine angeborene Mikrozephalie kommt vor bei pränatalen Infektionen (Rötelnembryopathie, Toxoplasmose, Zytomegalie), bei Chromosomenaberrationen (z. B. Katzenschreisyndrom, Wolf-Syndrom, Pätau-Syndrom), bei embryofetalem Alkoholsyndrom, bei der Fanconi-Anämie und fakultativ beim Wiedemann-Beckwith-Syndrom.

2.4

Anenzephalie

Anenzephalie bei einem 6 Tage alten Neugeborenen (kurz vor dem Tode): Fehlen von Stirn- und Scheitelbein sowie der Schuppen des Hinterhauptbeines mit vorstehenden Augenbulbi. Häufig kommen dabei Fehlbildungen anderer Organe vor (in diesem Fall Nebennierenhypoplasie, muskuläre Hypertrophie der Harnblase, Hydronephrose beiderseits). — Unter Anenzephalie versteht man das Fehlen der Schädelkalotte und beider Hirnhemisphären. Kinder mit Anenzephalie werden entweder tot geboren oder sterben in den ersten Lebenstagen.

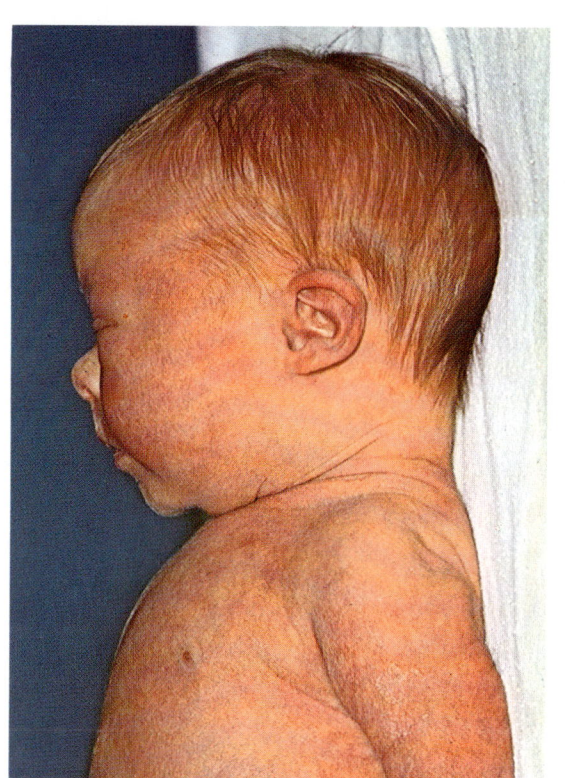
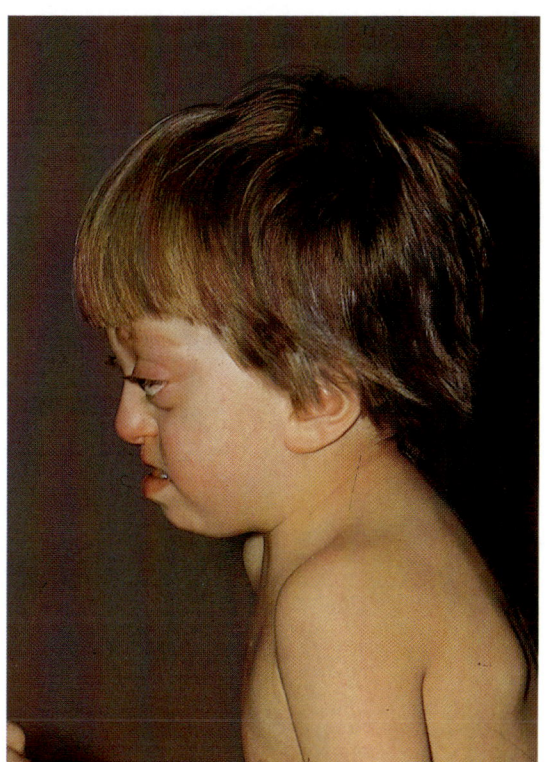

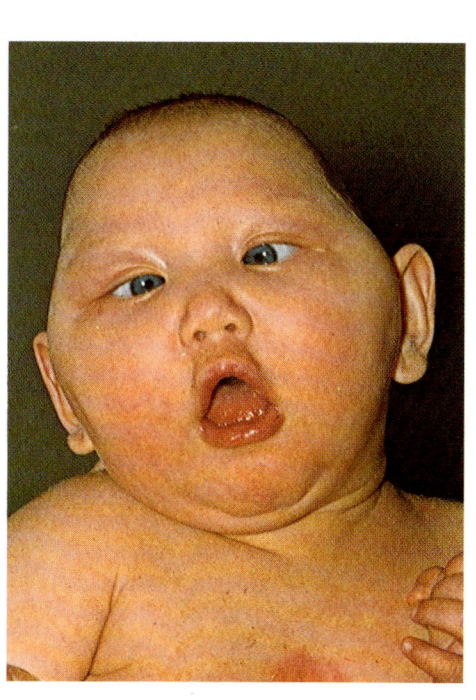
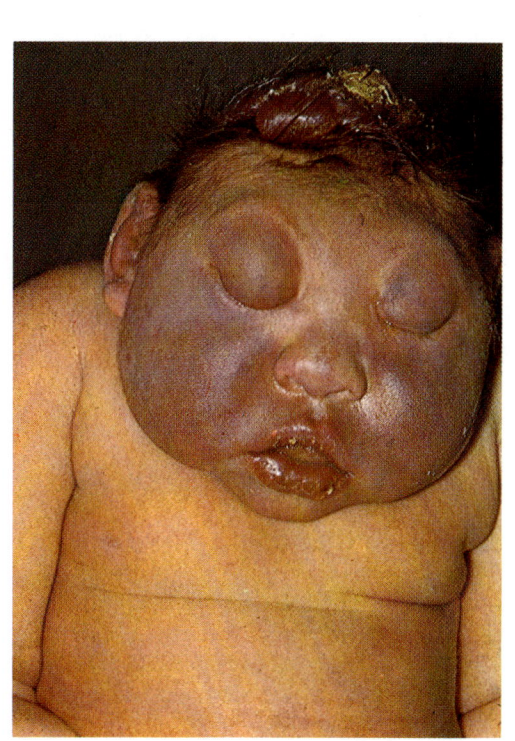

2.5–7

Apert-Syndrom

Apert-Syndrom (Akrozephalosyndaktylie) bei einem 5 Tage alten Neugeborenen: Turmschädel (infolge angeborener Kranznahtsynostose beiderseits) mit relativ kurzem Hinterkopf und tief ansetzenden Ohren sowie Gesichtsdysmorphie (vorgewölbte Stirn, eingezogene Nasenwurzel, hoher Gaumen). Außerdem bestand eine Weichteilsyndaktylie an den Händen (Löffelhände) und Füßen. Röntgenologisch ließ sich an den Händen eine knöcherne Synostose des 3. und 4. Strahles nachweisen. Keine weiteren Anomalien. Frühzeitige Operation (Kranznahtresektion) trotz bisherigen Fehlens von Hirndrucksymptomen. Danach normale geistige Entwicklung. Mit 6 Monaten orthopädische Behandlung der Syndaktylie an den

Händen und Füßen. Eltern gesund, keine Geschwister (in diesem Falle Neumutation eines autosomal dominant vererbten Syndroms). — Eine **Akrozephalie** (Turmschädel) kommt außerdem vor:

1. bei anderen Akrozephalosyndaktylie-Syndromen, z. B. Saethre-Chotzen-, Pfeiffer-Syndrom, Jackson-Weiss-Syndrom u. a.,
2. bei Akrozephalopolysyndaktylie-Syndromen (mit Poly- und Syndaktylie), z. B. Carpenter-Syndrom u. a.,
3. beim Crouzon-Syndrom (kraniofaziale Dysostose) ohne Syndaktylie, aber starker Exophthalmus mit flachen Orbitae.

2.8   2.9

Apert-Syndrom

Apert-Syndrom (Akrozephalosyndaktylie) bei einem 6jährigen Mädchen: Turmschädel (gebessert nach Kranznahtresektion mit frontobasaler Vorschubschädeldachplastik im Alter von 5 Jahren), flaches Mittelgesicht, Exophthalmus (rechts mehr als links) und Strabismus convergens (besonders rechts). Die Röntgenaufnahmen vor der Operation hatten (außer der abnormen Schädelform) geschlossene Kranznähte sowie eine starke Verkürzung der vorderen

Schädelgrube und der vergrößerten Orbitae gezeigt. Bei der kranialen Computertomographie war ein stark erhöhter Hirndruck erkennbar gewesen. Nach der Schädeloperation ging der erhöhte Schädelinnendruck zurück, und das Sehen besserte sich. Bereits früher waren bei dem geistig retardierten Mädchen eine Gaumenspalte verschlossen und die Syndaktylien an den Händen operativ beseitigt worden.

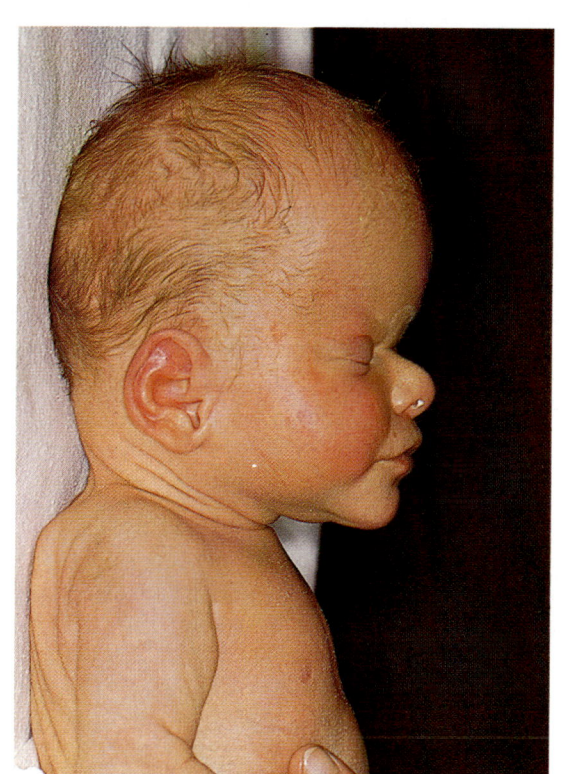

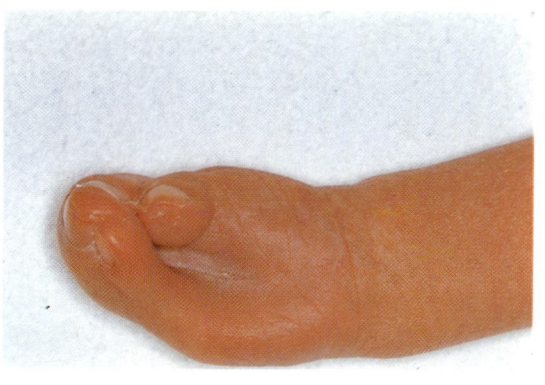

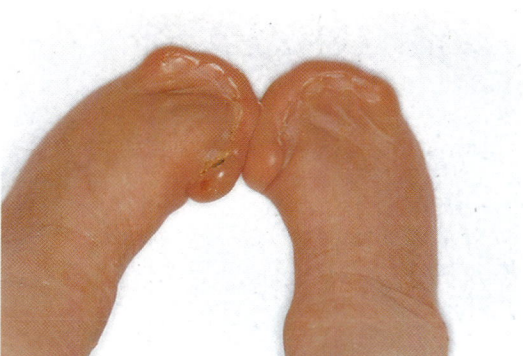

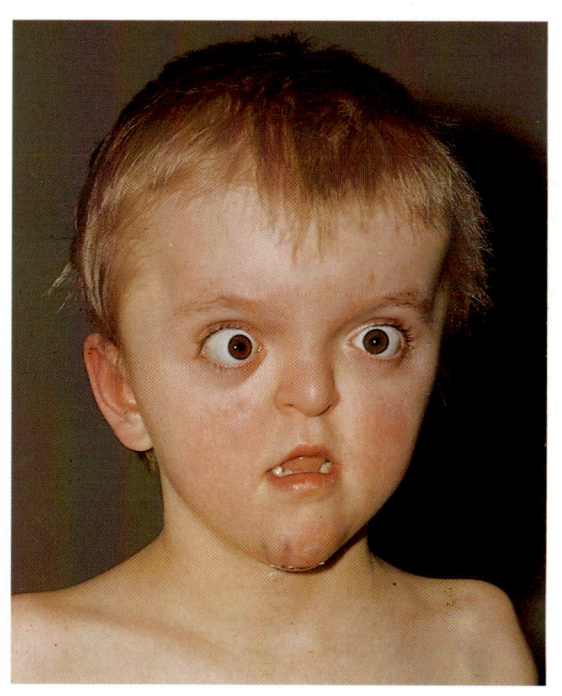

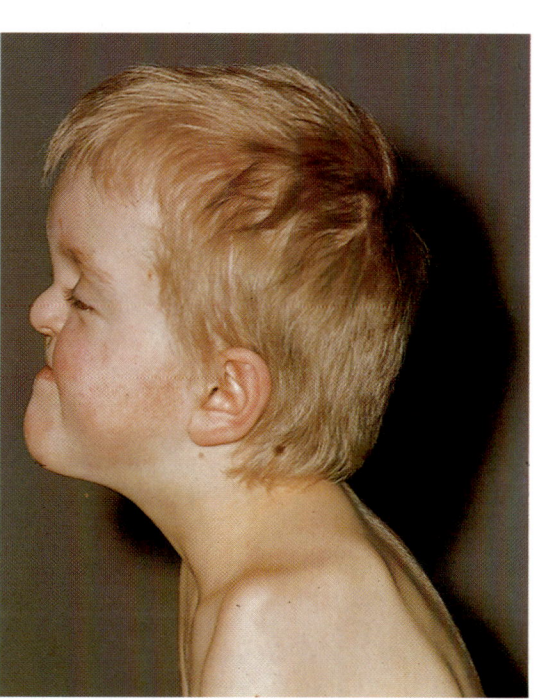

2.10   2.11
C-Syndrom

C-Syndrom (Opitz-Trigonozephalie-Syndrom) bei einem 3 Monate alten Jungen: abnorme Schädelform (Hirnschädel zur Stirn sich zuspitzend), vorspringende Glabella (Stirnleiste), Hypertelorismus und mongoloide Lidachsenstellung, außerdem breite Alveolarfortsätze und enger vorderer Gaumen. An der rechten Hand fanden sich eine präaxiale Hexadaktylie mit häutiger Synostose und eine Klinodaktylie des 5. Fingers (auf dem Röntgenbild war eine Brachymesophalangie erkennbar). Gleichzeitig bestand ein persistierender Ductus Botalli, der unterbunden wurde. Die körperliche und geistige Entwicklung des Kindes war stark retardiert. — Bei diesem Syndrom sind Anomalien des Chromosoms 3 beschrieben worden.

2.12   2.13
**Kleeblattschädel-
Syndrom**

Kleeblattschädel-Syndrom bei einem 6 Tage alten Jungen: Kleeblatt-ähnliche Schädeldeformierung (Ausbuchtung des Hirnschädels nach oben und der Temporalregion nach lateral, dabei extremer Tiefstand beider Ohren), eingezogene Nasenwurzel, starke Verkürzung aller Gliedmaßen (Mikromelie). Körperlänge 47 cm. Durch Schädelsonographie wurden ein ausgedehnter Hydrozephalus und ein Balkenmangel festgestellt. Das Kind verstarb am 6. Lebenstag. Die Ätiologie ist heterogen. Der Kleeblattschädel kann isoliert oder zusammen mit anderen Anomalien bei verschiedenen Syndromen vorkommen.

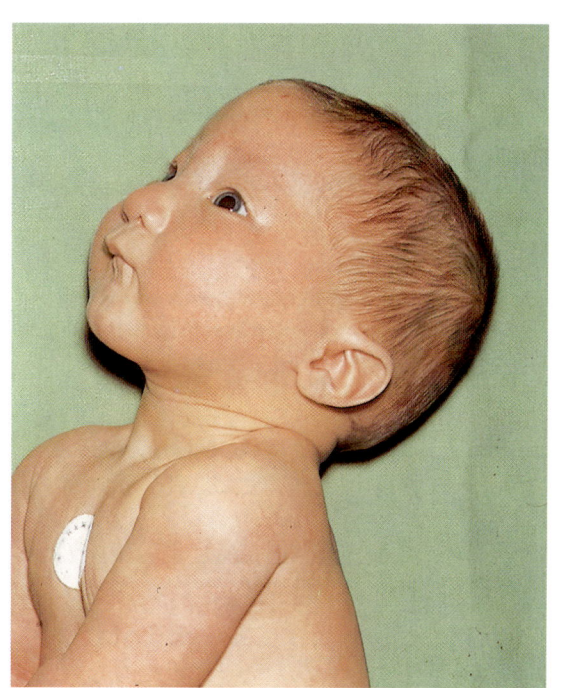
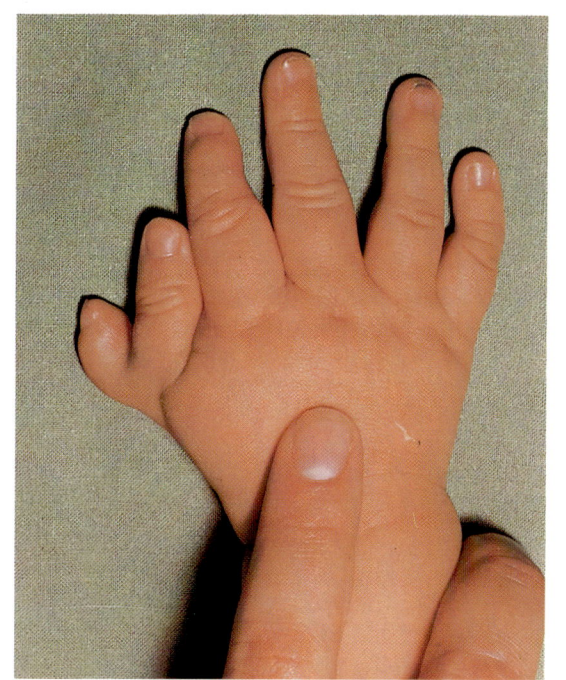

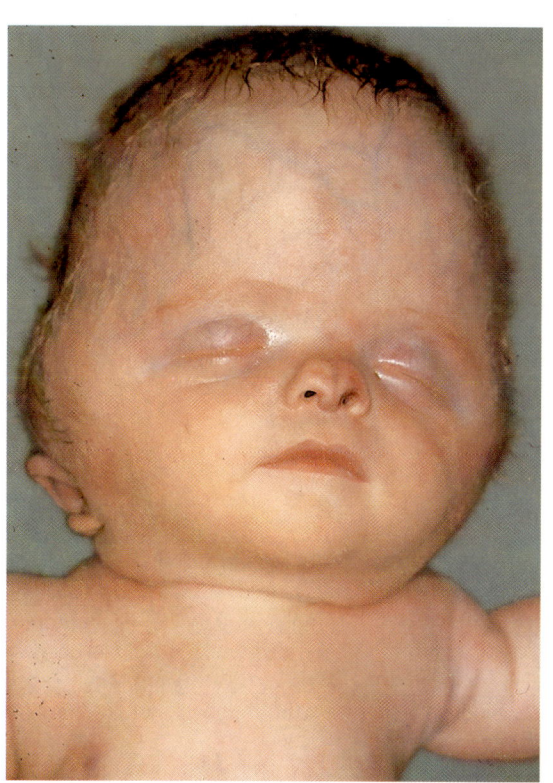
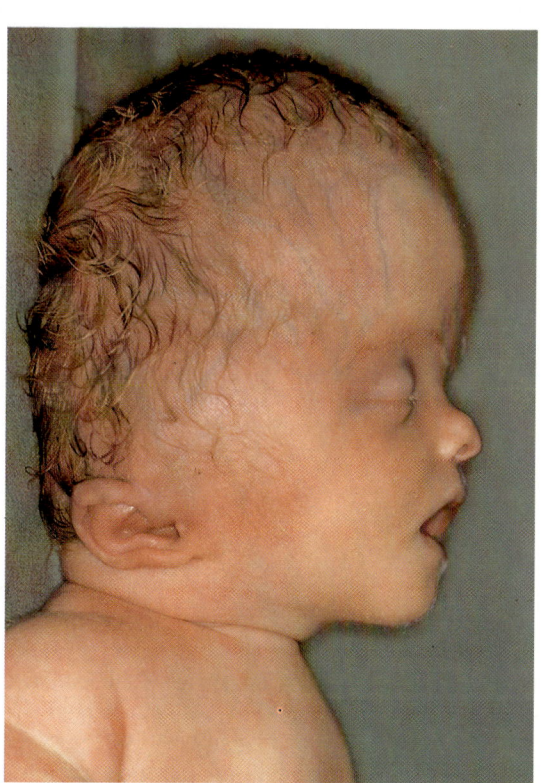

2.14

Vollständige Lippen-Kiefer-Gaumen-Spalte

Vollständige Lippen-Kiefer-Gaumen-Spalte rechts bei einem 1 Woche alten Neugeborenen: Die Nase war abgeflacht, das rechte Nasenloch verlagert. Wegen Ernährungsschwierigkeiten Nahrungszufuhr durch nasogastrale Sonde, ab 7. Lebenswoche Trinken aus der Flasche möglich. In der 2. Lebenswoche akute Otitis media (häufige Komplikation), durch Anti-biotikatherapie geheilt. – Andere mögliche Komplikationen sind Dystrophie, Lipoidpneumonie bei Nahrungsaspiration, rezidivierende Atemwegsinfektionen (einschließlich Otitis media), Zahnstellungsanomalien (orthodontische Maßnahmen), Sprechstörungen (oft auch noch postoperativ, Sprachtherapie).

2.15

Unvollständige Lippenspalte

Unvollständige Lippenspalte bei einem 4 Wochen alten Jungen: Die Oberlippe war links neben dem Philtrum eingekerbt, jedoch setzte sich der Spalt nicht in den Oberkiefer fort. – Bei vollständiger Lippenspalte reicht der Defekt bis in das gleichseitige Nasenloch. Lippenspalten können mit einer Kieferspalte (zwischen seitlichem Schneide- und Eckzahn) kombiniert sein (Lippen-Kiefer-Spalte), sie können ein- oder doppelseitig sein und in eine Gaumenspalte übergehen. Isolierte Gaumenspalten (bei Mädchen häufiger) betreffen entweder nur den weichen oder den gesamten Gaumen und sind häufiger als bei Lippen-Kiefer-Spalten mit anderen Fehlbildungen kombiniert. Eine isolierte Gaumenspalte gibt es als nicht obligates Symptom bei der Pierre-Robin-Sequenz (s. S. 50).

2.16 2.17

Unvollständige Lippen-Kiefer-Gaumen-Spalte

Unvollständige Lippen-Kiefer-Gaumen-Spalte vor Spaltplastik (im Alter von 4 Monaten) und nach Spaltplastik (im Alter von 8 Monaten). – Lippen-Kiefer-Spalten mit oder ohne Gaumenspalte haben eine Frequenz von 1:1000 (bei Jungen häufiger) und kommen bei bestimmten Syndromen vor, z. B. beim Pätau-Syndrom (Trisomie 13) und Wolf-Syndrom (teilweiser Verlust des kurzen Armes eines Chromosoms 4), gelegentlich auch beim Edwards-Syndrom (Trisomie 18) und Katzenschreisyndrom (teilweiser Verlust des kurzen Armes eines Chromosoms 5) sowie bei mehreren Ektodermaldysplasie-Syndromen, z. B. beim erblichen EEC-Syndrom mit Ektrodaktylie (Spalthand), Ektodermaldysplasie und Cleft (Lippen-Kiefer-Gaumen-Spalte).

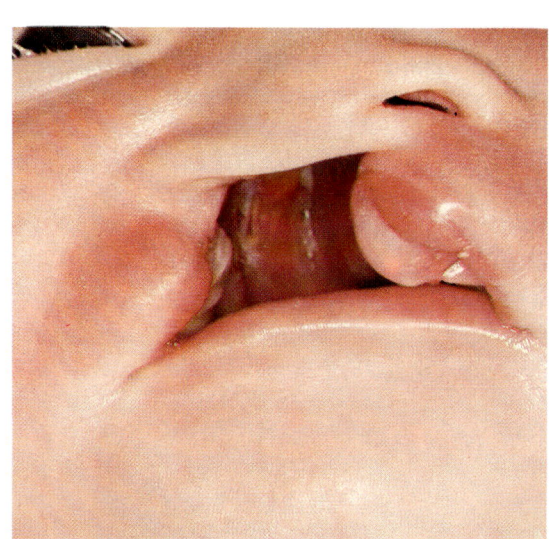
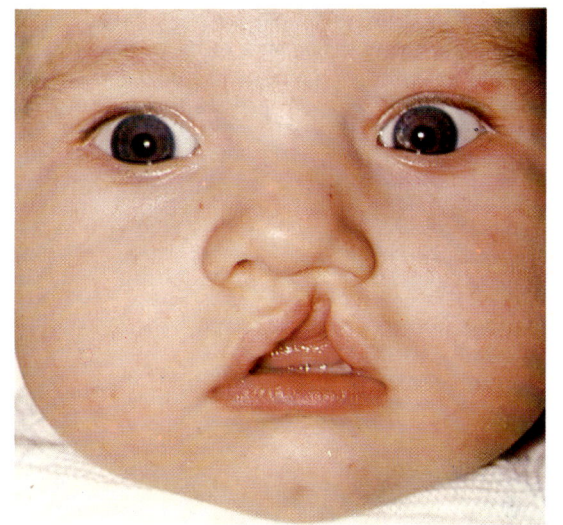

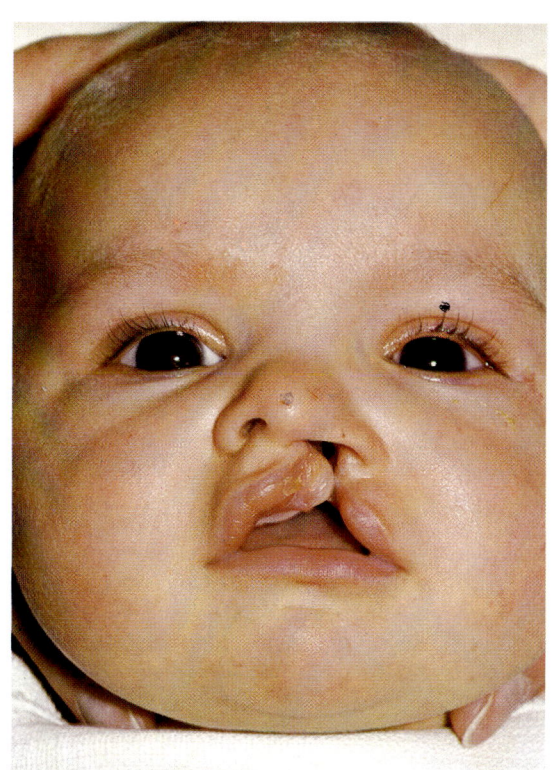
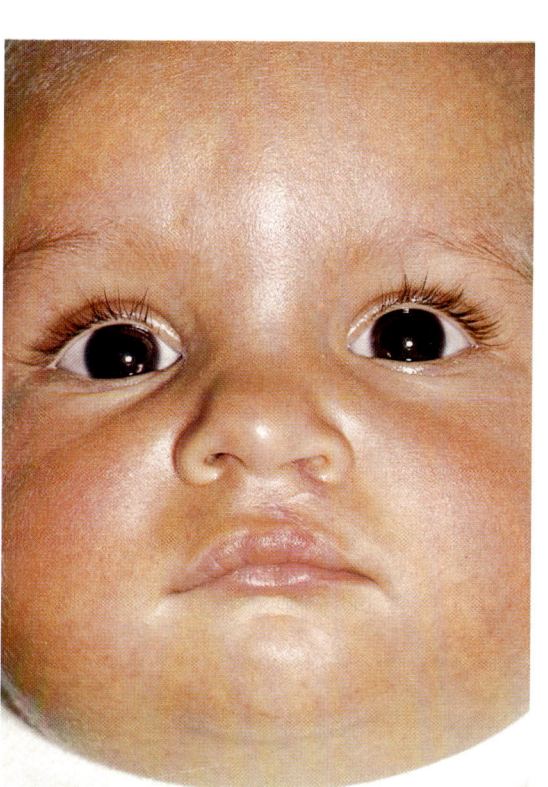

2.18

Uvula bifida

Uvula bifida (Längsspalte des Gaumenzäpfchens) bei einem 5jährigen Mädchen ohne Krankheitsbedeutung (Minimalvariante der Gaumenspalte). – Eine Uvula bifida kann mit einer submukösen Gaumenspalte kombiniert sein, die von Schleimhaut bedeckt ist und manchmal übersehen wird.

2.19

Unvollständige Gaumenspalte

Spalte im weichen Gaumen und im hinteren Drittel des harten Gaumens bei einem 7 Monate alten Mädchen: keine Kombination mit anderen Fehlbildungen (wie z. B. bei der Pierre-Robin-Sequenz und bei der Alkoholembryopathie).

2.20

Vollständige Gaumenspalte

Vollständige Gaumenspalte bei einem 6jährigen Jungen: Der harte und weiche Gaumen waren weit gespalten (als Folge des Nichtzusammenwachsens der beiden Gaumenhälften), und es bestand eine breite Verbindung der Mundhöhle mit beiden Nasenhälften. Hierdurch erklären sich die ohne entsprechende Therapie auftretende Sprachstörung (Näseln) und die häufigen Tonsillopharyngitiden und Mittelohrerkrankungen. Eine isolierte Velumspalte betrifft nur den weichen Gaumen. Die Behandlung erfolgt meist zunächst mit einer sog. Gaumenverschlußplatte aus Kunststoff (zur Trennung von Mund- und Nasenhöhle), der sich später der operative Verschluß anschließt. Bei diesem Kind hatte eine Operation aus äußeren Gründen bisher nicht stattgefunden.

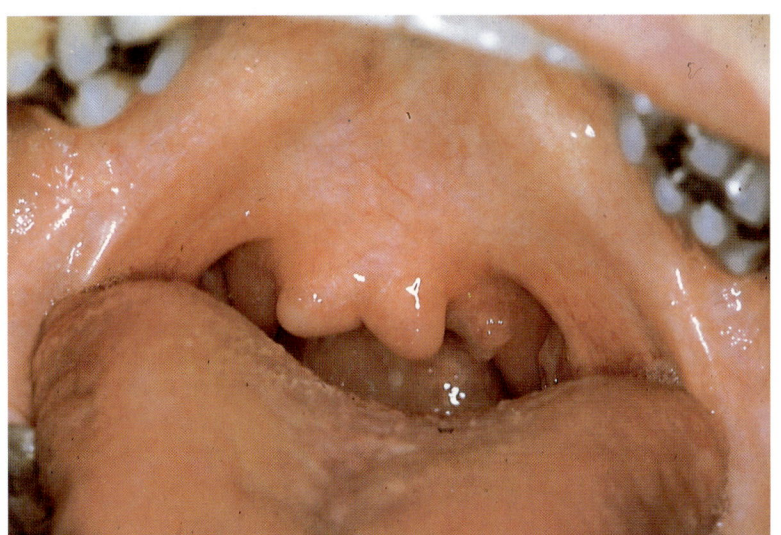

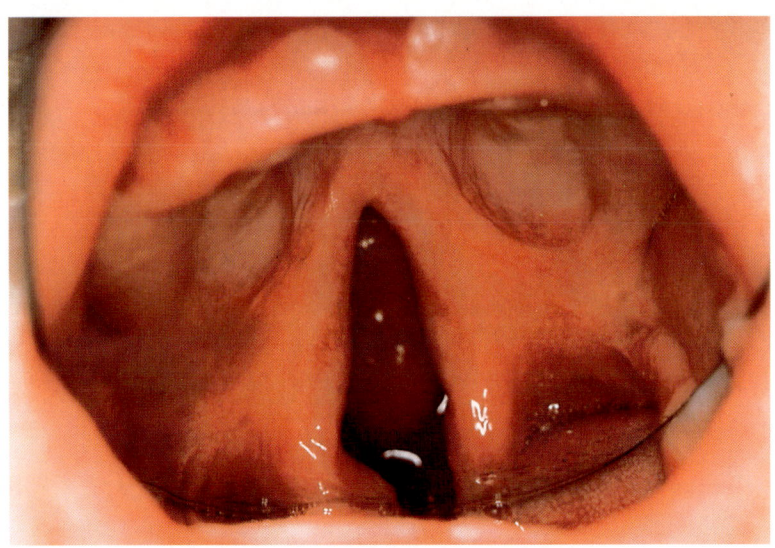

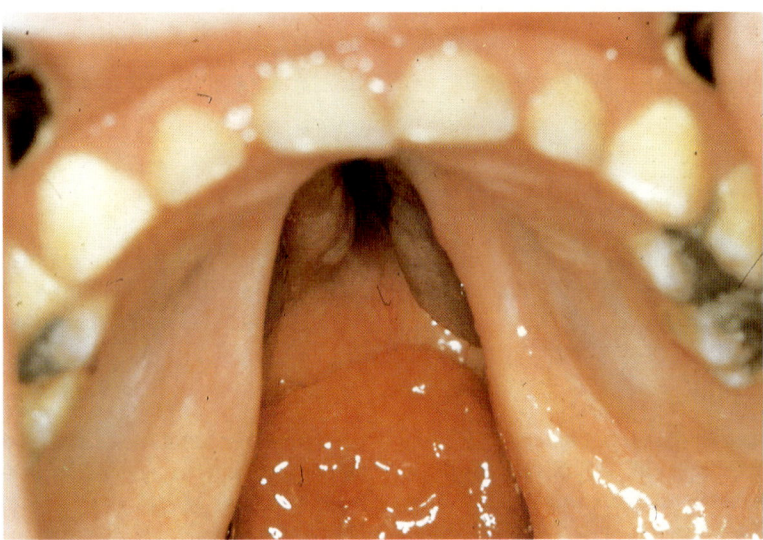

2.21

Angeborene quere Mundspalte

Angeborene quere Mundspalte (Gesichtsspalte) rechts bei einem 2 Wochen alten Jungen: asymmetrischer Mund mit rechts verbreiterter Mundspalte (infolge Fehlbildung des ersten Mandibularbogens). Später operative Korrektur. – Ein- oder doppelseitig vorkommende Anomalie, oft kombiniert mit Fehlbildungen des äußeren Ohres, einer Hypoplasie des Unterkieferastes und Jochbeinbogens sowie einer medianen Gaumenspalte.

2.22

Quere Mundspalte und schräge Gesichtsspalte

Quere Mundspalte und schräge Gesichtsspalte bei einem 4 Wochen alten Jungen: Mund asymmetrisch (durch quere Mundspalte rechts) und Lippenkerbe links, die sich als Vertiefung im Wangengewebe bis zum Unterlid fortsetzte (durch schräge Gesichtsspalte links). – Schräge Gesichtsspalten kommen ein- oder doppelseitig vor, oft unter Einbeziehung des Auges (Kolobome, Mikrophthalmie). Schräge Gesichtsspalten, die näher an der Mittellinie liegen, können den Nasenflügel einbeziehen oder den Nasenflügel isoliert betreffen. Kombinationen mit Fehlbildungen im Bereich der Tränenwege, der Ohren und des ZNS, auch mit Lippen-Kiefer- und Gaumen-Spalte, sind möglich. Plastische Operationen werden zum optimalen Zeitpunkt (oft in mehreren Sitzungen) durchgeführt.

2.23

Zungenband

Zungenband (Ankyloglossie) bei einem 4 Wochen alten Jungen: Wenn das Zungenband zu dicht an der Spitze ansetzt, kann die Zunge eingekerbt und das Herausstrecken der Zunge eingeschränkt sein. Im allgemeinen gleicht sich diese Anomalie von selbst aus. Ein chirurgischer Eingriff sollte – falls überhaupt notwendig – nicht vor dem 8. Lebensmonat erfolgen.

2.24

Mikrostomie

Mikrostomie (zu kleiner Mund) bei einem 2 Wochen alten Mädchen: In diesem Fall war die Mikrostomie die einzige Anomalie. Eine erworbene Mikrostomie kommt bei älteren Kindern und Erwachsenen bei progressiver Sklerodermie (Verkleinerung der Mundspalte mit Verschmälerung der Lippen infolge Verhärtung und Schrumpfung der Haut in der Umgebung des Mundes) vor.

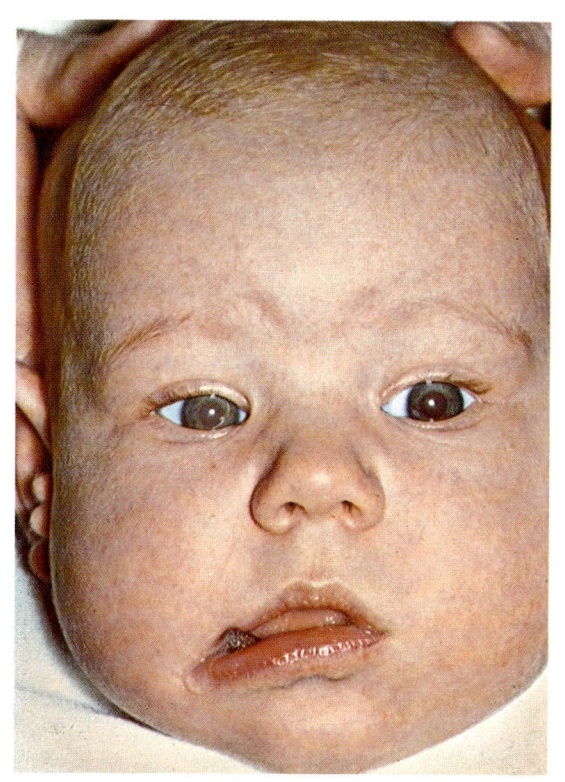 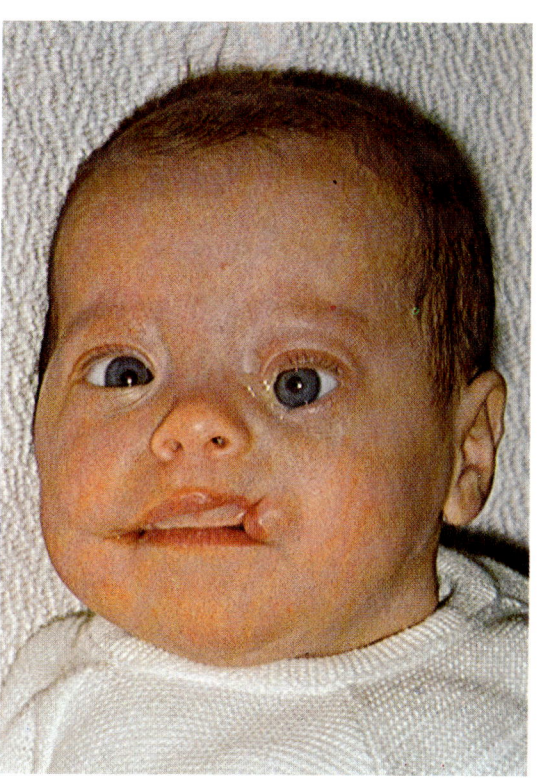

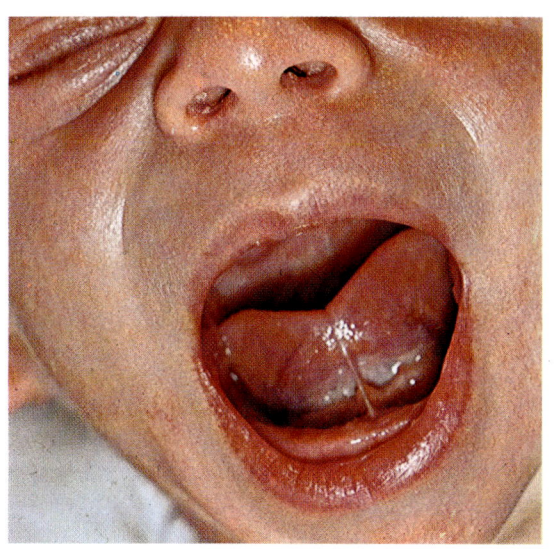 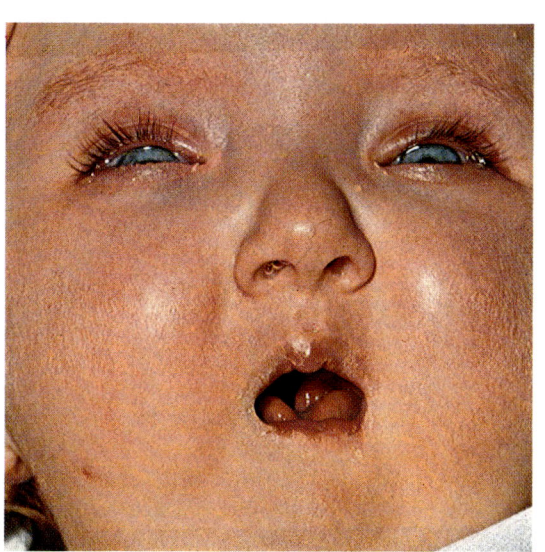

2.25
Ankyloglossie

Zungenband (Ankyloglossie) bei einem 6jährigen Jungen: relativ kurzes, weit nach vorn reichendes Zungenband (Frenulum linguae), das die Beweglichkeit der Zunge einschränkte. Es handelte sich um eine angeborene Entwicklungsstörung der Zunge (im Gegensatz zur erworbenen Form, die durch narbige Verwachsungen der Zunge am Mundboden entsteht). Beim Vorstrecken der Zunge kann das Zungenband durch die unteren Schneidezähne verletzt werden und bluten.

2.26
Lippenband

Lippenband zwischen den beiden oberen mittleren bleibenden Schneidezähnen bei einem 5jährigen Mädchen, verbunden mit einem Diastema mediale (isolierte Lücke zwischen den oberen mittleren Schneidezähnen). Eine Therapie ist zunächst nicht erforderlich. Eine Frenektomie (operative Entfernung des tief ansetzenden Lippenbandes) sollte erst nach Durchbruch und Einstellung der bleibenden Schneidezähne stattfinden, um einen kieferorthopädischen Lückenschluß zu ermöglichen.

2.27
Echtes Diastema mediale

Sog. echtes Diastema mediale (nicht durch Zahnverlust bedingte Zahnlücke zwischen den oberen mittleren Schneidezähnen) im bleibenden Gebiß eines 16jährigen Mädchens. Ursache unklar. Das normal ansetzende Lippenband kam als Ursache nicht in Frage. Eine ähnliche mediale Zahnlücke kann bei Agenesie der seitlichen Schneidezähne, einer nasopalatinalen Zyste oder einem Mesiodens entstehen. — Ein sog. unechtes Diastema mediale liegt vor, wenn im Milchgebiß nach Durchbruch der häufig divergierenden mittleren Schneidezähne die seitlichen Schneide- und Eckzähne für einen Lückenschluß sorgen (Selbstkorrektur). Es handelt sich dabei meist um eine physiologische Lückenbildung als Platzreserve im Milchgebiß für die breiteren bleibenden Schneidezähne.

2.25

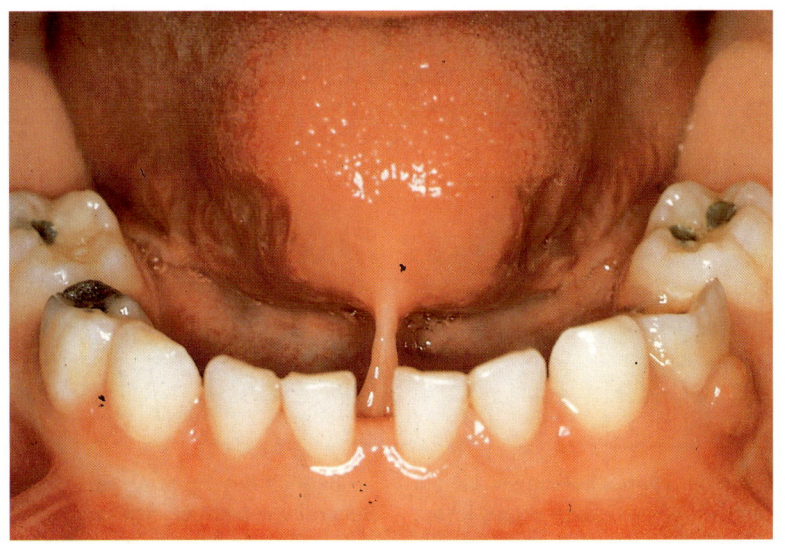

2.26

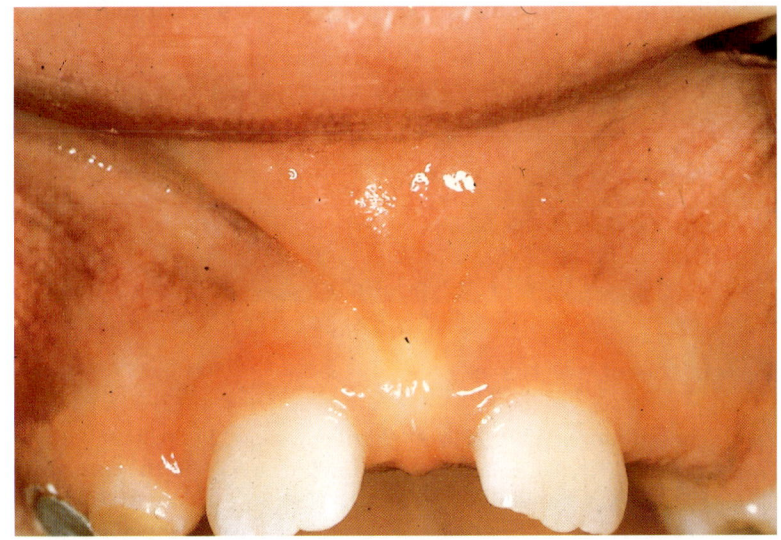

2.27

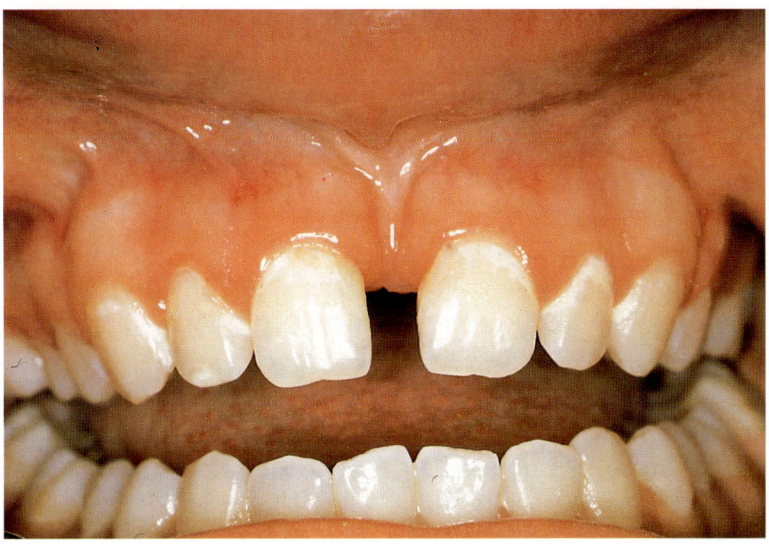

2.28

Kongenitale Hypodontie

Ausgeprägte kongenitale Hypodontie (Oligodontie) im Milchgebiß bei hypohydrotischer ektodermaler Dysplasie (X-gebunden rezessiv vererbte Form) bei 3jährigem Jungen: Zapfenform der oberen mittleren Schneidezähne und Fehlen aller Zähne im Unterkiefer. Röntgenaufnahmen zeigten die Nichtanlage auch der entsprechenden bleibenden Zähne.

2.29

Hyperdontie

Hyperdontie (Überzahl der Zähne) bei einem 10jährigen Jungen: überzähliger Schneidezahn rechts unten im bleibenden Gebiß. Nicht seltene Anomalie meist im Bereich der Frontzähne. In diesem Fall war eine Behandlung nicht erforderlich.

2.30

Mesiodens

Mesiodens bei einem 7jährigen Jungen: überzähliger zapfenförmiger Frontzahn in der Mittellinie palatinal von den Oberkieferfrontzähnen, der den Durchbruch der bleibenden oberen mittleren Schneidezähne behindern kann. Deshalb ist bei verzögertem Frontzahndurchbruch durch eine Röntgenaufnahme zu klären, ob ein nicht durchgebrochener Mesiodens die Ursache ist.

2.31

Frontal offener Biß

Frontal offener Biß (vertikale Nonokklusion im Bereich der Frontzähne) bei einem 12jährigen Mädchen: Beim Zusammenbeißen (Schlußbiß) klafften die Zahnreihen vorn 7 mm auseinander. Der mangelnde Kontakt der Zahnberührungsflächen im Frontzahnbereich kann verschiedene Ursachen haben, z. B. Vererbung, frühere Rachitis, Fingerlutschen, Makroglossie, Zungenpressen und Wangenbeißen. Bei diesem Mädchen war die Ursache unklar.

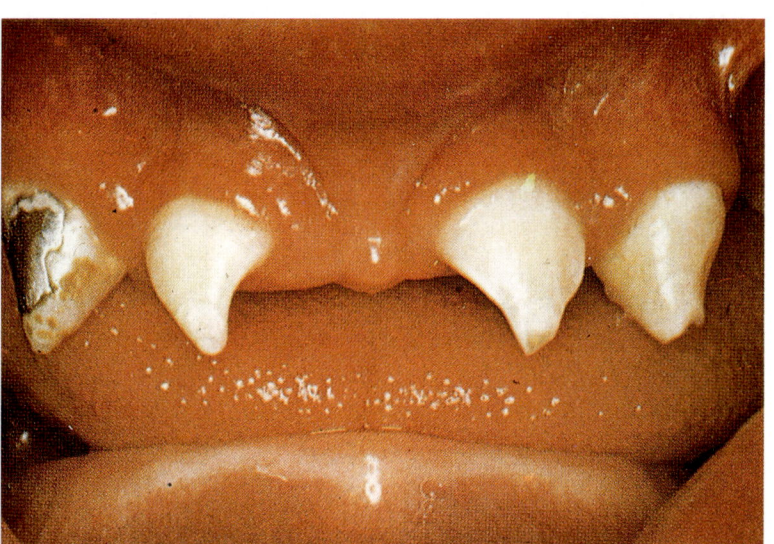

2.28

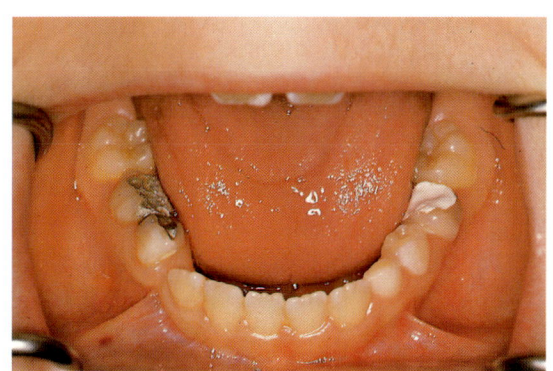
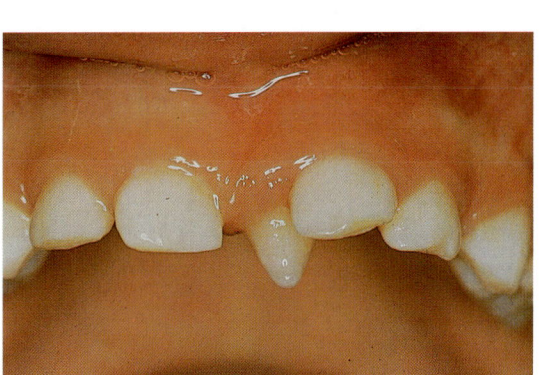

2.29   2.30

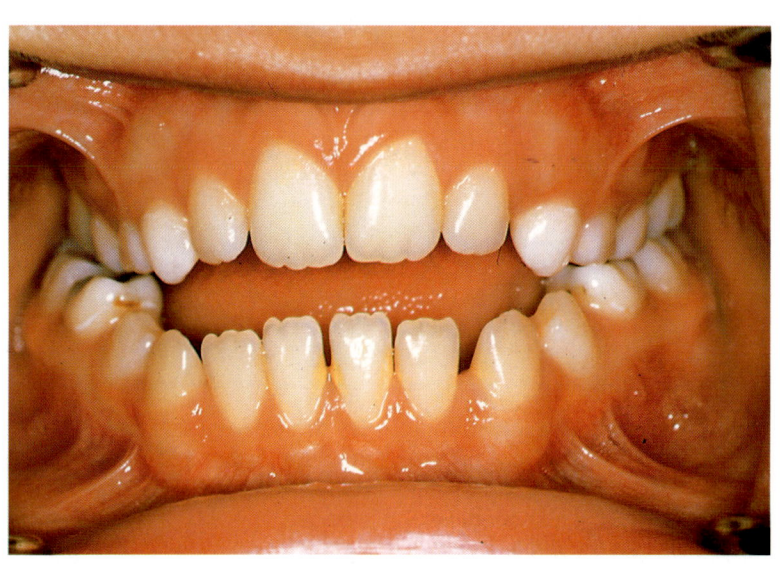

2.31

2.32

Dentinogenesis imperfecta

Dentinogenesis imperfecta (erbliche Dentinhypoplasie) bei einem 15jährigen Jungen: sog. »Glaszähne« mit rissigem Schmelz und bläulich transparentem Aussehen der Zahnkronen (schon im Milchgebiß erkennbar). Mehrere Frontzähne waren durch Abnutzung zerstört. Röntgenologisch sah man einen verringerten Kontrast der Zahnsubstanz, eine Obliteration der Pulpahöhle durch abnorme Dentinbildung und teilweise eine Verkürzung der Wurzeln.

2.33

Schmelzdysplasie

Schmelzdysplasie bei einem 7jährigen Jungen: ockerbraune Verfärbung der oberen und unteren mittleren und seitlichen Schneidezähne infolge Schmelzmangelreifung.

2.34

Amelogenesis imperfecta

Amelogenesis imperfecta mit Mineralisationsstörung (erblich) bei einem 10jährigen Mädchen: ockerbraune Verfärbung aller Zähne (im Milchgebiß und im bleibenden Gebiß). Stumpfe Oberfläche der permanenten Zähne und starke Sensibilität der Zähne als Folge des Schmelzverlustes durch Abrasion und Erosion. Röntgenologisch ließ sich der Zahnschmelz durch mangelnden Kontrast nicht vom Dentin unterscheiden.

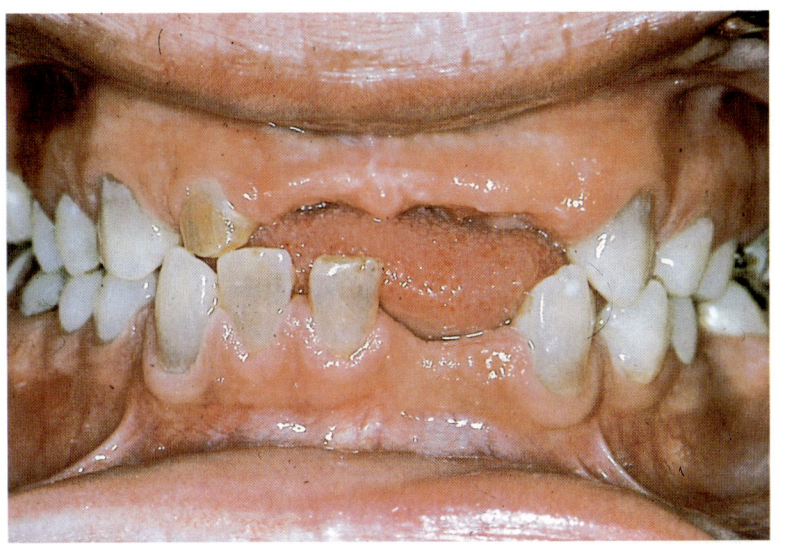

2.32

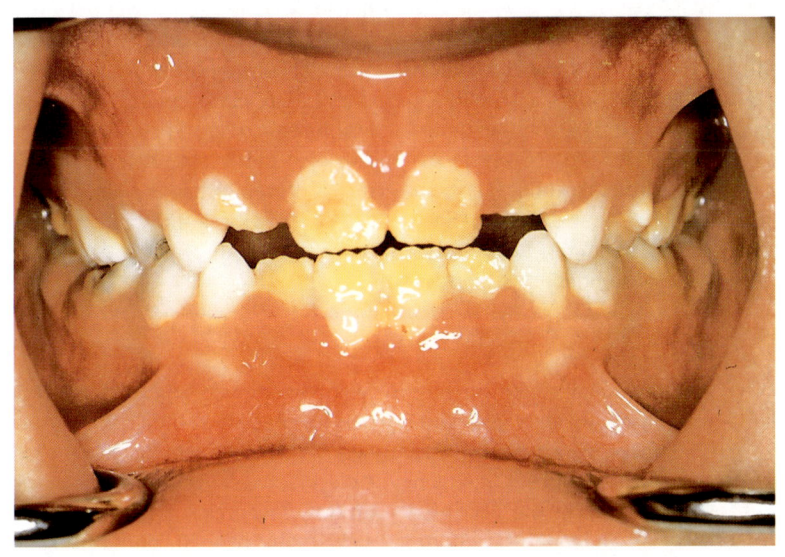

2.33

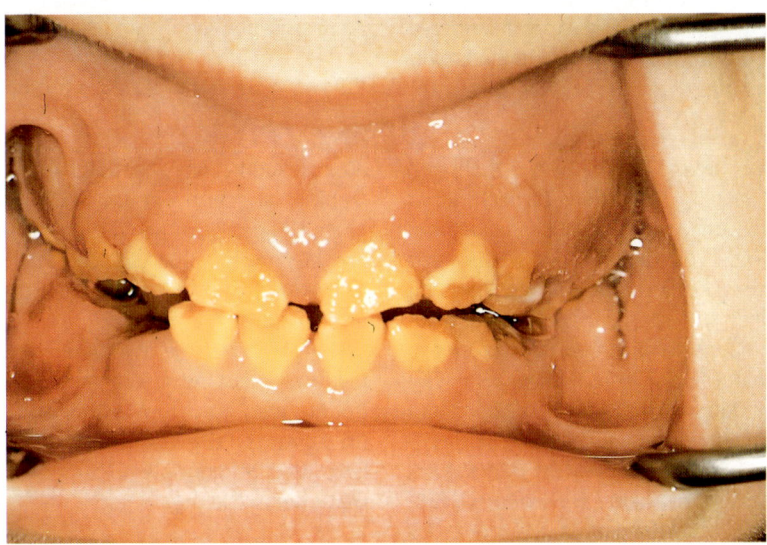

2.34

2.35

Einseitiger Exophthalmus

Einseitiger Exophthalmus (infolge retrobulbären kavernösen Hämangioms) bei einem 5 Monate alten Mädchen: Besonders in den letzten Wochen war den Eltern eine Größenzunahme (Prominenz) des rechten Augapfels aufgefallen, der in seiner Beweglichkeit eingeschränkt war. Zur Tumorlokalisation wurden eine Sonographie und Computertomographie durchgeführt. Wegen der drohenden Sehnervenschädigung mußte das retrobulbär gelegene Hämangiom sofort operativ entfernt werden (bei transfrontalem Zugang). – **Differentialdiagnose** des einseitigen Exophthalmus (bezüglich Ursachen):
1. intraorbitale Tumoren, wie Rhabdomyosarkom, Neuroblastommetastase, Dermoidzyste, Teratom, Optikustumoren, Orbitalzyste, maligne Lymphome u.a.,
2. entzündliche Prozesse, wie Orbitalphlegmone, Periostitis orbitae, Thrombophlebitis in der Orbita, okuläre Myositis u.a.,
3. Fehlbildungen, wie Meningozele, Enzephalozele, Gefäßanomalien u.a.,
4. Trauma, wie Fraktur der Orbitawand oder des knöchernen Sehnervenkanales u.a.,
5. Pseudotumor orbitae (meist einseitig, chronisch-entzündlich, Besserung nach Kortison).
Die genannten Ursachen können teilweise auch einen doppelseitigen Exophthalmus erzeugen.

2.36

Angeborener muskulärer Schiefhals

Angeborener muskulärer Schiefhals (Torticollis) bei einem 10jährigen Mädchen: Infolge Verkürzung des rechten Musculus sternocleidomastoideus wurde der Kopf stets zur gleichen Seite geneigt und auf die entgegengesetzte Seite gedreht. Eine Korrektur durch aktive oder passive Bewegungen war nicht möglich (im Gegensatz zum Torticollis ocularis bei bestimmten Augenmuskellähmungen). Das Gesicht wurde zunehmend asymmetrisch (Gesichtsskoliose). Eine strangförmige Verhärtung im Verlauf des M. sternocleidomastoideus war nachweisbar. Die Ursache für den seit dem 1. Lebensjahr bestehenden Schiefhals war unbekannt. Therapie: Myotomie (bei Versagen der konservativen Behandlung). – **Differentialdiagnose:** Eine seit Geburt bestehende Schiefhaltung des Kopfes kann auf einer Fehlbildung der Halswirbelkörper beruhen (z.B. beim Klippel-Feil-Syndrom). Ein erworbener Schiefhals kommt vor bei Frakturen oder Dislokationen von Halswirbelkörpern, bei intraspinalen Tumoren oder Tumoren der hinteren Schädelgrube, bei juveniler rheumatoider Arthritis und Lymphadenitis colli, außerdem bei Strabismus.

2.37

Hemiatrophia faciei

Hemiatrophia faciei bei einem 5jährigen Jungen: rechte Gesichtshälfte atrophisch (Fehlen von subkutanem Gewebe, Muskulatur und Knochen). Die Atrophie hatte sich im Laufe eines Jahres allmählich entwickelt. Bei geöffnetem Mund wurde die Gesichtsasymmetrie deutlich erkennbar. Es fanden sich keine Hyper- oder Hypopigmentierung der betroffenen Gesichtshälfte und keine Alopezie (wie in anderen Fällen). Ursache unbekannt. – Eine Hemiatrophia faciei kommt vor bei der frontoparietalen Sklerodermie en coup de sabre (s. S. 166) und bei Entzündungen oder traumatischen Schädigungen des Unterkiefergelenkes und des wachsenden Knorpels im Gesichtsbereich. Eine Hemihypertrophie einer Gesichtshälfte bzw. Körperhälfte besteht immer schon von Geburt an. Eine einseitige Mandibulahypoplasie ist auszuschließen.

2.38

Hemihypertrophie

Hemihypertrophie links bei einem 8jährigen Mädchen, das als Säugling unter dem Verdacht einer Hüftgelenksluxation irrtümlich durch Spreizhose behandelt worden war. Von Geburt an Vergrößerung der gesamten linken Körperhälfte, linkes Bein mit 8 Jahren 4 cm, linker Arm 2 cm länger als auf der Gegenseite, deutliche Umfangsdifferenz, rechtskonvexe skoliotische Fehlhaltung der Wirbelsäule beim Stehen (ausgleichbar durch orthopädischen Schuh mit erhöhter Sohle). Kavernöses Hämangiom an der rechten Oberlippe und kleines kapilläres Hämangiom über dem Kreuzbein, sonst keine Nävi oder Gefäßanomalien.– Beim Klippel-Trenaunay-Syndrom, das auszuschließen war, besteht meist keine Hemihypertrophie, sondern ein umschriebener Riesenwuchs eines Gliedes oder von Teilen eines Gliedes. Angiographien, auch im Bereich von inneren Organen, zum Nachweis von Venektasien, Lymphangiektasien, arteriovenösen Fisteln, die beim Klippel-Trenaunay-Syndrom vorkommen, wurden bei dem Mädchen nicht durchgeführt. Eine Hemihypertrophie findet man beim Wiedemann-Beckwith-Syndrom (in einem Teil der Fälle) und beim Silver-Russel-Syndrom (mit primordialem Minderwuchs und gestörter Genitalentwicklung).

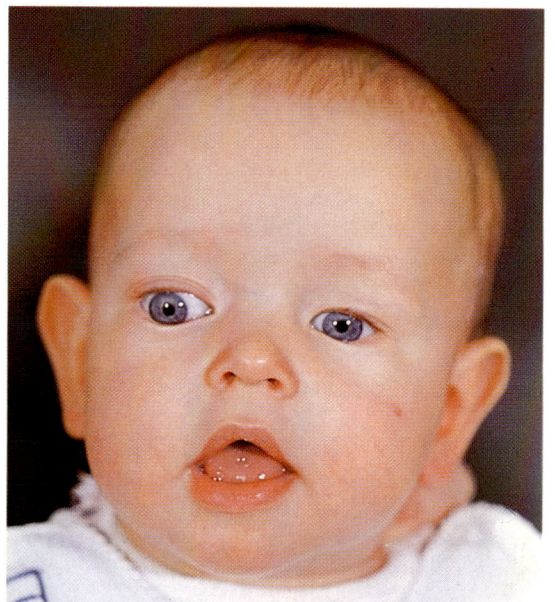
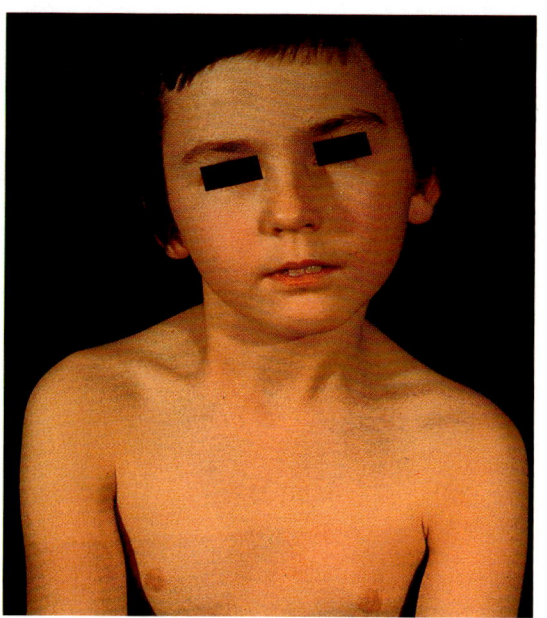

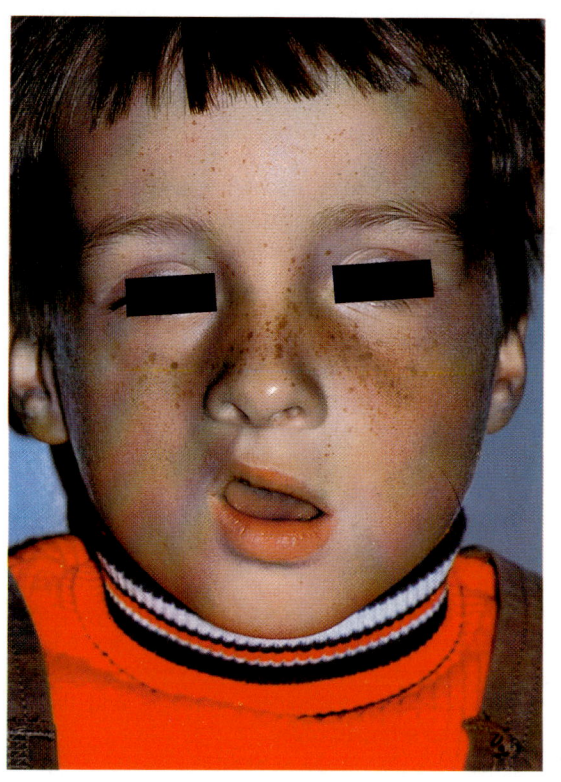
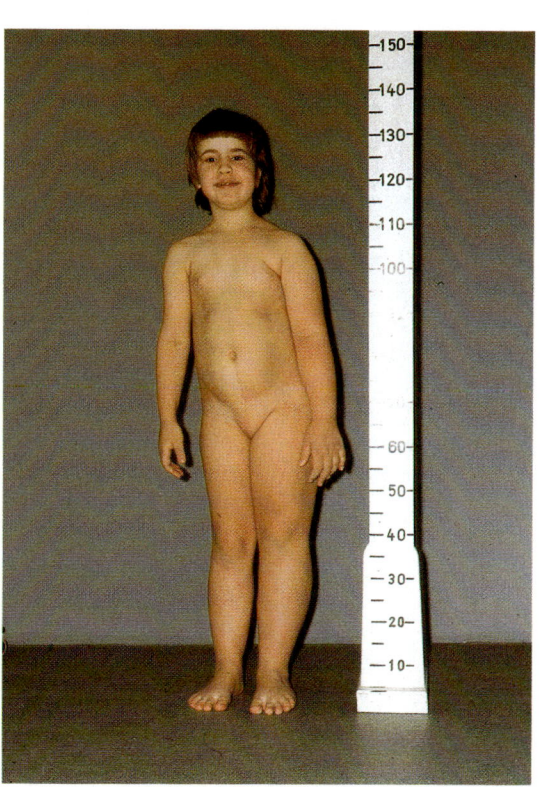

2.39 2.40
Pierre-Robin-Sequenz

Pierre-Robin-Sequenz bei einem 2 Monate alten Jungen: Mikrogenie (Unterkieferhypoplasie, Abb. 2.39) und Glossoptose (Zurücksinken der viel zu kleinen Zunge in Rückenlage, wobei ein Stridor auftrat, Abb. 2.40). Eine mediane Gaumenspalte fehlte (diese ist nicht obligat). Die Nahrungsaufnahme war behindert, das Kind hatte oft asphyktische Anfälle, erbrach viel und dystrophierte zusehends. Wegen der Atemstörungen mußte der Junge ständig auf dem Bauch liegen und wurde durch Magensonde ernährt. Nach einigen Monaten besserten sich die Beschwerden (durch das Wachstum der Mandibula). — In schwereren Fällen sind unter Umständen eine Glossopexie, Unterkieferextension, notfalls Tracheotomie und Gastrostomie notwendig. Vorkommen entweder isoliert oder bei bestimmten Syndromen, z.B. beim Stickler-Syndrom (mit Myopie, Netzhautablösung, Katarakt, Hörverlust und Arthropathie).

2.41
Mandibulofaziale Dysostose

Mandibulofaziale Dysostose (Treacher-Collins-Franceschetti-Syndrom) bei einem 6 Monate alten Jungen mit antimongoloider Augenstellung, Unterlidkolobomen, Hypoplasie des Jochbogens, Ober- und Unterkiefers, mit Gehörgangsstenose sowie Leitungsschwerhörigkeit. — In anderen Fällen findet man weitere Fehlbildungen des äußeren Ohres, z. T. verbunden mit Fehlen des Mittel- oder Innenohres, vogelschnabelartige Nase, oft Makrostomie, fliehendes Kinn, andere Augenfehlbildungen. Intelligenz meist normal. Später können Knochenwachstum und plastische Chirurgie das Aussehen verbessern. — **Differentialdiagnose (bei Schwachformen):** Nagers akrofaziale Dysostose (Jochbein- und Unterkieferhypoplasie, Unterlidkolobome, antimongoloide Lidachsenstellung, Daumen-, Radiushypo- oder -aplasie) und maxillofaziale Dysostose (Jochbein- und Oberkieferhypoplasie, antimongoloide Lidachsenstellung, Unterkieferprogenie).

2.42
Potter-Sequenz

Potter-Sequenz (mit bilateraler Nierenagenesie) bei einem 2 Tage alten Jungen (Gewicht 2100 g): typisches Gesicht mit eingezogener Nasenwurzel und breiter Nase, sichelförmiger Hautfalte vom inneren Augenwinkel zu den Wangen, Mikrogenie und tief ansetzenden, dysplastischen Ohrmuscheln. Relativ großer Hirnschädel. Auffällig waren bei der Geburt die geringe Fruchtwassermenge (Oligohydramnion) und die Anurie (bis zum Tod am 2. Lebenstag). Die Autopsie bestätigte die Diagnose (Fehlen beider Nieren und Ureter, Harnblase rudimentär, Lungenhypoplasie beiderseits). Es bestanden keine Fehlbildungen der Wirbelsäule und der unteren Extremitäten, welche dabei fakultativ vorkommen. Ätiologie und Pathogenese sind sehr heterogen.

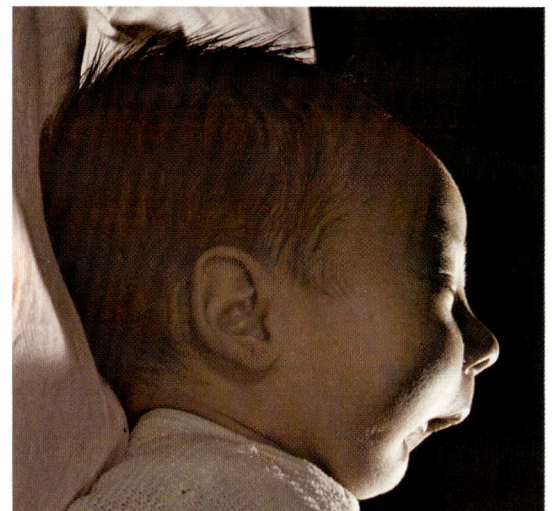
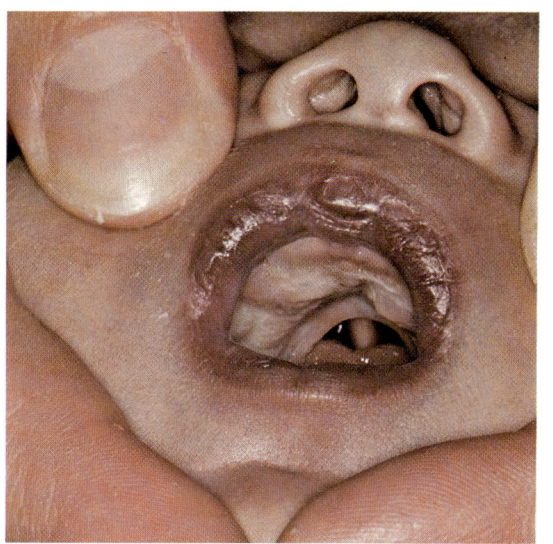

2.39   2.40

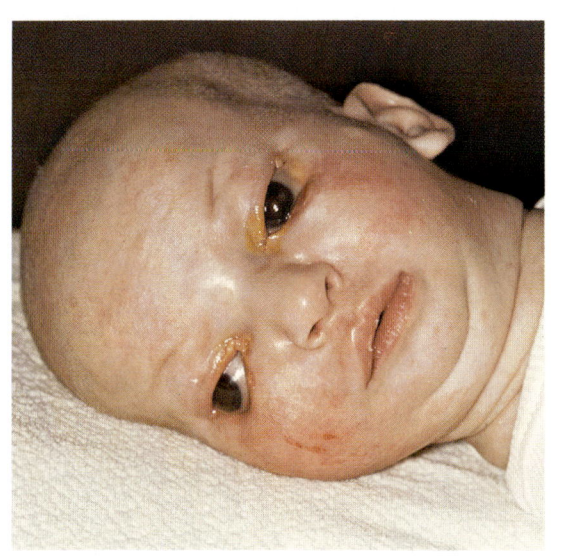
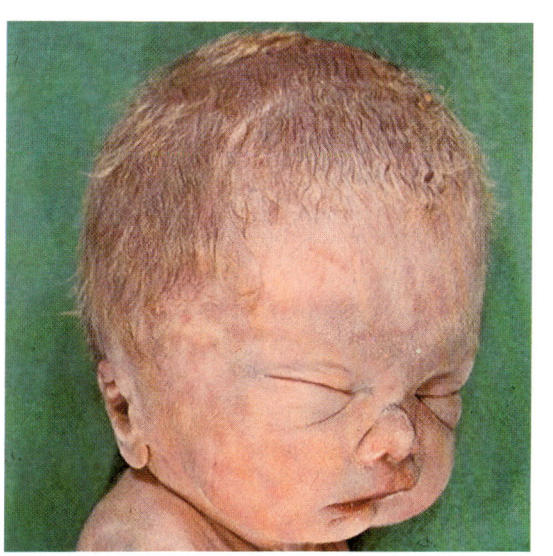

2.41   2.42

2.43

Williams-Beuren-Syndrom

Williams-Beuren-Syndrom (früher als idiopathisches Hyperkalziämie-Syndrom bezeichnet) bei einem 10 Monate alten, geistig retardierten Jungen: Koboldgesicht (volle Wangen, prominente Lippen, kurze Nase mit abgeflachtem Nasenrücken, langes Philtrum, tief angesetzte Ohren) und Kleinwuchs. Aufnahme wegen eines lauten systolischen Herzgeräusches. Kopfumfang 39 cm (zu klein), auffallende Hautblässe und Muskelhypotonie. Durch Herzkatheterismus wurde eine supravalvuläre Aortenstenose nachgewiesen und später operiert.

2.44

Cornelia-de-Lange-Syndrom

Cornelia-de-Lange-Syndrom (Brachmann-de-Lange-Syndrom bei einem 15jährigen Mädchen, das seit früher Kindheit geistig retardiert war und seit dem 5. Lebensjahr eine Epilepsie hatte (Grand mal und Absencen): typisches Gesicht mit buschigen, sich über der Nasenwurzel treffenden Augenbrauen, antimongoloider Lidachsenstellung, vergrößerter Nasen-Lippen-Distanz und herabgezogenen Mundwinkeln. Außerdem kurze Hände und Füße, Vierfingerfurche, Minderwuchs, Mikrozephalie und Demenz.

2.45

Sturge-Weber-Syndrom

Sturge-Weber-Syndrom bei einem 4 Monate alten Jungen: angeborenes flaches Hämangiom (Naevus flammeus oder Portweinnävus) der linken Gesichtshälfte. Mit 6 Monaten manifestierte sich eine spastische Hemiparese rechts, die auf einer Hirnschädigung durch linksseitige Hämangiome im Bereich der Meningen beruhte. Röntgenologisch waren hier einseitige, kurvilineare, doppelt konturierte Verkalkungen zu sehen. Der Augeninnendruck war normal.

2.46

Bloom-Syndrom

Bloom-Syndrom (teleangiektatisches Gesichtserythem mit primordialem Minderwuchs und Chromosomeninstabilität) bei einem 7jährigen Mädchen: schmetterlingförmig lokalisiertes Erythem mit Teleangiektasien im Gesicht (seit 1. Lebensjahr). Teleangiektatisches Erythem auch auf der Volarseite der Unterarme. Bei Sonnenlichteinwirkung Verstärkung des Erythems, z.T. mit Blasenbildung (besonders an den Augenlidern und am Mund). Unterlänge von 5 cm, Kopfumfang 47 cm (zu klein), Intelligenz normal. Typischer Chromosomenbefund (Austausch homologer Chromatide). Eltern und eine Schwester gesund. Wegen der Neigung zu Malignomentstehung in jedem Alter (Leukämie, Lymphome, Karzinome) regelmäßige Überwachung erforderlich.

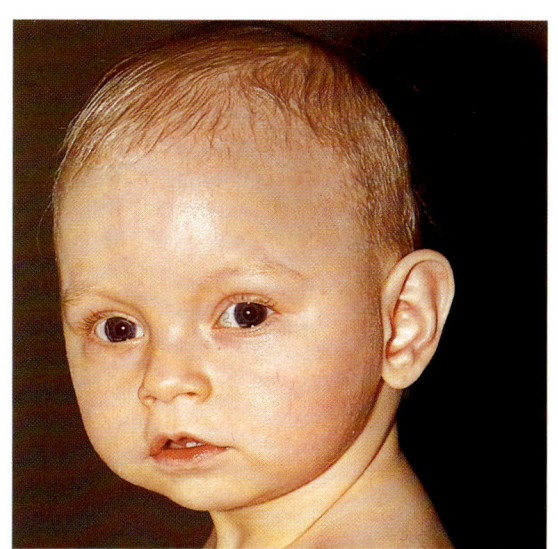
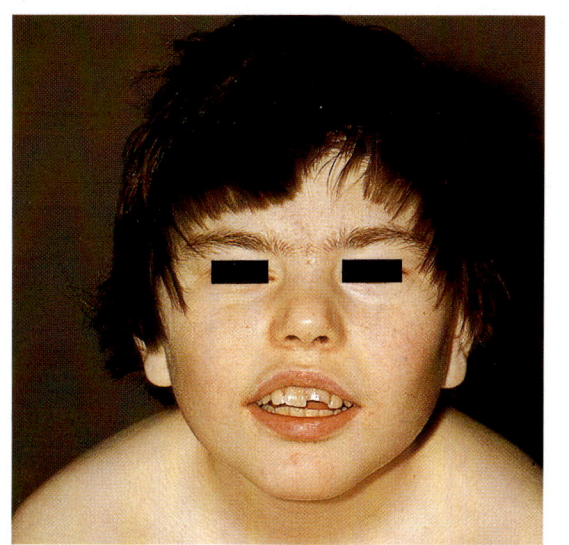

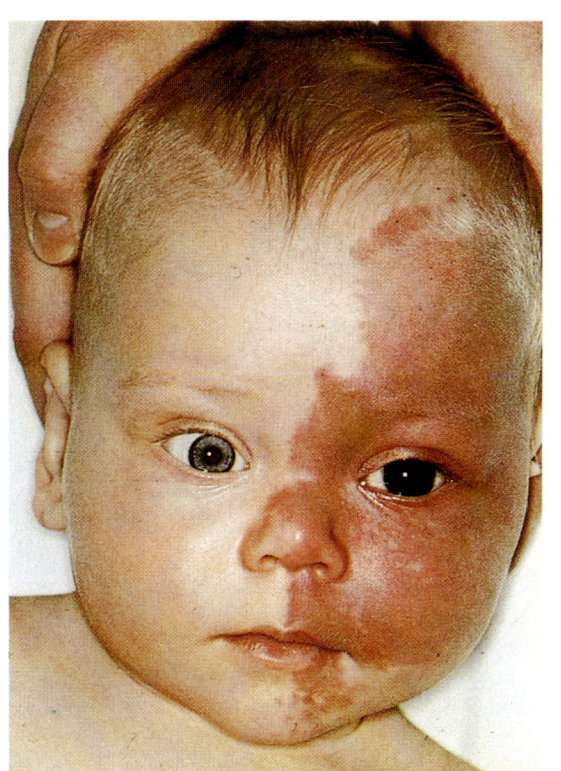
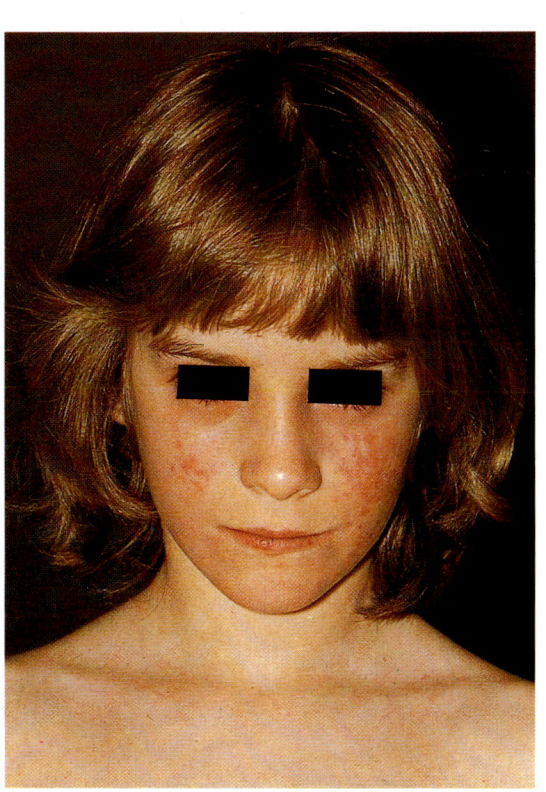

2.47 2.48

Rubinstein-Taybi-Syndrom

Rubinstein-Taybi-Syndrom bei einem 2 Monate alten Jungen (Geburtsgewicht 1200 g): charakteristisches Gesicht mit vorspringender Nase und vorgelagertem Nasenseptum (unter die Nasenflügel reichend), breitem Nasenrücken, Hypertelorismus, abwärts gerichteten (antimongoloiden) Lidspalten, Strabismus divergens und Ohrmuscheltiefstand (Abb. 2.47). Die Daumen waren typischerweise sehr breit und im Interphalangealgelenk radialwärts abgewinkelt (Abb. 2.48). Später erkannte man die zum Syndrom gehörende geistige Retardierung und den Minderwuchs (mit Zurückbleiben im Knochenalter). — Von anderen Syndromen unterscheidet sich das Rubinstein-Taybi-Syndrom vor allem durch die eigenartige Nase sowie die Verbreiterung und Verkürzung der Phalangen von Daumen und Großzehen (in Verbindung mit geistiger Retardierung und Minderwuchs).

2.49 2.50

Blepharophimose-Syndrom

Blepharophimose-Syndrom bei einem 6jährigen Jungen: kurze enge Lidspalten und tiefstehende Ohrmuscheln (Abb. 2.49) in Kombination mit Klinodaktylie (Einwärtskrümmung der 5. Finger), Fingerbeugekontrakturen im Mittelgelenk (Kamptodaktylie, Abb. 2.50) und Zehenbeugekontrakturen. Kein Epicanthus inversus (große sichelförmige Hautfalte am inneren Lidwinkel wie beim Kohn-Romano-Syndrom). Keine assoziierten Augenfehlbildungen. Intelligenz normal. — In der Literatur sind verschiedene Blepharophimose-Syndrome beschrieben (z.B. mit tiefliegenden Bulbi, Ptose, Taubheit, Minderwuchs oder geistiger Retardierung). Eine sichere Zuordnung war bei diesem Kind nicht möglich.

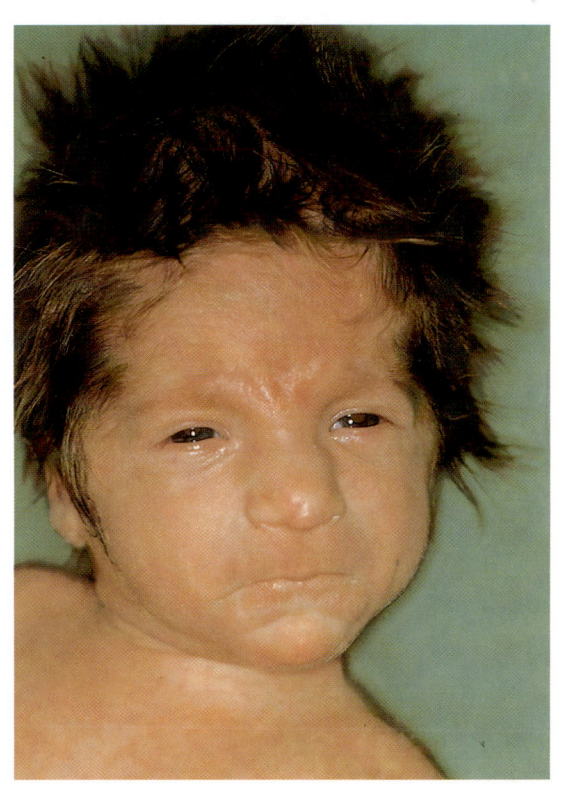 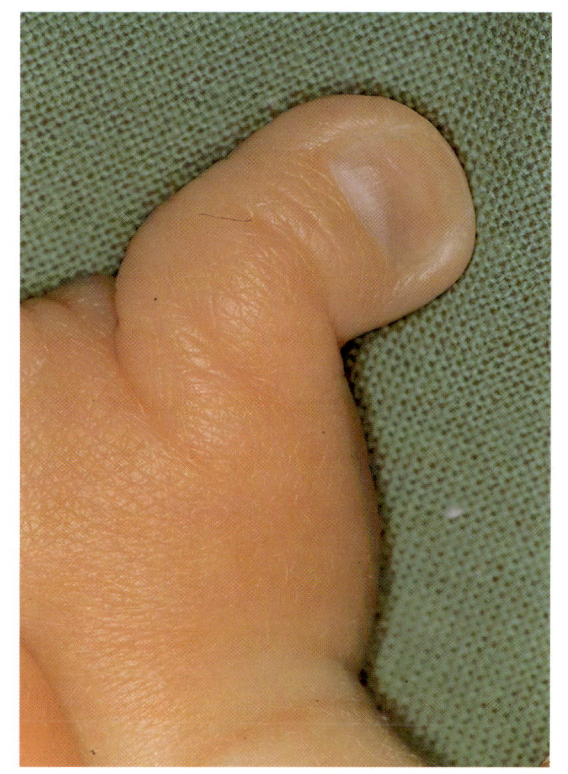

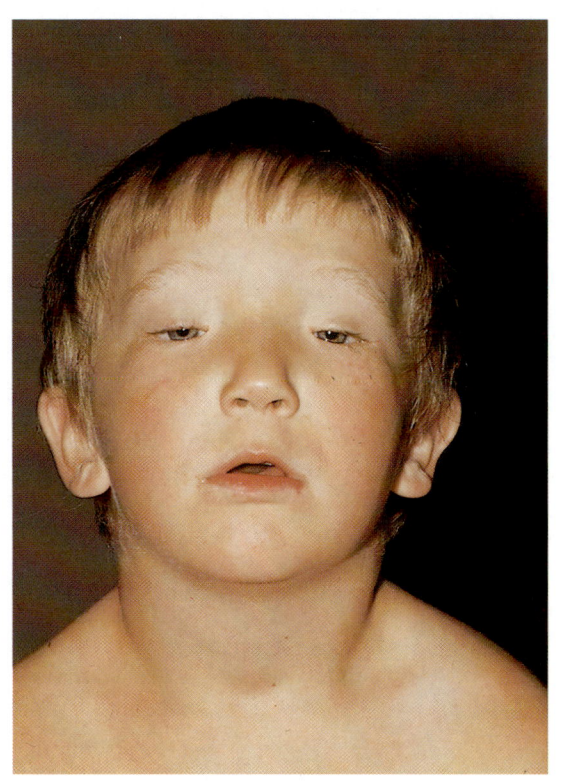 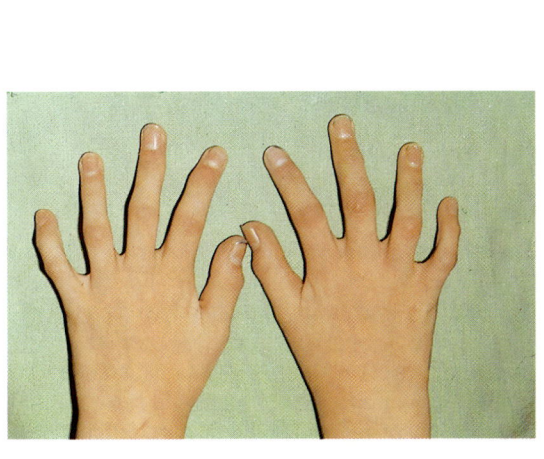

2.51

Miescher-Syndrom

Miescher-Syndrom (generalisierte Lipodystrophie mit Acanthosis nigricans und Diabetes mellitus) bei einem 13jährigen Jungen: Acanthosis nigricans benigna in Kombination mit insulinresistentem Diabetes mellitus (Insulinrezeptordefekt), allgemeinem Fettgewebemangel und multiplen Dysplasien. Die Abbildung zeigt die schmutzig-braunen symmetrisch aufgetretenen Hautveränderungen (durch Epidermisverbreiterung und Hyperpigmentierung), die der Haut ein samtartiges Aussehen verliehen und besonders am Hals und in den Axillen lokalisiert

waren. Ähnliche Veränderungen fanden sich in den Leistenbeugen, an der Innenseite der Oberschenkel sowie an den Handtellern und Fußsohlen. Außerdem hatte der Junge eine Gebißanomalie mit Zahndeformitäten, eine Lingua scrotalis und auffallend große tiefstehende Ohrmuscheln, jedoch keinen Hochwuchs. — Eine **Acanthosis nigricans** kann auch bei anderen Syndromen vorkommen, z. B. beim Berardinelli-Seip-Syndrom (generalisierte Lipodystrophie mit Hochwuchs, evtl. auch mit Diabetes mellitus).

2.52

Cherubismus-Syndrom

Cherubismus-Syndrom bei einem 4jährigen Jungen: Auftreibung der Ober- und Unterkiefer (Pausbacken) mit Fehlstellung der Zähne und Verlagerung der Bulbi nach oben, so daß die Sklera unterhalb der Iris als schmaler weißer Streifen sichtbar wurde. Mutter und Schwester sahen ähnlich aus. Ursache waren geschwulstartige fibromatöse symmetrische Wuche-

rungen im Ober- und Unterkiefer mit Verlagerung der Jochbeinbögen nach oben (auf dem Röntgenbild sichtbar). Die Diagnose kann durch histologische Untersuchung (Biopsie) gesichert werden. Beim Rainon-Syndrom ist Cherubismus mit Zahnfleischfibromatose, geistiger Retardierung und Epilepsie kombiniert.

2.53

Hemiatrophia faciei

Hemiatrophia faciei bei einem 8jährigen Jungen: seit Geburt bestehende Hypoplasie von Weichteilen und

Knochen der linken Gesichtshälfte. Keine weiteren Anomalien.

2.54

Van-der-Woude-Syndrom

Van-der-Woude-Syndrom bei einem 14jährigen Mädchen: paramediane Unterlippen-Grübchen (-Fisteln). Das Mädchen hatte außerdem eine Spalte im weichen Gaumen, und im Oberkiefer waren 2 Schneidezähne nicht angelegt, und die sekundären Prämolaren fehlten. Die Mutter hatte die gleichen Symptome. Die Unterlippen-Fisteln, welche zu kleinen akzessorischen Speicheldrüsen führten, wurden operativ entfernt, da sie ein wäßriges mukö-

ses Sekret bildeten, das für das Mädchen störend war. Außerdem wurden die Gaumenspalte verschlossen und eine kieferorthopädische Behandlung durchgeführt. — Das Van-der-Woude-Syndrom ist eine autosomal dominant vererbte Störung mit Lippenfisteln oder -grübchen, einer Gaumen- oder Lippen-Kiefer-Gaumen-Spalte und einer Hypodontie. Die Ausprägung der Symptome kann in einer Familie stark variieren.

2.55

Goldenhar-Syndrom

Goldenhar-Syndrom (okuloaurikulovertebrale Anomalie) bei einem 8 Monate alten Jungen: quere Wangenspalte rechts und Gesichtsasymmetrie (rechte Mandibula hypoplastisch, rechte Lidspalte enger als linke) in Verbindung mit Präaurikuläranhängen auf beiden Seiten (rechts auf dem Bild sichtbar) und Lipodermoid am rechten Bulbus. Charakteristisch für

das Goldenhar-Syndrom ist die Kombination von meist einseitiger Gesichtshypoplasie, epibulbärem Dermoid, Oberlidkolobom, Präaurikuläranhängen und einseitiger Ohrmuscheldysplasie oder -dystopie. Anomalien der Halswirbel (Verschmelzungen) kommen in 25% vor.

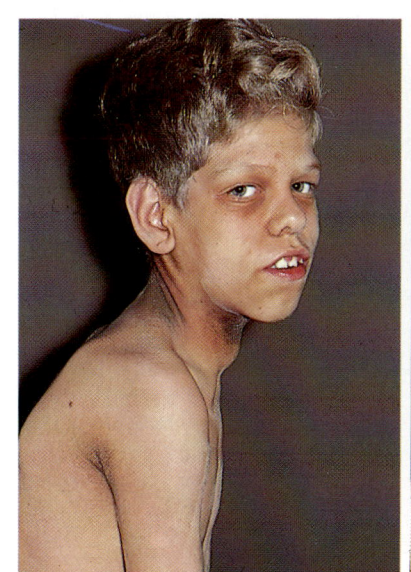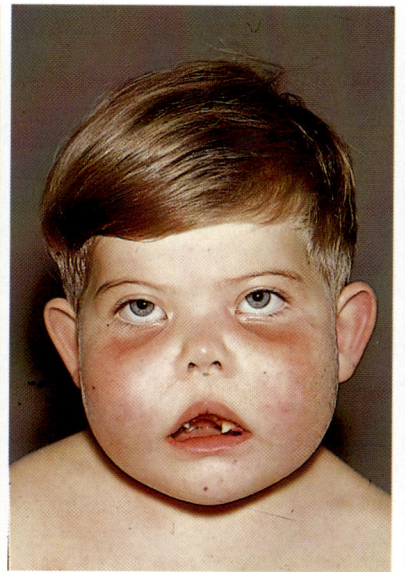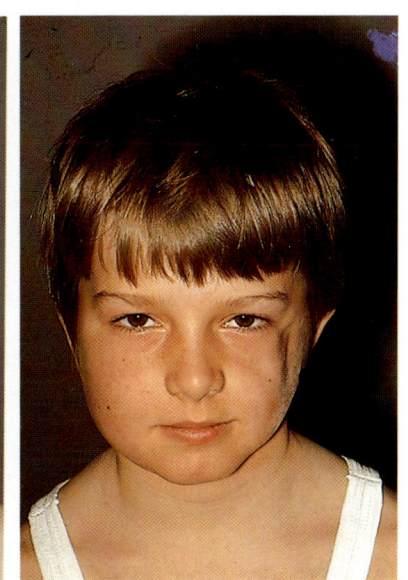

2.51

2.52

2.53

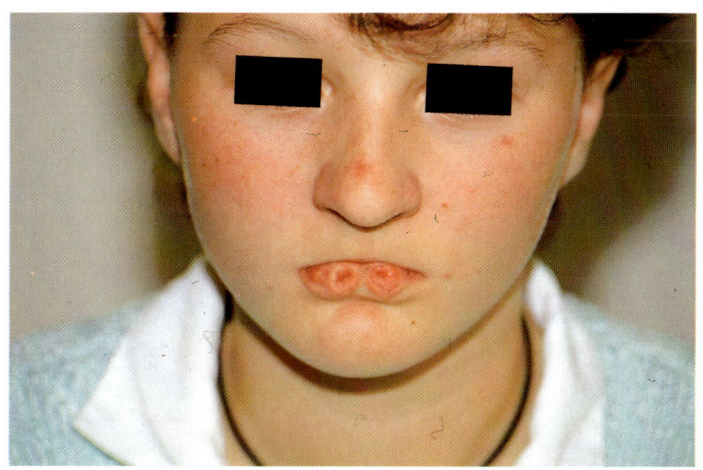

2.54

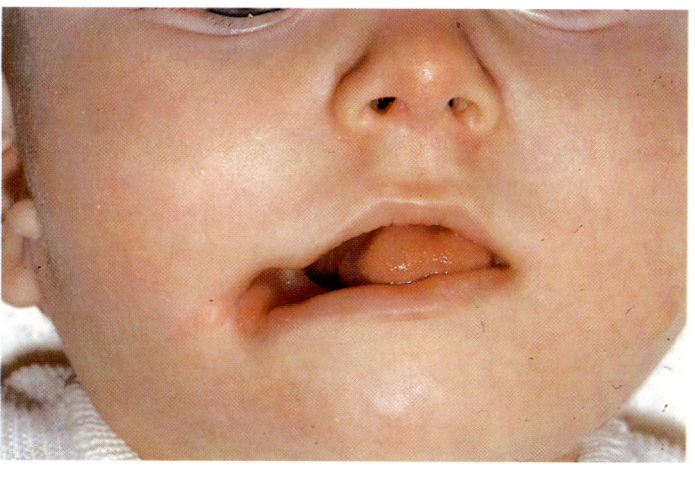

2.55

2.56

Hypochondroplasie

Hypochondroplasie bei einem 4jährigen Jungen: dysproportionierter Minderwuchs (Körperlänge 93 cm) bei relativ großem Kopf. Hände und Füße auffallend kurz und breit. Körperlänge bei der Geburt 50 cm (25. Perzentile), seit dem 6. Lebensmonat auf der 3. Perzentile. Das Knochenalter entsprach dem chronologischen Alter. Die Röntgenaufnahmen des Skeletts waren typisch für eine Hypochondroplasie. Geistige Entwicklung altersgemäß. – Bei der **Achon-**droplasie fallen die Kleinheit des Körpers, der große Kopf und die Kurzgliedrigkeit schon bei der Geburt auf, und die Röntgensymptome sind stärker ausgeprägt als bei der Hypochondroplasie. Einen **dysproportionierten Minderwuchs** gibt es auch bei anderen erblichen Osteochondrodysplasien, z. B. bei der thanatophoren Dysplasie, bei der Chondrodysplasia punctata (rhizomeler Typ) und bei der diastrophischen Dysplasie.

2.57

Robinow-Syndrom

Robinow-Syndrom bei einem 5jährigen Jungen: dysproportionierter Minderwuchs (Körperlänge 126 cm, 30 cm unter der 3. Perzentile, Knochenalter um 2 Jahre verzögert), auffällige Verkürzung der Unterarme und Unterschenkel (sog. mesomelischer Minderwuchs), Mikropenis und Hypertelorismus (Hauptmerkmale des Robinow-Syndroms). Auf der Röntgenaufnahme erkannte man außer der Verkürzung von Ulna und Radius eine Brachymesophalangie I, IV und V. Die typische Gesichtsdysmorphie fehlte (relativ kleiner Gesichtsschädel, überweite Lidspalten und groß erscheinende Augen, Mikrogenie). Eine ähnliche Gesichtsdysmorphie und einen Minderwuchs mit kurzen breiten Händen und Füßen haben Jungen mit einem **Aarskog-Syndrom.**

2.58

Silver-Russel-Syndrom

Silver-Russel-Syndrom bei einem 3jährigen Jungen: dysproportionierter Minderwuchs (seit Geburt) mit für die Körperlänge zu großem Kopf (Hirnschädel größer als Gesichtsschädel). Körperlänge 77 cm (11 cm unter der 3. Perzentile), Wachstumsgeschwindigkeit normal. Außerdem fanden sich eine Penishypoplasie, eine Hypospadie und ein Kryptorchismus (beim Silver-Russel-Syndrom häufig vorkommend). Endokrinologische Laborbefunde normal. Geistige Entwicklung altersgemäß.

2.59

Silver-Russel-Syndrom

Silver-Russel-Syndrom bei einem 7 Jahre alten Jungen: seit Geburt bestehender Minderwuchs mit typischem Gesicht (V-Form, Hypertelorismus, Mikrogenie). Eine Asymmetrie (betreffend eine Körperseite oder einzelne Skeletteile) fehlte. Auffallend war die hohe (piepsige) Stimme.

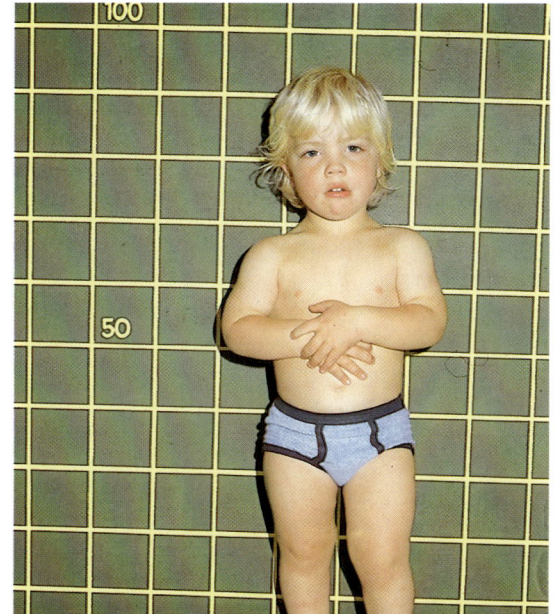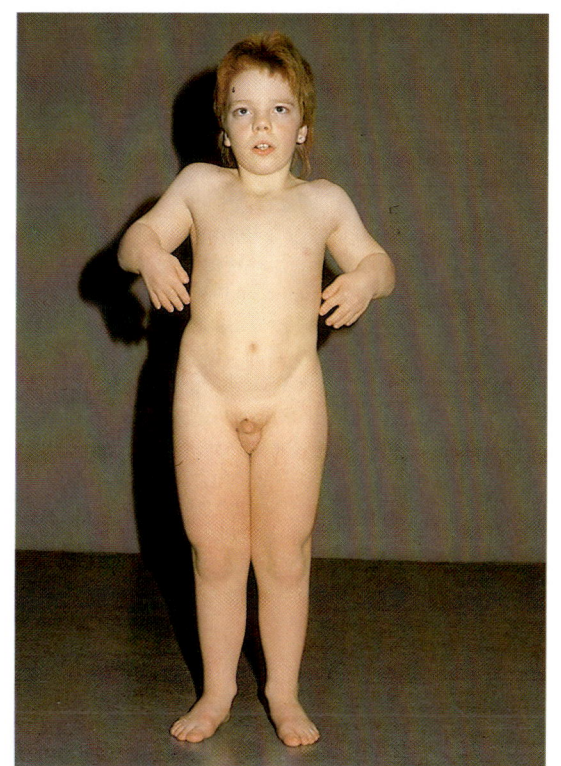

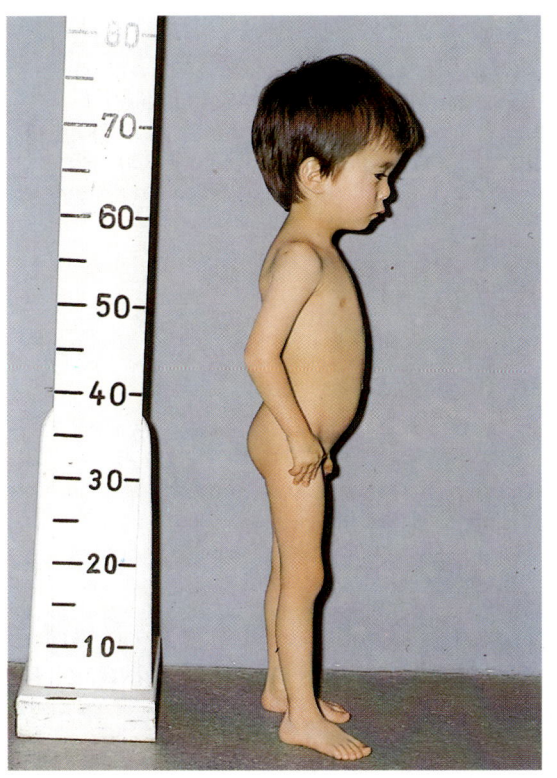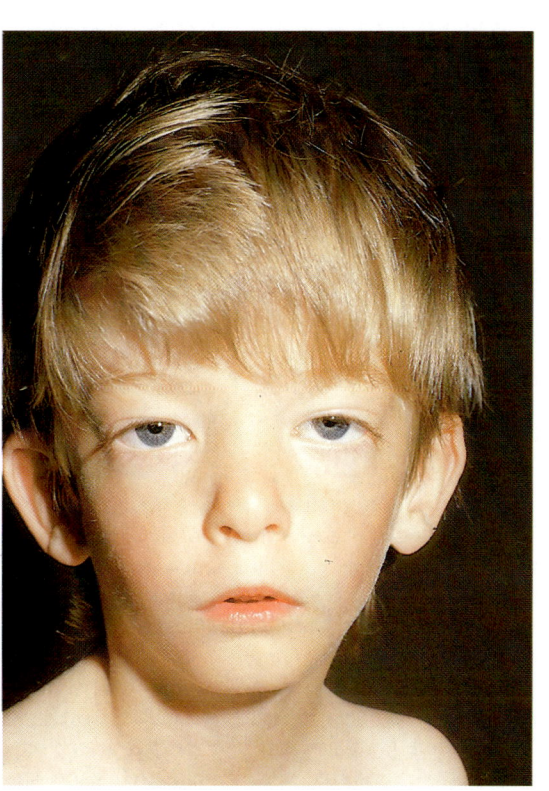

2.60 Angeborener Klumpfuß

Angeborener Klumpfuß bds. (Pes equinovarus, excavatus et adductus) bei einem 3 Monate alten Jungen: Adduktion des Vorfußes bei Varusstellung des Rückfußes, Supination des ganzen Fußes mit Spitzfußstellung im oberen Sprunggelenk, geringer auch im Chopart-Gelenk. Röntgenologisch verliefen die Längsachsen von Talus und Kalkaneus im dorsoplantaren und im seitlichen Röntgenbild charakteristischerweise annähernd parallel, die Ferse stand hoch und varisch, und die normalerweise zusammenfallenden Längsachsen von Talus und Os metatarsale I trafen sich unter Bildung eines stumpfen Winkels. – Der angeborene Klumpfuß ist eine progrediente Wachstumsdeformität, die familiär gehäuft vorkommt, und zwar bei Jungen 3mal häufiger als bei Mädchen. Schwerere Formen sind nach der Geburt nicht oder nur teilweise redressierbar und sprechen auf konservative Behandlung schlecht an. Einseitige Klumpfüße sind meist geringgradiger als doppelseitige Klumpfüße. Klumpfüße sind manchmal mit einer Hüftgelenksluxation und Skoliose kombiniert, bei einseitigem Vorkommen auch mit einem Hackenfuß auf der Gegenseite. Die Therapie sollte wegen der drohenden Wachstums- und Belastungsdeformierung sofort nach der Geburt beginnen (vorsichtige Redression durch fixierenden Gipsverband, Nachtschienen, später Einlagen mit vorgeführtem Innenrand, außerdem Fußgymnastik zur Beseitigung der muskulären Imbalance). Bei Erfolglosigkeit ist frühzeitig zu operieren (Achillessehnenverlängerung, hintere Arthrolyse). – **Differentialdiagnose:** Die atavistische (nicht pathologische) Kletterfußhaltung (lockere Supinationsstellung der ganzen Fußsohle) läßt sich mit leichtem Fingerdruck ausgleichen, während die Redression bei Klumpfüßen auf einen hart federnden Widerstand stößt. Beim angeborenen Sichelfuß (Pes adductus, Metatarsus varus congenitus) fehlt die Spitzfuß- und Hohlfußstellung, und die Ferse steht leicht valgisch.

2.61 Schlaffe Lähmungsklumpfüße

Schlaffe Lähmungsklumpfüße (Pes equinovarus) bei einem 2 Tage alten Neugeborenen mit offener Myelozele (thorakolumbal) und Querschnittslähmung unterhalb Th$_8$, wachsendem Hydrozephalus und anderen schweren Organfehlbildungen. Exitus im Alter von 2 Monaten infolge starken Hirndrucks. – Bei Spina bifida aperta gibt es neben dem Lähmungsklumpfuß auch den Lähmungsknickfuß und den Lähmungshackenfuß. Der Klumpfuß (Pes equinovarus) besteht aus 3 Komponenten: Vorfuß-Adduktion-Supination, Spitzfußhaltung und Varusstellung der Ferse. Ohne Behandlung entsteht eine zunehmende Deformität mit osteoporotisch-arthrotischen Sekundärveränderungen und Kontrakturen. Therapie: operativ-plastisch, in leichten Fällen konservativ (korrigierende Stützeinlagen, Nachtschienen, Stützapparate oder ähnliches). – **Differentialdiagnose:** Der spastische Lähmungsklumpfuß entwickelt sich nach der Geburt erst allmählich als Folge einer infantilen Zerebrallähmung (Zerebralparese).

2.62 Hohlfüße

Hohlfüße und Krallenstellung der Großzehen bei einem 8jährigen Mädchen mit neuraler progressiver Muskelatrophie Charcot-Marie (auch bei Mutter und Schwester der Mutter), die sich zunächst durch Gangstörungen und fortschreitende Muskelatrophie am Unterschenkel zu erkennen gab. Sicherung der Diagnose durch Elektromyographie (Nervenleitgeschwindigkeit herabgesetzt) und Muskelbiopsie. – Der Hohlfuß (Pes excavatus) mit »hochgesprengtem« Längsgewölbe und steil stehendem 1. Strahl kann verschiedene Ursachen haben (idiopathische Form mit Störung des Muskelgleichgewichtes, Lähmung, Entzündung, Trauma) und in verschiedenen Formen auftreten: als Hackenhohlfuß mit Steilstellung des Kalkaneus, als Ballenhohlfuß mit Krallenzehen, als Spreizhohlfuß mit gleichzeitiger Abflachung des Quergewölbes. Hohlfüße gibt es auch bei anderen neurologischen Leiden, z.B. der hereditären Ataxie Friedreich (s. S. 136).

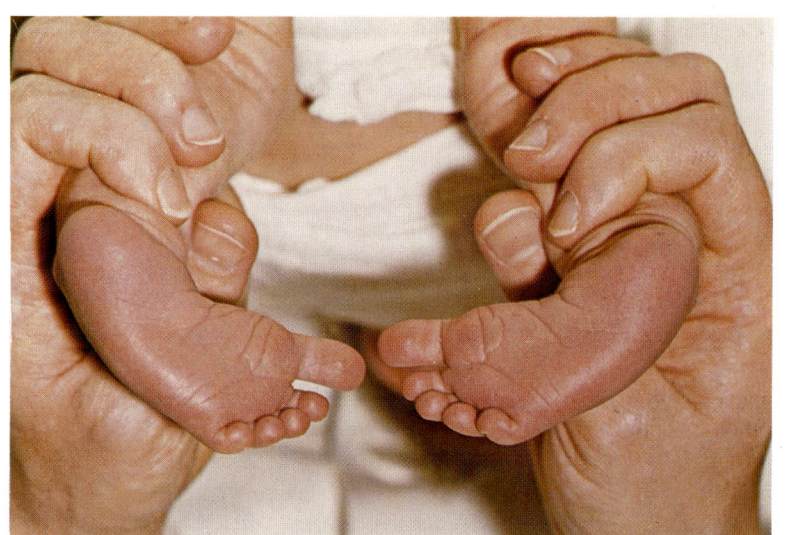

2.60

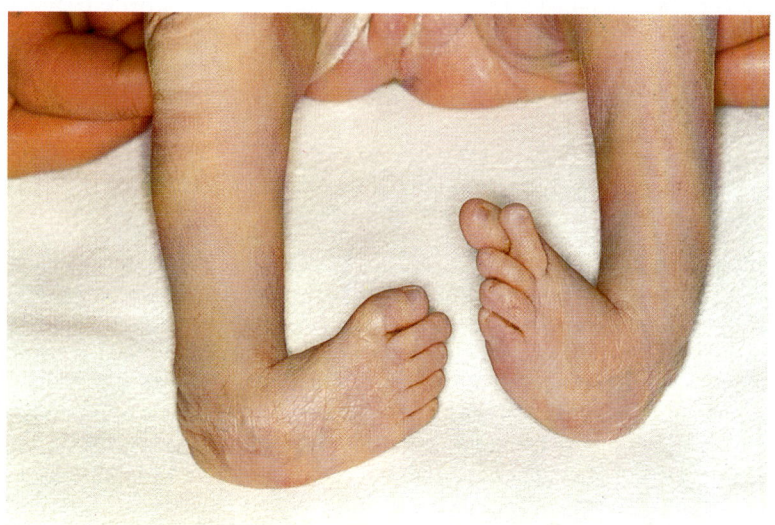

2.61

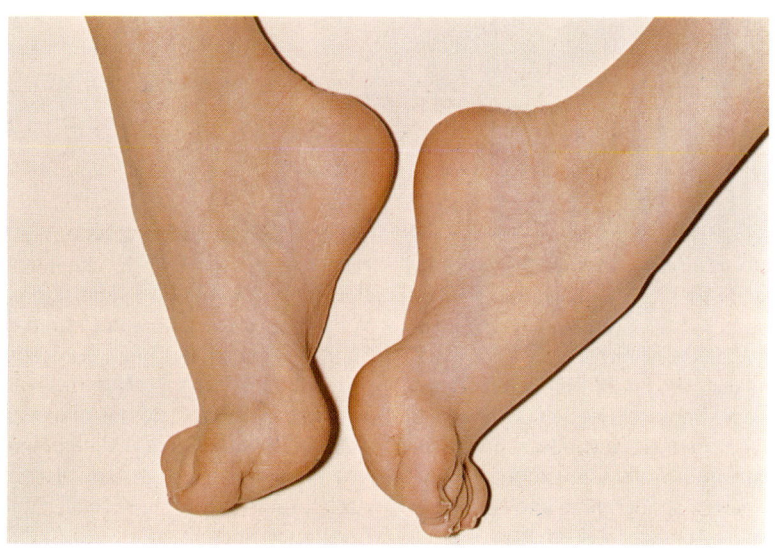

2.62

2.63

Schnürfurchen

Schnürfurchen (wahrscheinlich durch Amnionbänder intrauterin entstanden) an den Streckseiten der Finger beider Hände bei einem 1 Tag alten Neugeborenen, das wegen anderer schwerer Fehlbildungen bereits am 2. Lebenstag verstarb. Zwischen dem 2. und 3. Finger bestand eine häutige Syndaktylie. Röntgenologisch erkannte man, daß die Grund- und Mittelglieder der Finger hypoplastisch waren.

2.64

Osteogenesis imperfecta

Osteogenesis imperfecta bei einem 2 Monate alten Jungen: seit Geburt verkürzte und verbogene Beine (bedingt durch multiple Frakturen an den Ober- und Unterschenkeln). Oberarme ebenfalls sehr kurz (infolge schlecht geheilter Humerusfrakturen). Auch Radius und Ulna waren auf beiden Seiten mehrfach gebrochen. Schädelknochen weich (eindrückbar). Bläuliche Skleren. Auf den Skelettaufnahmen erkannte man (neben den Knochendeformierungen durch zahlreiche Frakturen) eine verdünnte Kortikalis, geringe Schädeldachossifikation und allgemeine Osteoporose. Es handelte sich um eines der angeborenen Osteogenesis-imperfecta-Syndrome, bei denen die Kollagen- oder Proteoglykansynthese gestört ist, so daß in den Knochen, Bändern und Skleren ein falsch strukturiertes Mesenchym gebildet wird.

2.65

Einseitiger Sichelfuß

Einseitiger Sichelfuß (Pes adductus) bei einem 1 Tag alten Jungen: Adduktionshaltung des linken Fußes mit Abflachung des medialen Längsgewölbes und Valgusstellung der Ferse. Auf dem Röntgenbild sah man eine bogenförmige Abknickung der Vorfußachse und eine Deformierung des Os metatarsale I und Os cuneiforme I. Wegen der Gefahr einer Kontraktur und eines Fortschreitens der Vorfußadduktion wurde sofort eine entsprechende Behandlung begonnen: manuelle Redression und fixierender Gipsverband in Korrekturstellung (in häufigem Wechsel über mehrere Monate), später Nachbehandlung mit Nachtschienen und Tragen von speziellen Schuheinlagen. – Der Sichelfuß (oder Pes adductus) ist zu unterscheiden vom harmlosen angeborenen **Pes supinatus (Kletterfuß),** bei dem der ganze Fuß im unteren Sprunggelenk supiniert ist. Diese lockere Fehlstellung läßt sich durch seitlichen Druck gegen den Rückfuß leicht ausgleichen. Eine Fersenabweichung und Vorfußdeviation fehlen dabei. Das Röntgenbild ist normal. Wegen der schnellen Spontankorrektur des Pes supinatus ist eine Behandlung nicht erforderlich.

2.66   2.67

Einseitige angeborene Hüftgelenksluxation

Einseitige angeborene Hüftgelenksluxation (sog. teratologische Hüfte) bei einem 3 Tage alten Mädchen: Verziehung der Anal- und Vulvaspalte, Asymmetrie der Adduktoren- und Gesäßfalten und Beinverkürzung rechts. Eine Abduktion im rechten Hüftgelenk war nur um 45° möglich (im linken Hüftgelenk dagegen um 90°). In Abduktionsstellung ließ sich an der Innenseite des Oberschenkels gegenüber dem Trochanter minor das leere Azetabulum tasten. Bestätigung der Diagnose durch Sonographie und sofortiger Behandlungsbeginn. – Häufiger als die Luxation ist die **angeborene Hüftdysplasie,** die – wenn sie nicht rechtzeitig erkannt wird – zu einer Hüftgelenksluxation führen kann. Sie kommt ein- oder doppelseitig vor und wird meist an einer Abduktionshemmung erkannt, immer aber beim Neugeborenen-Screening durch die Hüft-Sonographie festgestellt. Die Behandlung der Hüftdysplasie mit einer Spreizschale in Abduktionsstellung fördert die verspätete Entwicklung des Pfannendaches, so daß die Therapie oft schon nach 3–4 Monaten, fast immer nach 8–9 Monaten beendet werden kann.

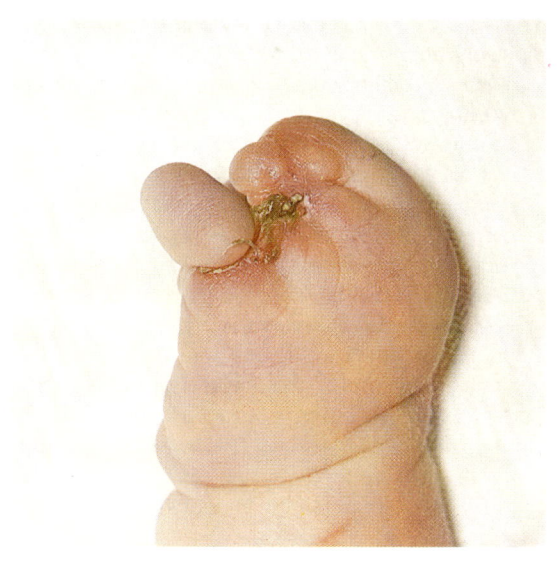

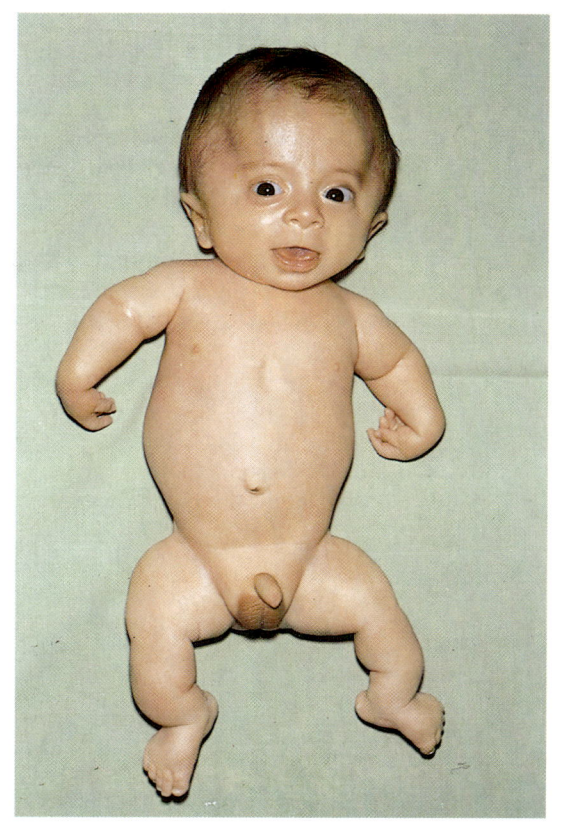

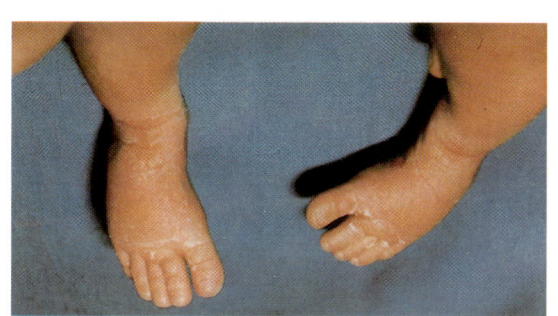

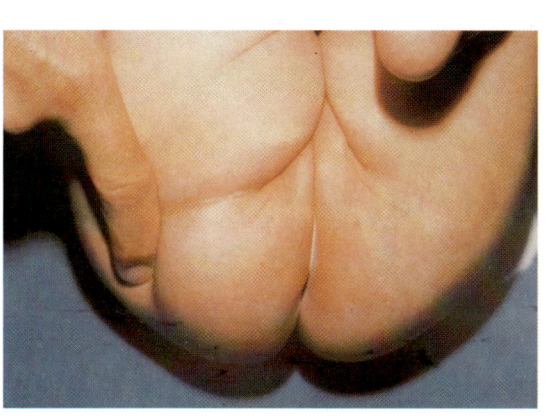

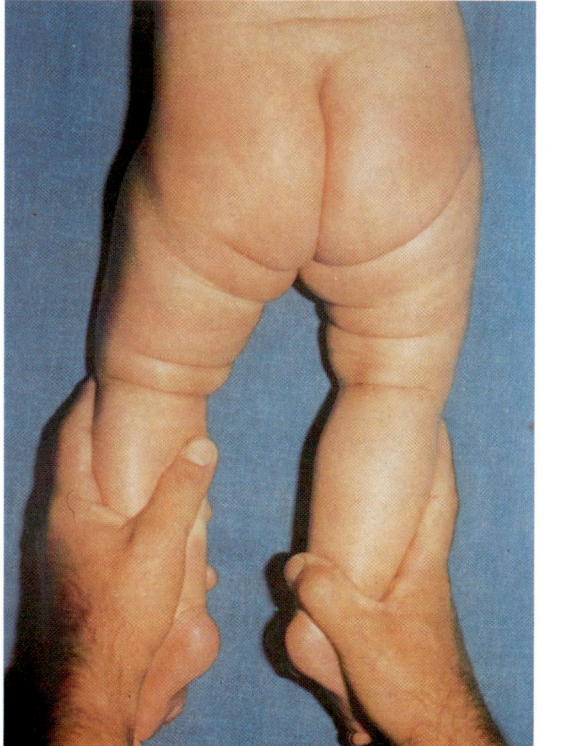

2.68–70

Fanconi-Syndrom

Fanconi-Syndrom (Panzytopenie) bei einem 3jährigen Jungen: fehlender Daumen rechts (nach chirurgischer Entfernung eines gestielten ballonartigen Daumenrudimentes kurz nach der Geburt). Daumenhypoplasie links mit häutiger Verbindung zur Hand, röntgenologisch Verkürzung des Radius bds. und Fehlen der 1. Mittelhandknochen, außerdem Genitalhypoplasie (Penis, Skrotum), Kleinwuchs, Mikrozephalie, dunkle Hautpigmentationen (auch am Skrotum), dazu Panzytopenie (Anämie, Thrombozytopenie, Neutropenie), Nachweis von Chromosomenbrüchen und erhöhtem Gehalt an fetalem Hämoglobin (Hb F). Die Panzytopenie entwickelte sich typischerweise erst später (im 3. Lebensjahr). Bei zu kurzem Radius (wie bei diesem Kind) fehlt oft eine radiale Deviation der Hand im Handgelenk, kann sich aber noch entwickeln, wenn die Verbiegung der Unterarmknochen zunimmt.

Eine Radius- und/oder Daumenhypoplasie bzw. -aplasie kommen außerdem vor bei:

1. dem Thrombozytopenie-Radiusaplasie-Syndrom (angeborene Thrombozytopenie bei vorhandenem Daumen mit Knochenmarkhypoplasie),
2. dem Syndrom der hypoplastischen Anämie bei Daumentriphalangie (eventuell mit Radiushypoplasie),
3. dem Holt-Oram-Syndrom (mit Vorhof- oder Ventrikelseptumdefekt),
4. der Thalidomid-Embryopathie.

Einen Hypogenitalismus (Hypoplasie des äußeren Genitales) gibt es nicht nur beim Fanconi-Syndrom (Panzytopenie), sondern u. a. auch beim Laurence-Moon-Syndrom, Bardet-Biedl-Syndrom, Prader-Willi-Syndrom, Klinefelter-Syndrom, Smith-Lemli-Opitz-Syndrom, bei hypophysärem Minderwuchs u. a.

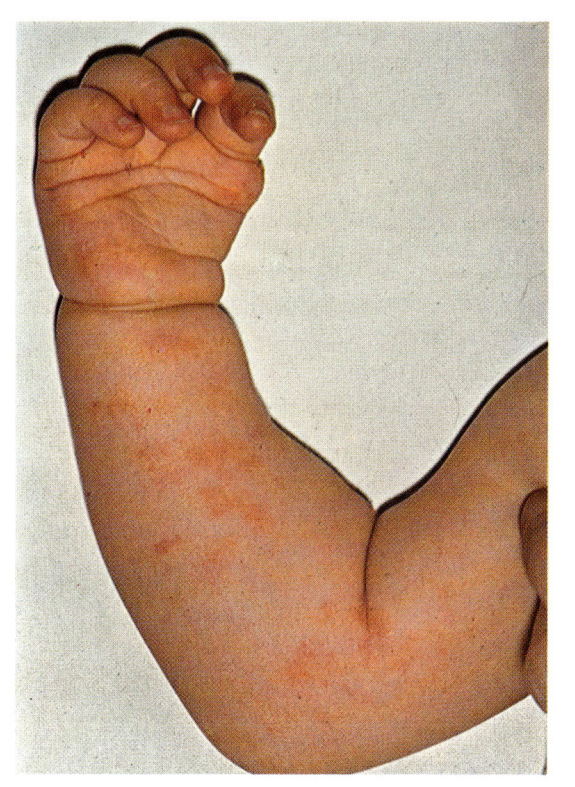 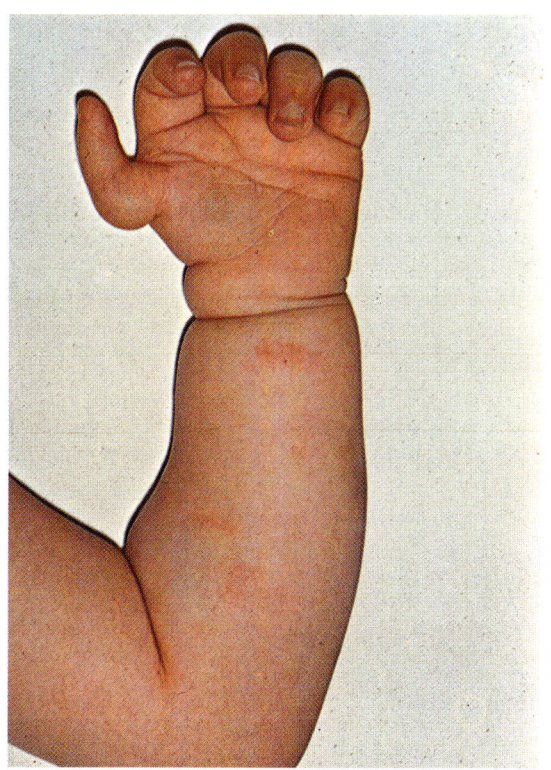

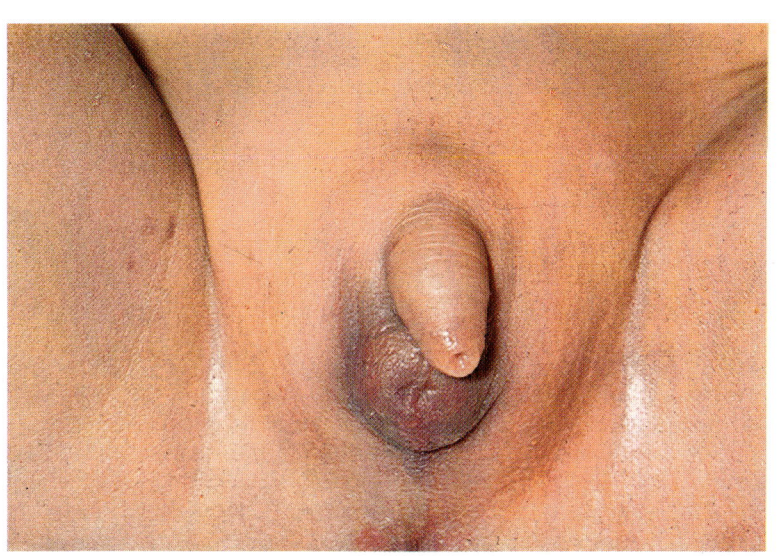

2.71
Smith-Lemli-Opitz-Syndrom

Smith-Lemli-Opitz-Syndrom bei einem 1jährigen Jungen: einseitige Handfehlbildung (Spalthand sowie knöcherne und häutige Syndaktylie zwischen 3. und 4. Finger links). Weitere Symptome, die zu diesem Syndrom gehören, waren angeborener Minderwuchs, typische Gesichtsdysmorphie (besonders die breite Nasenspitze mit aufwärts gerichteten Nasenlöchern), Hypospadie, Hypogenitalismus und schwere geistige Retardierung. — Andere, hierbei vorkommende Handfehlbildungen sind anomale Fingerstellung, Klinodaktylie und Polydaktylie (vor allem ulnare Hexadak-

tylie). Eine Syndaktylie kommt auch bei anderen Syndromen häufiger vor, z. B. beim:

1. Apert-Syndrom (Akrozephalosyndaktylie),
2. Carpenter-Syndrom (Akrozephalopolysyndaktylie),
3. Poland-Syndrom (mit homolateraler Aplasie des M. pectoralis),
4. okulo-dento-ossären Syndrom (mit Mikrokornea und Schmelzhypoplasie der Zähne),
5. Papillon-Léage-Psaume-Syndrom (Ober- und Unterkieferkerben, Zungenfragmentation, multiple hyperplastische Frenula) .

2.72
Klumphand

Klumphand rechts bei einem 3jährigen Kind: Fehlen von Radius und Daumen mit radialer Deviation der Hand, starker Verkürzung des Unterarmes (infolge Hypoplasie und Verbiegung der Ulna) sowie eingeschränkter Beweglichkeit im Ellenbogengelenk, Handgelenk und in den Fingergrundgelenken. — Eine Klumphand kommt ein- und doppelseitig vor, entweder als isolierte Fehlbildung oder in Kombination mit anderen Anomalien (Lippen-Kiefer-Spalte, Gau-

menspalte, Fehlen von Rippen, Halbwirbeln, Analatresie u. a.), außerdem bei bestimmten Syndromen (s. S. 70). Therapie: Zur Funktionsverbesserung sind verschiedene operative und konservative Verfahren entwickelt worden, die rechtzeitig durchgeführt werden müssen, um fortschreitende Wachstumsstörungen zu vermeiden. Wichtig sind Funktionsanalysen als Entscheidungshilfe, ob eine Therapie überhaupt notwendig und sinnvoll ist.

2.73
Periphere Hypoplasie

Periphere Hypoplasie (Verstümmelungen) im Bereich der Finger und Zehen beiderseits bei einem 12 Tage alten Kind, z.T. mit ringförmigen Einschnürungen und häutiger Syndaktylie. Der Befund läßt daran denken, daß es durch intrauterin entstandene Schnürfurchen (Amnionbänder?) zur Amputation von Finger- und Zehenteilen gekommen war. Das Kind hatte keine

weiteren Fehlbildungen und entwickelte sich in geistiger Hinsicht völlig normal. Therapie: Möglich sind je nach Befund funktionsverbessernde handchirurgische Eingriffe im Alter von 2—5 Jahren mit Trennung der Syndaktylien, Beseitigung der Schnürringe, Vertiefung der Fingerkommissuren u. a.

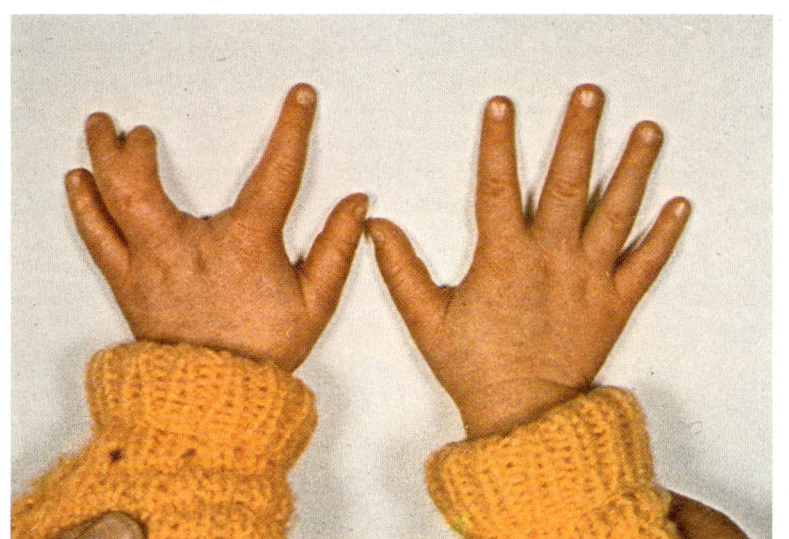

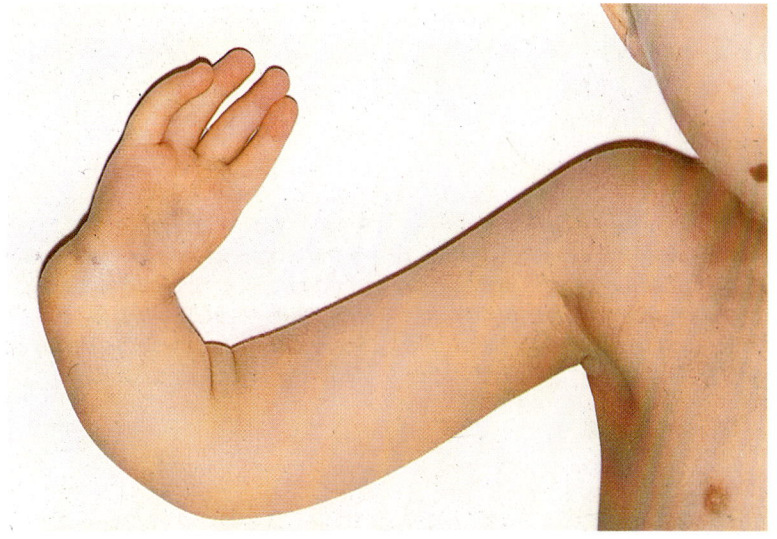

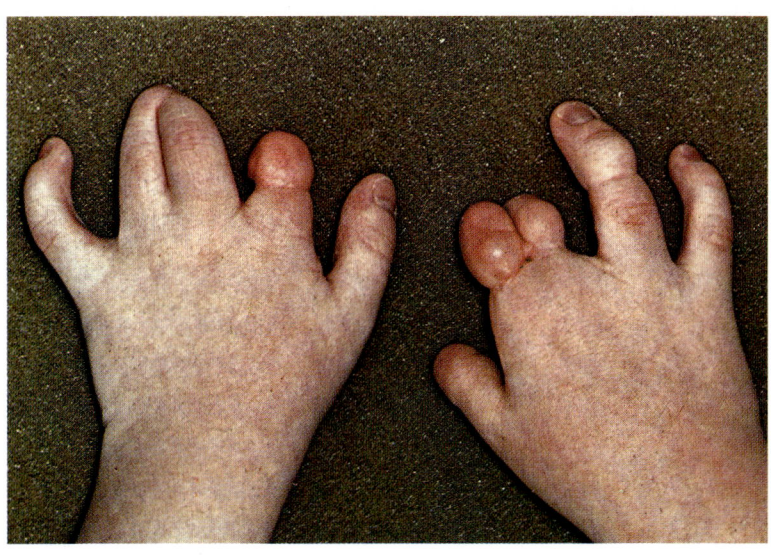

2.74

Phokomelie

Phokomelie (Robbengliedrigkeit) bei einem 2 Wochen alten Neugeborenen: Fehlen beider Arme (Hände entsprangen direkt am Rumpf), außerdem Fehlbildungen beider Hände (nur je 3 Phalangen und Metakarpalia angelegt). Übriges Skelett normal. Keine weiteren Anomalien (bis auf Naevus flammeus der Nase). Fehlbildungsursache unbekannt. — Unter Phokomelie versteht man das gleichzeitige Fehlen von Humerus, Radius und Ulna bzw. Femur, Tibia und Fibula. Vorkommen auch bei der Thalidomid-Embryopathie. Bei Phokomelie kann die Restfunktion der Finger zur Tastenbedienung und Funktionssteuerung einer Prothese verwandt werden. Die prothetischen Funktionen müssen durch erhaltene Fuß-Zehen-Funktionen unterstützt und ergänzt werden.

2.75

Peromelie

Peromelie (angeborene amputationsähnliche Verkürzung von Gliedmaßenanteilen) bei einem 7 Tage alten Neugeborenen: Fehlen beider Unterarme und Hände sowie beider Füße. Unterschenkel rudimentär angelegt. Später Versorgung mit Kunstbeinen und Unterarmprothesen, welche durch Eigenkraft über Bowdenzüge versorgt wurden. Die hiermit verbundene Hakenzange (zum Greifen) wurde durch Dehnung und Bewegung des Schultergürtels betätigt. Aus kosmetischen Gründen wurde eine sog. anatomische Schmuckhandprothese zur Verfügung gestellt, außerdem eine myoelektrische Hand.

2.76

Amelie

Amelie (Fehlen von ganzen Gliedmaßen) bei einem 5 Tage alten Neugeborenen: Die oberen Extremitäten waren nicht angelegt, beide Femora hypoplastisch. Ursache unbekannt. Später intensives Training zur Verbesserung der Fuß-Greif-Funktion und Versorgung mit pneumatischen Armhandprothesen.

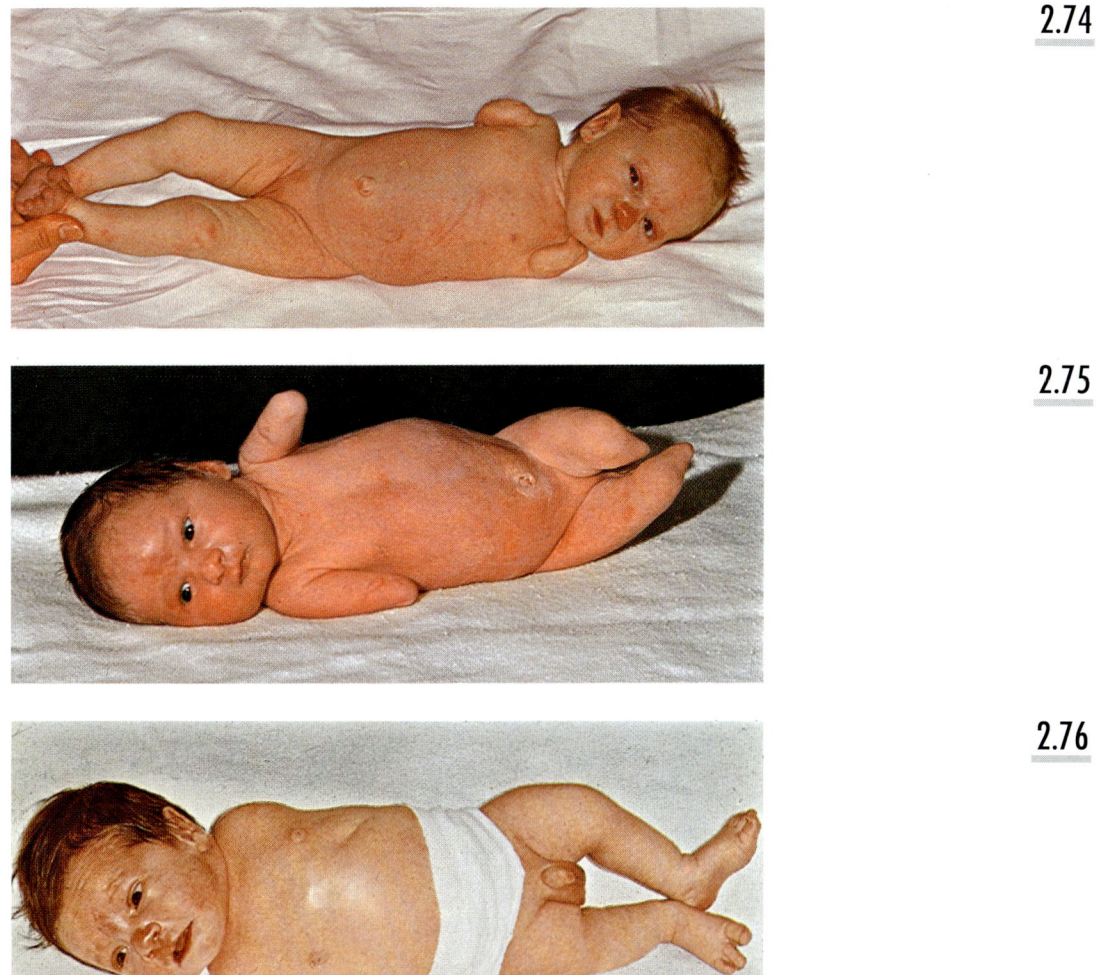

2.74

2.75

2.76

2.77
Häutige partielle subtotale Syndaktylie

Häutige partielle subtotale Syndaktylie zwischen 4. und 5. Finger links (als einzige Fehlbildung) bei einem 2 Monate alten Mädchen. Operation mit 1 Jahr. – Bei knöcherner Syndaktylie wäre eventuell eine frühere Korrektur ratsam, da es bei längerem Bestehen der Knochendeformität zu sekundären Gelenkveränderungen kommt. Die Syndaktylie ist die häufigste Form von Handfehlbildungen, oft doppelseitig und nicht selten mit einer Polydaktylie oder Brachydaktylie, mit ringförmigen Einschnürungen oder angeborenen Fingeramputationen kombiniert.

Bei partieller Syndaktylie ist eine Verbindung zwischen Zeige- und Mittelfinger häufiger als zwischen 4. und 5. Finger. Wenn alle Finger miteinander verwachsen sind, spricht man von Löffelhand (z. B. beim Apert-Syndrom). Eine Syndaktylie kommt bei verschiedenen Syndromen vor (s. S. 66), z. B. beim Poland-Syndrom (einseitige Syndaktylie der Hand, einseitiges Fehlen des Musculus pectoralis major und/oder minor und einseitige Mamillen- und Mammahypoplasie oder -aplasie).

2.78
Klumphand

Klumphand beiderseits bei einem 6 Monate alten Jungen: radiale Deviation des Handgelenkes um 90°, Verkürzung des Unterarmes und Hypoplasie des Daumens. Das Röntgenbild zeigte ein partielles Fehlen des Radius. Keine weiteren Anomalien. Da es im ersten Lebensjahr zu einer fortschreitenden Verbiegung der Ulna kommen kann, wurden die Hand und der Unterarm zunächst auf einer Schiene gelagert. Nach dem ersten Lebensjahr fand eine operative Korrektur statt (in mehreren Sitzungen). – Die Klump-hand kann ein- oder beidseitig sein und auf einem völligen oder teilweisen Fehlen, selten auf einer abnormen Kürze des Radius beruhen. Die Kombination mit weiteren Knochen- und Muskelanomalien am Arm ist möglich. Eine Klumphand kann auch mit anderen Fehlbildungen assoziiert sein (Lippenspalte, Gaumenspalte, Rippenanomalien, Halbwirbeln, Atresia ani, Urogenitalfehlbildungen, Franceschetti-Syndrom, s. S. 50, Fanconi-Anämie, s. S. 64, angeborene Thrombozytopenie u. a.).

2.79
Hexadaktylie

Hexadaktylie (Sechsfingrigkeit) bei einem 6jährigen Mädchen: hypoplastischer zusätzlicher Finger an der ulnaren Seite der linken Hand mit teilweiser Syndaktylie zum 5. Finger. Operative Entfernung des Fingerrudimentes. – Ein zusätzlicher Finger kann lediglich aus Weichteilgewebe bestehen, auch Knochen enthalten oder vollständig sein (mit dazugehörigem Os metacarpale). Der überzählige Finger befindet sich meist auf der radiären oder ulnaren Handseite. Sonderformen sind der Doppeldaumen (entweder nur Endphalanx verdoppelt oder komplette Verdoppelung oder 2 rudimentäre Daumen verdoppelt) und der triphalangäre Daumen (mit einer überzähligen Phalanx). Eine Hexadaktylie kommt vor bei bestimmten Syndromen (Ellis-van-Crefeld-, Laurence-Moon-, Bardet-Biedl-, Carpenter-, Pätau-, Edwards-Syndrom u. a.).

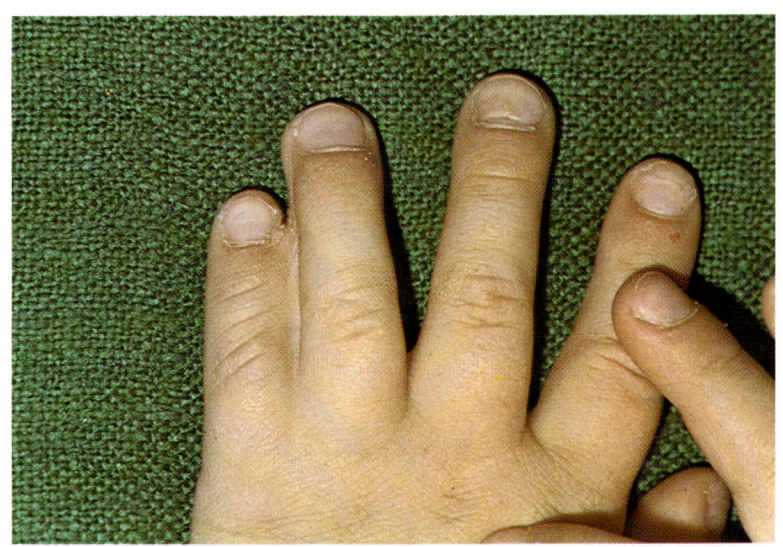

2.77

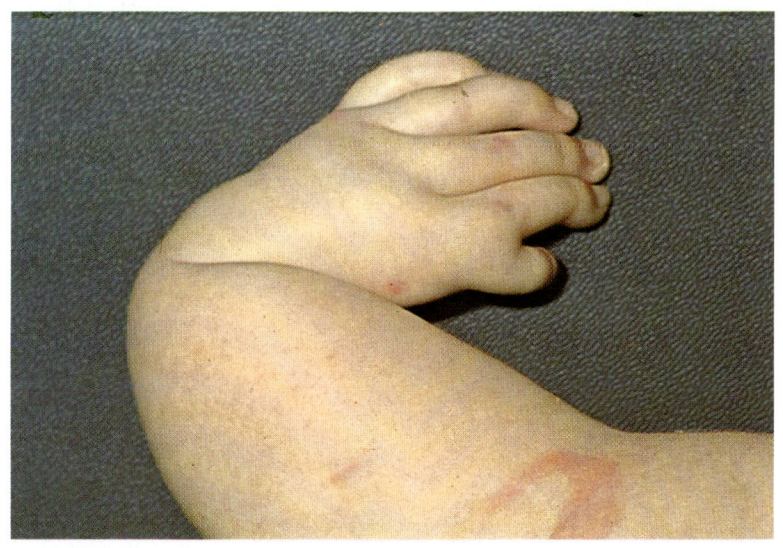

2.78

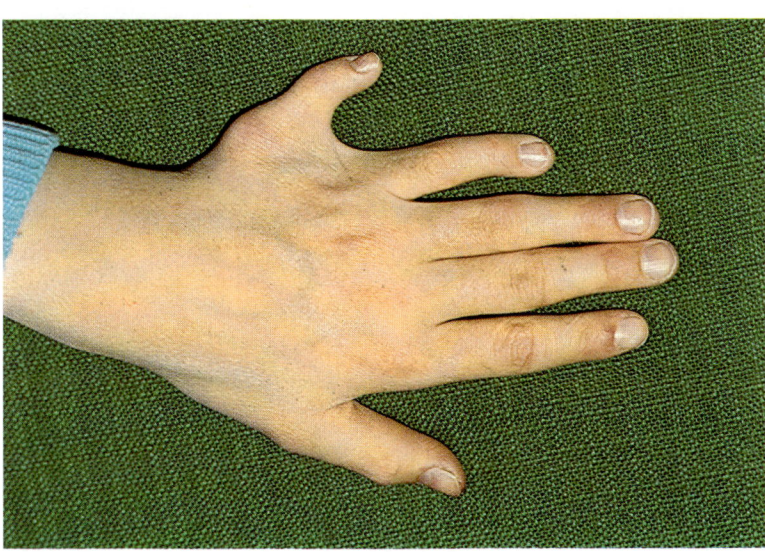

2.79

2.80

Spalthand

Spalthand bei einem 6 Monate alten Mädchen: Fehlen des 3. Fingers im Grundgelenk der rechten Hand. Greiffunktion der Hand normal.

2.81

Verdoppelung des Daumens

Verdoppelung des Daumens (präaxiale Hexadaktylie) bei einem 3jährigen Mädchen, das als Drilling geboren war: zusätzlicher zweigliedriger 1. Finger rechts, der durch eine häutige Synostose mit dem größeren normalen Daumen verbunden war und operativ entfernt wurde. Keine weiteren Fehlbildungen. Eltern und Geschwister gesund.

2.82

Freeman-Sheldon-Syndrom

Freeman-Sheldon-Syndrom bei einem 7 Monate alten Jungen: Ulnardeviation der 3., 4. und 5. Finger und tiefer Ansatz beider Daumen. Gleichzeitig bestanden eine Mikrostomie (kleiner wie zum Pfeifen gespitzter Mund) und angeborene Klumpfüße. Die anfangs bestehenden Fingerkontrakturen waren durch krankengymnastische Behandlung gebessert. Intelligenz normal.

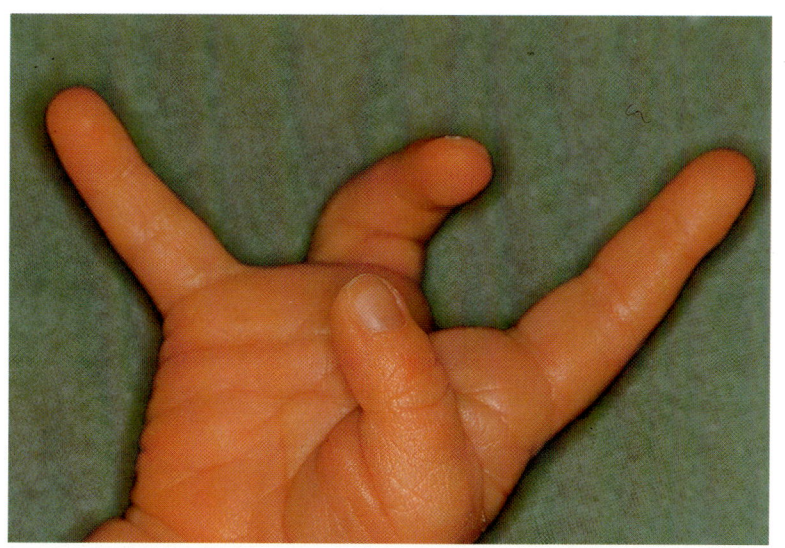

2.80

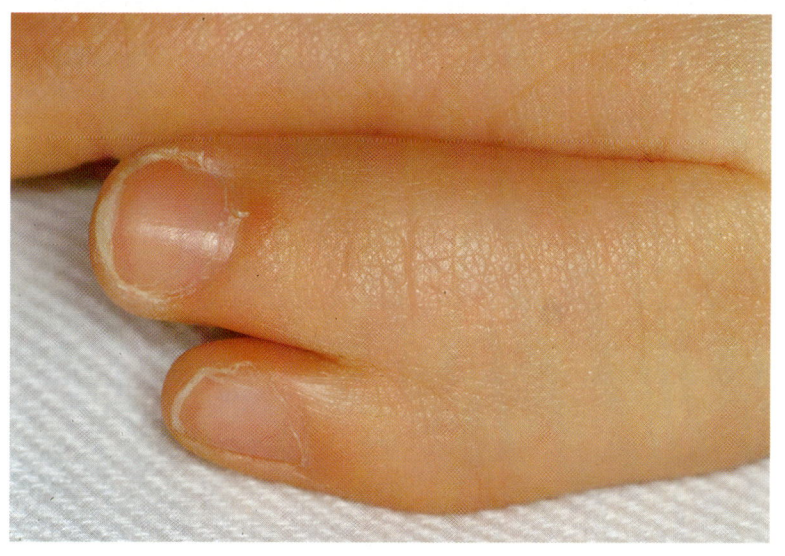

2.81

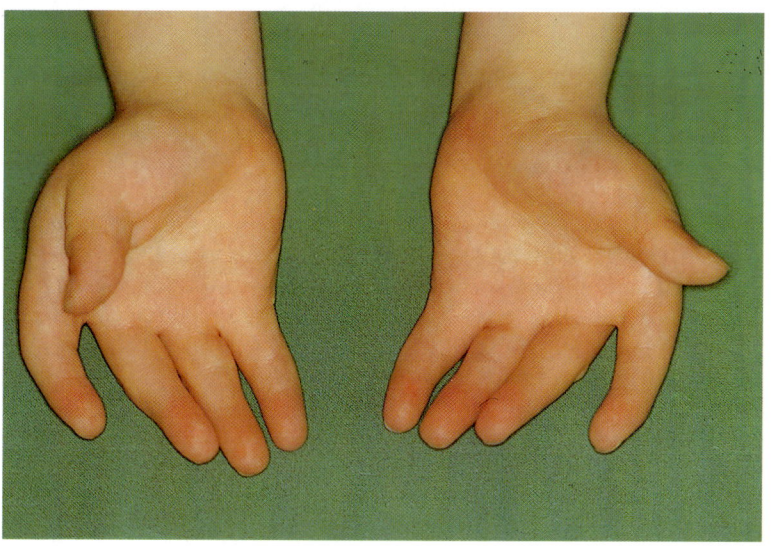

2.82

2.83

Dysostosis cleidocranialis

Dysostosis cleidocranialis bei einem 7jährigen Mädchen: hängende Schultern, enger Brustkorb und abnorme Schulterbeweglichkeit (infolge Fehlens beider Klavikeln). Am Schädel waren auffällig die Parietal- und Frontalhöcker sowie eine immer noch offene große Fontanelle (röntgenologisch: weit offene Schädelnähte). Außerdem hatte das Kind eine Coxa vara beiderseits und eine auf dem Röntgenbild erkennbare Ossifikationsstörung der Schambeine. Die Hände zeigten kurze distale Phalangen und ein langes 2. Os metacarpale. Das Kind hatte bis auf eine leichte Gangstörung keine Beschwerden.

2.84

Trichterbrust

Trichterbrust (Pectus excavatum) bei einem 3jährigen Jungen: unteres Sternumdrittel ständig eingezogen, trotzdem Atmung nicht behindert. – Eine operative Korrektur wird nur bei Einschränkung der Lungenfunktion vorgenommen. Eine Trichterbrust kann vorkommen beim Marfan-Syndrom (wegen Überlänge der Rippen) und bei der Homozystinurie.

2.85

Knie- und Hüftbeugekontrakturen

Knie- und Hüftbeugekontrakturen beiderseits (mit einer Streckhemmung von 40–50°) und verstärkte, kompensatorische Lordose der LWS bei einem 5jährigen Jungen, die seit dem 1. Lebensjahr bestanden. Wahrscheinlich Folge einer spastischen Diplegie (Zerebralparese). Andere Ursachen (Muskelkrankheiten, andere neurologische Leiden, Skelettdysplasien) wurden ausgeschlossen. – Flexionskontrakturen entstehen bei Zerebralparese häufig bei vorwiegend sitzender Haltung im Bett (vor allem wenn der M. glutaeus maximus gelähmt ist). Dabei ist die Kniebeugefehlstellung oft die Folge der Hüftbeugekontraktur. Eine operative Korrektur (mit postoperativer Lagerung in Hüftstreckung) ist möglich.

2.86

Angeborene Hüftgelenksluxation

Angeborene Hüftgelenksluxation beiderseits bei einem 9jährigen Jungen: verstärkte Lordose der Lendenwirbelsäule (durch fixierte Hüftgelenksbeugung und Schwäche der Glutäalmuskulatur). Watschelnder Gang (mit Verlagerung des Körpers auf die Seite des aufgesetzten Beines). Die Erkrankung war leider zu spät erkannt worden.

2.87

Partieller Riesenwuchs

Partieller Riesenwuchs des linken Beines bei einem 9jährigen Mädchen, das wegen Epilepsie und geistiger Retardierung (nach Keuchhustenenzephalopathie) zur Behandlung kam. Linkes Bein 2 cm länger, Beckenschiefstand und rechtskonvexe skoliotische Fehlhaltung der LWS, außerdem Knick-Senk-Spreizfuß rechts. Keine Nävi oder äußerlich sichtbare Gefäßanomalien. Augenfundus und vordere Augenabschnitte normal. Röntgenologisch kein Wilms-Tumor nachweisbar. Wahrscheinlich angeborene Anomalie. Therapie: Konfektionsschuhe mit Schuhabsatz und -sohlenerhöhung auf der Gegenseite. – Zur **Differentialdiagnose** des partiellen Riesenwuchses: s. S. 48. Eine Beinlängendifferenz kann folgende Ursachen haben:

1. angeborene Leiden, wie Hemiatrophie, Hemihypertrophie, Hüftluxation, bestimmte Skelettkrankheiten,
2. Infektionen, wie Osteomyelitis, Arthritis, Osteochondritis syphilitica,
3. Traumen, wie Frakturen, Verletzungen der Epiphysenfugen, Operationen,
4. Lähmungen, wie Poliomyelitis, zerebrale Kinderlähmung,
5. Tumoren, z.B. bei Neurofibromatose von Recklinghausen, Osteochondrome u. a.,
6. Achsenfehlstellung, wie X- oder O-Bein,
7. Epiphyseolysis capitis femoris.

Eine relative Beinlängendifferenz kann z. B. durch die Ab- oder Adduktionskontraktur eines Hüftgelenkes bedingt sein.

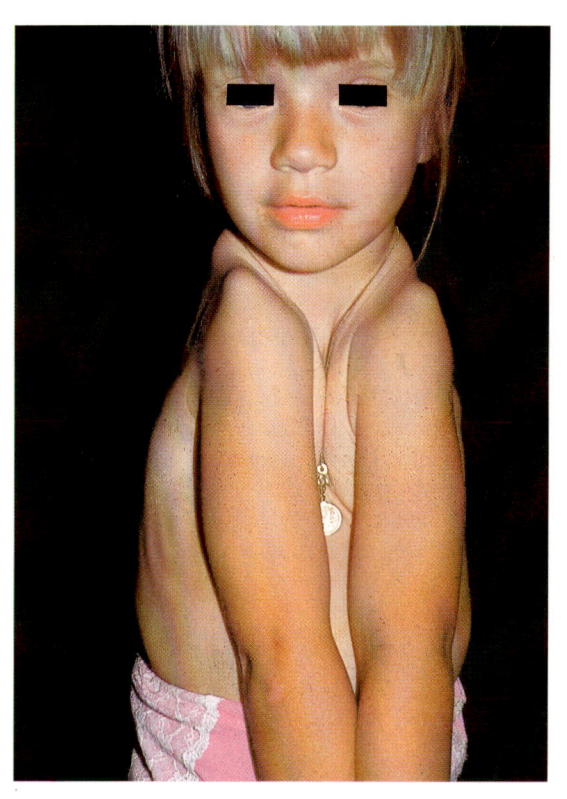
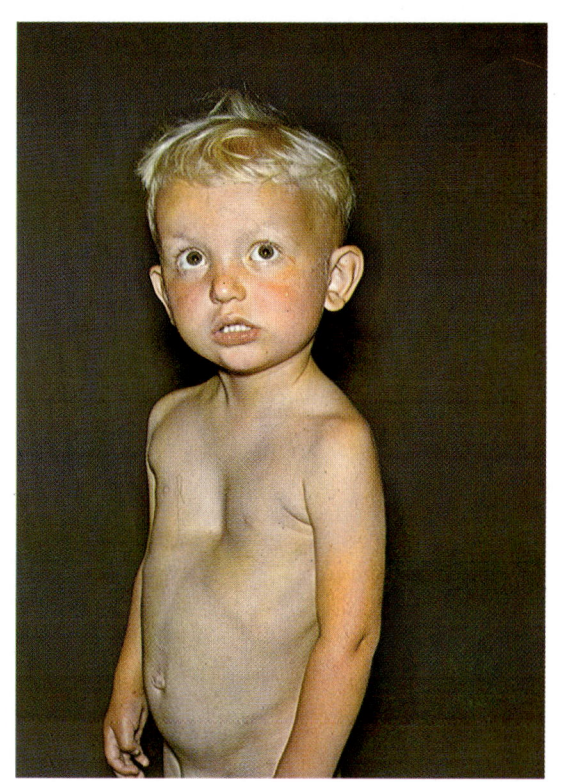

2.83   2.84

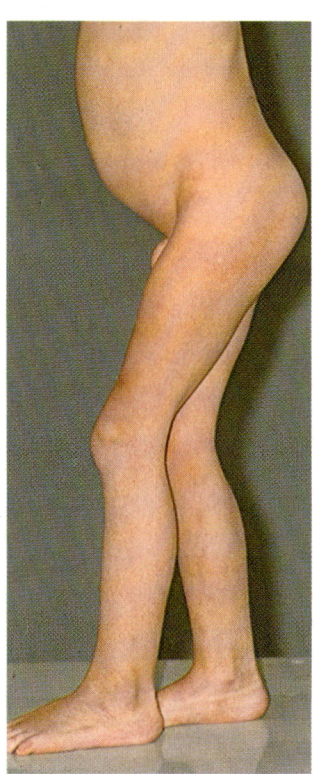
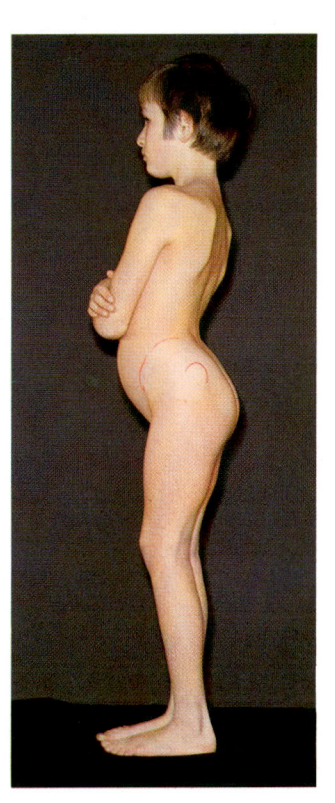
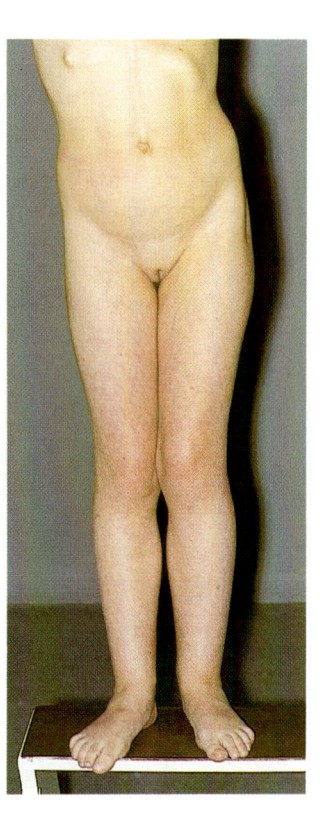

2.85   2.86

2.87

**2.88
Sprengelsche
Deformität**

Sprengelsche Deformität bei einem 6jährigen Mädchen: angeborener Schulterblatthochstand links. Die linke Skapula war hypoplastisch, bildete ein äquilaterales Dreieck und befand sich näher an der Mittellinie als die rechte Skapula. Die Armbeweglichkeit im linken Schultergelenk war hierdurch wenig beeinträchtigt. Die Röntgenaufnahme zeigte Halb- und Spaltwirbelbildungen in der oberen Brust- und unteren Halswirbelsäule sowie Rippensynostosen links.

**2.89
Asphyxierende
Thoraxdysplasie**

Asphyxierende Thoraxdysplasie (Jeune-Syndrom) bei einem 15 Monate alten Jungen: abnorm schmaler und langer Thorax mit verringerter Beweglichkeit. Verkürzung der Arme und Beine sowie verminderte Streckbarkeit in den Ellenbogengelenken. Wegen der seit Geburt bestehenden Atemstörungen (Verminderung des Atemvolumens) mußte das Kind tracheotomiert und ständig durch CPAP (Continuous Positive Airway Pressure) beatmet werden. Auf den Röntgenbildern sah man die Verkürzung und Horizontalstellung der Rippen mit Verbreiterung der Knorpel-Knochen-Grenze sowie die charakteristische Beckendysplasie.

Ein rudimentärer 6. Finger wurde operativ entfernt. Die Nieren waren sonographisch vergrößert, jedoch war die Nierenfunktion nicht eingeschränkt. Intelligenz normal. — Andere **Kurze-Rippen-Polydaktylie-Syndrome** sind
1. das Majewski-Syndrom (mit Genitaldysplasie und Lippen- oder Kieferspalte),
2. das Saldino-Noonan-Syndrom (mit stärkerer Metaphysendysplasie),
3. das Ellis-van-Crefeld-Syndrom (hier ist die Thoraxdysplasie geringgradiger als beim Jeune-Syndrom).

**2.90
Siamesische
Zwillinge**

Siamesische Zwillinge vor Operation am 1. Lebenstag: am Becken zusammengewachsenes Ischiopagenpaar mit je einem männlichen Genitale, das sich an der hinteren Körperseite befand. Dort waren auch 2 Analöffnungen, die in ein gemeinsames Rektum führten. Im Alter von 8 Monaten wurde die Trennungsoperation mit Beckenschluß im Symphysenbereich durchgeführt (Kinderchirurgische Klinik der Universität München). Vom gemeinsamen Kolon erhielt der eine Zwilling den distalen Anteil, der andere Zwilling den proximalen Anteil, der mit dem Ileum verbunden wurde. Außerdem wurde eine Kolostomie angelegt. Da bei jedem Zwilling ein Ureter falsch mündete (in die Harnblase des Bruders), wurde dieser durchtrennt und in die eigene Blase implantiert. Der postoperative Verlauf war komplikationslos. Eine bei der Trennungsoperation aufgetretene Lähmung des Nervus ischiadicus bildete sich bei beiden Kindern langsam zurück.

**2.91 2.92
Siamesische
Zwillinge**

Siamesische Zwillinge (nach Trennungsoperation) im Alter von 8 Jahren: willkürliche Harnentleerung möglich (kein Restharn), Hoden nicht palpabel, Stuhlentleerung durch Anus praeter. Beinbeweglichkeit bei einem Zwilling völlig normal, beim anderen Zwilling eingeschränkt (Rollstuhlfahrer).

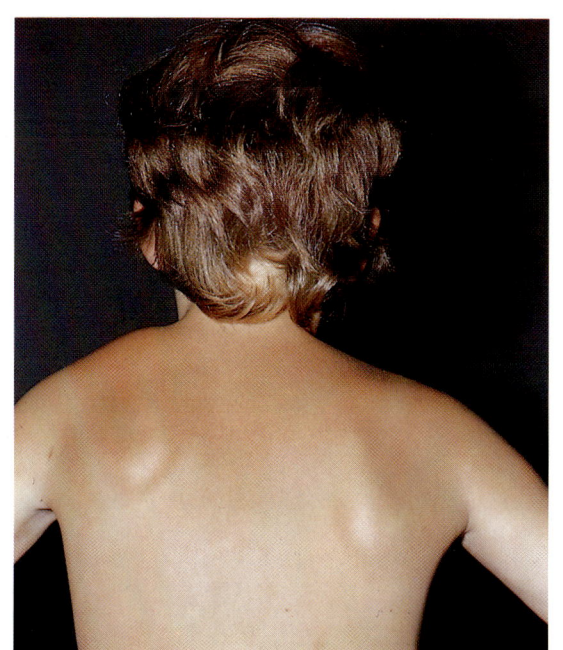
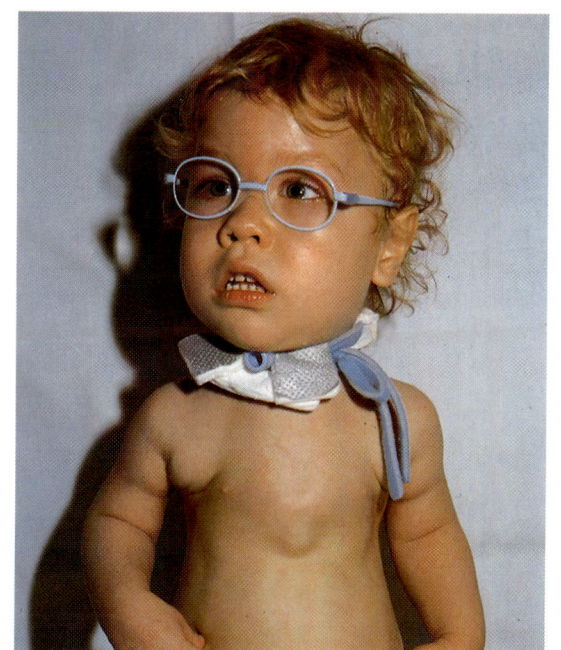

2.88   2.89

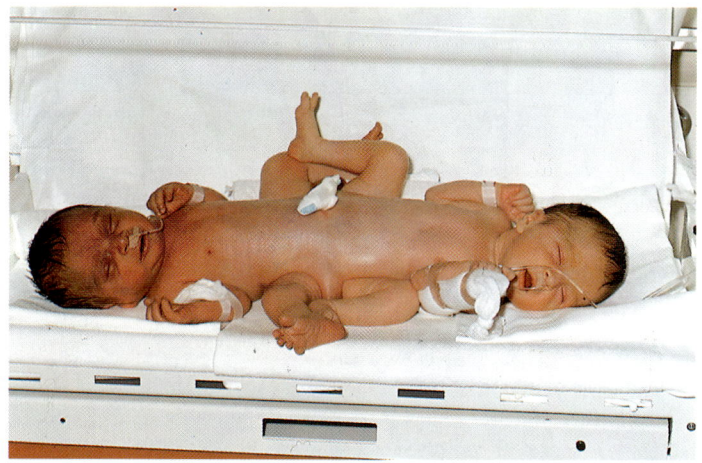

2.90

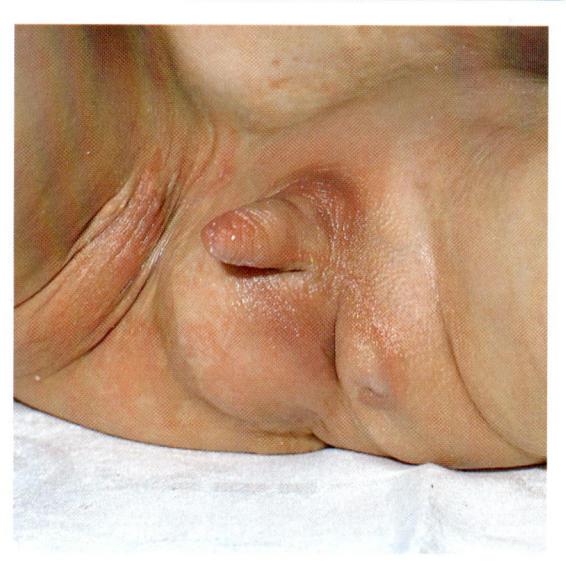
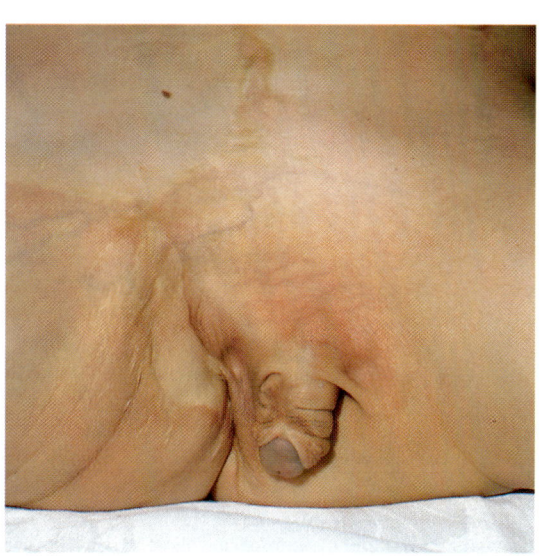

2.91   2.92

2.93

Lumbalhernie

Lumbalhernie (oberer Lendenbruch) bei einem 1 Monat alten Mädchen: kirschgroße weiche Vorwölbung im oberen Lendenbereich links, die beim Schreien stärker wurde und leicht reponierbar war (nach Reposition war in der Tiefe eine Bruchpforte tastbar). Die Operation ergab einen mit Fettgewebe gefüllten Bruchsack, der durch eine angeborene Muskellücke im Trigonum costo-lumbo-abdominale ausgetreten war. — Es gibt auch eine **untere Lumbalhernie** (bei Durchtritt durch das Trigonum Petiti). Der Bruchsack kann statt Fett Colon ascendens oder descendens oder Nierengewebe enthalten.

2.94

Benignes Teratom

Benignes Teratom bei einem 6 Tage alten Jungen: mandarinengroßer, derber, höckriger, gut verschieblicher Tumor in der vorderen Halsregion, der sich ohne Schwierigkeiten operativ entfernen ließ. Die histologische Untersuchung ergab ein differenziertes Teratom, das verschiedene Gewebskomponenten enthielt. Eine Zytostatikatherapie war daher nicht erforderlich.

2.95

Gastroschisis

Gastroschisis unmittelbar vor der Operation am 1. Lebenstag: Vorfall von ödematös geschwollenen Dünndarm- und Dickdarmschlingen durch eine angeborene Lücke in der vorderen Bauchwand unterhalb des Nabels (Länge 10 cm). Ein Bruchsack fehlte, und die Nabelschnur inserierte normal. Zwischen den vorgefallenen dunkelrot gefärbten Darmschlingen befand sich fibrinöses Material (Zeichen einer intrauterin entstandenen Peritonitis). Peristaltik war nicht erkennbar, und das Mesenterium war ödematös verdickt. Eine Darmatresie oder -stenose, die bei Gastroschisis vorkommen kann, lag nicht vor. Unmittelbar nach der Geburt wurden Rumpf und die vorgefallenen Eingeweide mit einer großen feuchten sterilen Gaze umhüllt, um eine Infektion von außen zu verhindern. Durch eine offene Magensonde wurden Luft und Magensekret abgeleitet. Die Reposition des vorgefallenen Darmes und die plastische Deckung des Bauchwanddefektes mit einer Silastikfolie wurden in 2 Operationen durchgeführt. Postoperative Komplikationen (z.B. Adhäsionsileus, Malrotation, Volvulus) traten nicht auf, und das Kind hatte nach zunächst vollständiger, dann teilweiser parenteraler Ernährung über 2 Wochen eine normale Darmfunktion.

2.96

Ectopia cordis

Ectopia cordis bei einem 2 Wochen alten Jungen: von einer Omphalozele ausgehende Spaltbildung des Sternums mit Verlagerung von Teilen des Herzens und der Leber nach außen. Der Bruchsack bestand aus fetaler Amnionmembran. Das Kind verstarb am Ende des 1. Lebensmonates an zunehmendem Herzversagen (bei komplexem Vitium cordis).

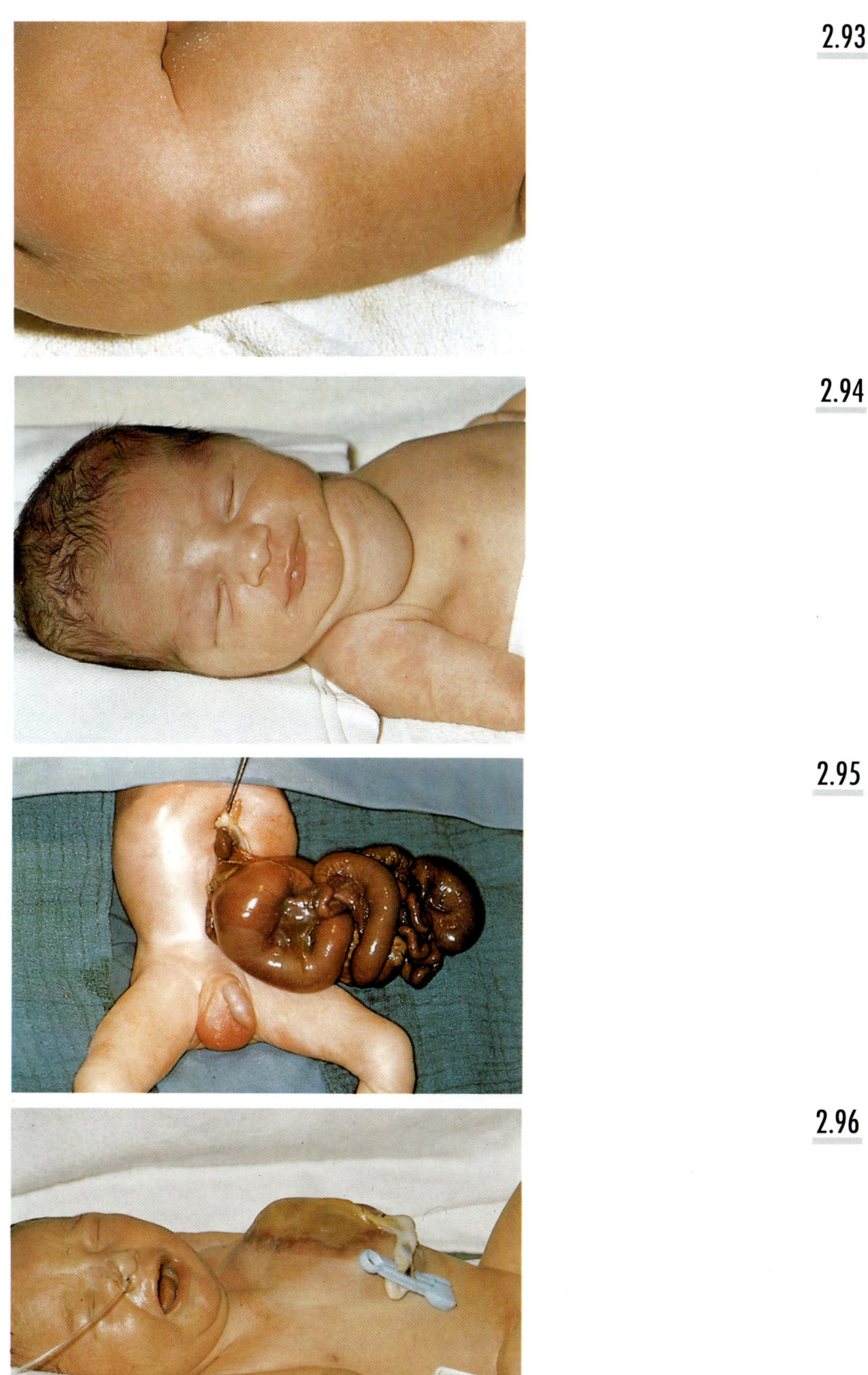

2.93

2.94

2.95

2.96

2.97

Embryofetales Alkoholsyndrom

Embryofetales Alkoholsyndrom bei einem 2 Monate alten Mädchen, das wegen erheblicher pränataler Dystrophie (Geburtsgewicht 1200 g) in die Klinik kam: Mikrozephalie mit tief ansetzenden Ohren, breiter Oberlippe und schmalem Lippenrot (Maxillahypoplasie), mit eingesunkener Nasenwurzel und aufwärts gerichteter Nase. Erheblicher Alkoholabusus der Mutter in der Schwangerschaft. Durch entsprechende Therapie (i.v. Glukosegaben, Inkubatoraufzucht usw.) traten keine ernsten Komplikationen auf, und das Kind nahm regelmäßig an Gewicht zu. Über Spätfolgen (Minderbegabung, Verhaltensstörung, Fortbestehen des Minderwuchses) liegen keine Angaben vor.

2.98

Antikonvulsiva-Embryopathie

Antikonvulsiva-Embryopathie bei einem 13jährigen Mädchen, dessen Mutter wegen Epilepsie während der Gravidität regelmäßig Phenobarbital (Luminal) eingenommen hatte: vergröberte Gesichtszüge, Hypertrichose der Augenbrauen und Oberlippe, Mikrozephalie und Minderwuchs, außerdem tatzenartige Hände und eine charakteristische Nagelhypoplasie an allen Fingern und Zehen. Das geistig retardierte Mädchen litt ebenfalls an rezidivierenden zerebralen Anfällen und benötigte zur Minderung der Anfallsfrequenz ständig Antikonvulsiva.

2.99 2.100

Coumarin-Embryopathie

Coumarin-Embryopathie bei einem 6jährigen Mädchen: Hypoplasie des Mittelgesichtes, Nasenhypoplasie und charakteristische Einkerbungen der Nasenflügel. Die Mutter hatte in den ersten 3 Schwangerschaftsmonaten nach einem Polytrauma in Unkenntnis der Schwangerschaft ein Coumarinderivat erhalten. Als Neugeborenes hatte das Kind außer der Gesichtsdysmorphie eine ausgedehnte Chondrodysplasia punctata mit röntgenologisch nachweisbaren stippchenförmigen Kalkherden im Bereich des Knorpels (vor allem an den Epiphysen der Wirbelsäule, des Beckens und der Fußwurzel). — Die Coumarin-Embryopathie ist die Phänokopie einer erblichen Chondrodysplasia punctata und führt außerdem zu einer intrauterinen Dystrophie und einer Hypoplasie der Nase. Sie kann nach Einnahme eines Coumarinderivates in der 6.-9. Schwangerschaftswoche entstehen und ist zu unterscheiden von verschiedenen erblichen Formen der Chondrodysplasia punctata (Typ Conradi-Hünermann, X-chromosomal rezessiv vererbter Typ und rhizomeler Typ).

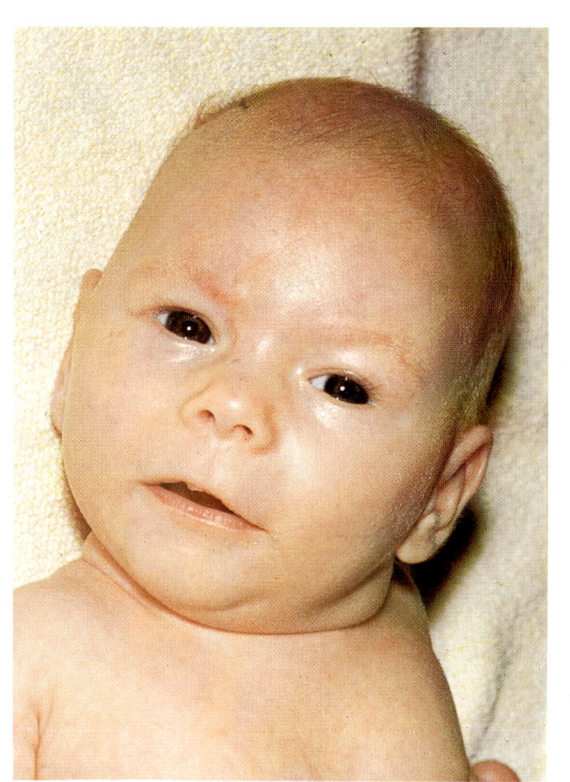
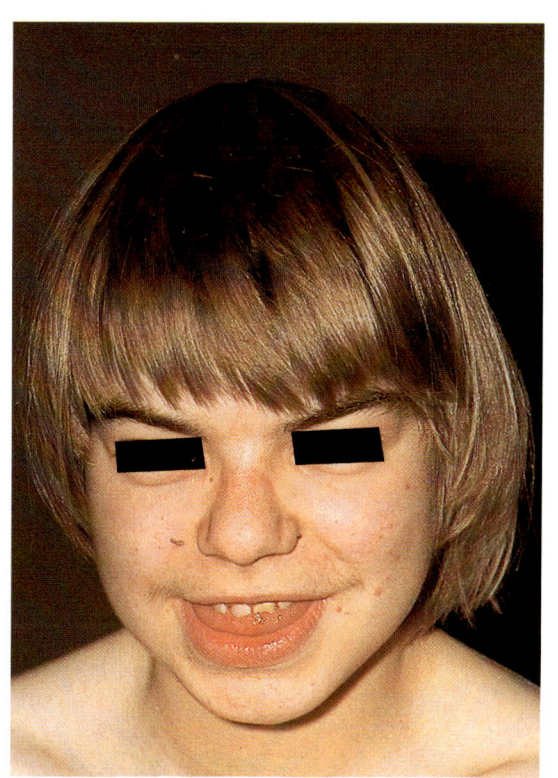

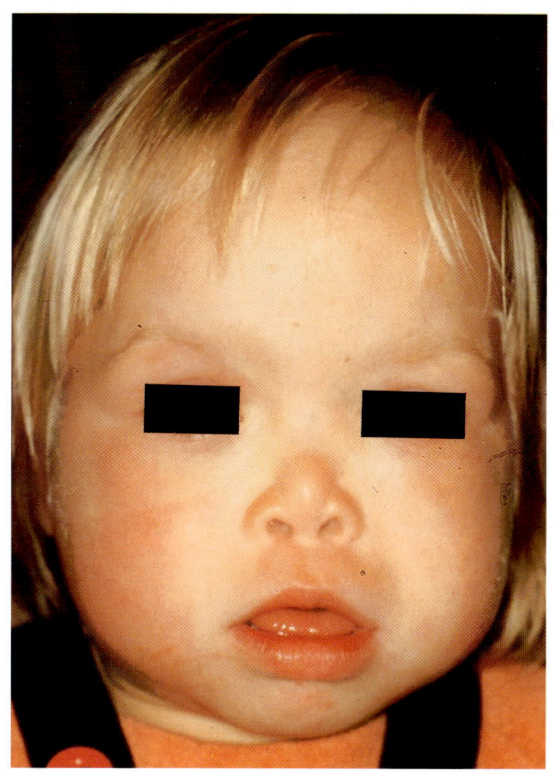
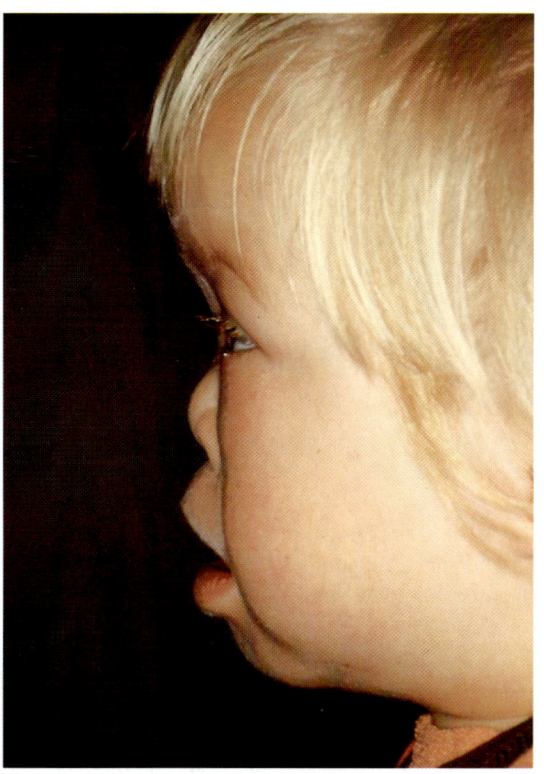

2.101

Down-Syndrom

Down-Syndrom (Trisomie 21) bei einem 4 Jahre alten Jungen: breites flaches Gesicht mit kleinen Orbitae, schrägen Lidspalten, kleiner Nase und eingesunkener Nasenwurzel. Zunge vorstehend, gefurcht, Mund meist geöffnet, Ohrmuscheln schlecht modelliert. Durch Herzkatheterismus Ventrikelseptumdefekt mit schwerer pulmonaler Hypertension festgestellt (inoperabel).

2.102

Angeborene primäre Hypothyreose

Angeborene primäre Hypothyreose bei einem 11 Monate alten Mädchen: gedunsenes Gesicht (Myxödem), wulstige Lippen, Makroglossie, Sattelnase. Aufgefallen durch Entwicklungsverzögerung und abnorm ruhiges Verhalten. Im Blut Thyroxin (T4) erniedrigt, TSH (thyreotropes Hypophysenhormon) erhöht. — Eine Makroglossie kommt außerdem vor beim Down-Syndrom (Mundhöhle zu klein), bei der Hurler-Krankheit sowie beim Typ II der Glykogenosen, außerdem beim Wiedemann-Beckwith-Syndrom (s. S. 384).

2.103

Down-Syndrom

Down-Syndrom bei einem 4 Jahre alten Jungen: sog. Taschenmesserphänomen (bedingt durch die Muskelhypotonie, Bänderschwäche und schlaffe Haut).

2.104

Down-Syndrom

Down-Syndrom bei einem 1jährigen Mädchen: Vierfingerfurche an der Handinnenfläche, distale Verschiebung des palmaren axialen Triradius, kurze Finger und Hände, Klinodaktylie (Einwärtskrümmung des 5. Fingers).

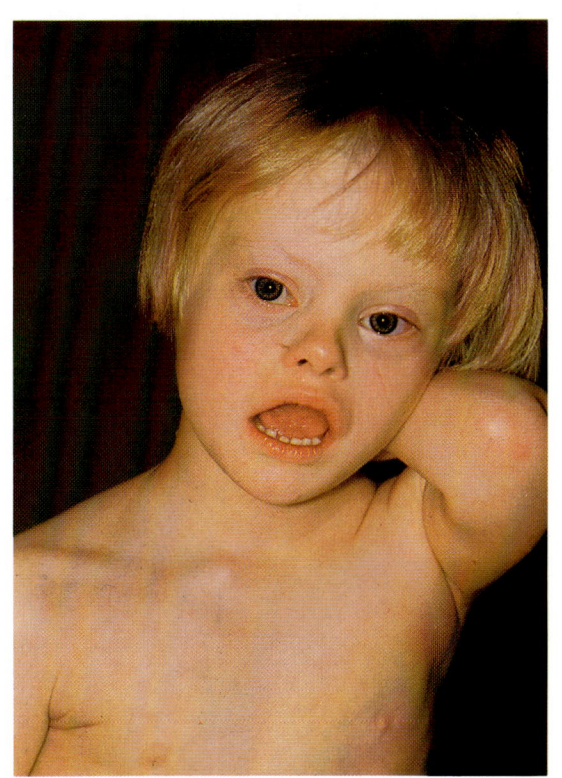
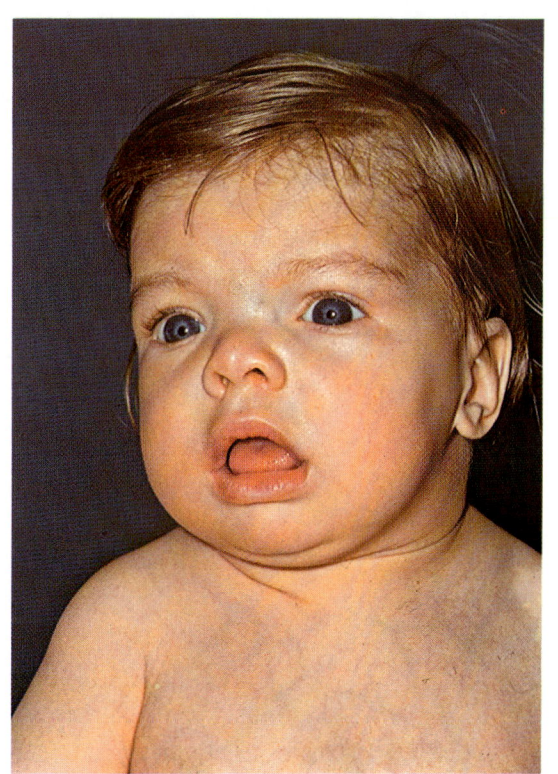

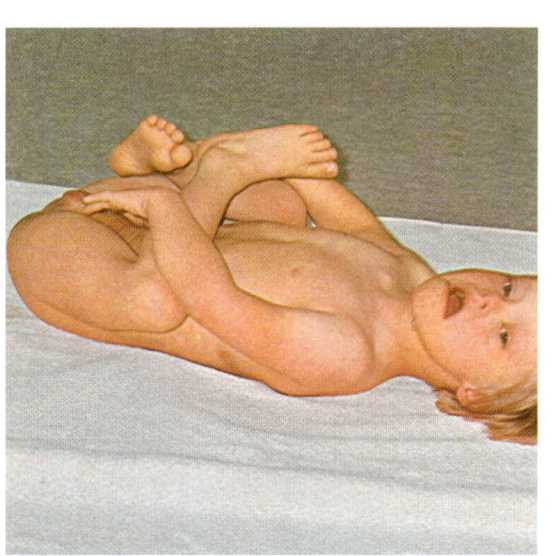
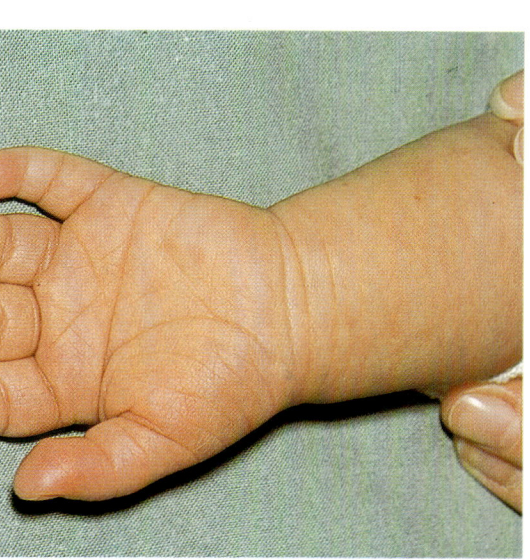

2.105   2.106

Pätau-Syndrom

Pätau-Syndrom (Trisomie 13) bei einem 3 Tage alten Jungen (9. Kind einer 40jährigen Mutter): charakteristische Fazies mit fliehender Stirn, mongoloider Lidachsenstellung und Lippen-Kiefer-Gaumen-Spalte beiderseits (Abb. 2.105). Es fanden sich mehrere geschwürsähnliche Hautdefekte auf dem behaarten Kopf (Abb. 2.106), weiterhin Iriskolobome beiderseits, zahlreiche kapilläre Hämangiome, Vierfingerfurchen, Hexadaktylie an allen Extremitäten, eine große Omphalozele, welche Dünndarmschlingen enthielt, und ein angeborener Herzfehler. Bei der Sektion (Tod am 9. Lebenstag wegen Bronchopneumonie) wurden außerdem eine Arhinenzephalie, polyzystische Nieren und Bauchhoden beiderseits nachgewiesen. Die Chromosomenanalyse bestätigte das Vorliegen einer Trisomie 13.

2.107   2.108

Katzenschrei-syndrom

Katzenschreisyndrom (Deletion 5p-): kraniofaziale Dysmorphie mit Mikrozephalie, rundem Gesicht, dysplastischen Ohrmuscheln, tiefem Ohransatz, leicht antimongoloider Lidachsenstellung, Hypertelorismus und Mikrognathie. Charakteristisch war in den ersten Lebensmonaten der katzenschreiähnliche, hochtönende Klang der Stimme, welcher eine Chromosomenuntersuchung veranlaßte, wobei sich ein Verlust des kurzen Armes eines Chromosoms 5 herausstellte. Die psychomotorische Entwicklung des Kindes war erheblich verzögert.

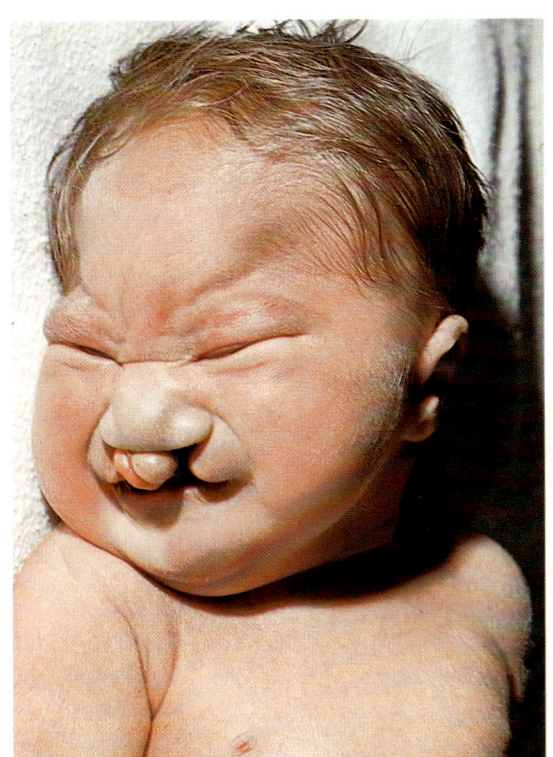
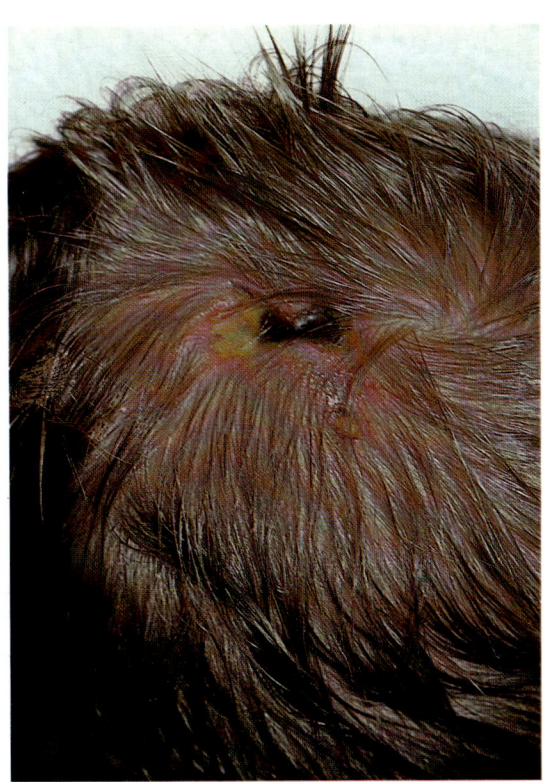

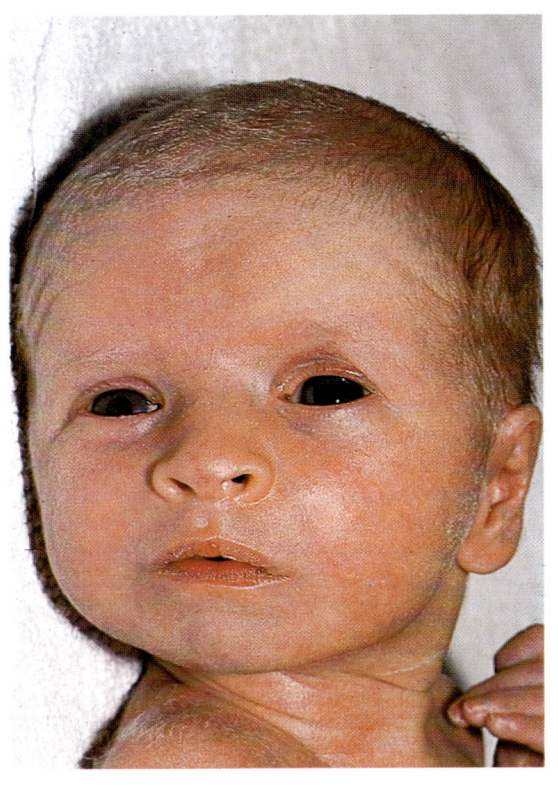
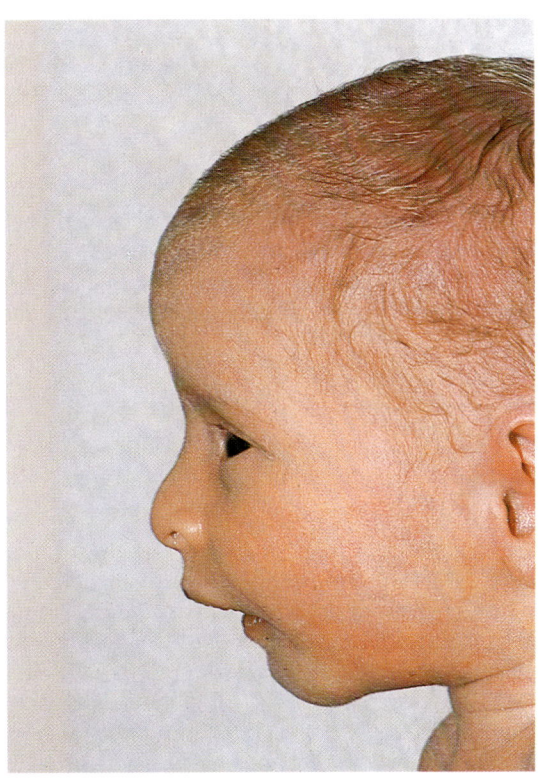

2.109
Hexadaktylie

Hexadaktylie bei einem 1 Tag alten Mädchen: rudimentärer 6. Finger rechts, der nur durch eine schmale Hautbrücke mit der Hand verbunden war. Außerdem besaß das Kind an beiden Füßen eine gut ausgebildete 6. Zehe mit Gelenken, welche die Mutter und der Vater der Mutter ebenfalls hatten. — Von **postaxialer** Hexadaktylie spricht man, wenn der 5. Finger oder die 5. Zehe verdoppelt sind (vom Skelett ausgehend oder nur in Form eines häutigen Anhanges). Bei vollständiger Duplikation des 5. Fingers oder der 5. Zehe ist eine autosomal dominante Vererbung mit unvollständiger Penetranz möglich. Bei **präaxialer** Hexadaktylie ist der Daumen oder die große Zehe verdoppelt. Hexadaktylie kommt als alleinige Fehlbildung sporadisch oder mit familiärer Häufung vor, außerdem bei einigen autosomal rezessiv vererbten Syndromen, wie Ellis-van-Creveld-Syndrom, Bardet-Biedl-Syndrom und Pätau-Syndrom (Trisomie 13).

2.110
Edwards-Syndrom

Edwards-Syndrom (Trisomie 18) bei einem 1 Monat alten Mädchen: eigenartige Flexionshaltung der Finger (2. und 5. Finger überkreuzten den 3. bzw. 4. Finger). An den Füßen fielen kurze, dorsal flektierte Großzehen und prominente Calcanei auf (sog. Wiegenkufenfüße).

2.111
Edwards-Syndrom

Edwards-Syndrom (Trisomie 18) bei einem 1 Monat alten Mädchen: typisches Gesicht mit Mikrogenie, kleinem Mund, engen Lidspalten und tiefem Ohransatz. Das bei Geburt 1800 g wiegende Kind einer 36jährigen Mutter verstarb trotz intensiver Behandlung im Alter von 1 Monat infolge Herzversagens bei schwerem kombinierten Vitium cordis. Durch Chromosomenuntersuchung war eine freie Trisomie 18 festgestellt worden.

2.112
Holt-Oram-Syndrom

Holt-Oram-Syndrom (atriodigitales Syndrom) bei einem 2 Monate alten Jungen: Klumphand links mit Fehlen von Radius und Daumen und Phokomelie rechts (Dreifingerektromelie). Der Vater hatte die gleichen Extremitätenfehlbildungen (mit Daumenaplasie beiderseits) und — wie das Kind — einen durch Herzkatheterismus nachgewiesenen Vorhofseptumdefekt.

2.113
Triphalangie des 1. Handstrahles

Triphalangie des 1. Handstrahles bei einem 13 Jahre alten Mädchen: dreigliedriger, nicht opponierbarer 1. Finger rechts und dreigliedriger kontrakter 1. Finger links, der hypoplastisch wirkte, in Kombination mit einer angeborenen Innenohrschwerhörigkeit. Keine Anämie und kein Herzfehler. — **Differentialdiagnose:** Eine Triphalangie des Daumens (auch Daumenhypoplasie oder -aplasie) gibt es beim autosomal rezessiv vererbten **Fanconi-Anämie-Syndrom** (mit Panmyelopathie, Hyperpigmentierungen der Haut, Mikrozephalie, Chromosomenbrüchen und erhöhtem Malignom-Risiko), außerdem beim autosomal dominant vererbten **Holt-Oram-Syndrom** (hier in Kombination mit Vorhofseptumdefekt vom Sekundum-Typ).

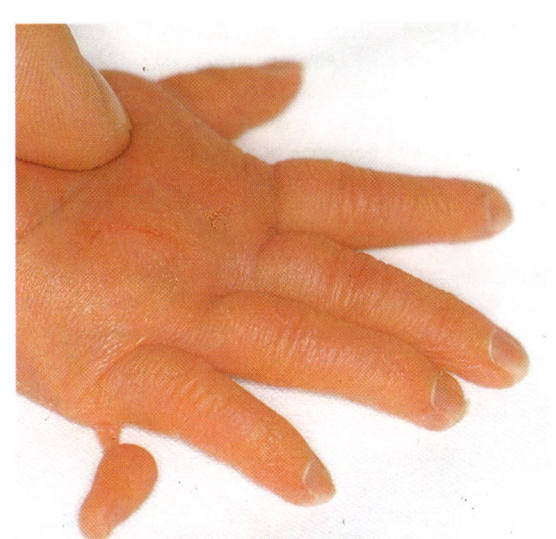
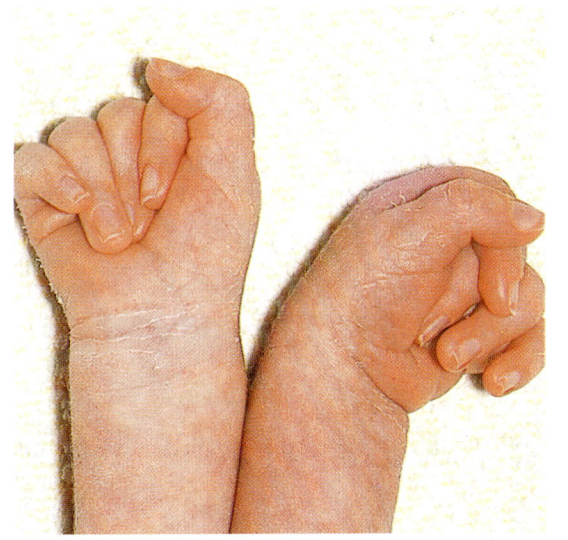

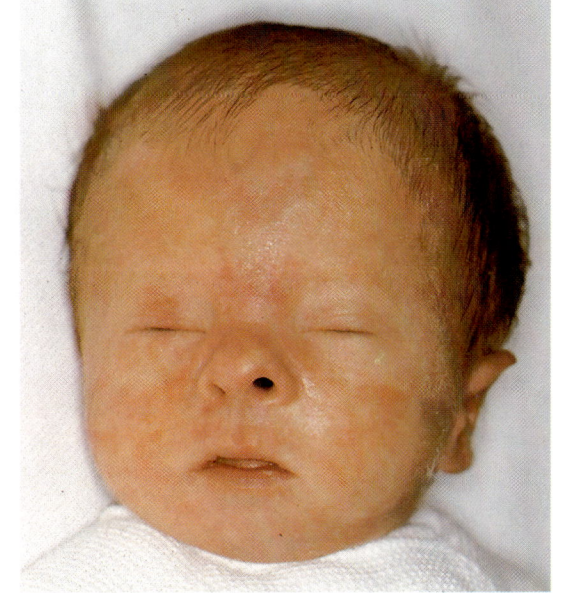

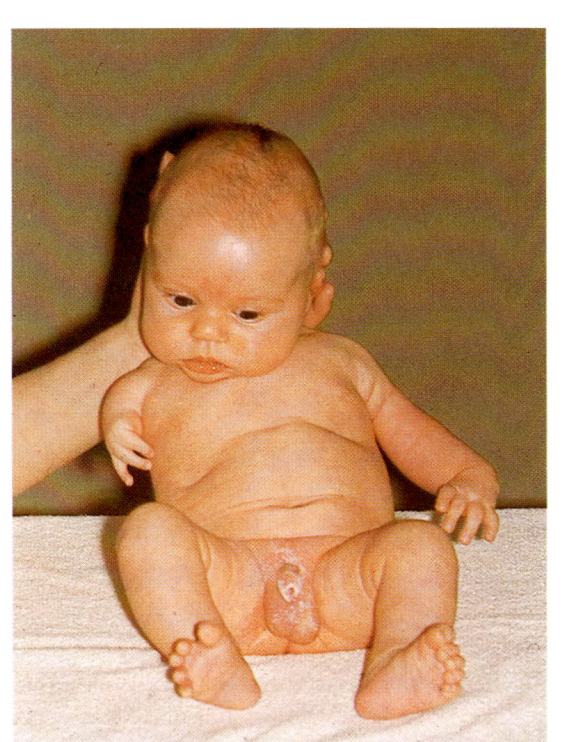
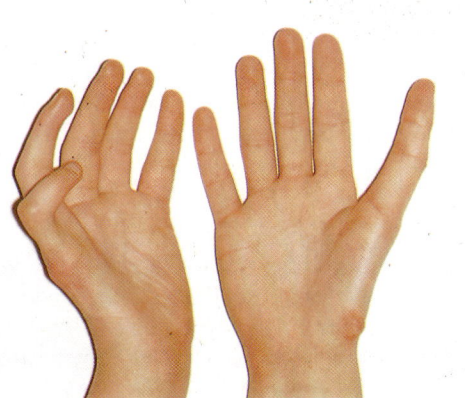

2.114   2.115

Turner-Syndrom

Turner-Syndrom (XO-Gonadendysgenesie) bei einem 15jährigen Mädchen: proportionierter Kleinwuchs (3. Perzentile), fehlende Brustentwicklung, spärliche Pubes- und Achselbehaarung, Pterygium colli (dreieckige Hautfalte vom Ohr zum Akromion) und tiefer Haaransatz im Nacken. Auffällig waren außerdem die tief ansetzenden Ohren und der schildförmige Thorax mit weitem Mamillenabstand. Es bestand eine primäre Amenorrhoe. Die Chromosomenanalyse ergab eine X-Monosomie. – **Differentialdiagnostisch** war ein Turner-ähnliches Syndrom (Noonan-Syndrom) auszuschließen, bei dem ebenfalls Kleinwuchs und Turner-Stigmata vorkommen, der Karyotyp aber normal ist.

2.116

Turner-Syndrom

Turner-Syndrom bei einem 12jährigen Mädchen: Mamillenhypoplasie (mit Pigmentmangel der Brustwarze) bei weitem Mamillenabstand und schildförmigem Thorax. Chromosomenanalyse: XO-Zustand.

2.117

Noonan-Syndrom

Noonan-Syndrom bei einem 10jährigen Mädchen mit normalem Karyotyp: Pterygium colli, antimongoloide Lidachsenstellung, Hypertelorismus, Schildthorax, weiter Mamillenabstand, einzelne Pigmentnävi am Unterbauch, Kleinwuchs (10. Perzentile), Minderbegabung. Ein typisches Turner-Syndrom (XO-Karyotyp) war ausgeschlossen worden. Es könnte jedoch ein sog. Turner-Mosaik vorliegen, das durch eine Chromosomenanalyse mit Hilfe der Fibroblastenkultur erkannt werden könnte.

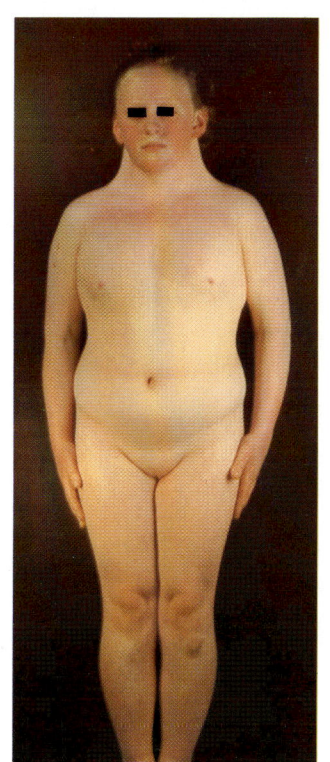

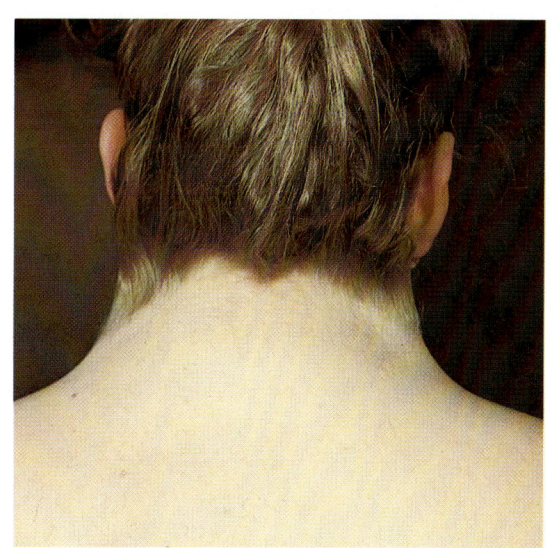

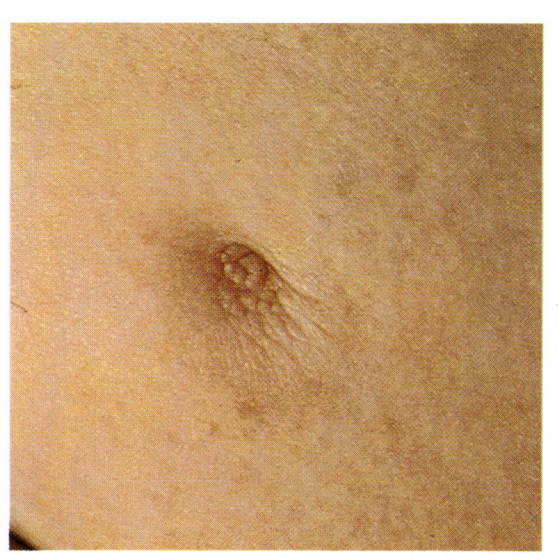

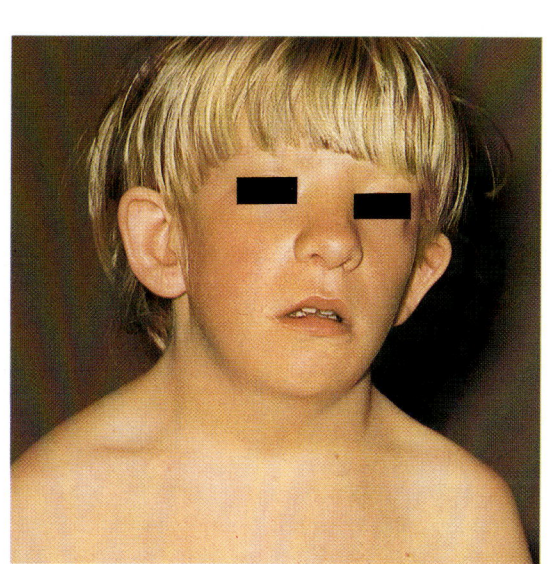

2.118
Klinefelter-Syndrom

Klinefelter-Syndrom bei einem 14 Jahre alten Jungen: Hochwuchs (Körperlänge mit 175 cm oberhalb der 97. Perzentile), abnorm lange Beine, Schambehaarung vom weiblichen Typ (nach oben horizontal begrenzt), fehlende Brust-, Axillar- und Bartbehaarung, kleine Hoden, Karyotyp 47, XXY.

2.119
XYY-Syndrom

XYY-Syndrom bei einem 18jährigen Mann: Hochwuchs (Körperlänge 209 cm). Volle Pubarche. Testesvolumen normal. Keine endokrinologischen Ausfälle. Intelligenz im Normalbereich. In der Regel ist Hochwuchs das einzige Symptom dieser Chromosomenanomalie. **Hochwuchs** kann verschiedene Ursachen haben und kommt außerdem vor bei familiärem Hochwuchs, bei Pubertas praecox, bei Präpubertätsfettsucht, Klinefelter-Syndrom und anderen Formen des Hypogonadismus, beim Marfan-Syndrom sowie bei zerebralem Gigantismus und hypophysärem Hochwuchs.

2.120
Martin-Bell-Syndrom

Martin-Bell-Syndrom (Marker-X-Syndrom mit geistiger Retardierung) bei einem 7 Jahre alten Jungen: große abstehende Ohren (Segelohren), offener Mund und vorspringendes Kinn. Geistige Retardierung (IQ 50). Die Chromosomenuntersuchung ergab am X-Chromosom eine sekundäre Konstriktion (fragile Stelle), die im distalen Abschnitt des langen Armes in der Bande Xq 27,3 lokalisiert war. Ein Bruder der Mutter war ebenfalls krank.

2.121
Mosaik-Trisomie 8

Mosaik-Trisomie 8 bei einem 4 Monate alten Jungen: tiefe vertikale Palmarfurchen, die ein Leitsymptom des Syndroms sind, sich aber mit zunehmendem Alter zurückbilden. Außerdem hatte das Kind tiefe vertikale Plantarfurchen und weitere für eine Mosaik-Trisomie 8 typische Befunde:
– Kraniofaziale Dysmorphie (vorgewölbte Stirn, breite kurze Nase, breites Philtrum, evertierte Unterlippe, Mikrogenie, Gaumenspalte, dysplastische Ohrmuscheln),
– Skelettanomalien (breite dorsale Rippen, schmales Becken, fehlende Patella, verkürzte Metakarpalia und Metatarsalia).
Mit 10 Monaten war die psychomotorische Entwicklung verzögert.

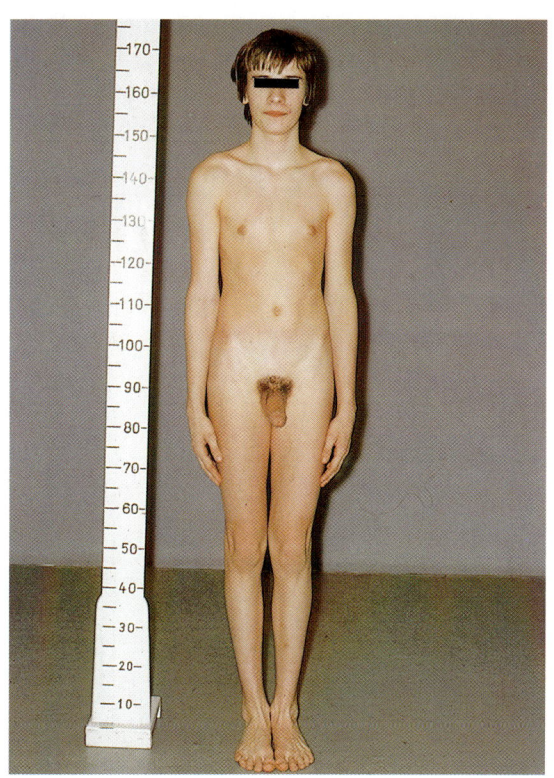

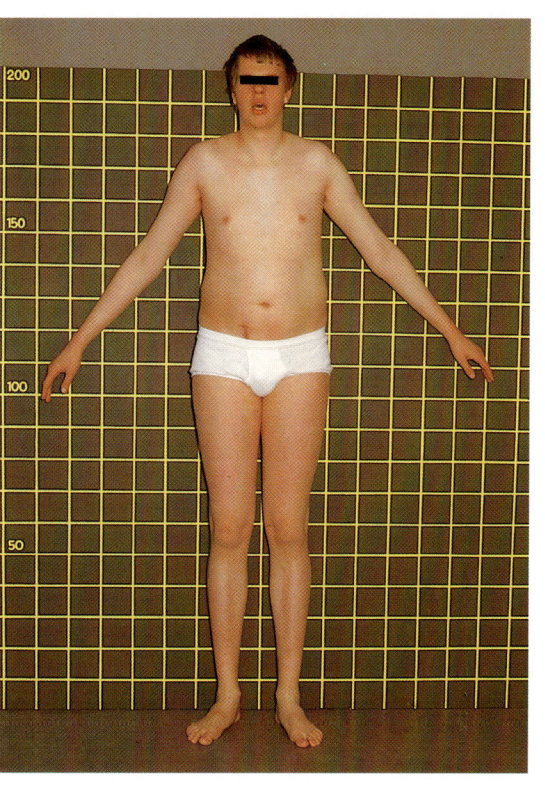

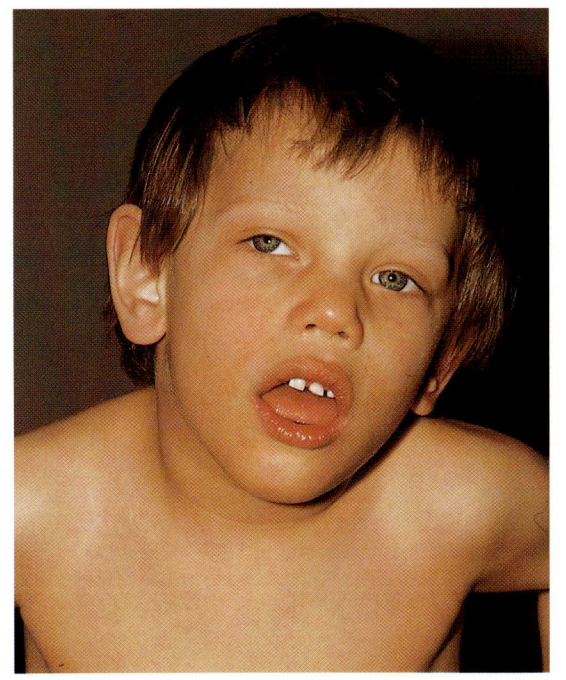

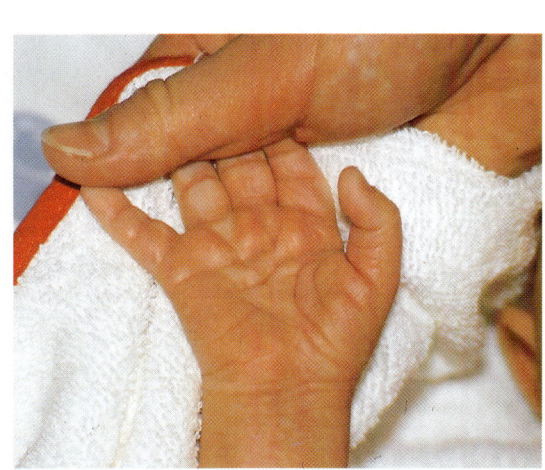

2.122   2.123

Penta-X-Syndrom

Penta-X-Syndrom (5-X-Syndrom, Pentasomie) bei einem 1½jährigen Mädchen: leicht mongoloide Lidachsenstellung und auffallend kurzer Hals (Abb. 2.122) bei Minderwuchs sowie statomotorischer und geistiger Retardierung. Offener Ductus arteriosus Botalli (PDA) im 5. Lebensmonat operativ verschlossen.

Weitere Anomalien: Vierfingerfurche und überlappende Zehenstellung beiderseits (Abb. 2.123). Äußeres Genitale normal weiblich. Die Chromosomenuntersuchung ergab 5-X-Chromosomen (3 Extrachromosomen der Gruppe 6-12+X).

2.124

Zellweger-Syndrom

Zellweger-Syndrom (zerebrohepatorenales Syndrom) bei einem 2 Monate alten Jungen: charakteristisches rechteckiges flaches Gesicht mit hoher prominenter Stirn und Mikrogenie. Große und kleine Fontanelle weit offen. Außerdem bestanden eine schwere allgemeine Muskelhypotonie und eine deutliche Lebervergrößerung. Auf eine Nierenbeteiligung wiesen die Proteinurie und generalisierte Aminoazidurie hin (bei normalem Plasmaaminosäurengehalt). Nierenzysten waren sonographisch nicht nachweisbar. Die Röntgenaufnahme der Knie zeigte im Patellabereich

spritzerartige Verkalkungen (ähnlich einer Chondrodystrophia punctata). Im Leberbiopsat wurde bei elektronenmikroskopischer Untersuchung eine starke Verminderung der Peroxisomen festgestellt. Im Plasma waren die sehr langkettigen Fettsäuren stark vermehrt. Das Kind verstarb wie sein älterer Bruder (mit der gleichen Krankheit) zu Beginn des 2. Lebensjahres. – Es handelt sich beim Zellweger-Syndrom um eine erbliche peroxisomale Störung mit Verminderung oder Fehlen der Peroxisomen in den Zellen aller Organe.

2.125

Williams-Beuren-Syndrom

Williams-Beuren-Syndrom bei einem 14jährigen Jungen: typische Gesichtsdysmorphie mit breitem Oberkiefer und voller prominenter Oberlippe sowie

tiefem Ohransatz. Außerdem bestanden eine supravalvuläre Aortenstenose, Wachstumsverzögerung und Minderbegabung.

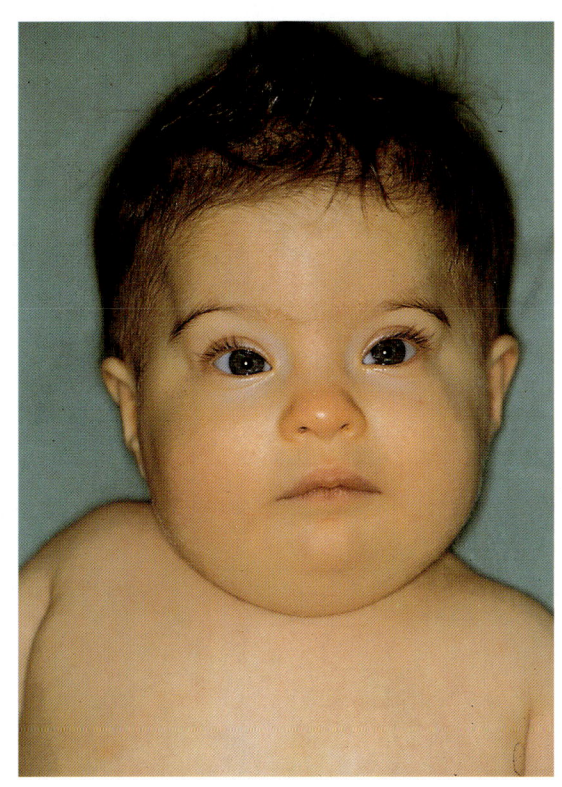

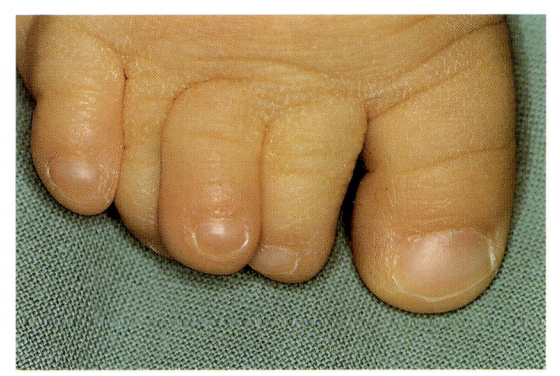

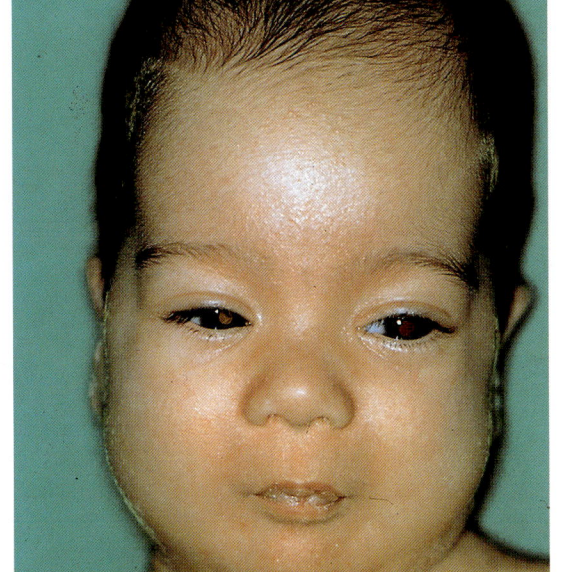

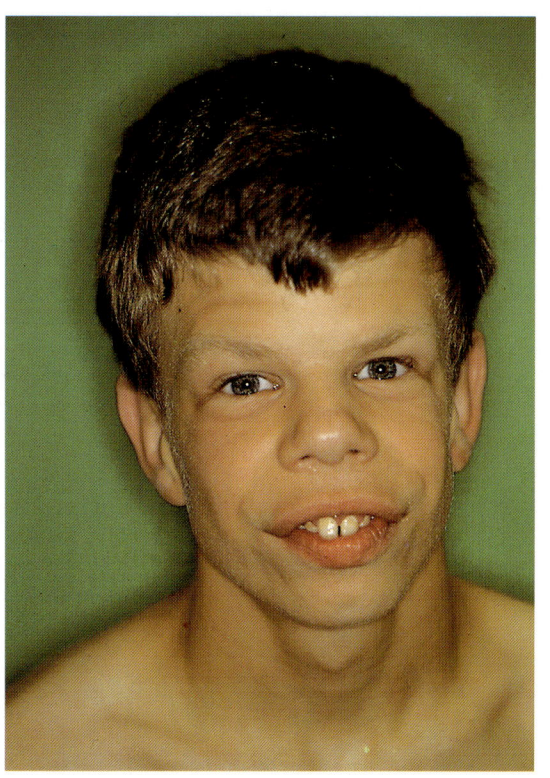

3.1   3.2

Fallot-Tetralogie

Fallot-Tetralogie bei einem 4jährigen Jungen: Trommelschlegelfinger und Uhrglasnägel bei generalisierter Zyanose und Ruhedyspnoe (im Blut 8,7 Mill. Erythrozyten/μl, Hämatokrit 78%). Typische Hockstellung, Vorwölbung des Thorax im Sternumbereich. **Differentialdiagnose** bei Trommelschlegelfingern: Diese gibt es auch bei anderen zyanotischen Herzfehlern sowie bei chronischen Lungenerkrankungen (z.B. zystischer Fibrose), angeborenen Bronchiektasen und Schilddrüsenfunktionsstörungen. Bei der vererbten Form von Trommelschlegelfingern entwickeln sich diese gewöhnlich erst in der Pubertät oder später.

3.3

Fallot-Tetralogie

Sternumvorwölbung (Sternotomiefolge) nach Operation wegen Fallot-Tetralogie bei einem 4jährigen Jungen.

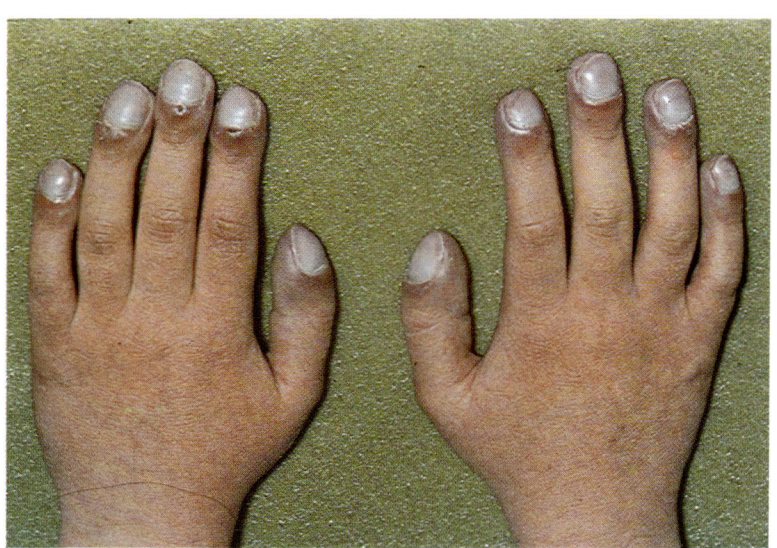

3.1

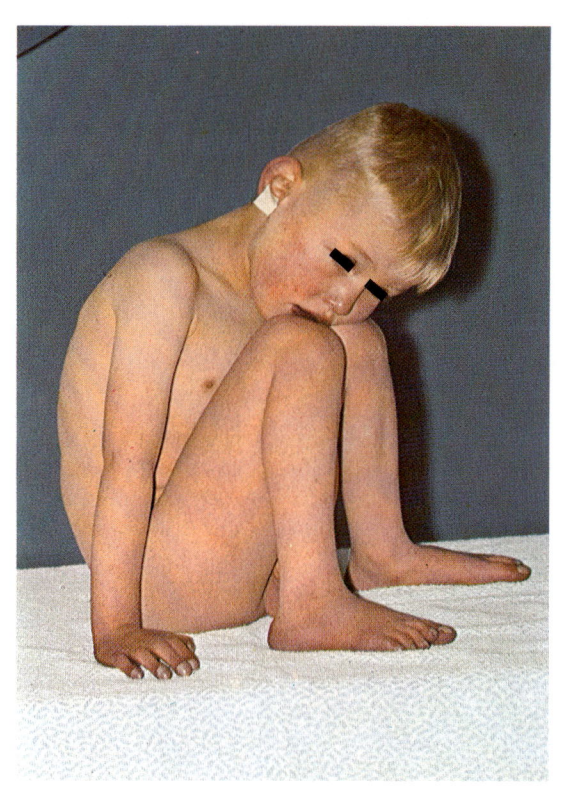 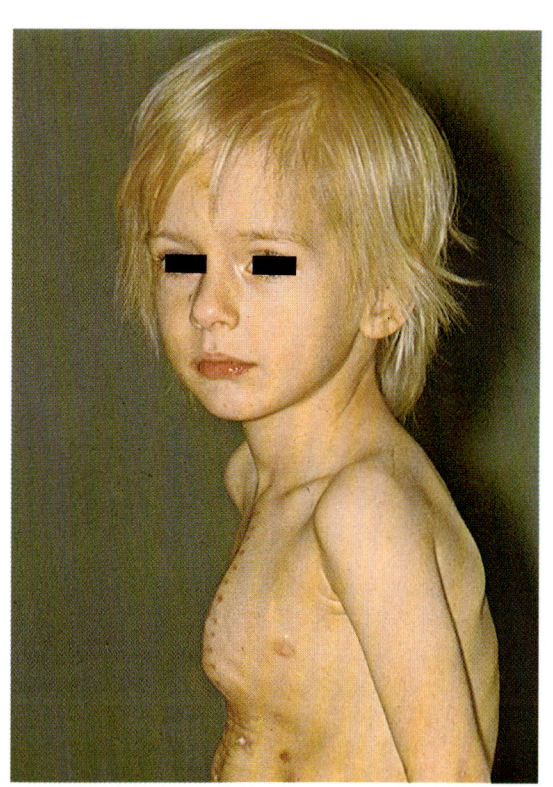

3.2 3.3

3.4
Transposition der großen Gefäße

Transposition der großen Gefäße (mit subpulmonalem Ventrikelseptumdefekt und gekreuztem Shunt) bei einem 6jährigen Mädchen: Akro- und Lippenzyanose sowie Uhrglasnägel an Fingern und Zehen. Das Kind hatte eine leichte Ruhe- und erhebliche Belastungsdyspnoe. Die Art des Vitium cordis wurde durch Farb-Doppler-Echokardiographie und Herzkatheteruntersuchung erkannt.

3.5
Embryofetales Alkoholsyndrom

Embryofetales Alkoholsyndrom mit angeborenem Herzfehler (Ventrikelseptumdefekt + Ductus-Botalli-Persistenz) bei einem 7 Monate alten Kind: Mikrozephalie, Hypertelorismus, Epikanthus, kurze Lidspalten, eingesunkene Nasenwurzel, Steckkontaktnase (mit aufwärts gerichteten Nasenlöchern), breiter Oberlippe und Mikrognathie, außerdem Minderwuchs. Alkoholismus der Mutter zunächst fraglich; daher waren andere Syndrome mit angeborenen Herzfehlern auszuschließen. Wegen Vierfingerfurche (Handinnenfläche) und der geistigen Retardierung wurde eine Chromosomenanalyse durchgeführt (Ergebnis normal). Eine Rötelnembryopathie lag nach den serologischen Untersuchungen nicht vor (keine Röteln-spezifische IgM).

3.6
Pericarditis constrictiva

Pericarditis constrictiva (idiopathisch) bei einem 12jährigen Jungen: Vorwölbung des Abdomens durch Aszites und starke Lebervergrößerung infolge Einflußstauung. Nach Herzkatheterisierung Probethorakotomie und Perikardektomie (wegen vollständiger Fesselung des Herzens durch das entzündete Perikard wie bei Panzerherz). Danach Rückbildung aller Symptome. Auslösende Ursache der Perikarditis nicht nachweisbar (Tuberkulose, rheumatisches Fieber und rheumatoide Arthritis durch histologische Untersuchung ausgeschlossen, anamnestisch kein Hinweis auf akute bakterielle oder virale Infektion).

3.7
Marfan-Syndrom

Marfan-Syndrom (mesodermale Dystrophie) bei einem 10jährigen Mädchen: Hochwuchs (Überlänge 15 cm), lange und dünne Extremitäten, auffallend lange Finger (Arachnodaktylie), überstreckbare Gelenke, Plattfüße. Wegen Aortadilatation (mit Aorten- und Mitralinsuffizienz) in ständiger Kontrolle. Augenärztlich wurde eine Subluxation der Linse festgestellt. – **Differentialdiagnostisch** ist eine klassische Homozystinurie (Zystathioninsynthetasedefekt) auszuschließen, bei der ebenfalls Hochwuchs, Langgliedrigkeit und Arachnodaktylie sowie Augensymptome, häufig Krämpfe und stets Minderbegabung vorkommen. Dabei sind der Homozystin- und Methioninspiegel im Blut erhöht und die Zyanid-Nitroprussid-Probe im Urin positiv. Beim Kollagen-Hydroxyprolysinmangel findet man die Symptome des Marfan-Syndroms ohne Gefäßanomalien und Linsenluxation. Beim Metagerie-Syndrom bestehen seit Geburt ein Hochwuchs und allgemeine Hypoplasie des subkutanen Fettgewebes; im Schulalter treten Teleangiektasien und Hyperpigmentationen der Haut auf. Wenn bei Verdacht auf Marfan-Syndrom auch eine Aniridie oder Irishypoplasie vorhanden ist, müssen andere Aniridie-Syndrome abgegrenzt werden.

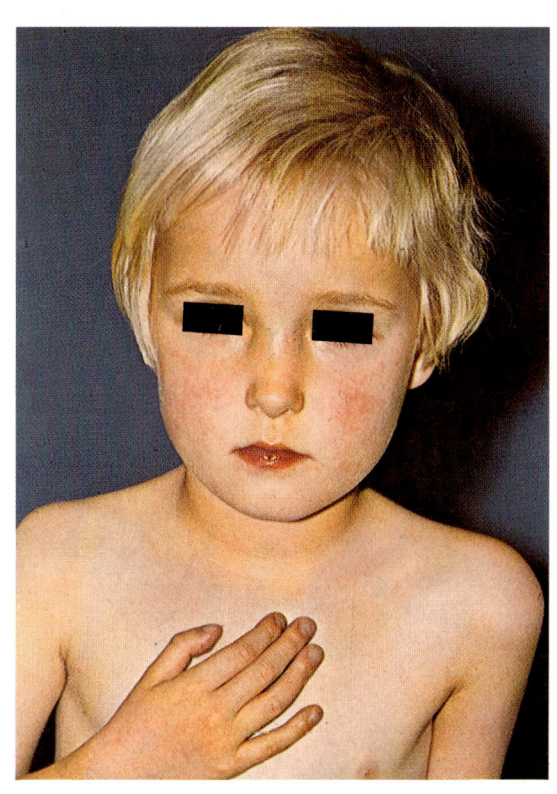

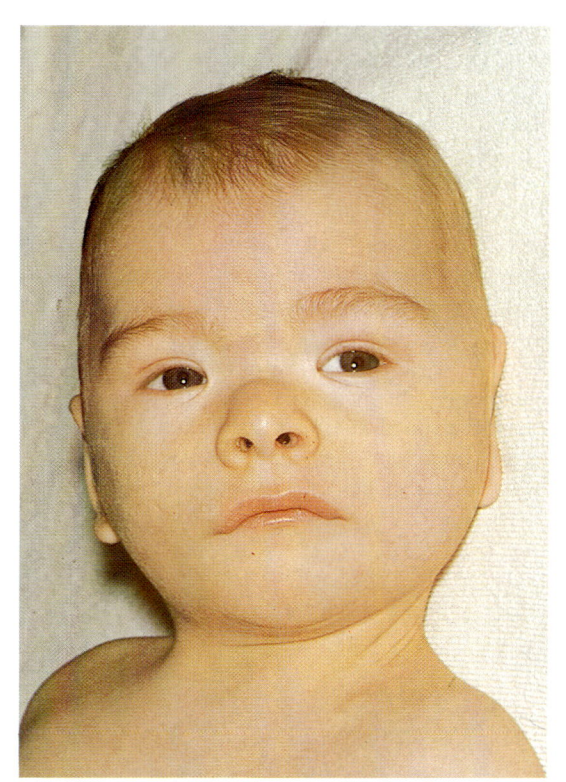

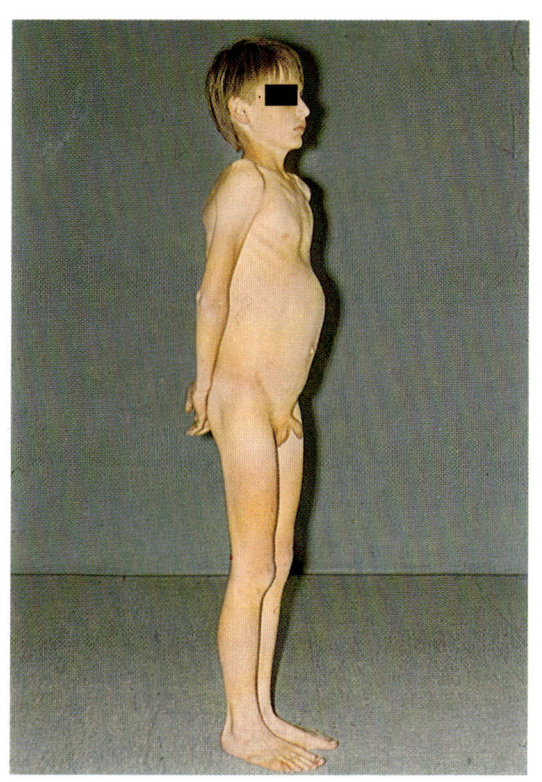

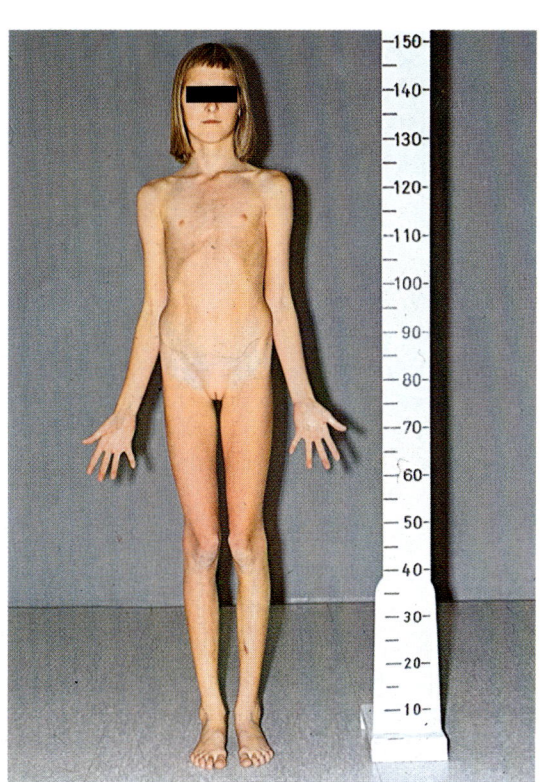

4.1 Endonasales Gliom

Endonasales Gliom bei einem 2 Wochen alten Jungen: erbsgroßer rötlicher solider Tumor in der linken Nasenhaupthöhle, der aus dem Vestibulum herausragte und bis in den Nasopharynx reichte. Er war mit dem Septum und der lateralen Nasenwand teilweise verwachsen und wurde endonasal entfernt. Ein Rezidiv trat nicht auf. Histologisch handelte es sich um ein gutartiges nasales Gliom (Inseln von Gliagewebe, eingebettet in lockeres Bindegewebe). – Nasale Gliome sind seltene mesenchymale Tumoren, die meist bald nach der Geburt diagnostiziert werden. Es gibt extra- und intranasale Gliome, die auch kombiniert vorkommen können. In 60% sieht man sie (wie hier) als livide subkutane Tumoren im Bereich des Nasenrückens. In 30% befinden sie sich endonasal und werden häufig mit Polypen verwechselt. Sie können die Nasenatmung vollständig blockieren. – **Differentialdiagnostisch** abzugrenzen sind Dermoide, Hämangiome und Meningoenzephalozelen.

4.2 Schiefnase

Sogenannte Schiefnase bei einem 1 Tag alten Jungen. Schiefnasen sind meist auf mangelnde Kindsbewegungen zurückzuführen und werden nach einigen Tagen von selbst wieder gerade. Schiefnasen können aber auch geburtstraumatisch durch Luxation des Nasenseptums von der Crista nasalis entstehen und erfordern dann eine manuelle Reposition.

4.3 Epithelioma calcificans Malherbe

Epithelioma calcificans Malherbe bei einem 2jährigen Jungen: solitäre bohnengroße harte Geschwulst der Unterhaut im rechten oberen Augenwinkel. Die histologische Untersuchung zeigte verkalktes Bindegewebe mit basophilen Zellen und sog. Schattenzellen.

4.4 Tonsillenhyperplasie

Tonsillenhyperplasie bei einem 4jährigen Mädchen: Beide Tonsillen waren stark vergrößert und berührten sich in der Mitte (kissing tonsils). Sie waren weder belegt noch auffällig gerötet. Gleichzeitig bestanden adenoide Wucherungen und ein steriler Paukenerguß. – Die Tonsillenhyperplasie führt besonders in Kombination mit einer adenoiden Wucherung zu Schluckstörungen, Atembehinderung und einer Tubenbelüftungsstörung.

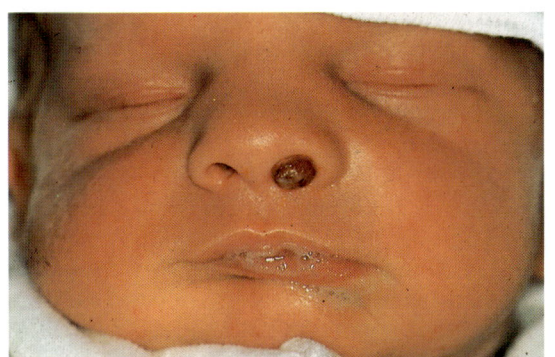

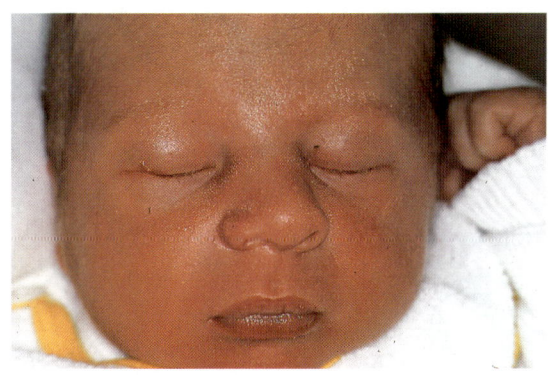

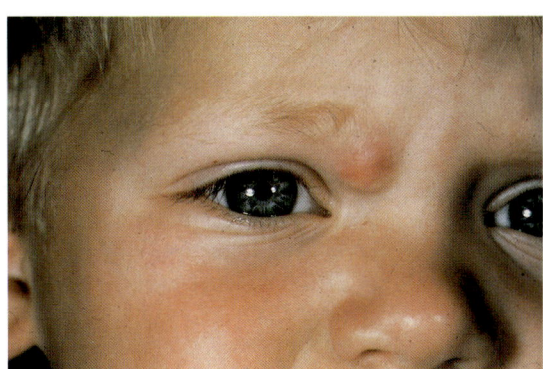

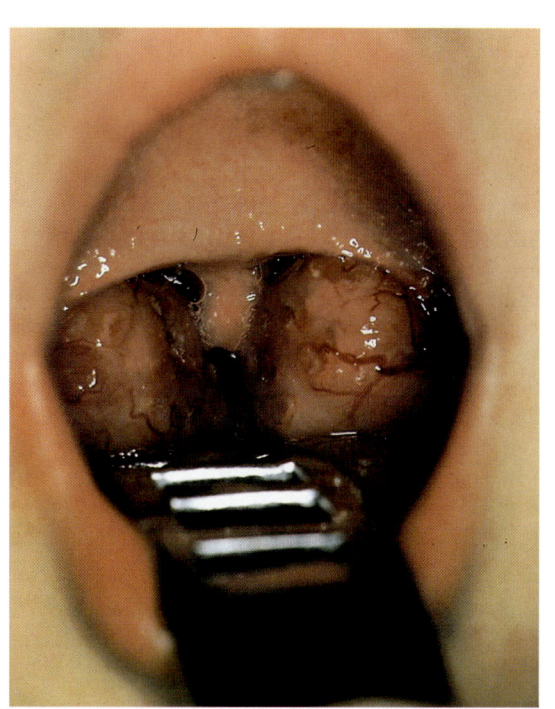

4.5

Akute Otitis media

Akute Otitis media bei einem 3jährigen Jungen: starke Injektion des gespannten Trommelfells mit Rötung und Schwellung in der Gegend des Hammers (bei hohem Fieber und starken Schmerzen, verbunden mit plötzlicher Schwerhörigkeit). Rasche Besserung unter sofortiger antibiotischer Behandlung. Der Pfeil zeigt auf den Malleus (Hammer).

4.6

Chronische Otitis media mesotympanica

Chronische Otitis media mesotympanica bei einem 16jährigen Jungen: Durch den Defekt im unteren vorderen und hinteren Anteil des Trommelfells wurde der Blick auf das Promontorium mit dem Plexus tympanicus der runden Fensternische und auf das Amboß-Steigbügel-Gelenk frei. Das Resttrommelfell war tympanosklerotisch verändert. Audiometrisch bestand eine normale Knochenleitungsschwelle und eine Schalleitungsschwerhörigkeit von etwa 30 dB. Es wurde eine Tympanoplastik zum Verschluß des Trommelfelldefektes bei erhaltener Kette durchgeführt. Danach war das Hörvermögen wiederhergestellt.

4.7

Chronische seromuköse Otitis media

Chronische seromuköse Otitis media bei einem 10jährigen Mädchen mit Lippen-Kiefer-Gaumen-Spalte rechts: Wegen einer chronischen seromukösen Otitis media war eine Parazentese durchgeführt und ein Paukenröhrchen eingelegt worden. Man sieht das Paukenröhrchen mit einem Draht. Der Draht ermöglicht, das Paukenröhrchen wieder herauszuziehen. Im hinteren Bereich des Trommelfells sieht man weiße Tympanoskleroseplaques. Es handelt sich dabei um Kalkeinlagerungen in der Lamina propria des Trommelfells als Folge chronisch-rezidivierender Infektionen. – Das Paukenröhrchen dient der Belüftung der Paukenhöhle, nicht der Drainage. Die Drainage findet über die Tuba Eustachii statt, wenn die Belüftung der Pauke durch das Paukenröhrchen gewährleistet ist. Paukenröhrchen finden Anwendung, wenn die normale Belüftung durch die Tuba Eustachii aufgrund von funktionellen oder anatomischen Veränderungen nicht möglich ist. Funktionelle Störungen liegen beispielsweise bei Patienten mit Gaumenspalte und fehlerhaft inserierender Muskulatur vor. Anatomische Ursachen sind entzündliche Schwellungen oder maligne Tumoren, welche die Belüftung der Tube behindern.

4.8

Mastoiditis

Mastoiditis bei einem 14jährigen Mädchen: kirschgroße, prall elastische, schmerzhafte Rötung und Schwellung hinter dem linken Ohr, die zum Abstehen der Ohrmuschel geführt hatte. Eine 2 Wochen vorher aufgetretene, akute bakterielle Otitis media war nicht konsequent mit einem Antibiotikum behandelt worden. Nach Mastoidektomie wurden im Eiter Pneumokokken nachgewiesen.

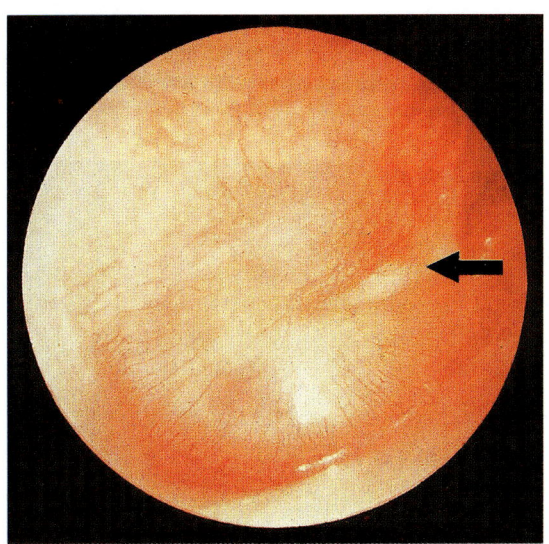
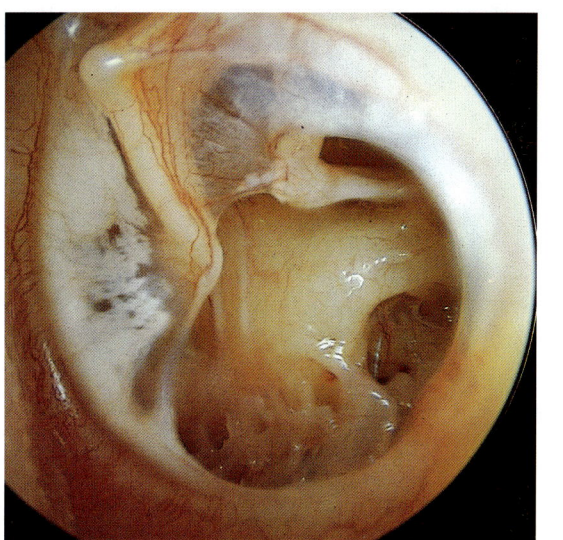

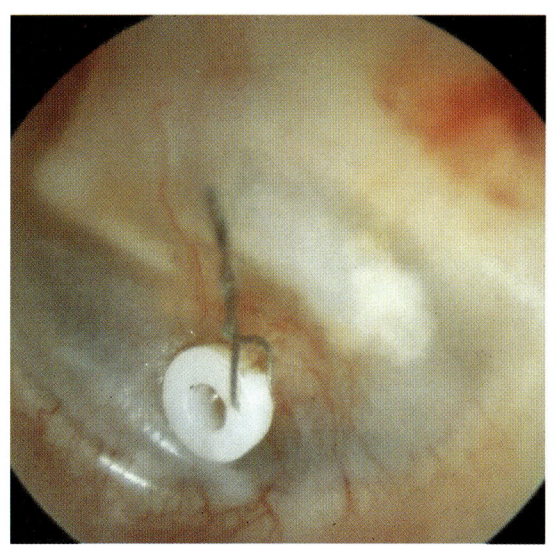
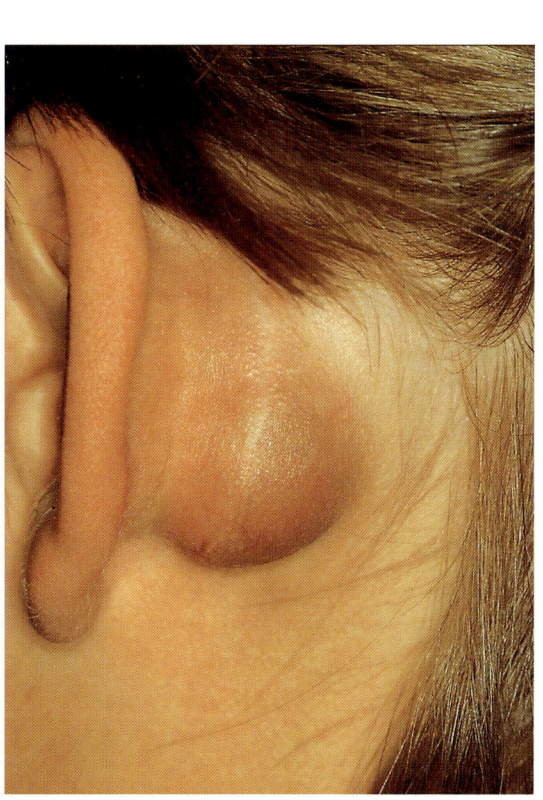

5.1
Floride Karies

Floride Karies bei einem 3jährigen Jungen, der häufig aus der Flasche gesüßten Tee getrunken hatte: teilweise Zerstörung der Zahnhartsubstanzen aller Milchzähne mit bräunlichen bandförmigen Defekten an den labialen Flächen der oberen Schneidezähne. Eine tiefbraune bis schwarze Verfärbung ist typisch für eine sog. trockene Karies, die schon vor längerer Zeit begonnen hat.

5.2
Kariös zerstörtes Gebiß

Kariös zerstörtes Gebiß (Zuckerteekaries) bei einem 4jährigen Jungen: Alle oberen Schneide-, Eckzähne und Molaren zeigten ausgedehnte Schmelzdefekte, z. T. mit Pulpabeteiligung (röntgenologisch nachgewiesen).

5.3
Riesenzellen-Epulis

Gutartige Riesenzellen-Epulis bei einem 17jährigen Mädchen: dem Zahnfleisch bukkal breit aufsitzende halbkugelige rötliche Granulationsgeschwulst in der unteren rechten Schneidezahnregion, die schon mehrere Wochen bestanden hatte und bei Berührung leicht blutete. Die histologische Untersuchung nach Exzision führte zur Diagnose einer Riesenzellen-Epulis. – Im Gegensatz dazu besteht die **fibröse** (häufig ossifizierende) **Epulis** aus ausgereiftem Bindegewebe, sie kann im Inneren verkalken und imponiert als blasse derbe Zahnfleischgeschwulst an der Interdentalpapille, die nach Entfernung rezidivieren kann. Sowohl die Riesenzellen-Epulis als auch die fibröse Epulis können durch entzündliche Reize ausgelöst werden. Über die **angeborene Epulis**: s. S. 312

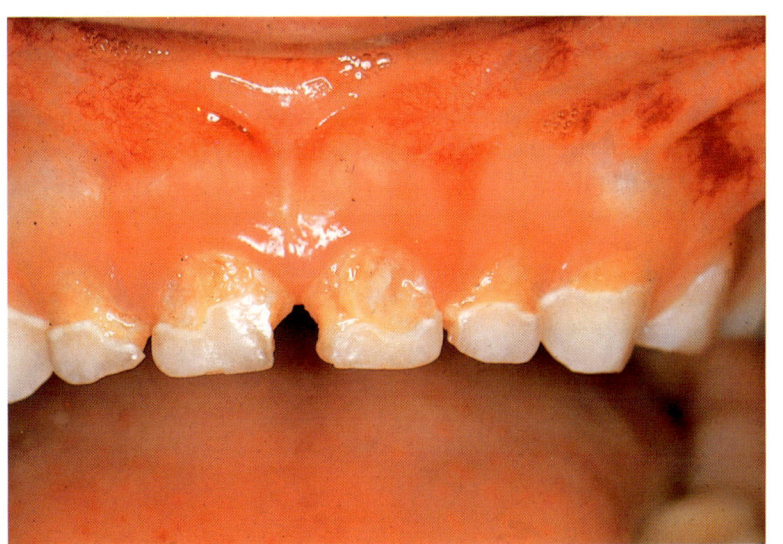

5.1

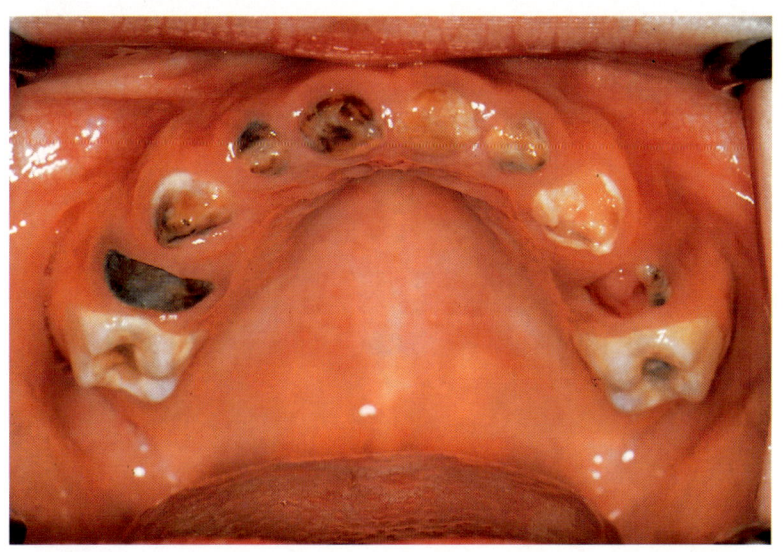

5.2

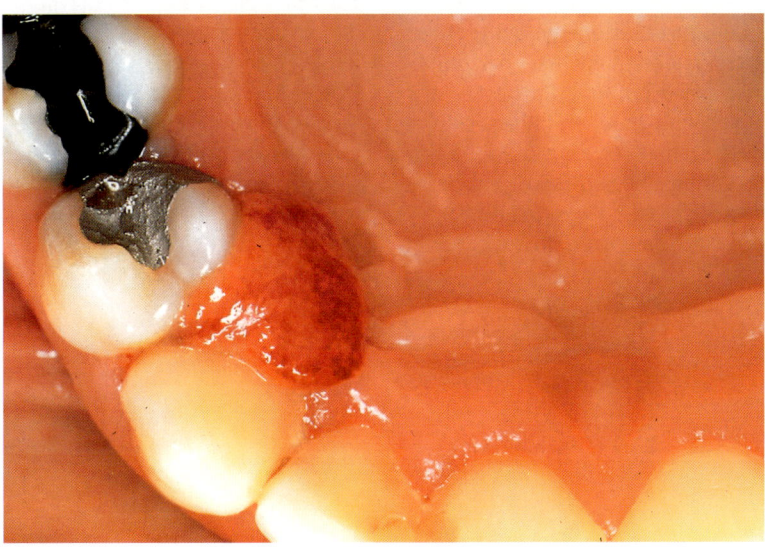

5.3

5.4

Lingua geographica

Lingua geographica (Landkartenzunge) bei einem 16jährigen Mädchen: ausgedehnte belagfreie hellrote Abschilferungsbezirke der Zunge (mit Fehlen der filiformen Papillen), die von gelbweißen Randsäumen umgeben sind. Die Bezirke wandern oft nach anterior und lateral und sind rasch veränderlich. Die Ätiologie ist unklar. Die Lingua geographica wird auch als Exfoliatio areata linguae bezeichnet und kann mit der Lingua plicata assoziiert sein (sog. Faltenzunge mit symmetrischer, evtl. baumartig verzweigter Furchung).

5.5

Serres-Körperchen

Serres-Körperchen bei einem 6 Tage alten Jungen: mehrere stecknadelkopfgroße weiße Gebilde (Epitheleinschlüsse) am oberen Alveolarfortsatz, welche den Bohn-Knötchen (Epstein-Perlen) im Bereich der Raphe palatinae entsprechen. Es handelt sich um von der embryonalen Zahnleiste abgesprengte Epithelzellen, die sich zu Zysten entwickeln und immer spontan zurückbilden.

5.6

Gingivostomatitis herpetica

Gingivostomatitis herpetica (auf die gesamte Mundschleimhaut übergreifende Gingivitis) bei einem 10jährigen Mädchen: mehrere oberflächliche, von einem roten Hof umgebene Bläschen in der Schleimhaut der Unterlippe, begleitet von einer akuten Zahnfleischentzündung (Rötung und Schwellung) als Folge einer primären Herpes-simplex-Virusinfektion (HSV) (mit hohem Fieber). Weitere entzündliche Bläschen, die exulzerierten und sehr schmerzhaft waren, fanden sich in der Wangenschleimhaut und auf der Zunge. Auch die übrige Mundschleimhaut war diffus gerötet (im Gegensatz zur akuten nekrotisierenden ulzerösen Gingivitis, s. Abb. 5.7). – Für eine rezidivierende HSV-Infektion sind inkrustierte Läsionen an der Haut-Schleimhaut-Grenze der Oberlippe ohne Fieber charakteristisch.

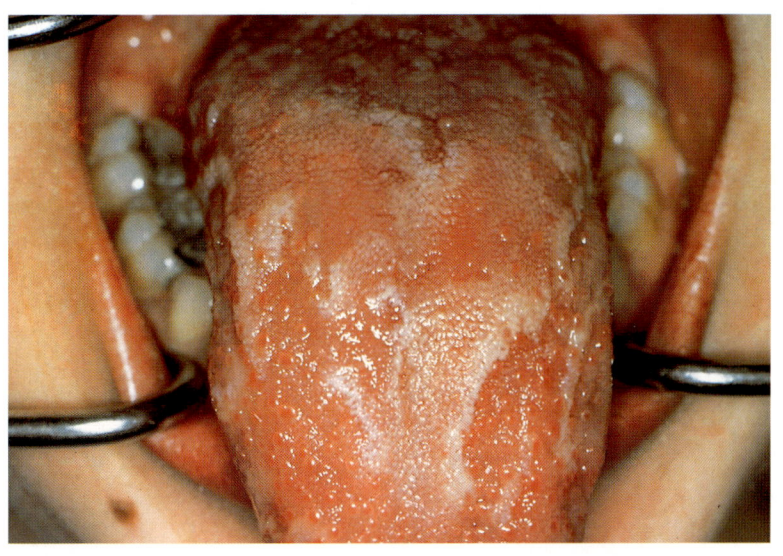

5.4

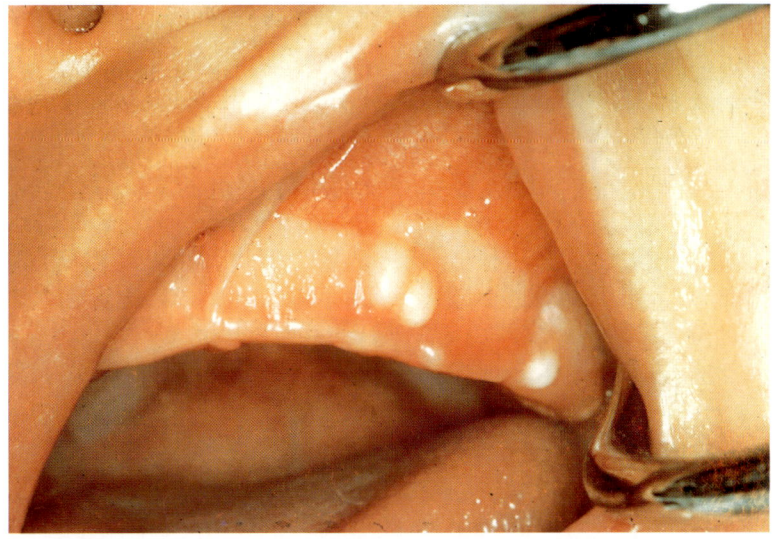

5.5

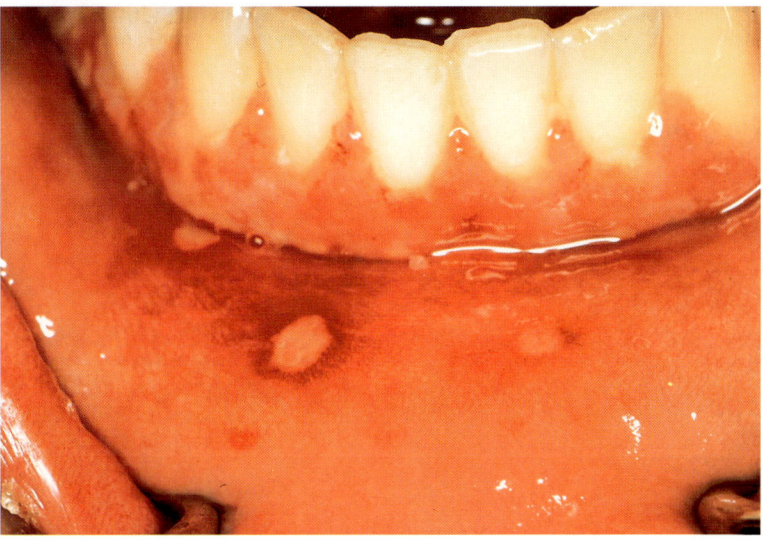

5.6

5.7
Akute nekrotisierende ulzeröse Gingivitis (ANUG)

Akute nekrotisierende ulzeröse Gingivitis (ANUG) bei einem 19jährigen jungen Mann: sehr schmerzhafte tiefe Ulzerationen der Gingiva mit linear begrenztem Erythem, die in den interdentalen Papillen begonnen hatten und bei geringer Berührung stark bluteten. Mikroskopischer Nachweis einer fusospirillären Mischinfektion, die auf Metronidazol gut ansprach. Vorkommen bei konsumierenden Grundkrankheiten (häufig bei AIDS) und bei sehr schlechter Mundhygiene. – Bei der **Gingivostomatitis herpetica** (durch Herpes-simplex-Virus) findet man runde oder ovale Bläschen, die in kleine oberflächliche Ulzera (ohne stärkere Gewebszerstörung) übergehen können. Die Blutungsneigung ist dabei gering. – Bei der **Gingivitis simplex** (plaquebedingten Gingivitis) handelt es sich um eine oberflächliche Entzündung des Zahnfleischsaumes, welche lokalisiert oder generalisiert auftreten kann.

5.8
Gingivahyperplasie

Erworbene Gingivahyperplasie (Makrulie) bei einem 16jährigen Jungen mit chronischer Gingivitis infolge unbehandelter Stellungsanomalie der Zähne und schlechter Mundhygiene: ausgedehnte Verdickung des geröteten Zahnfleisches (besonders im Oberkieferbereich), die an den Interdentalpapillen begonnen und auf die marginale Gingiva übergegriffen hatte. Sie wird auch als Gingivitis hyperplastica bezeichnet. Die entstehenden Pseudotaschen füllen sich mit Plaques und führen zu sekundärer Entzündung. – Eine ausgedehnte nicht entzündungsbedingte Gingivahyperplasie gibt es auch bei Einnahme von bestimmten Medikamenten (z. B. Hydantoin und Cyclosporin A) und als idiopathische (z. T. erbliche) Form, die bereits am Milchgebiß erkennbar ist und zu einem abnormen Durchbruch der bleibenden Zähne führen kann. Eine umschriebene (tumorartige) Zahnfleischverdickung wird als **Epulis** bezeichnet (geht immer vom Periodontalspalt aus).

5.9
Leukämische Zahnfleischinfiltration

Leukämische Zahnfleischinfiltration (mit begleitender Gingivitis) im Beginn einer akuten myeloischen Leukämie bei einem 19jährigen Mädchen, die sich unter der Zytostatikatherapie nach 3-4 Wochen völlig zurückbildete: starke Schwellung des leicht blutenden Zahnfleisches im Frontzahnbereich. Diagnose bei gleichzeitigem Auftreten von Fieber mit starken Lymphknotenschwellungen durch Blutbild und Knochenmarkausstrich gestellt.

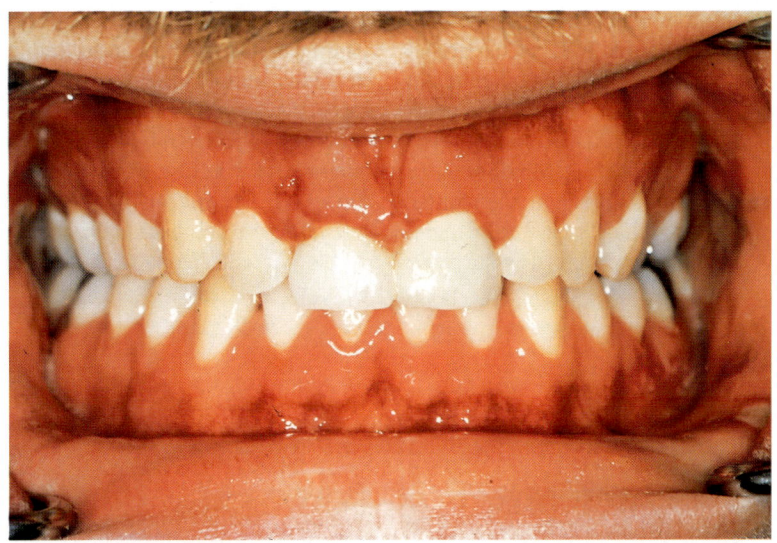

5.7

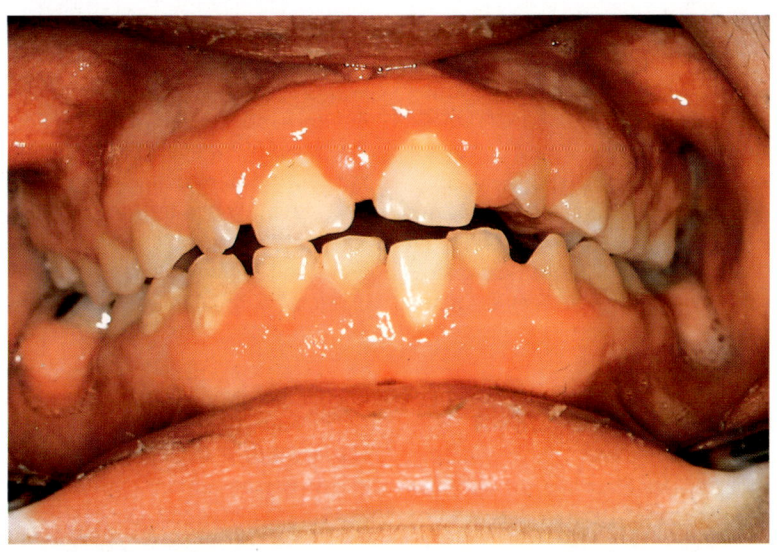

5.8

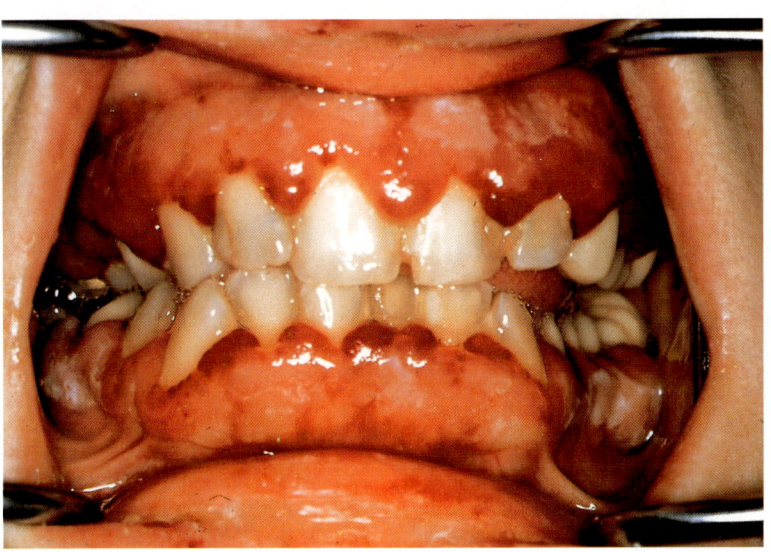

5.9

5.10   5.11
Atresia ani et recti

Atresia ani et recti mit Rektovaginalfistel bei einem 10 Tage alten Mädchen: kein Anus an typischer Stelle. Sonde in der Vaginalöffnung, aus der sich mehrmals täglich Stuhl entleerte. Röntgenologischer Nachweis einer Hypoplasie des Sakrums. Da bei hoch endendem Rektumblindsack (festgestellt durch Sonographie) häufig der innere und äußere Analsphinkter nicht angelegt sind, wurde zunächst eine Kolostomie durchgeführt und die Rektovaginalfistel exstirpiert.

Mit 8 Monaten folgte die sog. Durchzugsoperation (Durchzug des Rektums zum Damm und Annähen in der Haut des neugeschaffenen Anus). Wegen Fehlens der Schließmuskeln und der neurologischen Ausfälle durch die Wirbelfehlbildungen blieb die Stuhlinkontinenz bestehen. Die Atresia ani et recti ist der häufigste Typ der anorektalen Fehlbildungen und kann mit anderen Fehlbildungen kombiniert sein (Harnwegs-, Wirbelsäulenanomalien, Ösophagusatresie) .

5.12
Atresia ani et recti

Atresia ani et recti ohne Fistel bei einem 3 Tage alten Jungen: fehlender Anus. Keine rektoperineale, rektovesikale oder rektourethrale Fistel nachweisbar. Der Rektumblindsack lag 3 cm von der Dammhaut entfernt, wie die seitliche Röntgenaufnahme des Abdomens bei nach unten hängendem Kopf erkennen ließ. Wegen der Ileussymptomatik sofortige Operation. Der Blindsack wurde bei perinealem Vorgehen

vorgezogen und nach Eröffnung unter Einbeziehung des vorhandenen Sphincter ani mit der Haut vernäht. Postoperativ wiederholte Dehnung des Analringes mit Hegarstiften. Danach normale Stuhlentleerungen bei gutem Sphinktertonus. — Bei tiefem Sitz des Rektumblindsackes sind die Sphinkter meist angelegt, und es wird später eine völlige Kontinenz erreicht.

5.13
Adhäsionen der Labien

Adhäsionen der Labien bei einem 2jährigen Mädchen: unvollständige Verklebung beider Labien mit einer kleinen ventral gelegenen Öffnung, durch die Urin entleert werden konnte. Das Mädchen litt an einer häufig rekurrierenden Vulvitis. Durch hygienische

Maßnahmen und kurzfristige lokale Anwendung einer Östrogen-haltigen Creme konnten die Adhäsionen gelöst werden. — Bei vollständigem Verschluß kommt es zur Harnretention, die eine sofortige Beseitigung des Hindernisses erfordert.

5.14
Glutäalabszeß

Glutäalabszeß (nach Inzision) bei einem 4 Monate alten Jungen: starke Rötung und Infiltration der Haut

mit Eiterabsonderung. Kein Fieber. Ursache unklar. Heilung unter antibiotischer Behandlung.

5.15
Perianaler Abszeß

Perianaler Abszeß bei einem 1jährigen Jungen: fest verheilte Narbe perianal nach Eiterdurchbruch. Ursache waren infizierte Analrhagaden. Auf dem Höhepunkt der Erkrankung bestanden hohes Fieber und

starke Schmerzen (besonders im Sitzen und bei der Defäkation). Erreger waren E. coli, Proteus und Bacteroides fragilis (Mischinfektion von aeroben und anaeroben Keimen).

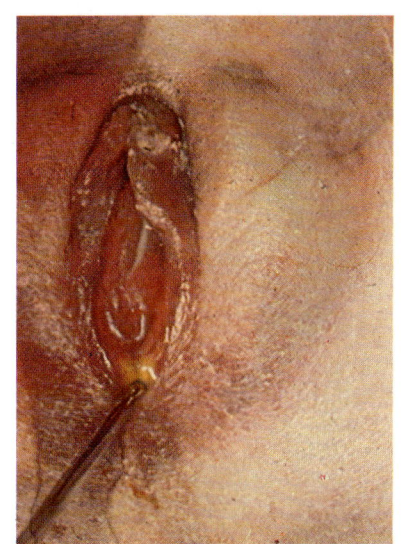

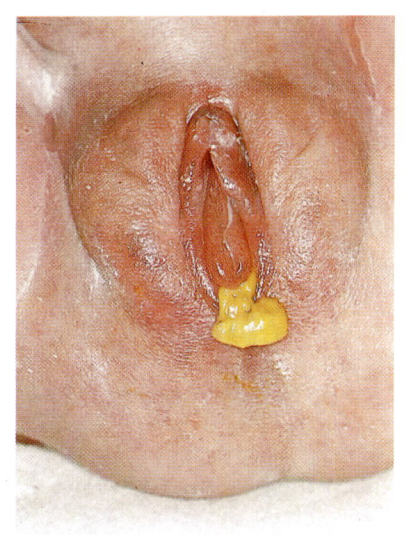

5.10 5.11

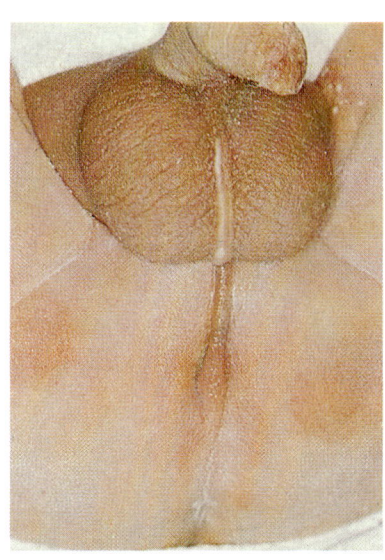

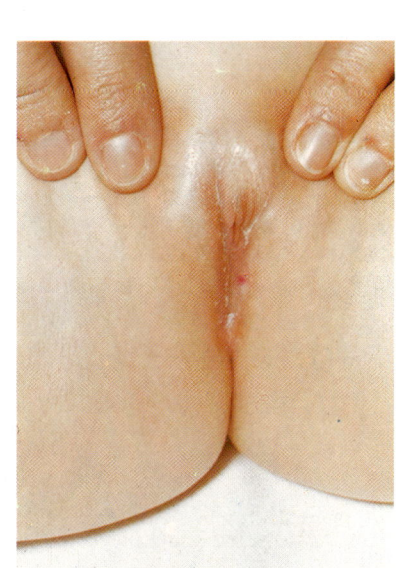

5.12 5.13

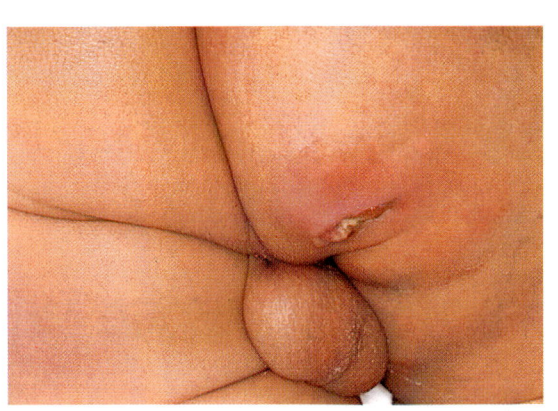

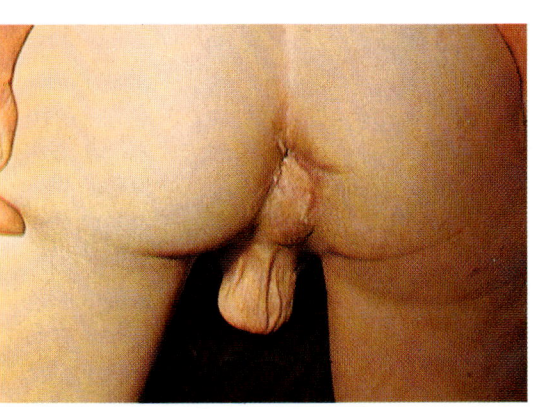

5.14 5.15

5.16 Mukoviszidose

Mukoviszidose (zystische Fibrose) bei einem 1jährigen Kind mit Dystrophie und vorgewölbtem Abdomen (bei starker Azoto- und Steatorrhoe). Diagnose durch Schweißuntersuchung (erhöhter Natrium- und Chloridgehalt) gesichert. Nach regelmäßiger Zufuhr von Pankreasfermenten Gewichtszunahme und Normalisierung der Stuhlbeschaffenheit, dagegen weiterhin chronische Bronchitis und rezidivierende Broncho-pneumonien. — **Differentialdiagnose** bei Dystrophie und vorgewölbtem Abdomen (im ersten Lebensjahr): angeborene Pankreashypoplasie (Shwachman-Syndrom), Zöliakie, exsudative Enteropathie mit Proteinverlust (verschiedene Ursachen), Abetalipoproteinämie, chronische Darminfektionen (z. B. durch Giardia intestinalis), Kuhmilchallergie, Megakolon (verschiedene Formen), Disaccharidintoleranz u. a.

5.17 Zöliakie

Zöliakie bei einem 1¾jährigen Jungen, der seit ¼ Jahr voluminöse, übelriechende Fettstühle hatte: aufgetriebener Bauch, mißmutiger Gesichtsausdruck, erhebliches Untergewicht. Die Diagnose einer Zöliakie wurde durch perorale Saugbiopsie histologisch gesichert (totale Zottenatrophie der Dünndarmschleimhaut). Unter glutenfreier Diät regelmäßige Gewichtszunahme und Aufhören der Steatorrhoe. — Andere Ursachen einer Malabsorption (neben Glutenintoleranz) sind chronische Enteritis (besonders in Entwicklungsländern), ausgedehnte Darmresektionen, operativ angelegte Anastomosen zwischen höheren und tieferen Darmabschnitten, Kuhmilchallergie, exsudative Enteropathie mit Proteinverlust, Abetalipoproteinämie u.a.

5.18 Mukoviszidose

Mukoviszidose (zystische Fibrose) bei einem 10jährigen Mädchen: faßförmiger Thorax mit horizontal verlaufenden Rippen und wenig verschieblichen Lungengrenzen (bei Perkussion). Auf dem Röntgenbild war ein schweres Emphysem erkennbar. Starke Dyspnoe bei geringen Anstrengungen, Uhrglasnägel, Trommelschlegelfinger und starkes Untergewicht gehörten zum Krankheitsbild. Seit dem 1. Lebensjahr bestanden eine chronische Bronchitis, Bronchiektasen und häufige Pneumonien. Zunehmende Verschlechterung trotz Therapie. Differentialdiagnose bei **chronischer Bronchitis:** Asthma bronchiale, angeborene Bronchiektasen, Lungenfehlbildungen, immotiles Zilien-Syndrom, primäre oder sekundäre Immundefekte, Tuberkulose, Tabakrauch.

5.19 Analprolaps

Analprolaps bei einem 3½jährigen Mädchen mit Mukoviszidose: Rektumschleimhaut vorgestülpt und entzündlich geschwollen. Rascher Rückgang nach Dosiserhöhung des Pankreasfermentpräparates. — Man unterscheidet zwischen Mukosavorfällen (Analprolapse) und Wandvorfällen (Rektumprolapse). Mukosavorfälle sind meist 2–5 cm lang, während komplette Wandvorfälle eine Länge von 10-20 cm haben können. Analprolapse können bei Kleinkindern auch durch längeres Topfsitzen bedingt sein. Bei älteren Personen sind häufig Hämorrhoiden die Ursache.

5.20 Mukoviszidose

Mukoviszidose mit Leberzirrhose bei einem 10 Monate alten Jungen: erweiterte Bauchhautgefäße (infolge Kollateralen aus dem Abflußgebiet der Hämorrhoidalvenen über die Venen des Iliaca-interna-Bereiches zu den Gefäßen der vorderen Bauchwand) und vorgewölbtes Abdomen (durch Aszites bei portaler Hypertension). Auf die Leberzirrhose wies zuerst Bluterbrechen (aus Ösophagusvarizen) hin, das mit Terlipressin und Ballonsonde behandelt wurde. An den Folgen der ausgedehnten Leberzirrhose ist das Kind 3 Monate später verstorben. — Eine multilobuläre biliäre Leberzirrhose kommt bei Mukoviszidose in ungefähr 20% vor und führt häufig zu portaler Hypertension mit Splenomegalie. Wegen der umschriebenen Leberveränderungen sind größere Teile des Leberparenchyms noch erhalten, so daß ein Ikterus gewöhnlich fehlt und die Leberfunktion zunächst wenig gestört ist.

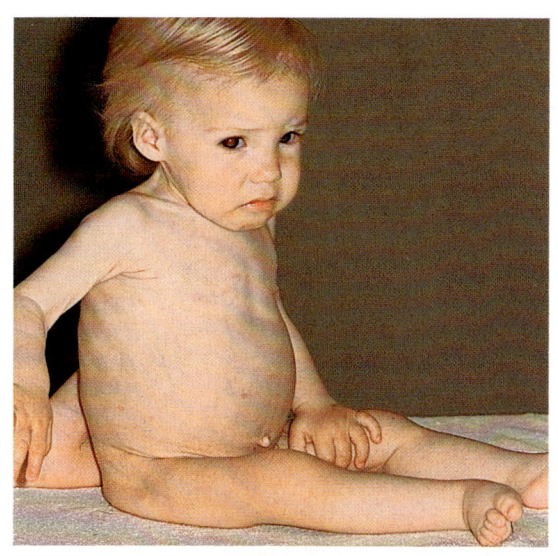

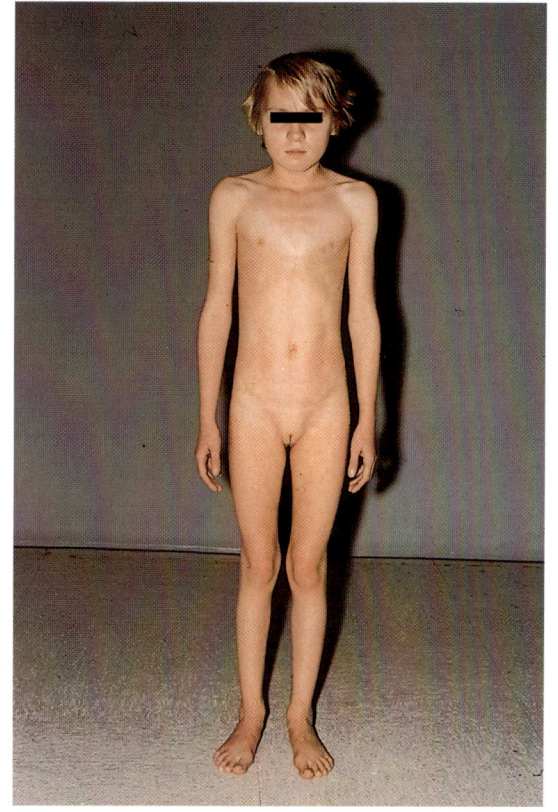

5.16   5.17

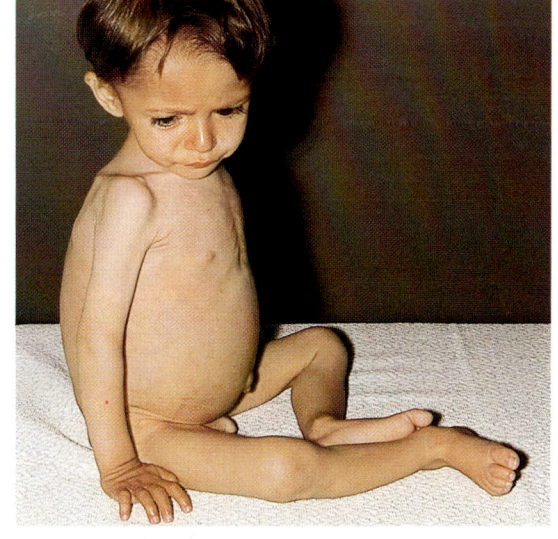

5.18

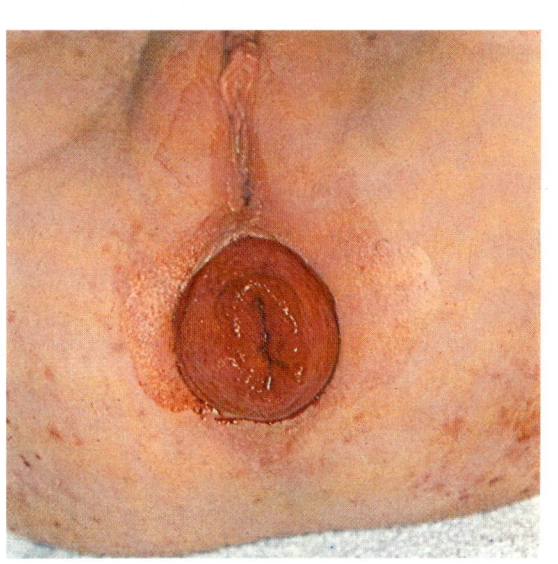

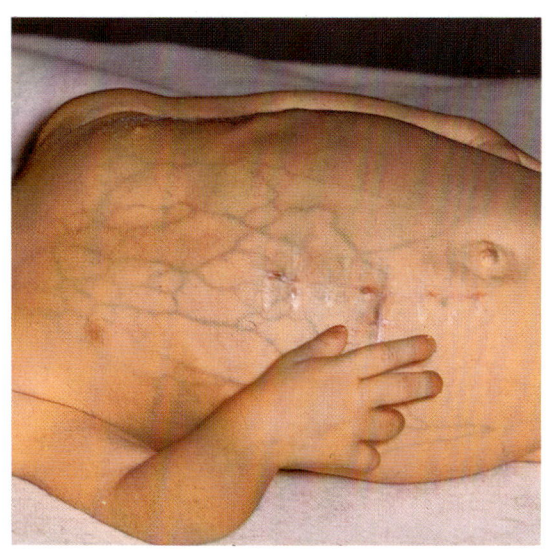

5.19   5.20

5.21

Hypertrophische Pylorusstenose

Hypertrophische Pylorusstenose bei einem 2 Monate alten Jungen: in der Magengegend von links nach rechts ablaufende peristaltische Wellen (durch mechanische Reize oder Verabreichung von Nahrung auslösbar). Das schwallartige Erbrechen nach den Mahlzeiten hatte im Alter von 4 Wochen begonnen, dann an Häufigkeit vorübergehend abgenommen und jetzt wieder zugenommen. Diagnose durch Sonographie und anschließende Operation bestätigt.

5.22

Perianales Ulkus

Perianales Ulkus bei Crohn-Krankheit eines 9jährigen Jungen: stark geröteter und entzündlich geschwollener Anus mit linsengroßer Hautulzeration als Komplikation einer durch histologische Untersuchung bestätigten Crohn-Krankheit.

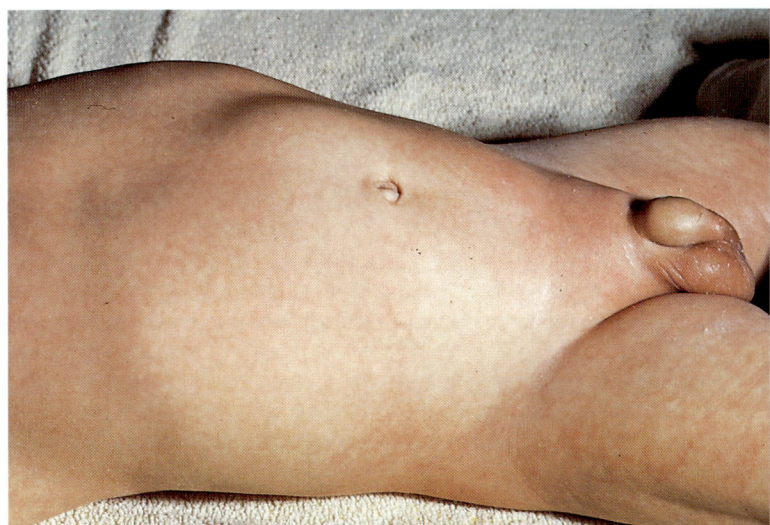

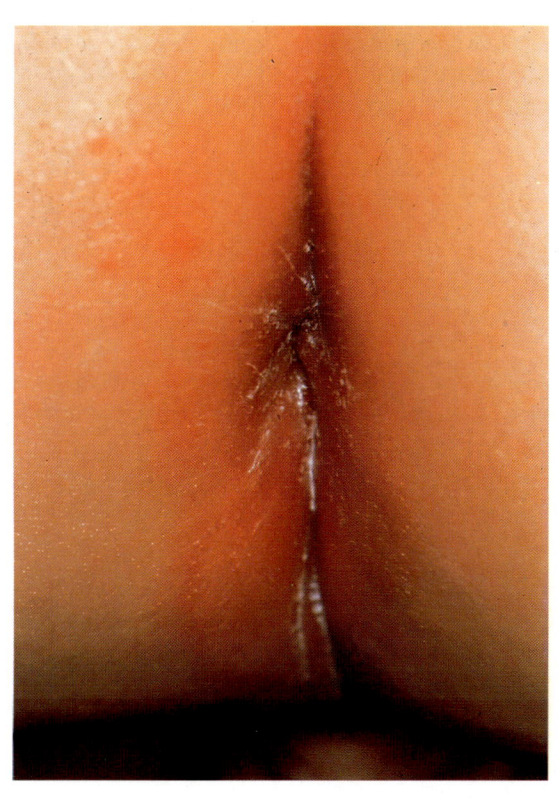

6.1 Hydrozele des Hodens

Hydrozele des Hodens (Flüssigkeitsansammlung in der Tunica vaginalis) bei einem 4jährigen Jungen: linker Hodensack auf das 2-3fache vergrößert (bei nicht vollständig geschlossenem Processus vaginalis), dessen Größe unterschiedlich war (je nach Rückfluß des wäßrigen Hydrozeleninhaltes in die Bauchhöhle, z. B. im Liegen). Eine Hydrocele testis läßt sich von einem indirekten Leistenbruch (der mit einer Hydrozele kombiniert vorkommen kann) durch den typischen Palpationsbefund und die Transillumination (mit einer hellen Taschenlampe) unterscheiden. Kleinere Hydrozelen verschwinden meist im 1. Lebensjahr von allein, größere persistieren oft und müssen operativ behandelt werden. **Differentialdiagnostisch** sind bei älteren Kindern eine Hodentorsion und ein Hodentumor auszuschließen.

6.2 Phimose

Phimose (angeborene Vorhautverengerung) bei einem 3jährigen Jungen, der in letzter Zeit über Schmerzen bei der Miktion klagte und einen auffallend dünnen Harnstrahl hatte. Bei der Miktion blähte sich der Vorhautsack ballonartig auf. Durch eine Zirkumzision wurde die Harnentleerungsstörung beseitigt. – Die bei Kleinkindern physiologische Verklebung des Präputiums mit der Glans (ohne Behinderung der Harnentleerung) bedarf keiner Behandlung. Durch die normale Entwicklung und die physiologischen Erektionen lösen sich die Adhäsionen, und mit etwa 2 Jahren kann das Präputium leicht retrahiert werden. Übertriebene Versuche, das Präputium zurückzustreifen, können durch das Trauma und die entstehenden Narben zu einer erworbenen Phimose führen. Eine Paraphimose entsteht bei Kindern mit leichter Phimose durch gewaltsame Retraktion der Vorhaut über die Glans. Die zurückgestreifte ödematöse Vorhaut kann die Glans strangulieren und eine Gangrän auslösen. Über die erworbene Phimose bei Lichen sclerosus: s.u.

6.3 Gartner-Gangszyste

Gartner-Gangszyste bei einem 3 Monate alten Mädchen: sackartige Vorwölbung im Scheidenvorhof durch eine von der Vaginalwand ausgehende Zyste, die operativ entfernt wurde. Sie ist von einer **Zyste des Müller-Ganges** zu unterscheiden, die anfangs meist ebenfalls keine Beschwerden hervorruft, sich aber bei der Menarche mit Blut füllen und schmerzen kann.

6.4 Retentionszyste der Urethra

Retentionszyste der Urethra bei einem 2 Tage alten Neugeborenen: reiskorngroßes Gebilde an der äußeren Harnröhrenmündung, welches die Harnentleerung behinderte, sich aber in wenigen Tagen ohne Therapie zurückbildete. Keine weiteren Fehlbildungen.

6.5 Balanoposthitis

Balanoposthitis (Entzündung von Glans und Präputium) bei einem 4 Monate alten Jungen: diffuse Rötung und Schwellung der Vorhaut und Glans mit Absonderung eines faulig riechenden, bröckligen Sekretes, aus welchem Candida albicans gezüchtet wurde. Gleichzeitig bestand eine hartnäckige Windeldermatitis. – Eine Candida-Balanoposthitis kommt häufiger bei Diabetikern vor, bei Erwachsenen auch nach Geschlechtsverkehr mit einem infizierten Partner. Bei beschnittenen Kindern sieht man dabei an der entzündeten Glans einen leicht schuppenden Rand und als Satellitenherde mehrere erodierte Pusteln. Die Therapie besteht in der lokalen Anwendung einer Nystatin- oder Miconazol-haltigen Salbe.

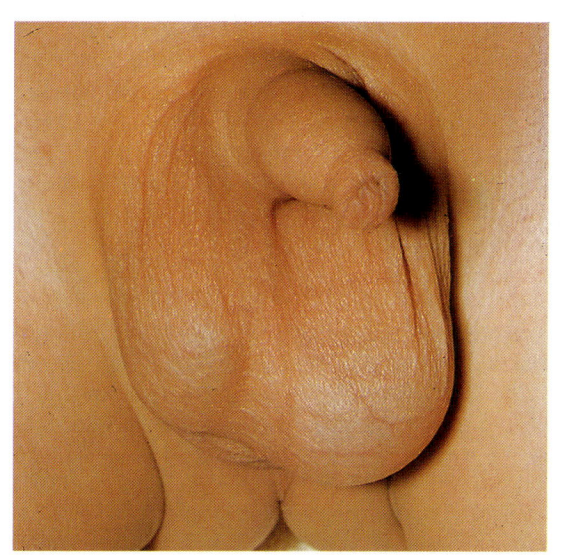

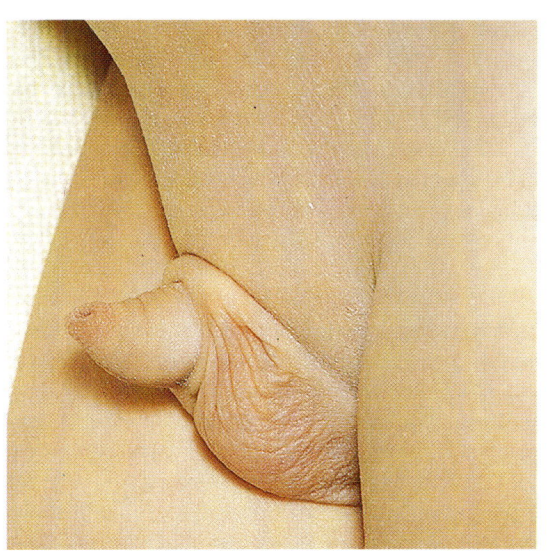

6.1   6.2

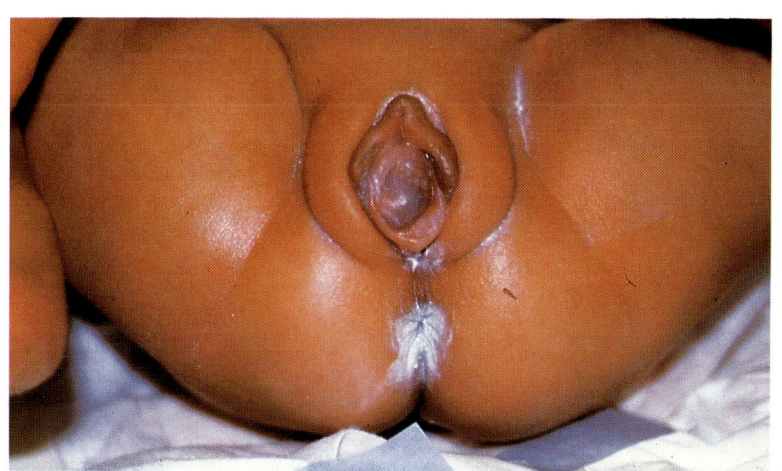

6.3

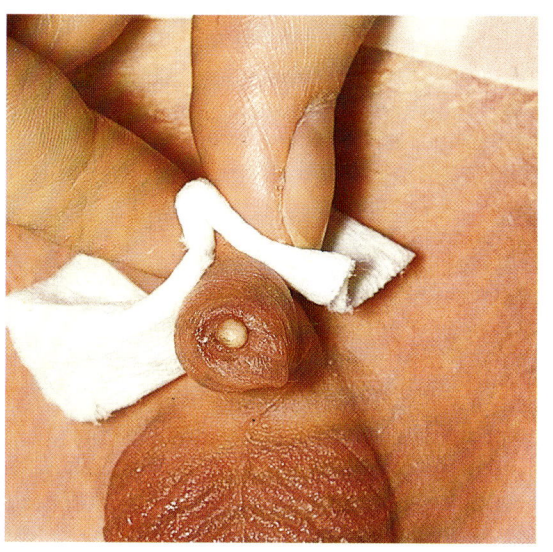

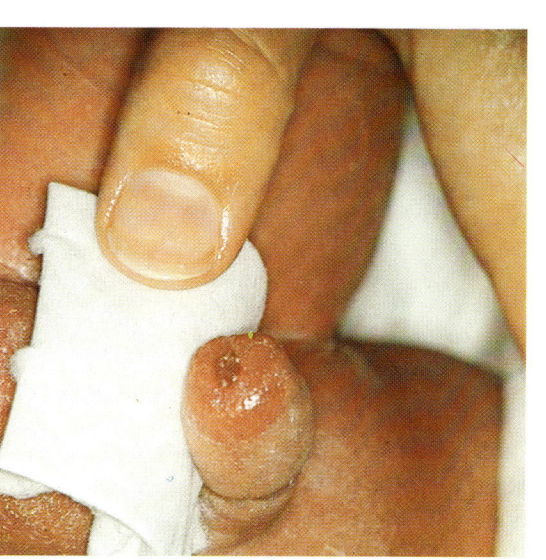

6.4   6.5

6.6
Lichen sclerosus et atrophicus vulvae

Lichen sclerosus et atrophicus vulvae bei einem 7jährigen Mädchen: weißliche Verfärbung und Verhärtung der Vulvahaut mit beginnender Atrophie des äußeren Genitales, begleitet von starkem Juckreiz und Brennen. Besserung durch Lokalbehandlung mit einer Kortikosteroidsalbe. — Bei Kindern ist die Prognose günstiger als bei Erwachsenen (häufig Spontanheilungen in der Pubertät). Mädchen haben in etwa 50% Juckreiz, in etwa 20% einen vaginalen Fluor; oft ist wie bei Frauen die Haut um den Anus beteiligt. Es kann im Verlauf zu einer starken Schrumpfung der Labien und Verengerung des Introitus vaginae kommen. Extragenitale Läsionen sind wie bei Erwachsenen möglich. — **Differentialdiagnose:** Morphea (s. S. 166) und primäre Vulvaatrophie (fast ausschließlich bei Erwachsenen).

6.7
Lichen sclerosus et atrophicus penis

Lichen sclerosus et atrophicus penis bei einem 6jährigen Jungen: starke Vorhautverengung (Phimose) mit weißlicher Verfärbung und Verdickung der Haut im Umschlagsbereich zwischen Lamina externa und interna praeputii. Das Präputium konnte seit einem Jahr nicht mehr zurückgestreift werden. Das bei einer Zirkumzision gewonnene Gewebe zeigte bei histologischer Untersuchung in der atrophischen Epidermis eine oberflächliche Hyperkeratose, subepidermal sklerotische Veränderungen des Bindegewebes und darunter ein bandförmiges lymphozytäres Infiltrat. Der Lichen glandis bildete sich ohne Therapie im Laufe von 2 Jahren allmählich zurück (nach kurzfristiger Anwendung einer Kortikosteroidcreme postoperativ). — Jede erworbene Phimose und rezidivierende Balanoposthitis ist verdächtig auf einen Lichen sclerosus. Bei Jungen sind Perianalgegend und Scrotum nie beteiligt. Oft wird die Diagnose erst durch histologische Untersuchung gestellt, wenn wegen Phimose eine Zirkumzision durchgeführt worden ist.

6.8
Priapismus

Priapismus (anhaltende Erektion des Penis ohne sexuelle Erregung) bei einem 6jährigen Jungen: erhebliche Vergrößerung des Gliedes mit Präputialödem, seit 72 Stunden bestehend, mit starken Schmerzen ohne Störung der Harnentleerung. Da konservative Maßnahmen erfolglos blieben, wurde wegen der Nekrosegefahr unter Heparinbehandlung eine Shunt-Operation (Anastomosierung zwischen dem rechten Corpus cavernosum und der rechten Vena saphena magna) durchgeführt, die den gewünschten Erfolg hatte. Der postoperative Verlauf war komplikationslos. Die auslösende Ursache war in diesem Fall nicht bekannt. — Im Kindesalter wird Priapismus beobachtet bei Leukämie, bei Sichelzellanämie und nach Traumen (in der Dammgegend). Bei Leukämie hilft die kombinierte Chemotherapie und Bestrahlung, bei Sichelzellanämie die Transfusion eines Erythrozytenkonzentrates. Bei persistierendem posttraumatischen Priapismus ist oft chirurgisches Vorgehen notwendig.

6.9
Balanoposthitis

Balanoposthitis (Entzündung der Glans penis und des Präputiums) bei einem 10jährigen Jungen: Glans geschwollen, gerötet, zum Teil ulzeriert. Präputium ebenfalls entzündlich verändert und schmerzhaft. In der rechten Leistengegend kirschkerngroßer, druckschmerzhafter Lymphknoten tastbar. Rasche Abheilung durch antiphlogistische Therapie und Bettruhe. — Bei nichtbeschnittenen Kindern ist häufig eine Smegma-Retention (bei mangelnder Sauberkeit) disponierend für eine akute Infektion mit starkem Erythem und Ödem. Anaerobier und Enterobakterien führen leicht zu eitriger Sekretion und Ulzerationen. Eine Sonderform ist die **Trichomonas-Balanitis,** welche meist leichter verläuft (mit oder ohne gleichzeitige Urethritis). Die **primäre Herpes-simplex-Virus-Balanitis** ist sehr schmerzhaft wegen der Bläschenerosionen, des starken Ödems und der regionären Lymphknotenschwellung. Die Herpes-simplex-Urethritis verursacht eine schwere Dysurie (oft ohne sichtbare Hautveränderungen).

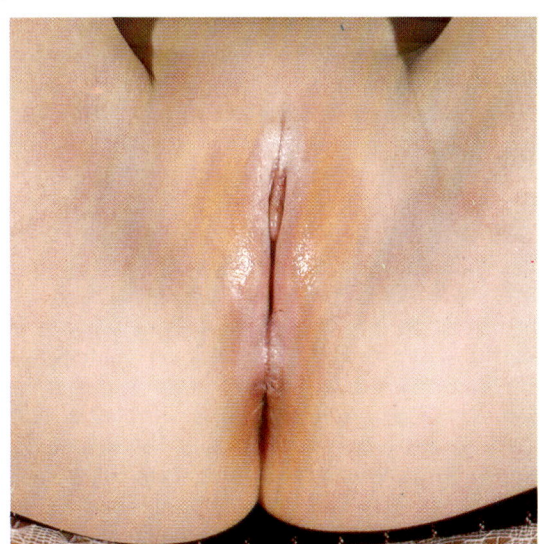

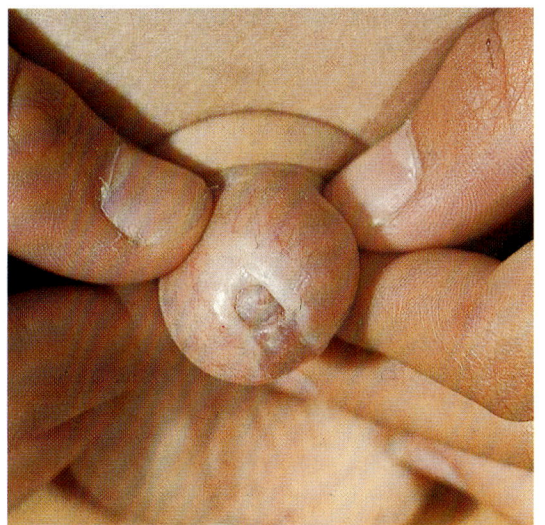

6.6   6.7

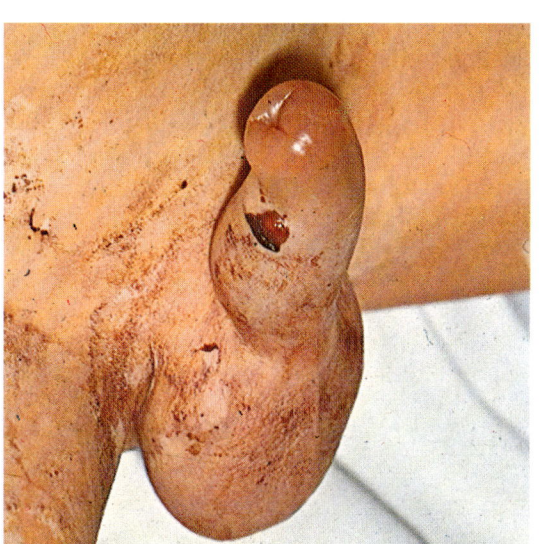

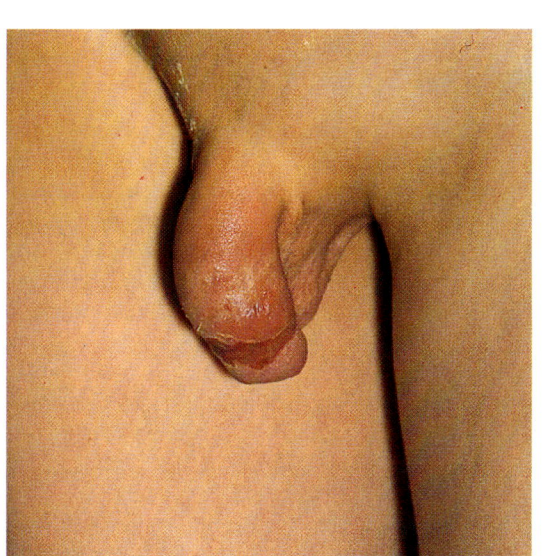

6.8   6.9

6.10 Vulvovaginitis gonorrhoica

Vulvovaginitis gonorrhoica bei einem 5jährigen Mädchen: Schwellung und Rötung der Vulva, die eitriges Sekret enthielt. Mikroskopisch und kulturell wurden als Erreger Gonokokken nachgewiesen. Offenbar hatte eine Kontaktinfektion von einem infizierten Elternteil stattgefunden, welche mit Cefuroxim i. v. (einmalig 100 mg/kg) behandelt wurde. – Auch durch Gegenstände (z. B. Handtücher) können Gonokokken übertragen werden. Die Vulvovaginitis gonorrhoica im Kindesalter muß von anderen Formen der Vulvovaginitis unterschieden werden, welche durch A- und B-Streptokokken, Staphylokokken, Haemophilus, Enterobakterien, Trichomonas vaginalis, Candida albicans und Herpes-simplex-Virus hervorgerufen werden. Ein eingeführter Fremdkörper und Oxyuren sind bei Kindern auszuschließen. Bei Genitalwarzen (spitzen Kondylomen) findet man in der Vulva oft übelriechendes Material.

6.11 Molluscum contagiosum

Molluscum contagiosum bei einem 4jährigen Jungen: mehrere perlartige Papeln von 2-3 mm Durchmesser (z.T. mit zentraler Dellenbildung) an der Haut des Penis, aus denen sich käsiges Material ausdrücken ließ. Die Genitalinfektion mit dem Erreger (einem Virus) war offenbar durch Autoinokulation mit den Händen erfolgt (von Molluscum-contagiosum-Effloreszenzen im Gesicht). – Die Effloreszenzen können in der Größe stark variieren (von Stecknadelkopf- bis Erbsengröße) und haben zentral eine Öffnung. In dem käsigen Material können bei mikroskopischer Untersuchung intrazellulär viele Einschlußkörperchen nachgewiesen werden. Ekzematisation und Impetiginisierung sind häufig. Prädilektionsstellen sind bei Kindern Axillen und Anogenitalbereich; aber auch im Gesicht, am behaarten Kopf und auf der Mundschleimhaut kommen Läsionen vor (wie an jeder anderen Stelle der Haut). Ohne Behandlung dauert die selbstheilende Krankheit 6-9 Monate, vereinzelt mehrere Jahre. – **Differentialdiagnostisch** kommen in Frage: Warzen und Milien (s. S. 208), bei solitärem Vorkommen Granuloma teleangiectaticum, bei Erwachsenen auch Keratoakanthome und Epitheliome.

6.12 Condylomata acuminata

Condylomata acuminata (spitze Kondylome) bei einem 4jährigen Jungen: mehrere perianal gelegene, hautfarbene, weiche Massen mit blumenkohlartiger Oberfläche (polypöses Wachstum von verrukösem Gewebe, histologisch als spitze Kondylome = Genitalwarzen identifiziert). – Es handelt sich dabei um eine Papovavirusinfektion (durch Kontakt und Geschlechtsverkehr übertragbar). Bei Mädchen sind häufige Lokalisationen Introitus vaginae, kleine Labien, Klitoris, große Labien, Damm, Anus und Urethra. Die typischen Genitalwarzen sind rote, weiche Papeln (fadenförmig oder gestielt). – **Differentialdiagnose:** Condylomata lata (Lues II), bei Erwachsenen auch Karzinome.

6.13 Condylomata acuminata

Condylomata acuminata (Genitalwarzen) bei einem 4jährigen Jungen: blumenkohlartige, weißliche Massen (hyperplastische Warzen) in der Corona penis und auf der Glans. – Genitalwarzen können auch als hautfarbene oder gerötete Papeln mit rauher Oberfläche imponieren. Eine häufige Lokalisation sind auch Präputium, Meatus, Penisschaft, Anus und Skrotum. Genitalwarzen können für wenige Wochen bis Jahre bestehen bleiben. Papeln sind **differentialdiagnostisch** abzugrenzen von Molluscum contagiosum und Scabies (Knotenform).

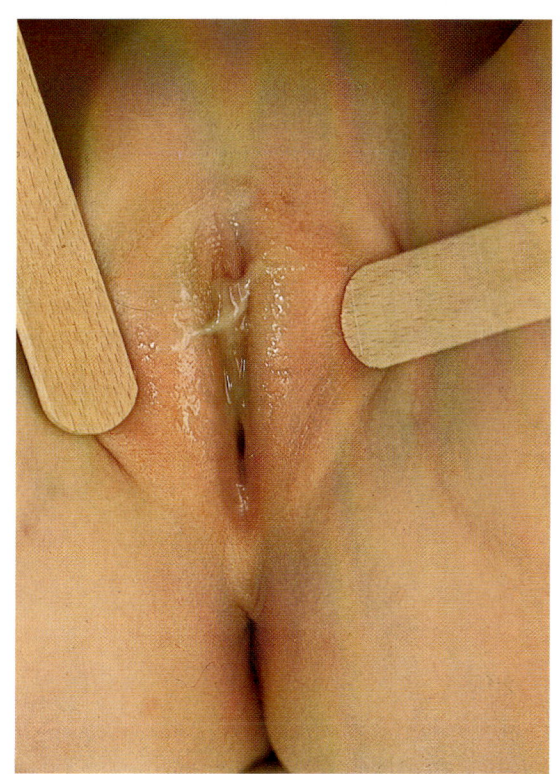
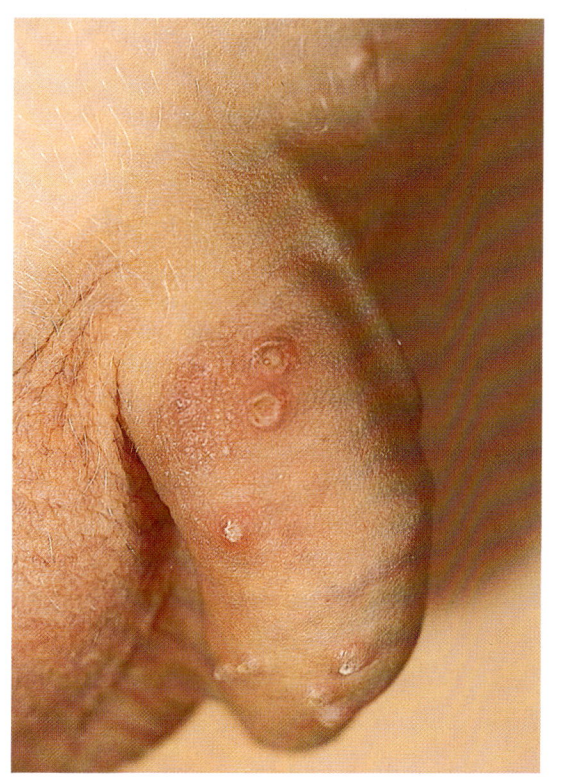

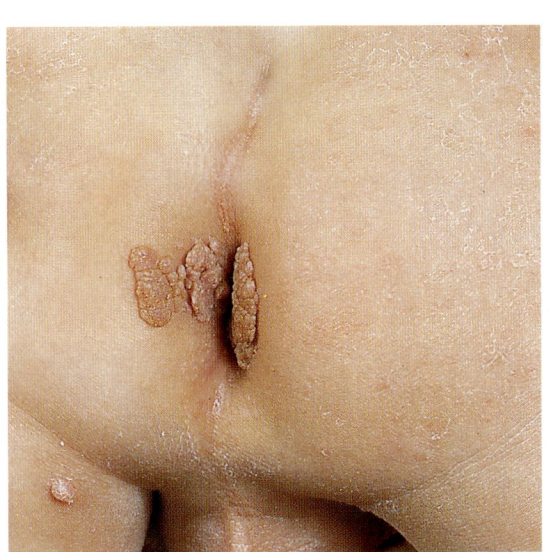
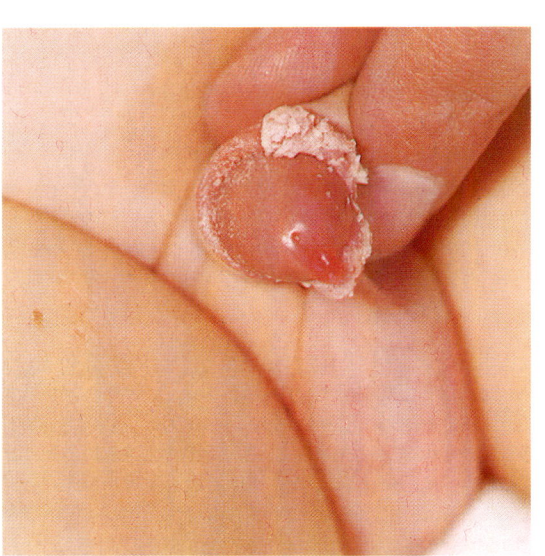

6.14
Indirekter (lateraler) Leistenbruch

Indirekter (lateraler) Leistenbruch bei einem 3 Monate alten Jungen: deutliche Schwellung am rechten äußeren Leistenring dicht neben der Symphyse, die sich bis in den Hodensack fortsetzte. Größe und Konsistenz der Schwellung nahmen beim Schreien des Kindes zu. Beweisend für das Vorliegen einer rechtsseitigen Leistenhernie war der Erfolg eines Repositionsversuches. — **Differentialdiagnostisch** war an eine Hydrocele funiculi spermatici zu denken, die sich in eine Hydrocele testis fortsetzen kann. Eine Hydrozele leuchtet beim Aufsetzen einer Taschenlampe hell auf (im Gegensatz zur Leistenhernie).

6.15
Hydrocele testis et funiculi spermatici

Hydrocele testis et funiculi spermatici beiderseits bei einem 5 Monate alten Jungen: Aufgrund der pathologischen Flüssigkeitsansammlung innerhalb der Tunica vaginalis beider Hoden waren das linke und rechte Skrotum prall und schmerzhaft geschwollen. Da gleichzeitig eine Hydrozele des Samenstranges vorlag, setzte sich diese Schwellung bis in die Leistengegend fort. Bei Transillumination mit einer Taschenlampe leuchtete die Hydrozele hell auf. Dagegen ist ein Leistenbruch, der Darmteile enthält, meist weniger transparent. Das Vorliegen einer Hydrozele wurde durch die Operation bestätigt. Nicht selten ist eine Hydrocele testis oder Hydrocele funiculi spermatici mit einem Leistenbruch kombiniert.

6.16
Hypospadia penoscrotalis

Hypospadia penoscrotalis mit Meatusstenose bei einem 2jährigen Jungen: Die verengte Harnröhrenmündung befand sich ventral am Übergang vom Penis zum Skrotum. Der Penis war nach ventral gebogen, und der Urin wurde in sehr dünnem hohen Strahl entleert. Röntgenologisch war keine Blasen-, Harnleiter- oder Nierenbeckenerweiterung nachweisbar. Beide Testes waren deszendiert. Es bestanden keine Leistenhernien. Die korrigierende Aufrichtungsoperation mit Meatomie hatte ein gutes Ergebnis.

6.17
Blasenekstrophie mit Epispadie

Blasenekstrophie mit Epispadie bei einem 1 Tag alten Neugeborenen: Die Harnblase war evertiert. An der Blasenhinterwand erkannte man die beiden Ureteröffnungen, aus denen sich Urin entleerte. Ureter und Nierenbecken waren zunächst nicht erweitert. Die Urethra mündete an der Dorsalseite des abnorm kurzen Penis (sog. komplette Epispadie). Das Kind erhielt ständig ein Antibiotikum zur Verhinderung einer aufsteigenden Infektion. Mit 1 Jahr entwickelte sich ein Rektumprolaps (eine dabei häufige Komplikation), der operativ beseitigt wurde. Eine korrigierende Operation der Blasenekstrophie war zu einem späteren Zeitpunkt geplant.

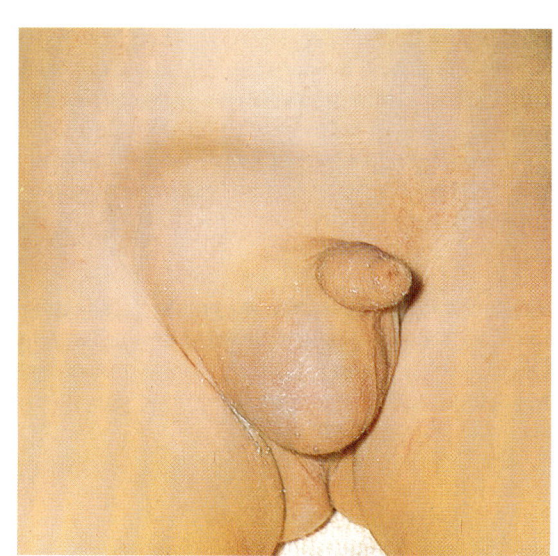

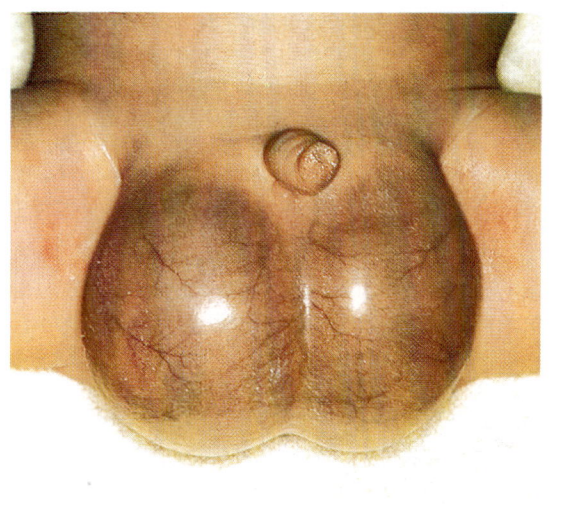

6.14 6.15

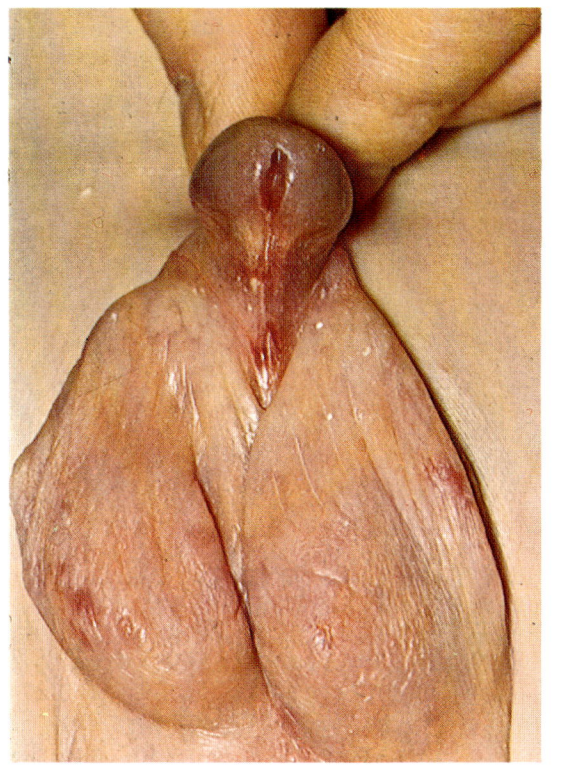

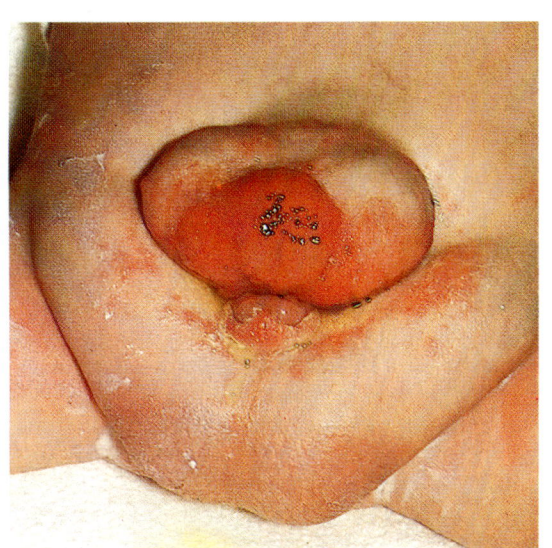

6.16 6.17

6.18

Hymenalatresie

Hymenalatresie bei einem 2 Wochen alten Mädchen: nichtperforiertes Hymen, das sich in der Vulva halbkugelig vorwölbte (infolge Ansammlung von vermehrt gebildetem Sekret in der östrogenisierten Vagina). Nach Inzision des Hymens verschwand der Tumor völlig. Eine Harnentleerungsstörung hatte bei diesem Mädchen nicht bestanden. — Bei einer **Vaginalatresie** ist der untere Teil der Vagina (dicht hinter dem Hymen) durch eine Membran verschlossen, und man sieht bei Inspektion der Vulva eine sich vorwölbende Membran, die exzidiert werden muß, da es durch den entstehenden Hydrometrokolpos zu einer Kompression der Harnröhre, Harnblase, Harnleiter und des Rektums kommen kann.

6.19

Inkomplette testikuläre Feminisierung

Inkomplette testikuläre Feminisierung (Androgenrezeptordefekt) bei einem 4 Tage alten Kind: äußerlich weibliches Genitale, jedoch mit Klitorishypertrophie und Sinus urogenitalis. Wegen der Schwellung der beiden großen Labien wurde ein Leistenbruch vermutet und operiert. Im Bruchsack fanden sich rechts und links Hoden, die wegen der Gefahr einer späteren malignen Entartung entfernt wurden. Ein Uterus war nicht vorhanden. Der Chromosomensatz war männlich. Mit Beginn der Pubertät ist eine Östrogenbehandlung geplant.

6.20

Komplette testikuläre Feminisierung

Komplette testikuläre Feminisierung (Androgenresistenz) bei einem 16jährigen Mädchen: beginnende Brustdrüsenentwicklung, aber fehlende Scham- und Axillarbehaarung (bei primärer Amenorrhoe). Körperlänge 178 cm. Zustand nach operativer Entfernung der intraabdominell gelegenen Hoden. Bei der Laparotomie wurden keine Ovarien und kein Uterus gefunden. Die blind endende Vagina war etwas kürzer als normal. Chromosomensatz männlich. In psychischer Hinsicht fühlte sich das Kind wie ein Mädchen. Beginn einer regelmäßigen Behandlung mit Östrogen, um eine volle Entwicklung der sekundären weiblichen Geschlechtsmerkmale zu erreichen.

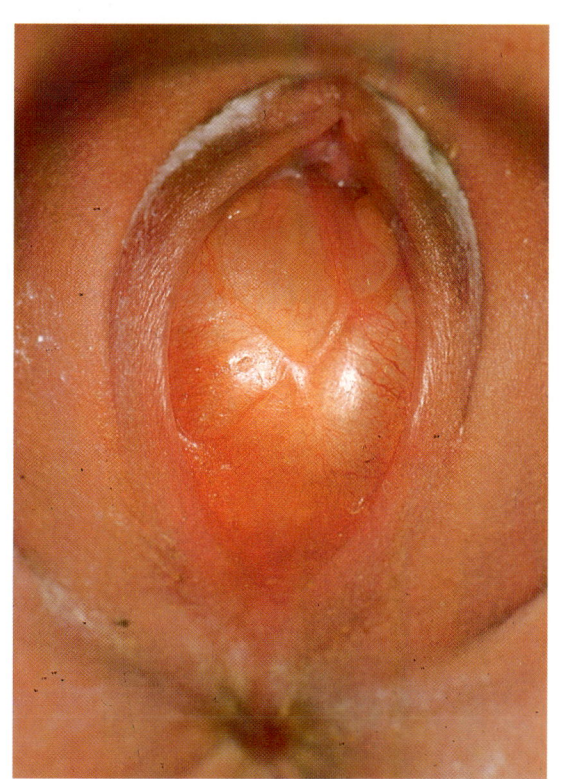

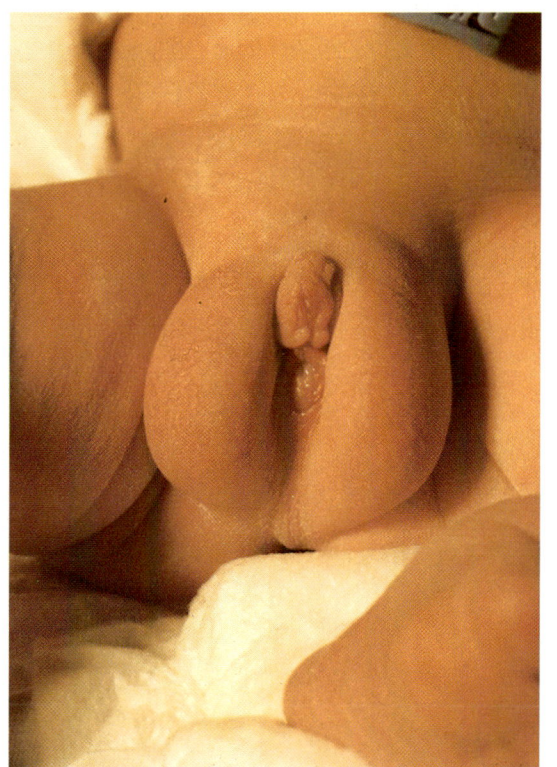

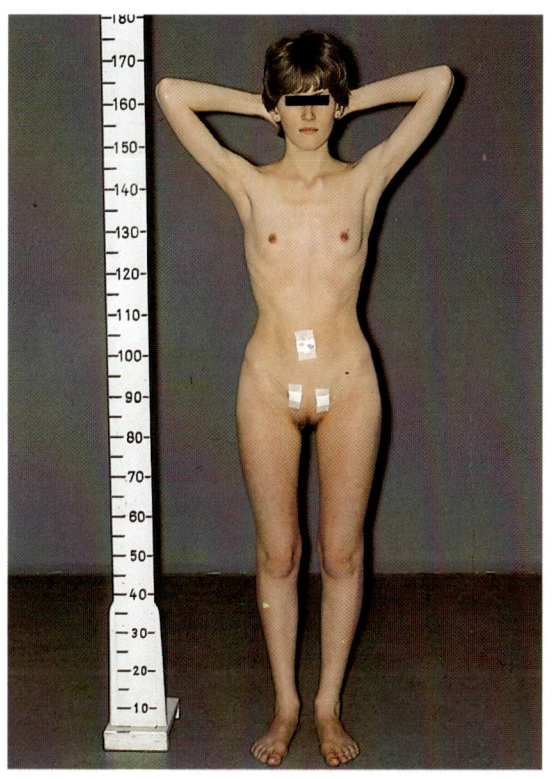

7.1

Asymmetrischer tonischer Halsreflex

Asymmetrischer tonischer Halsreflex (ATNR): Seitwärtsdrehung des Kopfes führt zur Streckung des Armes und Beines auf der Gesichtsseite und zur Beugung des Armes und Beines auf der Hinterkopfseite.

7.2

Galantscher Rückgratreflex

Galantscher Rückgratreflex: Bestreichen des Rückens paravertebral führt zur Seitwärtsbiegung der Wirbelsäule mit der Konkavität zur gereizten Seite.

7.3

Fußgreifreflex

Fußgreifreflex: Berühren des Fußballens bewirkt Zehenkrallen.

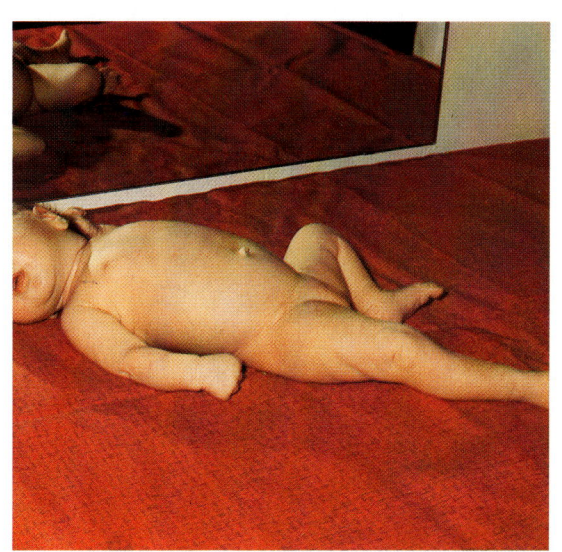
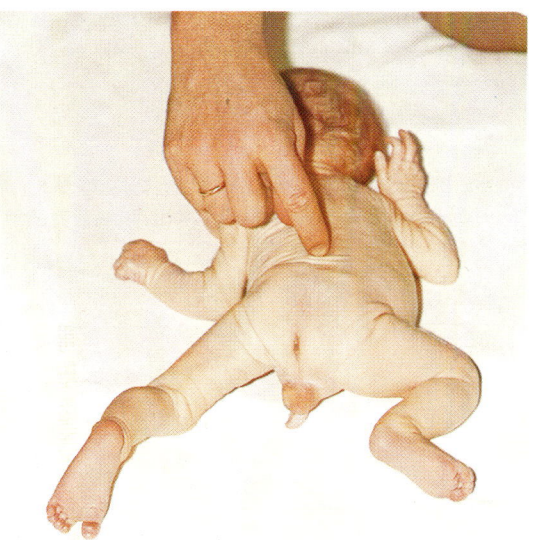

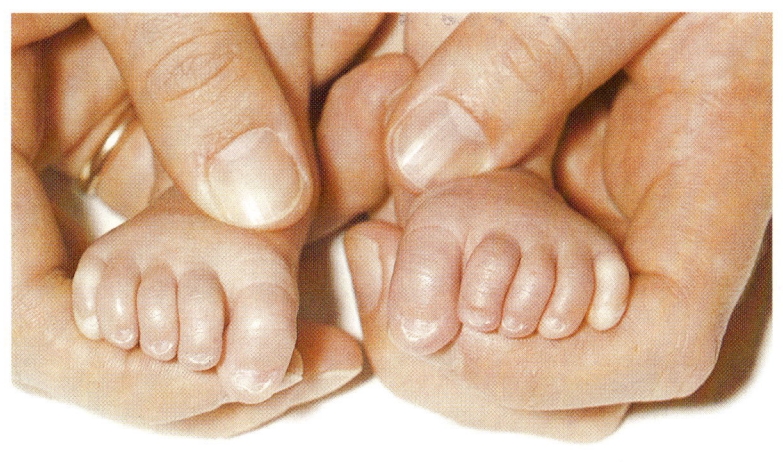

7.4

Handgreifreflex

Handgreifreflex (tonischer Handreflex) als Primitivreflex bei einem 2 Wochen alten gesunden Kind: Umfassen eines in die Handinnenfläche gelegten Fingers.

7.5

Suchreflex

Suchreflex bei einem 2 Wochen alten gesunden Kind: Mundöffnen und Hinwenden des Kopfes bei Berühren des Mundwinkels mit dem Finger.

7.6

Schreitreflex

Schreitreflex (automatisches Gehen) bei einem 2 Wochen alten gesunden Kind: Auslösen von Schreitbewegungen, wenn das Kind aufrecht gehalten wird und mit den Füßen die Unterlage berührt.

7.7

Steigreflex

Steigreflex bei einem 2 Wochen alten gesunden Kind: Nach Berührung der Tischkante mit dem Fußrücken wird das Bein hochgezogen und der Fuß flach auf den Tisch gesetzt.

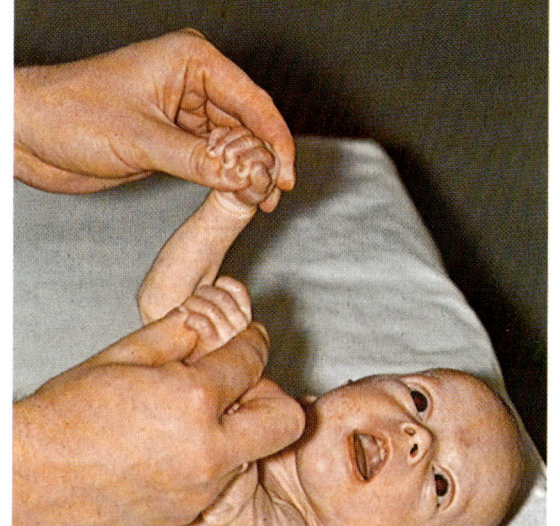
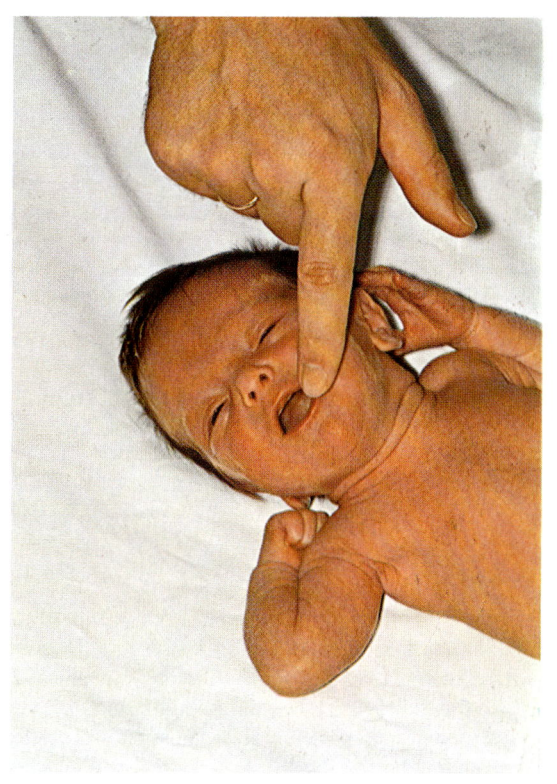

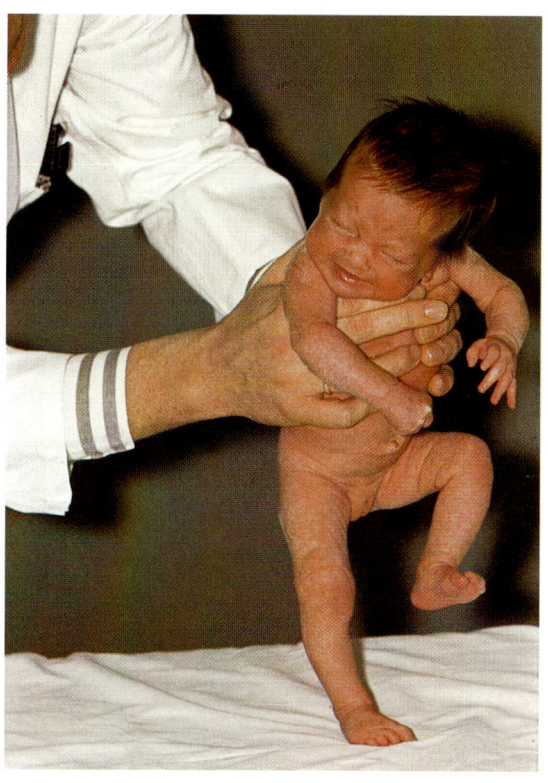
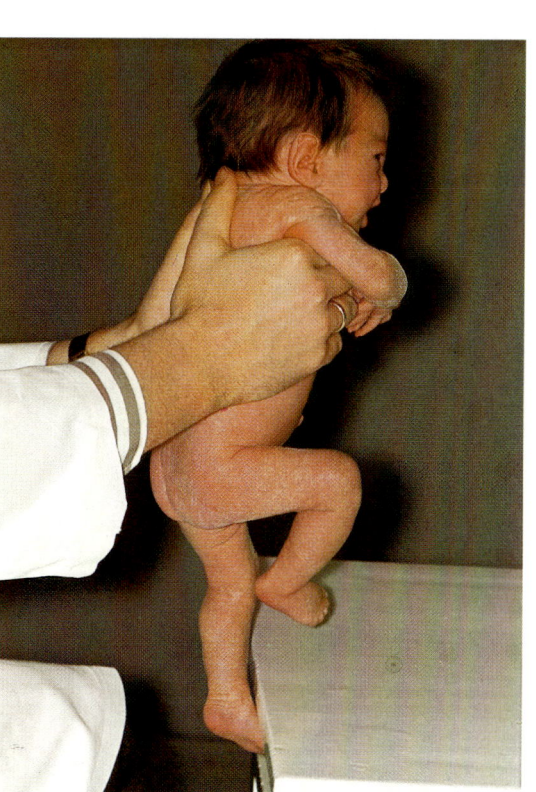

7.8
Moro-Umklamme-rungsreflex

Moro-Umklammerungsreflex bei einem 2 Wochen alten Kind: Erschütterung der Unterlage oder rasches Senken des in Rückenlage gehaltenen Kindes führt zuerst zur Streckung und Abduktion, dann zur Beugung und Adduktion der Arme mit Spreizen der Finger. Der Reflex kann auch durch rasche Rückwärtsbewegung des Kopfes ausgelöst werden. Als Primitivreflex verschwindet der Moro-Umklammerungsreflex in der Regel im 4. oder 5. Lebensmonat.

7.9
Moro-Umklamme-rungsreflex

Asymmetrische Reaktionen auf den Moro-Umklammerungsreflex bei einem 3 Wochen alten Kind: Der rechte Arm änderte seine bisherige Stellung nicht, während der linke Arm gestreckt und abduziert wurde. Die Ursache war ein schweres Geburtstrauma, das zu einer Hemiplegie rechts geführt hatte.

7.10
Sprungbereitschaft

Sprungbereitschaft, ausgelöst durch rasches Vorneigen des aufrecht gehaltenen, 7 Monate alten Kindes: Das Kind schützt sich durch Streckung der Arme und Spreizen der Finger.

7.11
Sprungbereitschaft

Prüfung der Sprungbereitschaft bei einem 1 Jahr alten Jungen (mit Zerebralparese): Bei Vorneigen des aufrecht gehaltenen Kindes blieben die Arme und Finger gebeugt (pathologisch). Das Kind hatte eine intrauterine Asphyxie überstanden und war mit Zangenhilfe zur Welt gekommen. Nach der Geburt war das Kind weiterhin asphyktisch und mußte mehrere Tage lang mechanisch beatmet werden. Es entwickelte sich ein zerebrales Anfallsleiden. Die statische Entwicklung war erheblich verzögert.
Die Zerebralparese äußert sich in
1. der Persistenz von Primitivreflexen (z.B. des asymmetrischen tonischen Halsreflexes),
2. dem Fehlen von komplexen (höheren) Reflexen (z.B. Sprungbereitschaft, Stütz-, Stell- und Gleichgewichtsreaktionen),
3. dem Auftreten von pathologischen Reflexen (z.B. Streckreflex),
4. Muskeltonusveränderungen (Spastik),
5. der Unfähigkeit zum Erlernen von gezieltem Greifen, Sitzen, Stehen, Gehen, Kriechen,
6. Haltungsasymmetrien und der Störung von Spontanbewegungen.

7.12
Automatische Reaktion

Automatische Reaktion bei einem 10 Tage alten gesunden Kind. In Bauchlage dreht das Kind den Kopf sofort zur Seite, um die Atemwege freizuhalten.

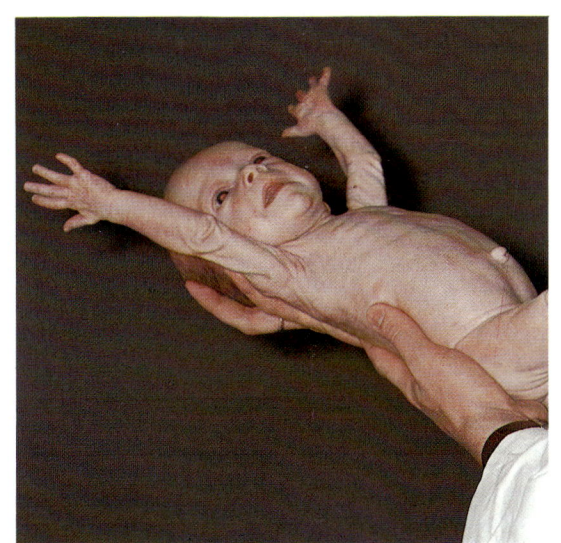 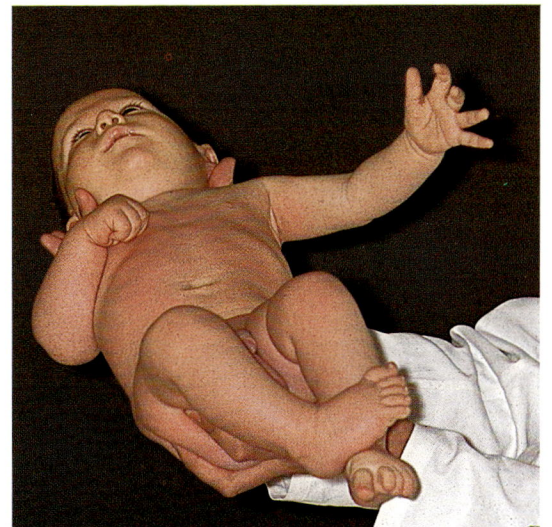

7.8 7.9

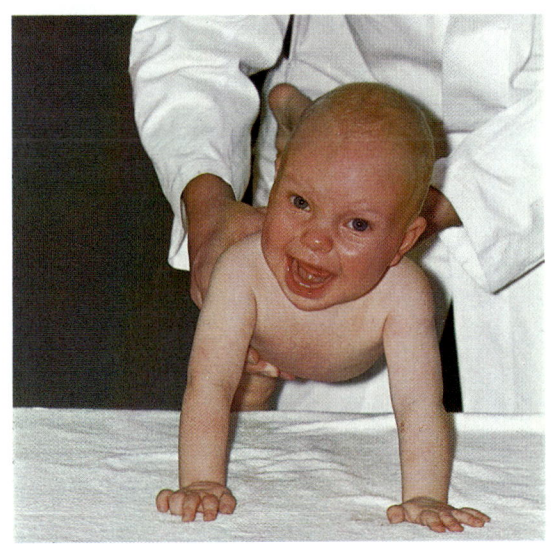 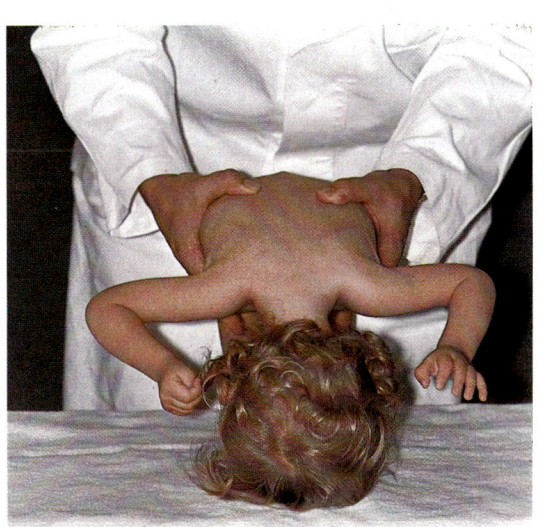

7.10 7.11

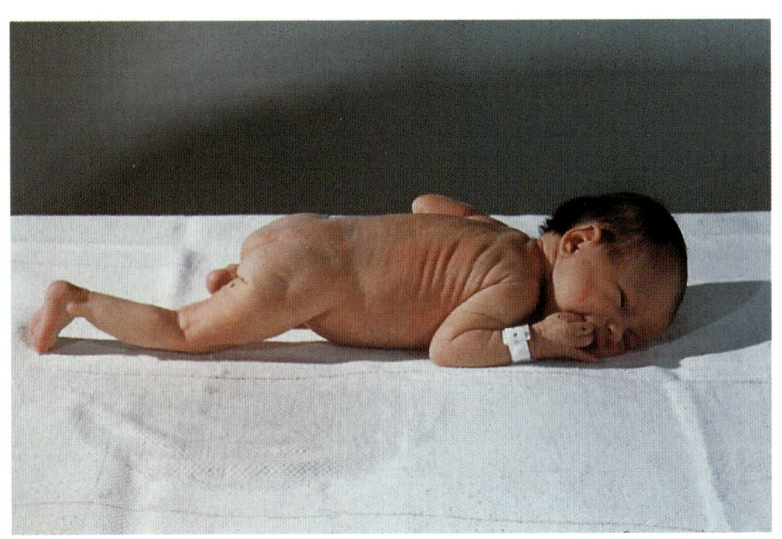

7.12

7.13

Stützreaktion im Sitzen zur Seite

Stützreaktion im Sitzen zur Seite bei einem 8 Monate alten gesunden Jungen: Bei seitlichem Schieben positive Stellreaktion von Kopf und Rumpf, Verkürzung der entlasteten linken Rumpfseite und Abstützen mit der offenen Hand auf den gestreckten rechten Arm. Eine positive Stützreaktion im Sitzen zur Seite beginnt im allgemeinen mit 7 Monaten.

7.14

Stützreaktion im Sitzen zur Seite

Stützreaktion im Sitzen zur Seite bei einem 8 Monate alten Jungen mit Zerebralparese: Bei seitlichem Schieben negative Stellreaktion von Kopf und Rumpf, kein Abstützen auf den rechten Arm, Hand gefaustet.

7.15

Positive Stehbereitschaft

Positive Stehbereitschaft bei einem 8 Monate alten gesunden Jungen: Die Rumpfhaltung ist symmetrisch, die Hüften werden gestreckt, die Beine außenrotiert und leicht abduziert. Normalerweise beginnt ein Kind mit etwa 10 Monaten, mit Festhalten zu stehen und sich zum Stehen hochzuziehen.

7.16

Negative Stehbereitschaft

Negative Stehbereitschaft bei einem 1 Jahr alten Jungen mit Zerebralparese: Arme in Henkelstellung, tonischer Faustschluß, Daumen eingeschlagen, Hüften leicht gebeugt, Beine innenrotiert und überkreuzt.

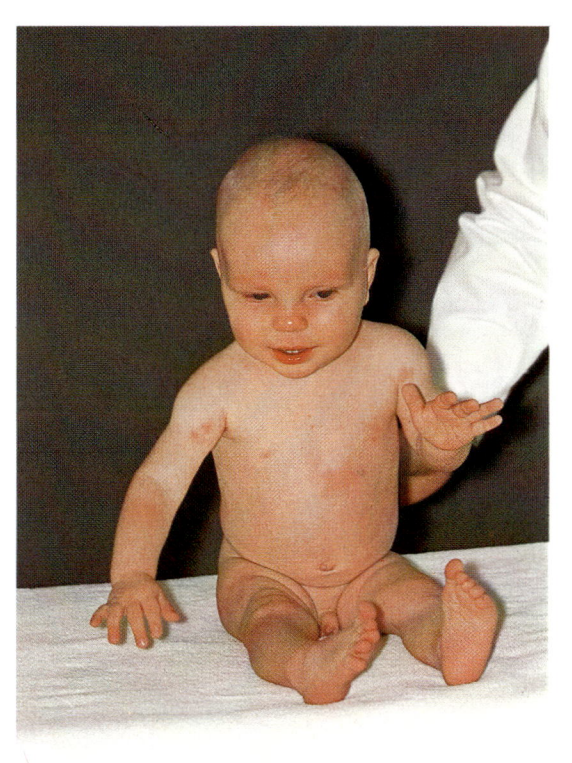
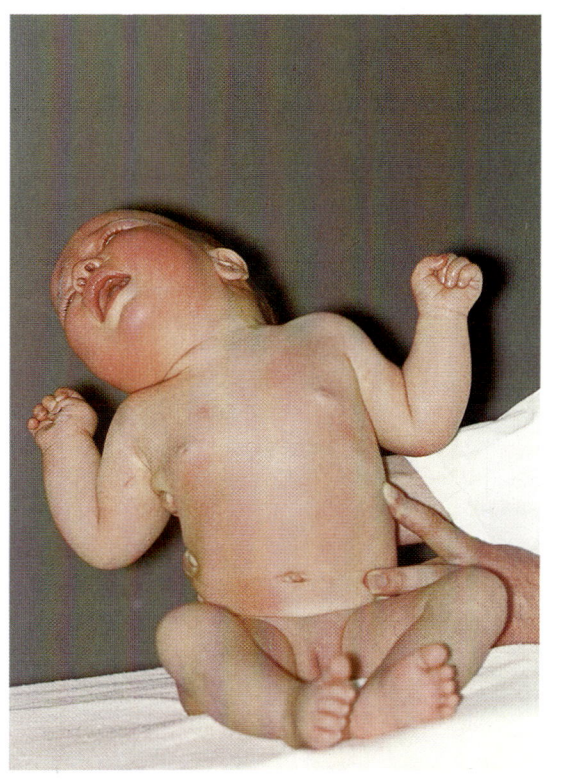

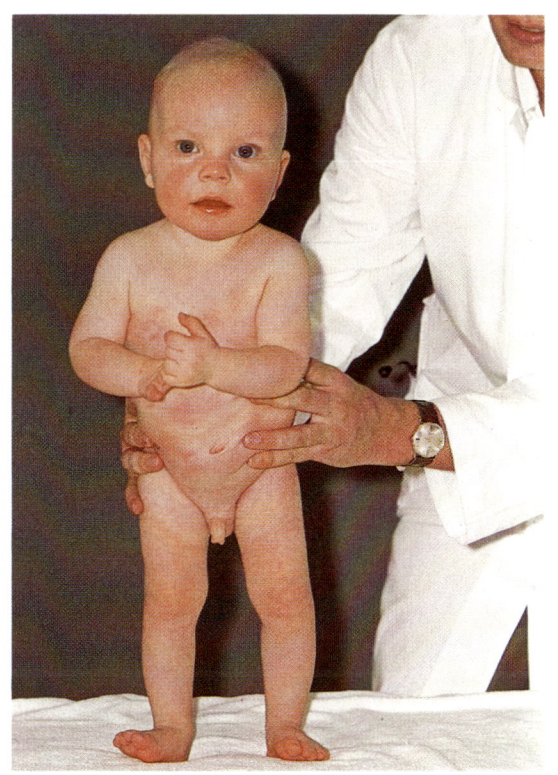
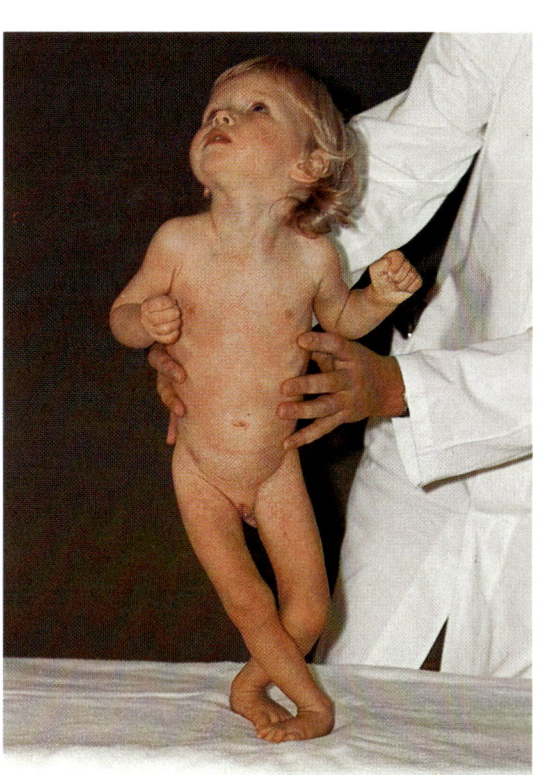

7.17

Positiver Körperstellreflex

Positiver Körperstellreflex (auf Körper und Kopf) bei einem 8 Monate alten gesunden Kind: Bei seitlichem Neigen des Rumpfes wird der Kopf senkrecht gehalten (Labyrinth-Stellreflex), die obere Rumpfseite verkürzt und das entlastete Bein abduziert und gebeugt.

7.18

Negativer Körperstellreflex

Negativer Körperstellreflex (auf Körper und Kopf) bei einem 1 Jahr alten Jungen (mit Zerebralparese): Bei seitlichem Neigen des Rumpfes blieb der Kopf in der Rumpfachse, die obere Rumpfseite wurde nicht verkürzt, und die Beine wurden adduziert und gestreckt (überkreuzt).

7.19

Positive Landau-Reaktion

Positive Landau-Reaktion bei einem 8 Monate alten gesunden Jungen: in horizontaler Schwebelage Kopfheben und Strecken des Rückens, der Hüften und der Beine. Bei passiver Beugung des Kopfes aus Streckstellung folgt eine Rumpf- und Beinbeugung. Die Landau-Reaktion ist frühestens mit 4 Monaten, spätestens mit 6 Monaten positiv.

7.20

Negative Landau-Reaktion

Negative Landau-Reaktion bei einem 1 Jahr alten Jungen (mit Zerebralparese): kein Heben des Kopfes, Arme gebeugt, Ausbleiben der Streckung von Rücken und Beinen.

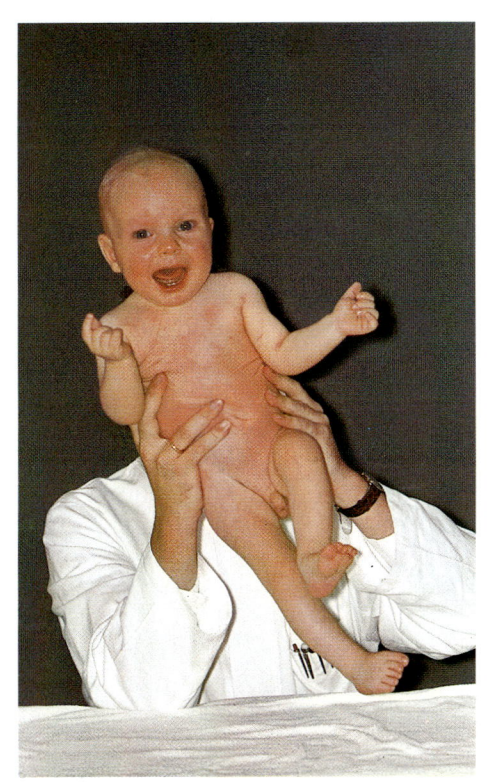

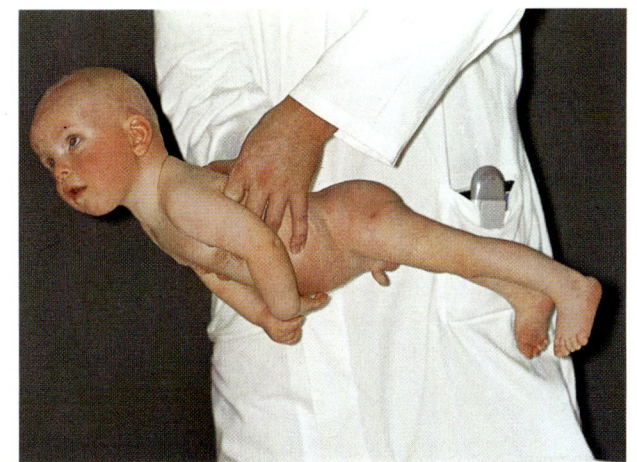

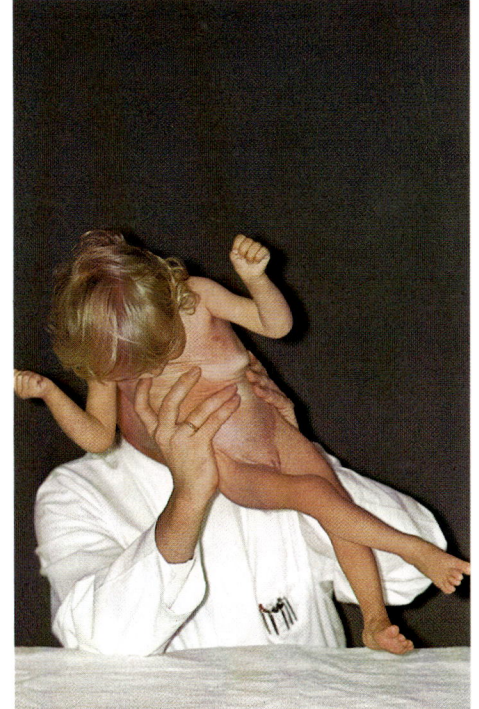

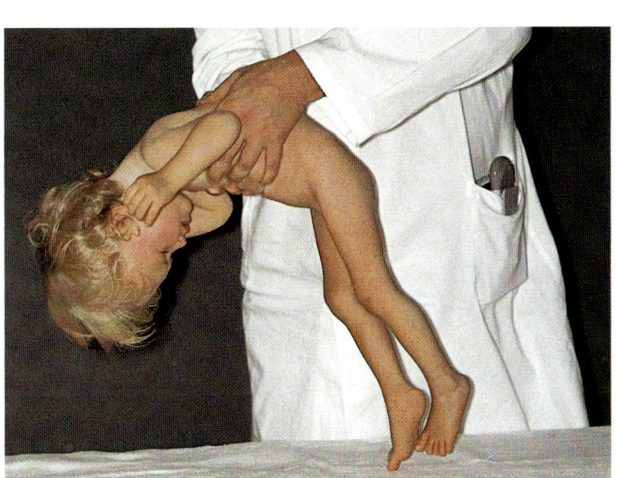

7.21

Traktionsversuch

Traktionsversuch (Hochziehen zum Sitzen) bei einem 3 Monate alten gesunden Jungen: Die Arme bleiben leicht gebeugt, und der Kopf wird beim Hochziehen mitgenommen.

7.22

Traktionsversuch

Traktionsversuch bei einem 4 Monate alten Mädchen (mit Zerebralparese): Die Arme waren beim Hochziehen gestreckt, und der Kopf fiel nach hinten.

7.23

Torsionsdystonie

Torsionsdystonie bei einem 4jährigen Jungen (mit Zerebralparese): unwillkürliche Streckung und Drehung des Kopfes. Als Zeichen einer Dystonie hatte das Kind eine plötzlich auftretende Überstreckung der Beine, Plantarflexion der Füße, Extension und Pronation der Arme und Beugung des Rückens.

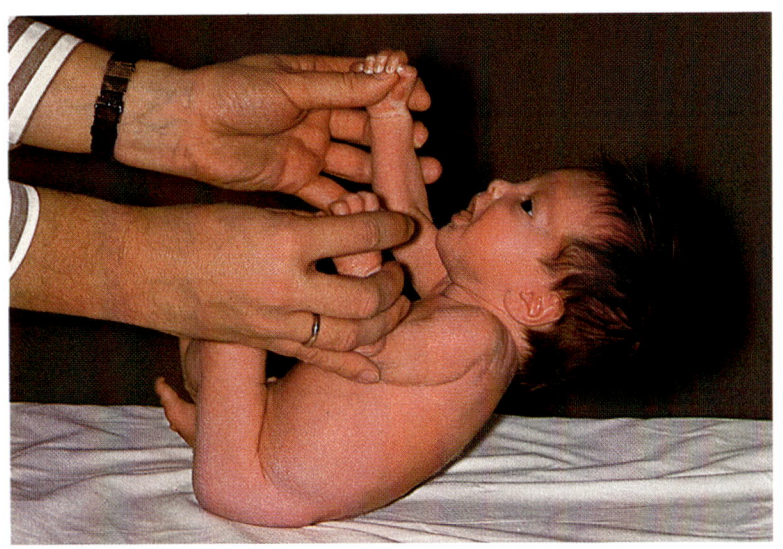

7.21

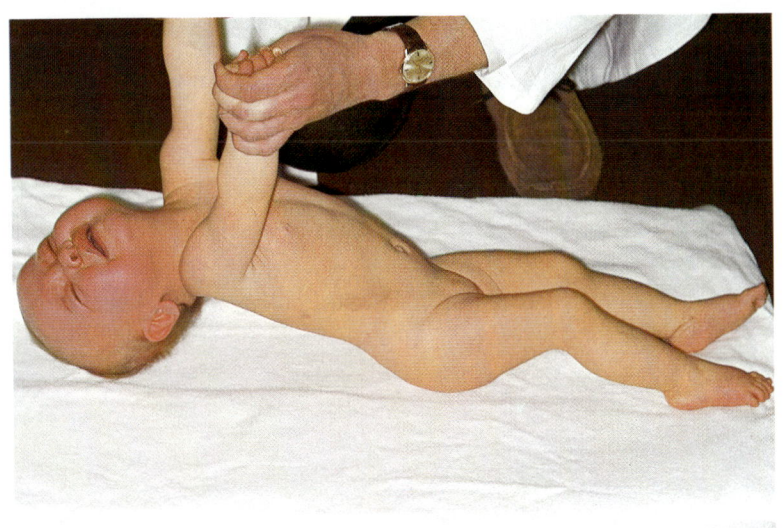

7.22

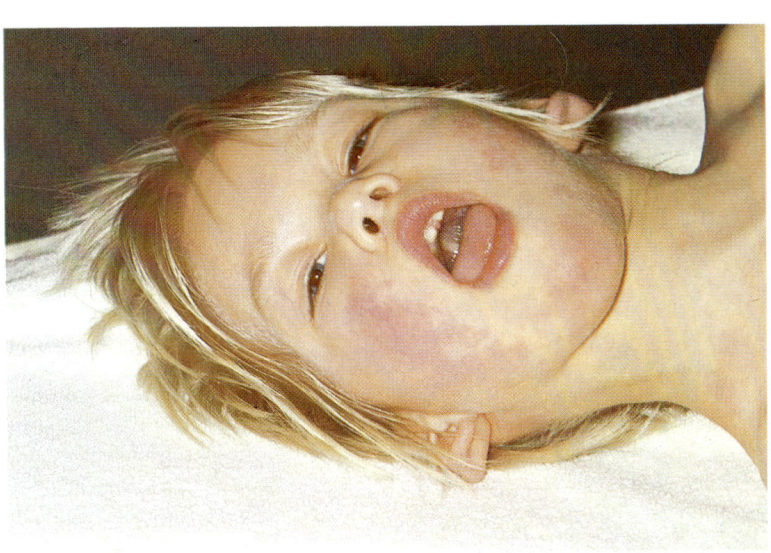

7.23

7.24

**Spastische
Hemiplegie rechts**

Spastische Hemiplegie rechts bei einem 3 Monate alten Jungen: rechter Arm ständig gebeugt, adduziert und innenrotiert, dabei ständiger Faustschluß mit eingeschlagenem Daumen. Rechtes Bein innenrotiert und adduziert, linkes Bein außenrotiert. Rechter Fuß in leichter Equinovarus-Stellung. Muskeltonus im gesamten rechten Arm und Bein erhöht, Sehnenreflexe rechts gegenüber links gesteigert, Greifreflex rechts noch stark positiv, links schwächer. Linkskonvexe Skoliose der Wirbelsäule. Ursache der Hemiplegie unklar. Nach längerer krankengymnastischer Behandlung (nach Bobath) deutliche Besserung.

7.25

**Apallisches
Syndrom**

Apallisches Syndrom (Ausfall der Großhirnfunktionen) nach Ertrinken bei einem 4jährigen Jungen: Arme in fixierter Beugestellung, Faustschluß der Hände, Beine in fixierter Streckstellung, Spitzfußkontrakturen beiderseits, Opisthotonushaltung. Coma vigile (kein Kontakt möglich, Augen geöffnet, jedoch kein Fixieren, Lidschlag normal, Schlaf-Wach-Rhythmus nicht gestört). Ernährung durch Magensonde.

7.26a   7.26b

**Spinale progressive
Muskelatrophie
Werdnig-Hoffmann**

Spinale progressive Muskelatrophie Werdnig-Hoffmann bei einem 11jährigen Jungen mit hochgradigem Muskelschwund und Areflexie, Unfähigkeit zum Sitzen und Stehen, Kontrakturen (besonders der Hand-, Finger- und der Fußgelenke), Spitzfußstellung links und Klumpfußhaltung rechts, starrer Thorax und eingezogenes Sternum (durch Lähmung der Interkostalmuskeln bei erhaltener Zwerchfellbeweglichkeit) sowie typisches Zungenfaszikulieren. Es handelte sich um den Typ 2 (spätinfantile, langsam fortschreitende Form) mit Krankheitsmanifestation bereits im 1. Lebensjahr (Muskelschwäche): von kaudal nach kranial fortschreitende Symptomatik bei normalem Intelligenzgrad. Häufig Bronchopneumonien (durch Ventilationsstörung der Lungen). Sicherung der Diagnose durch Elektromyogramm (EMG) und Muskelbiopsie.

7.27

**Hereditäre
Ataxie Friedreich**

Hereditäre Ataxie Friedreich bei einem 11jährigen Jungen: seit einem Jahr Hohlfüße und Muskelatrophie an den Unterschenkeln. Die zerebellare Störung äußerte sich in Gangataxie, Dysarthrie und Intentionstremor, die Störung der kortikospinalen Bahnen in positiven Babinski-Zeichen, die periphere Neuropathie in Muskelschwäche, einem Verlust der Sehnenreflexe und in Sensibilitätsverlusten (besonders an den Füßen). Die Nervenleitgeschwindigkeit war herabgesetzt.

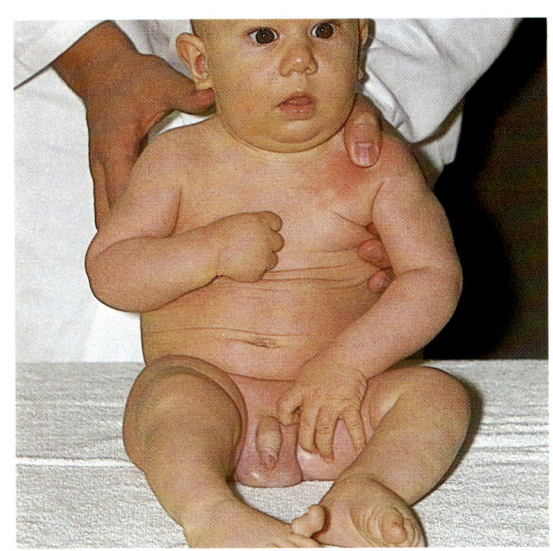

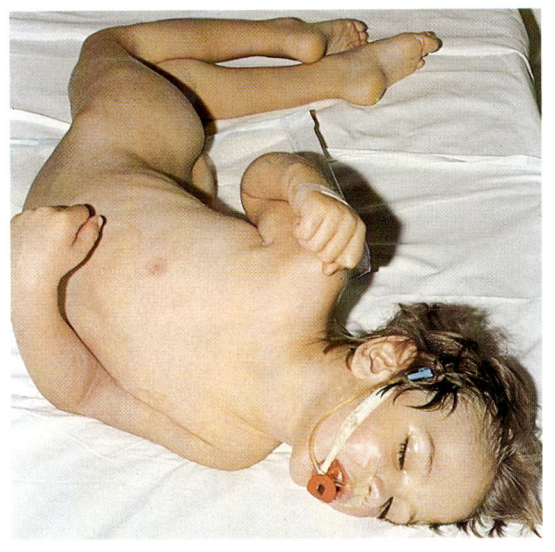

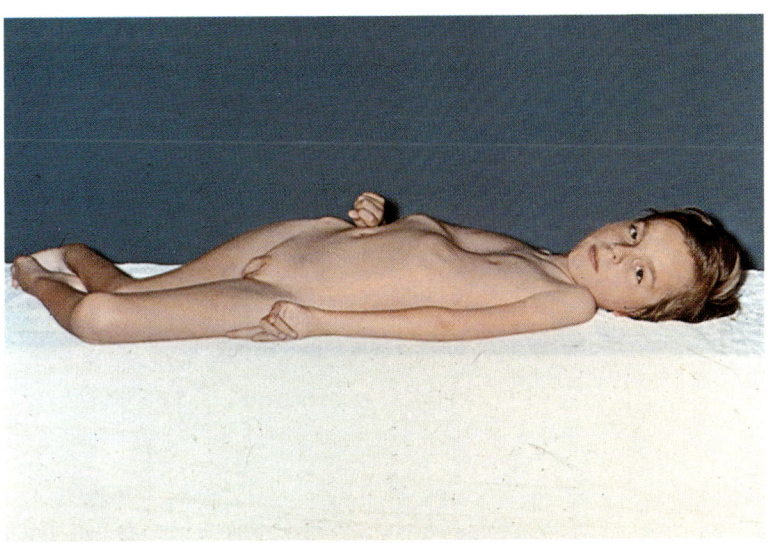

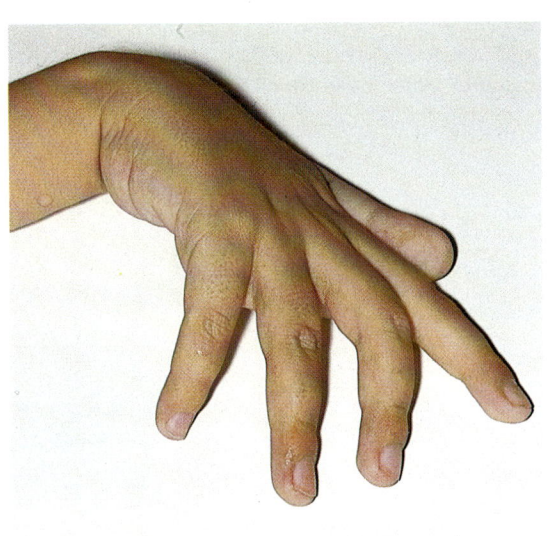

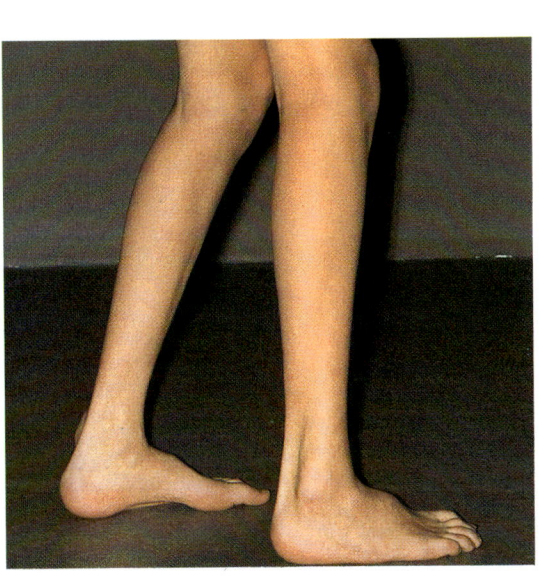

7.28
Hydrozephalus

Hydrozephalus (als Folge einer pränatalen Toxoplasmose) bei einem 14 Monate alten Mädchen: seit Geburt starke Größenzunahme des Kopfes mit Verdünnung der Schädelknochen, Atrophie der Kopfschwarte, Stauung der Schädelvenen, Abdrängung der Ohrmuscheln nach unten und Sonnenuntergangsphänomen der Augen. Die Augenhintergrunduntersuchung ergab den für Toxoplasmose typischen Befund einer Chorioretinitis. Im Liquor war der Eiweißgehalt stark erhöht. Röntgenologisch ließen sich intrakranielle Verkalkungen nachweisen. Im Serum wurden mit der indirekten Fluoreszenztechnik toxoplasmaspezifische IgM gefunden.

7.29
Wachsender
Hydrozephalus

Wachsender Hydrozephalus bei einem 4 Wochen alten Jungen: Sonnenuntergangsphänomen (Sichtbarwerden der Sklera über der Iris infolge Bulbusverdrängung nach unten und außen und Retraktion des Oberlides), tief ansetzende Ohren, relativ großer Hirnschädel, große Fontanelle gespannt und vorgewölbt. Die Ursache des kommunizierenden Hydrozephalus (damals durch transfontanelläre Ventrikulographie nachgewiesen) blieb ungeklärt. Nach Shunt-Operation (atrioventrikulärer Drainage) Stillstand des Hydrozephaluswachstums. — **Differentialdiagnostisch** ist bei abnormer Größenzunahme des Kopfes im l. Lebensjahr an einen chronischen Subduralerguß zu denken. Dabei wölbt sich die Parietalregion stärker vor als die Frontalregion (bei Hydrozephalus umgekehrt). Bei familiärer Makrozephalie (s. u.) fehlen Krankheitssymptome. Eine Kopfvergrößerung durch übermäßige Volumenzunahme des Gehirns (Megaenzephalie) findet man bei Speicherkrankheiten, wie Pfaundler-Hurler-Krankheit, Tay-Sachs-Krankheit und metachromatischer Leukodystrophie. Bei Hydranzephalie (Fehlen der Großhirnrinde) sind nur Kleinhirn, Stammhirn und die Stammganglien angelegt, und das Großhirn ist durch einen mit Flüssigkeit gefüllten Sack ersetzt. Der Kopfumfang ist normal oder nur leicht vergrößert, die Kopfform meist normal. Bei der Transillumination leuchtet das Schädelinnere stark auf. Bei der Entwicklung dieser Kinder fällt besonders das Fehlen der Willkürmotorik auf.

7.30
Angeborener
Hydrozephalus

Angeborener Hydrozephalus bei einem 1 Tag alten Frühgeborenen, das 4 Wochen vor dem errechneten Termin geboren war und 4,8 kg wog: riesiger Hirnschädel (Kopfumfang 54 cm) mit breit klaffenden Schädelnähten, vorgewölbter großer und kleiner Fontanelle, tief sitzenden Ohren, Balkonstirn und relativ kleinem Gesichtsschädel. Keine weiteren Fehlbildungen oder Symptome, die auf eine pränatale Infektion hindeuteten. Mit 5 Wochen Tod an zentralem Atemversagen. Die Autopsie ergab als Ursache des hochgradigen Hydrozephalus einen Aquäduktverschluß (Atresie), weshalb die Seitenventrikel und der 3. Ventrikel extrem vergrößert waren.

7.31
Familiäre
Makrozephalie

Familiäre Makrozephalie bei einem 4 Monate alten Jungen, der bei Geburt einen Kopfumfang von 37,5 cm hatte: jetzt immer noch größer, aber normal konfigurierter Kopf (Umfang 44 cm), normale Relation vom Gesichts- zum Hirnschädel, große Fontanelle und Schädelnähte nicht erweitert, psychomotorische Entwicklung altersgemäß. Röntgen-Computertomographie: kein Hinweis auf Hydrozephalus, Subduralerguß oder Hirntumor. Schädelwachstum weiterhin auf der 90. Perzentile. Vater und 5jähriger Bruder ebenfalls makrozephal.

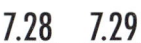

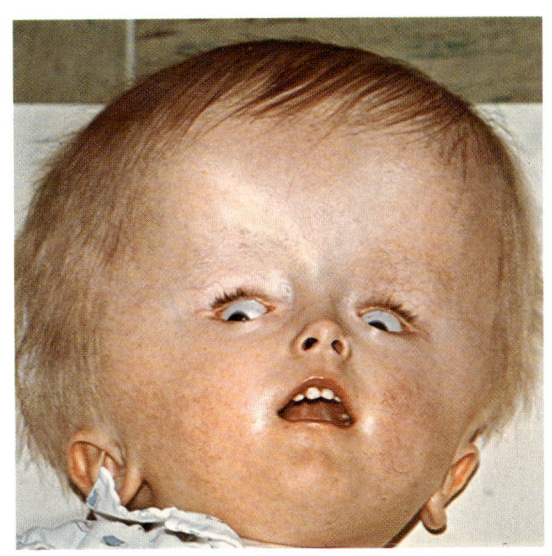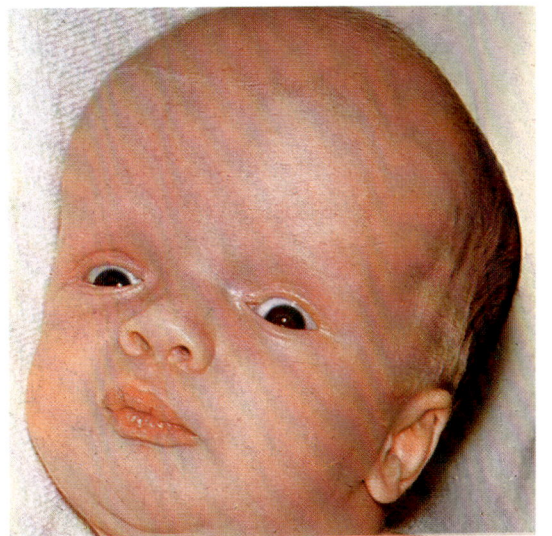

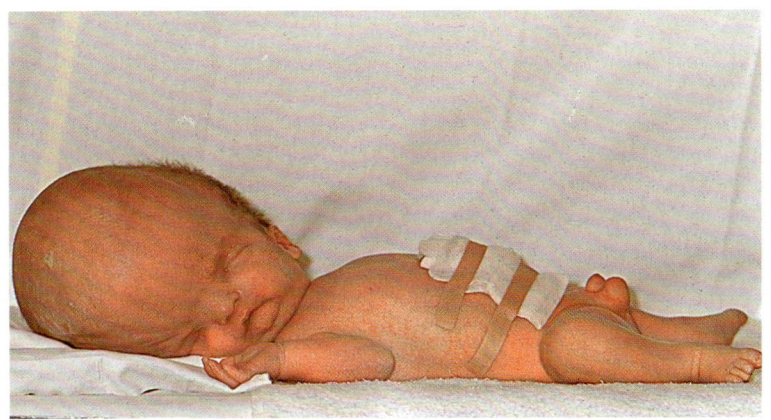

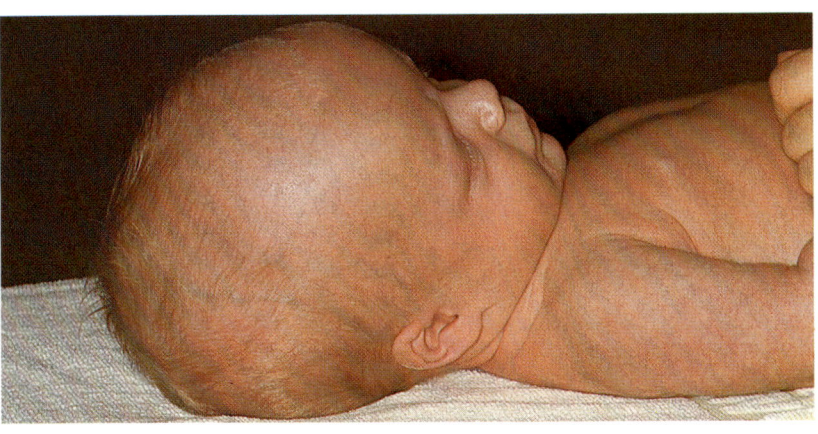

7.32   7.33

Hydrozephalus-operation

Zustand nach Hydrozephalusoperation (Anlegen eines atrioventrikulären Shunts) bei einem 3½ Monate alten Mädchen, das nach Frühgeburt in der 30. Schwangerschaftswoche einen wachsenden Hydrozephalus bekommen hatte: nach der Operation Rückgang des Kopfumfanges von 42 cm auf 39,5 cm, große Fontanelle und Schädelnähte jetzt eingefallen, Scheitelbeine in der Mittellinie übereinander geschoben. Auch die Okzipitalbeine hatten sich nach der Operation über die Scheitelbeine gelegt. Wegen Überdrainage und Ventrikelkollaps wurde das Ventil gegen ein anderes ausgetauscht, wodurch sich der intraventrikuläre Druck normalisierte. Die Hydrozephalusursache war unklar.

7.34

Dandy-Walker-Syndrom

Dandy-Walker-Syndrom bei einem 1 Tag alten Mädchen: weit ausladender Hinterkopf (Dolichozephalus), große und kleine Fontanelle weit offen, klaffende Schädelnähte. Die riesige Vergrößerung des 4. Ventrikels war durch okzipitale Transillumination des Schädels erkennbar. Die Computertomographie zeigte nicht nur die Vergrößerung sämtlicher Ventrikel (durch angeborenen Verschluß der Foramina Luschkae und des Foramen Magendii), sondern auch die zum Syndrom gehörende Verlagerung der Kleinhirnhemisphären.

7.35

Turrizephalus

Turrizephalus (Turmschädel) bei einem 2 Wochen alten Jungen: kurze, hohe Schädelkalotte (durch angeborenen Kranznahtverschluß) mit hoher Stirn und Exophthalmus (infolge Abflachung des Orbitadaches). Später kam es zu Papillenödem und Optikusatrophie. Bei Turrizephalus können noch andere Fehlbildungen vorhanden sein, z. B. Syndaktylie, Herzfehler oder Choanalatresie. Ein Turrizephalus ist ein Hauptsymptom beim Apert-, Carpenter- und Crouzon-Syndrom (s. S. 30 und 32).

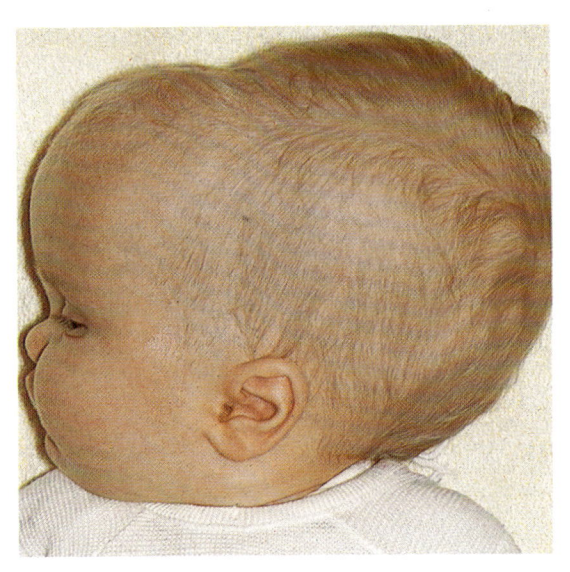 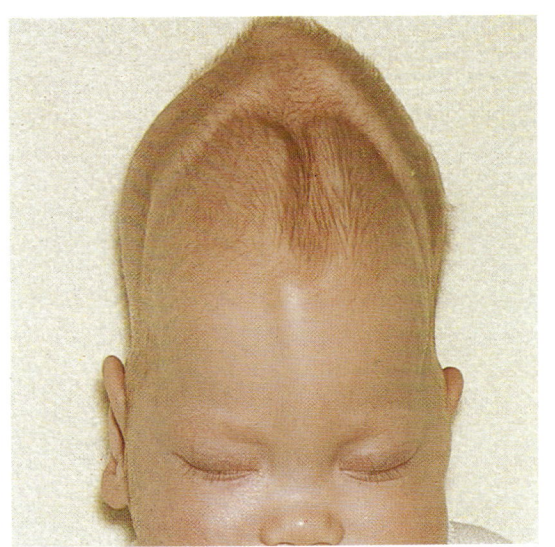

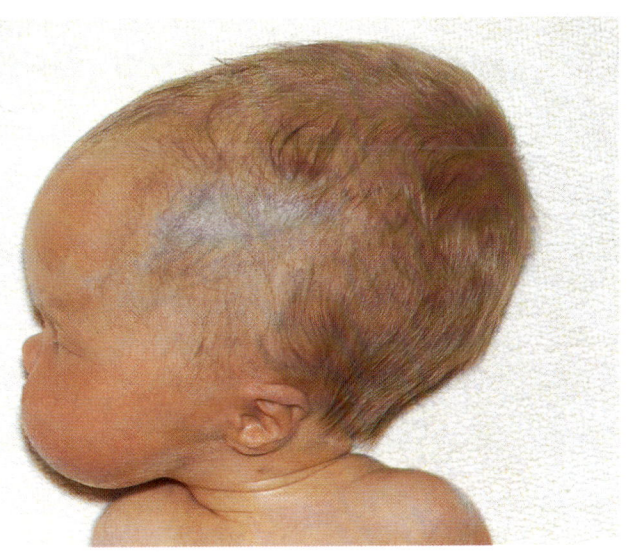

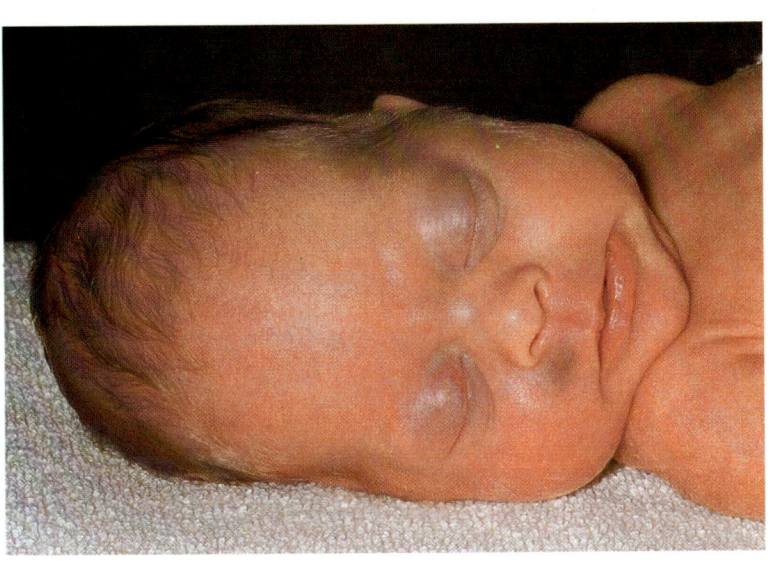

7.36

Sakrale Meningozele

Sakrale Meningozele (apfelgroß) bei einem 4 Tage alten Neugeborenen ohne neurologische Ausfälle oder Hydrozephalussymptome. Bei Diaphanoskopie charakteristischerweise Aufleuchten der mit Liquor gefüllten Zele. Röntgenbild und Operation bestätigten die Diagnose (Meningozele bei Spina bifida). — **Differentialdiagnose:** Lipom, Teratom, Lymphangiom, Hämangiom u. a.

7.37

Lumbosakrale Meningomyelozele

Lumbosakrale Meningomyelozele (geschlossen) mit partiellen Beinlähmungen, Blasen- und Mastdarmstörungen bei einem sonst gesunden Neugeborenen. Operation am 1. Lebenstag. Keine Hydrozephalusentwicklung in der Folgezeit.

7.38

Offene Myelozele

Offene Myelozele (vorgewölbtes und fehlgebildetes Rückenmark bei klaffenden Wirbelbögen und fehlender Überhäutung) thorakolumbal mit vollständiger Querschnittslähmung und beginnendem Hydrozephalus bei einem Neugeborenen, das am 2. Lebenstag operiert wurde (plastische Deckung). In der 4. Lebenswoche Shuntoperation (Ventrikuloaurikulostomie unter Einschaltung eines Pudenz-Heyer-Ventils) wegen wachsendem Hydrozephalus.

7.36

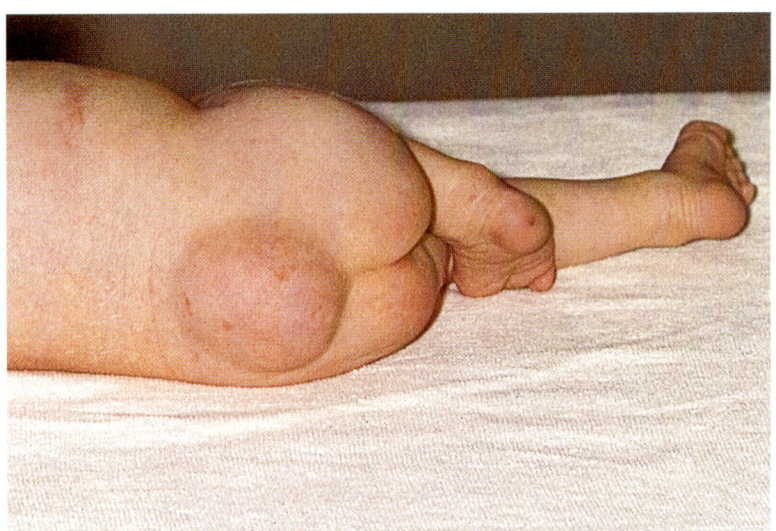

7.37

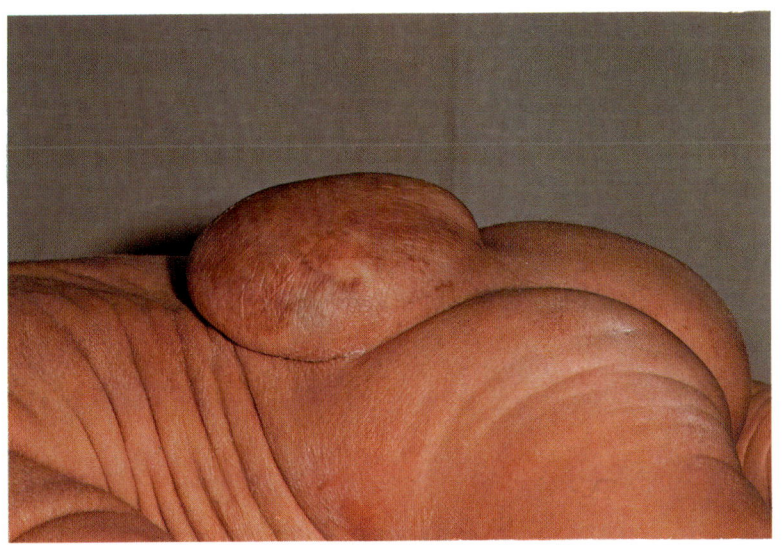

7.38

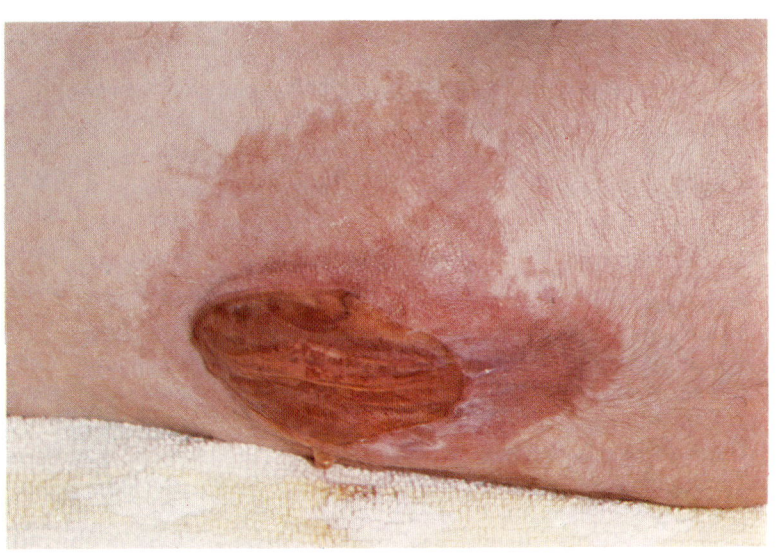

7.39

Diastematomyelie

Diastematomyelie (angeborene mediane Spaltbildung des Rückenmarkes) bei einem 11jährigen Jungen: umschriebene Hypertrichose (Haarbüschel) im Bereich der unteren Brustwirbelsäule. Durch Magnetreso- nanztomographie (MRT) wurde eine Diastemato- myelie in Höhe vom 3.–12. Brustwirbelkörper nach- gewiesen. Größere neurologische Ausfälle und eine Blasen- oder Darmentleerungsstörung bestanden nicht.

7.40   7.41

Frontale Enzephalozele

Frontale Enzephalozele vor Operation (nach der Geburt) und nach Operation (im Alter von 1 Monat): 4 × 5 cm großer dunkelrot gefärbter Zelensack im Stirnbereich, der die Nase und das rechte Auge be- deckte. Die Enzephalozele stand durch eine 5 mm große Öffnung in der Schädelkalotte mit dem Schädelinneren in Verbindung. Bei der Operation wurde zunächst intrakraniell der Verbindungsgang zur Enzephalozele verschlossen, anschließend extra- kraniell die Zele abgetragen, welche abgestorbenes Hirngewebe enthielt. Dann erfolgte die plastische Deckung des Defektes. Im Alter von 3 Monaten mußte bei dem Kind wegen eines wachsenden Hydrozepha- lus eine atrioventrikuläre Drainage (Shuntoperation) durchgeführt werden.

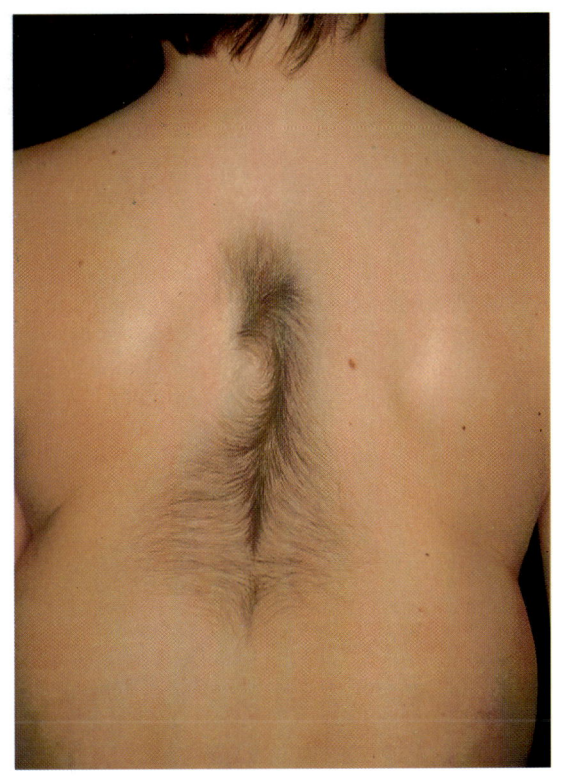

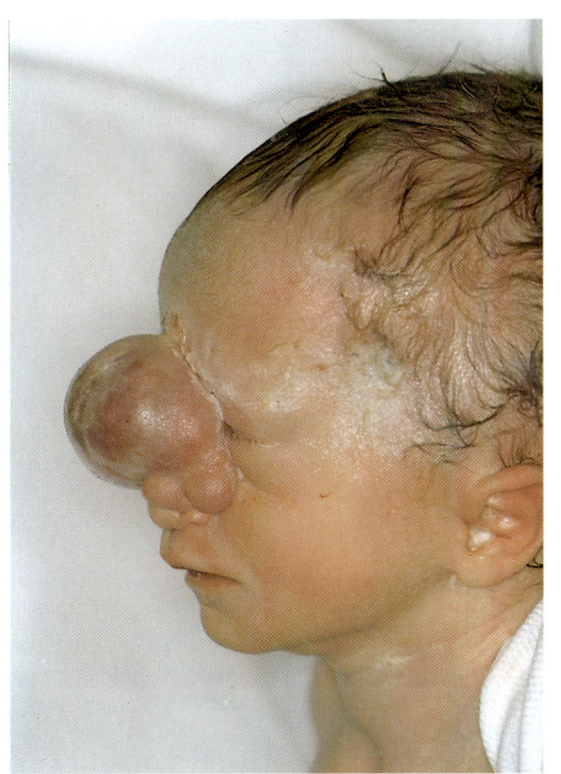

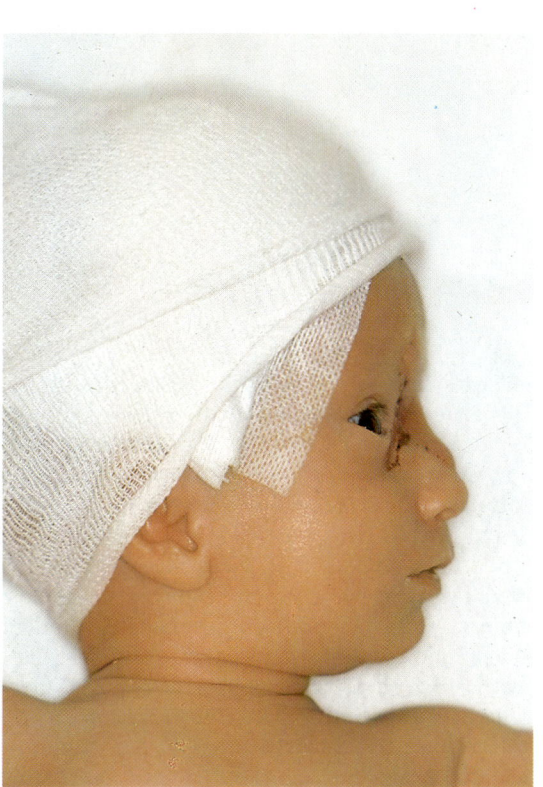

7.42

Kraniale Meningozele

Kraniale Meningozele parietal in der Mittellinie mit entsprechender Knochenlücke bei einem 3 Tage alten Neugeborenen. Gleichmäßige Transillumination des mit Flüssigkeit gefüllten Tumors. Operative Entfernung. Keine neurologischen Ausfälle. — Meistens sind kraniale Meningozelen (und Meningoenzephalozelen) bei Cranium bifidum mittelständig (in der median gelegenen Verschlußrinne) und okzipital, seltener frontal oder parietal lokalisiert.

7.43

Okzipitale Meningo-enzephalozele

Okzipitale Meningoenzephalozele mit breitem Knochenspalt im Okzipitalbereich und multiplen Fehlbildungen (Ventrikelseptumdefekt, postduktale Aortenisthmusstenose, hochgradige Hydronephrose). Keine Operation. Tod am 24. Lebenstag unter den Zeichen zunehmenden Hirndrucks. Die Hirnsektion ergab neben der großen Meningoenzephalozele Verschlußhydrozephalus, Kleinhirnaplasie, Mikrogyrie der rechten Hemisphäre und hochgradige paraventrikuläre Gliose. — Enzephalozelen sitzen dem Gehirn entweder breitbasig oder gestielt auf und sind oft von Hirnfehlbildungen und Hydrozephalus begleitet.

7.44

Malignes Teratom

Malignes Teratom (histologisch gesichert) bei einem 6 Monate alten Mädchen: pflaumengroßer, teigiger Tumor am oberen Ende der Analfalte, der von Geburt an bestand. Keine neurologischen Ausfälle. Abdomen palpatorisch o. B. Bei der Operation entleerte sich aus dem zystischen Tumor, der lateral der Wirbelsäule bis in die Bauchhöhle reichte, ein gelblicher, rahmiger Brei. Die Geschwulst wurde scheinbar vollständig entfernt. Zunächst war der postoperative Verlauf komplikationslos. — Vor dem Eingriff war **differential-diagnostisch** an ein in der Subkutis gelegenes Lipom gedacht worden, das in diesem Bereich häufiger vorkommt (auch bei Spina bifida occulta). Eine Meningozele war vorher röntgenologisch ausgeschlossen worden (alle Wirbelbögen waren geschlossen). — Einen Monat nach der Operation wurde bei dem Kind ein doppelfaustgroßer Tumor im kleinen Becken festgestellt, der durch die Bauchdecken palpabel war und beide Ureteren nach lateral und das Rektosigmoid nach vorn verdrängt hatte. Wie die anschließend durchgeführte Laparotomie zeigte, handelte es sich um den gleichen Tumor, der bei der ersten Operation nur teilweise entfernt worden und danach in das kleine Becken vorgedrungen war. Das Kind konnte durch die erneute Operation, nachfolgende Bestrahlung und wiederholte Zytostatikatherapie geheilt werden.

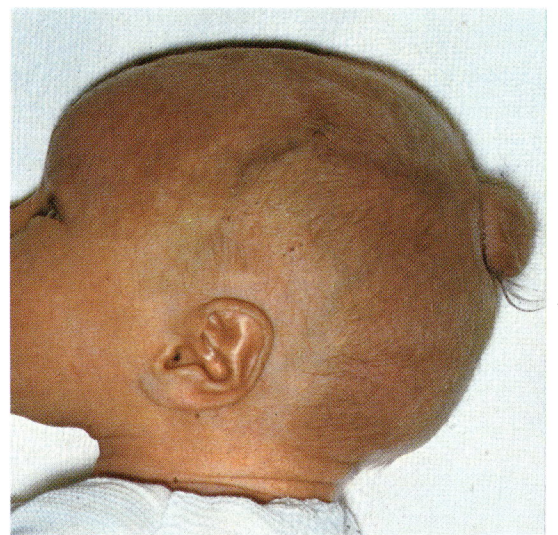

7.42

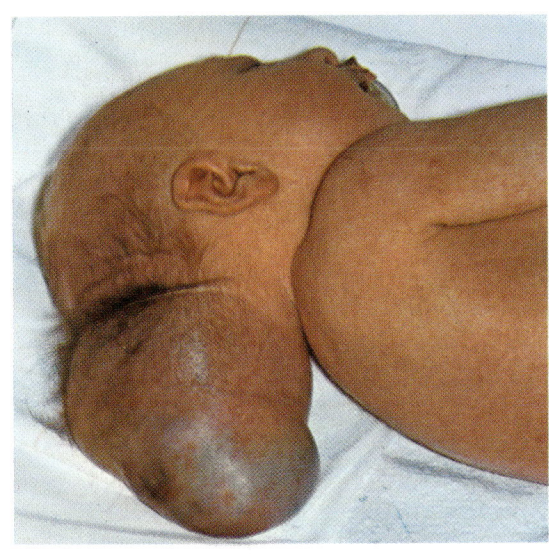

7.43

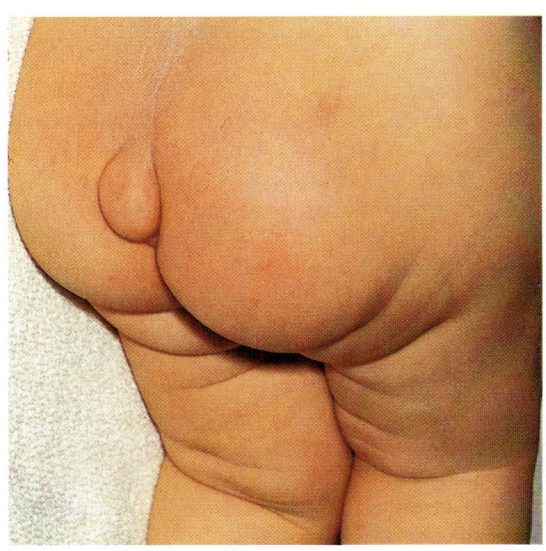

7.44

7.45 Zahnfleischhypertrophie

Zahnfleischhypertrophie (Hydantoin-Nebenwirkung) bei einem 12jährigen Mädchen: überschießendes Wachstum des gesamten Zahnfleisches (im Verlauf einer Langzeittherapie mit Diphenylhydantoin wegen Grand-mal-Epilepsie). — Durch die Zahnfleischhypertrophie kann es infolge Traumatisierung zu Schmerzen und bei schlechter Mundhygiene zu Entzündungserscheinungen kommen. — **Differentialdiagnose:** Die idiopathische Gingivahyperplasie (Fibromatosis gingivae) tritt familiär gehäuft auf und kann zur Verdickung der Lippen und zu Zahnstellungsanomalien führen. Dabei kommen manchmal auch Intelligenzdefekte und Hypertrichose vor.

7.46 Akrodynie

Akrodynie (Feer-Krankheit) bei einem 3jährigen Mädchen: Rötung und Schwellung des Zahnfleisches. Starke Salivation. Charakteristisch waren die Rötung der Finger- und Zehenspitzen, der ständige Juckreiz und die ununterbrochenen Schmerzen in den Händen und Füßen. Das Vorliegen einer chronischen Quecksilbervergiftung ergab sich aus der Vorgeschichte (wiederholter Kontakt mit Quecksilber aus einem zerbrochenen Fieberthermometer, das ins Bettgestell gefallen war).

7.47 Hypertrichose

Hypertrichose (als Hydantoin-Nebenwirkung) bei einem 12jährigen Jungen: Eine übermäßige Körperbehaarung, zunächst an der Streckseite der Arme, später auch am Rumpf und im Gesicht, stellte sich nach 4monatiger Behandlung mit Diphenylhydantoin (wegen Epilepsie) ein und war mit einer Zahnfleischhypertrophie assoziiert. — Eine medikamentös ausgelöste Hypertrichose kennt man auch nach längerer Therapie mit Kortikosteroiden, Penicillamin, Psoralen, Streptomycin und Diazoxiden. Während eine Hypertrichose durch diese Medikamente 6—12 Monate nach Weglassen des Therapeutikums gewöhnlich verschwindet, ist der durch Androgene oder anabole Steroide hervorgerufene Hirsutismus (männlicher Behaarungstyp bei Frauen) meist irreversibel.

7.48 Cushing-Syndrom

Cushing-Syndrom (durch längere Dexamethason-Behandlung von Blick-Nick-Salaam-Krämpfen) bei einem 1½jährigen Jungen: Vollmondgesicht, Fettsucht (vor allem am Rumpf) und Hypertrichose. Außerdem bestand ein Steroiddiabetes. Später genügte zur weiteren Behandlung des Anfallsleidens Clonazepam (Rivotril), und das Cushing-Syndrom bildete sich nach Aufhören der Dexamethason-Gaben vollständig zurück.

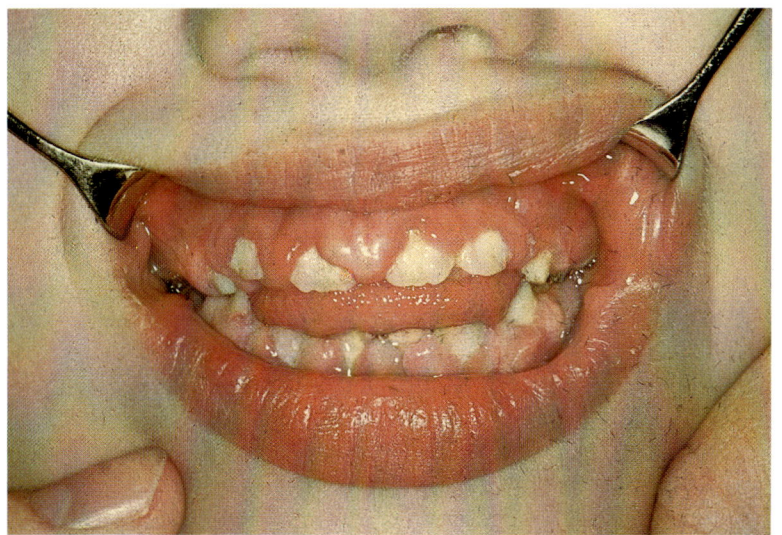

7.45

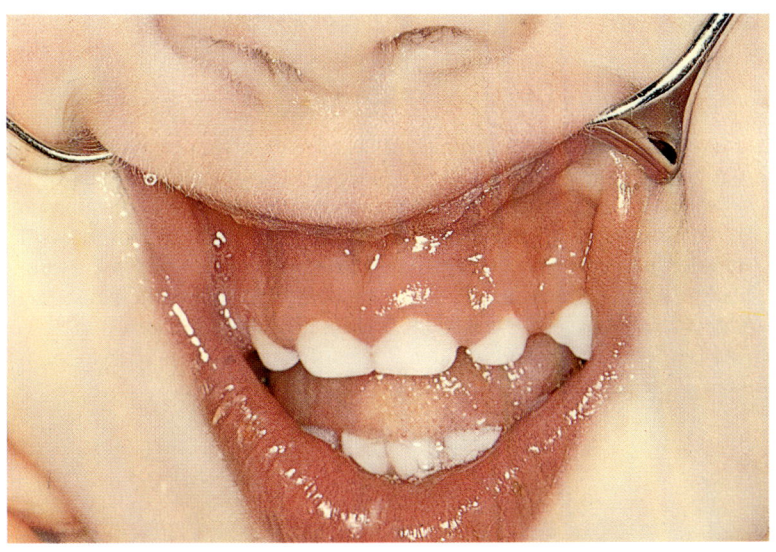

7.46

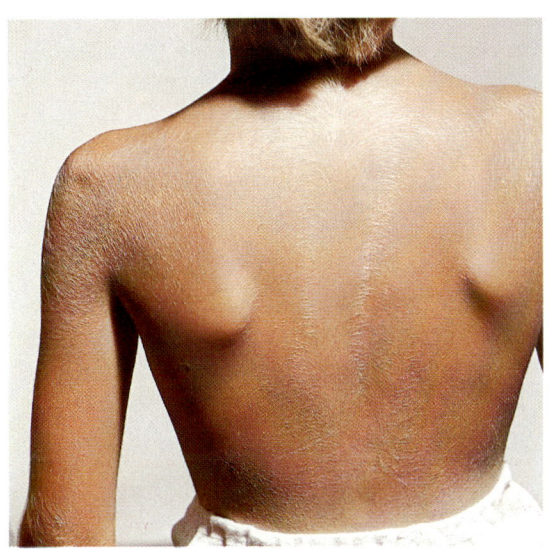
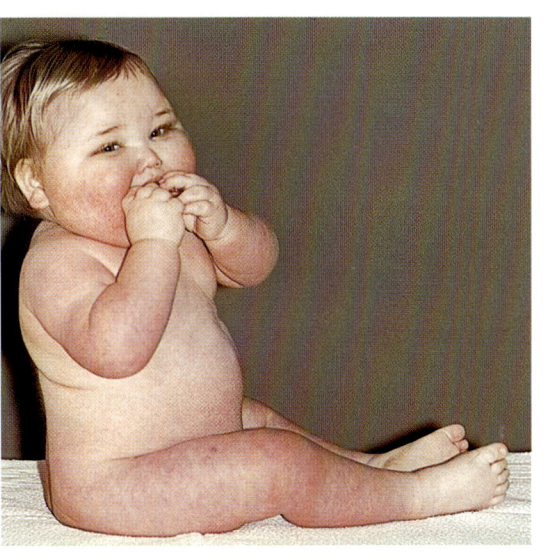

7.47   7.48

7.49 Kearns-Sayre-Syndrom

Kearns-Sayre-Syndrom (Ophthalmoplegia externa) bei einem 16 Jahre alten Mädchen: Ptosis links und rechts mit Einschränkung der Motilität beider Augenbulbi (infolge Schwäche der äußeren Augenmuskeln). Die Störung hatte vor 2 Jahren begonnen und seitdem im Schweregrad laufend zugenommen. Die Mutter und eine ältere Schwester hatten die gleichen Symptome. Gleichzeitig bestanden bei dem Mädchen eine atypische Pigmentdegeneration der Retina und eine Reizleitungsstörung des Herzens (Rechtsschenkelblock). – Ätiologie und Pathogenese sind noch unklar. Es gibt Hinweise auf eine Störung der mitochondrialen DNS (infolge eines Defektes des mitochondrialen Genoms).

7.50 Zentrale Fazialislähmung

Zentrale Fazialislähmung bei einem 11jährigen Jungen: Nasolabialfalte auf der gelähmten rechten Seite verstrichen, Pfeifen mit den Lippen gelang nicht. Beide Augen konnten fest geschlossen werden, und Stirnrunzeln war seitengleich möglich. Als Ursache kommen in Frage bestimmte Hirntumoren, Hirntraumen, Enzephalitiden (auch Neuroborreliose), Guillain-Barré-Syndrom, Mastoiditis, Herpes zoster opticus, Otitis media u. a. Die häufige idiopathische Fazialislähmung (Ursache unbekannt) wird als Bell-Lähmung bezeichnet.

7.51 Moebius-Syndrom

Moebius-Syndrom bei einem 2 Monate alten Jungen: Bei Blick nach rechts konnte das rechte Auge nicht abduziert werden (Abduzensparese). Das Kind zeigte außerdem eine mangelhafte Mitbewegung des Gesichtes beim Weinen und eine enge Lidspalte rechts (Fazialisparese). Die Störung bestand seit der Geburt. – Beim Moebius-Syndrom handelt es sich um einen angeborenen nichtprogredienten Ausfall mehrerer Hirnnerven, besonders des Nervus facialis, abducens und trochlearis infolge einer supranukleären Läsion oder einer Hypoplasie mehrerer Hirnnervenkerne. Auch der Nervus oculomotorius, glossopharyngicus, hypoglossus und accessorius können beteiligt sein.

7.52 Frühkindliches Innenschielen

Frühkindliches Innenschielen bei einem 3jährigen Jungen: Der Schielwinkel betrug nach Lage der Hornhautbilder etwa 15°. Der Eindruck des Schielens wurde durch die Form des Nasenrückens und der Lidspalten verstärkt. Bei ausschließlicher Rechtsfixation droht für das linke Auge eine Amblyopie.

7.53a u. b Frühkindliche Störung des Musculus obliquus superior

Frühkindliche Störung des Musculus obliquus superior links bei einem 3jährigen Mädchen: typische Kopfzwangshaltung (Kind vermied den Blick nach rechts und unten und neigte den Kopf zur rechten Schulter, um den Muskel auch als Roller zu entlasten (Abb. 7.53a). Beim Neigeversuch nach Bielschowsky ging das betroffene Auge nach oben (Abb. 7.53b).

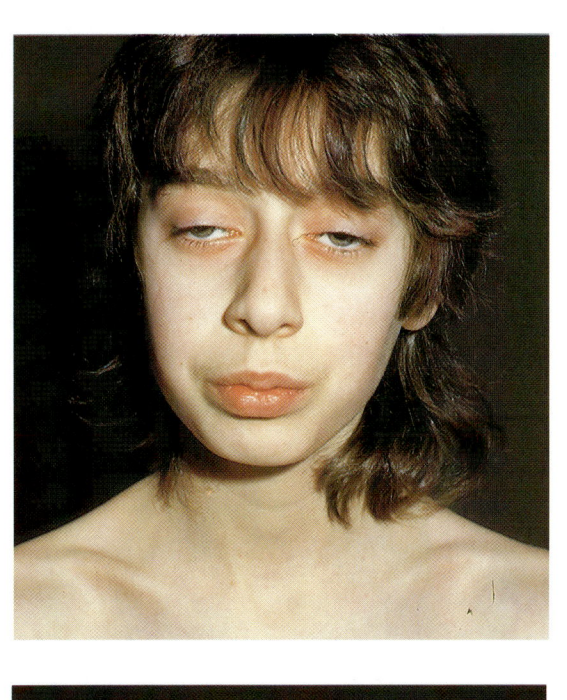
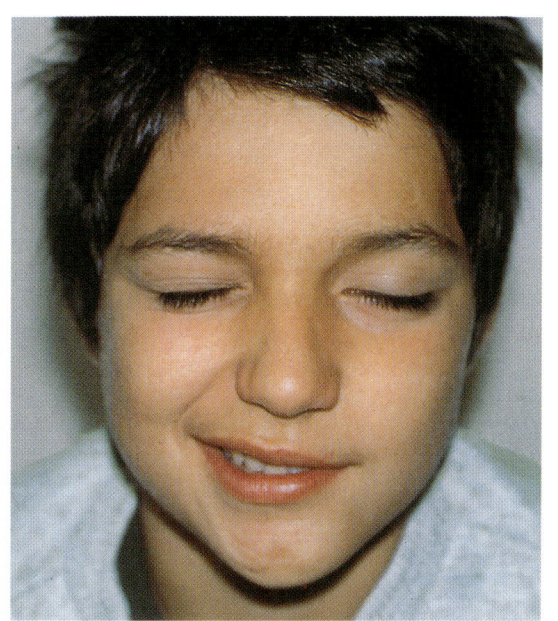

7.49   7.50

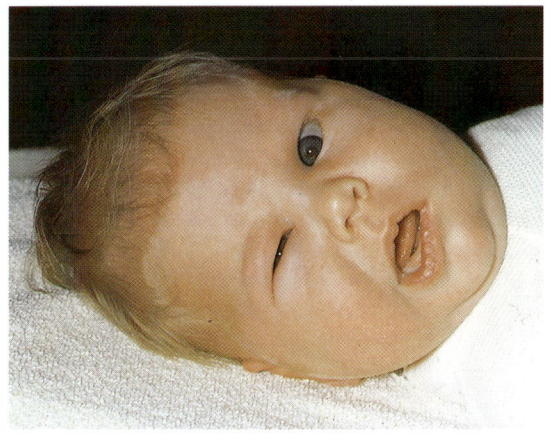
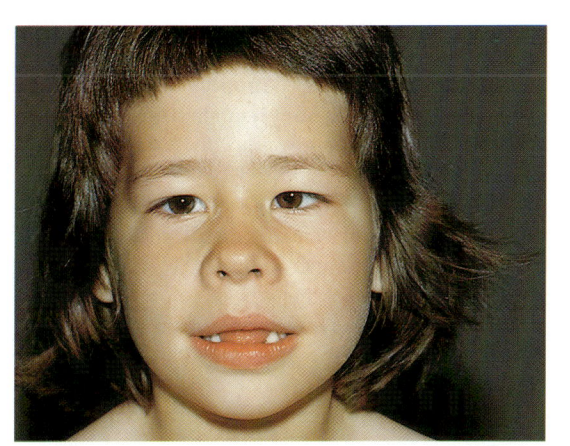

7.51   7.52

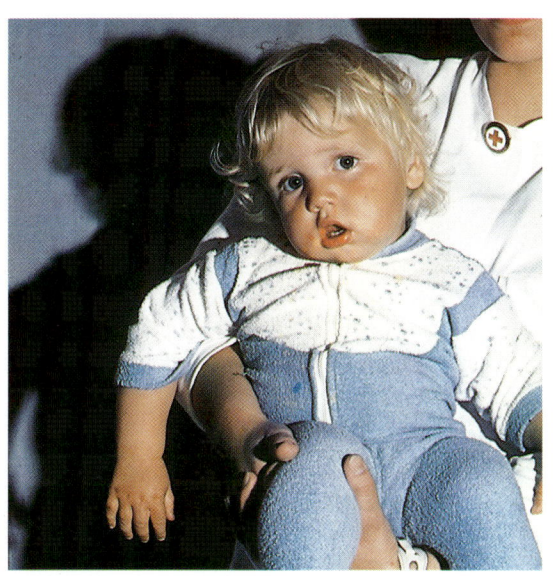
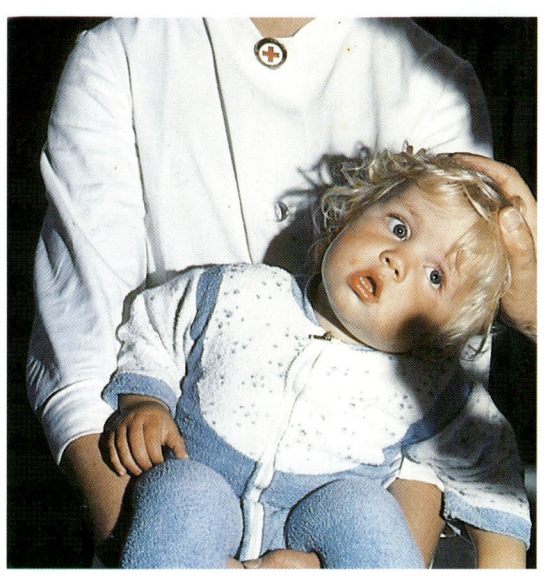

7.53a   7.53b

7.54

Spinale progressive Muskelatrophie Werdnig-Hoffmann (Typ 1)

Spinale progressive Muskelatrophie Werdnig-Hoffmann (Typ 1) bei einem 4 Monate alten Mädchen: beim Traktionsversuch waren die Arme völlig gestreckt, und der Kopf fiel sofort nach hinten. Seit Geburt bestanden bei dem Kind eine hochgradige Muskelhypotonie und schwere Atemstörungen. Diagnose durch Muskelbiopsie bestätigt. Rasche Progredienz und Tod im Alter von 11 Monaten (trotz Intensivpflege).

7.55

Neurale progressive Muskelatrophie

Neurale progressive Muskelatrophie bei einem 15jährigen Mädchen: Hohlfuß mit Hammerzehe beiderseits infolge symmetrischer Atrophie der Extensoren des Fußes, der Fußrandheber und kleinen Fußmuskeln sowie der Unterschenkelmuskeln. Typischer Steppergang. Achillessehnenreflexe nicht auslösbar (bei erhaltenen Patellarsehnenreflexen). Motorische und sensible Nervenleitgeschwindigkeit des Nervus medianus herabgesetzt. Elektromyogramm und Muskelbiopsie typisch für neurogene Atrophie. Dominanter Erbgang (Mutter und Vater der Mutter waren ebenfalls betroffen). – Differentialdiagnose: Ein **Hohlfuß mit Hammerzehe** kommt auch bei der hereditären Friedreichschen Ataxie vor (dabei findet man meist die Kombination von Ataxie, positivem Babinskischen Zeichen und fehlendem Achillessehnenreflex). Es gibt noch andere neurogene Myopathien (z. B. das Roussy-Lévy-Syndrom), die zu Hohlfuß führen können. Häufiger ist der angeborene Hohlfuß als isolierte Fehlbildung ohne neurologische Symptome (familiäres Vorkommen möglich).

7.56

Rett-Syndrom

Rett-Syndrom bei einem 16jährigen Mädchen mit charakteristischen Handwaschbewegungen. Beginn der neurologischen Symptome im 2. Lebensjahr: Verzögerung der psychomotorischen Entwicklung, zunehmende Demenz mit autistischen Zügen, Ataxie, Unmöglichkeit gezielter Handbewegungen, dafür bizarre Bewegungsstereotypien mit rhythmischem Kneten und Drücken der Finger (im Wachzustand). Periodisches Auftreten von Hyperventilation mit exspiratorischem Stöhnen und Grimassieren (für das Rett-Syndrom typisch).

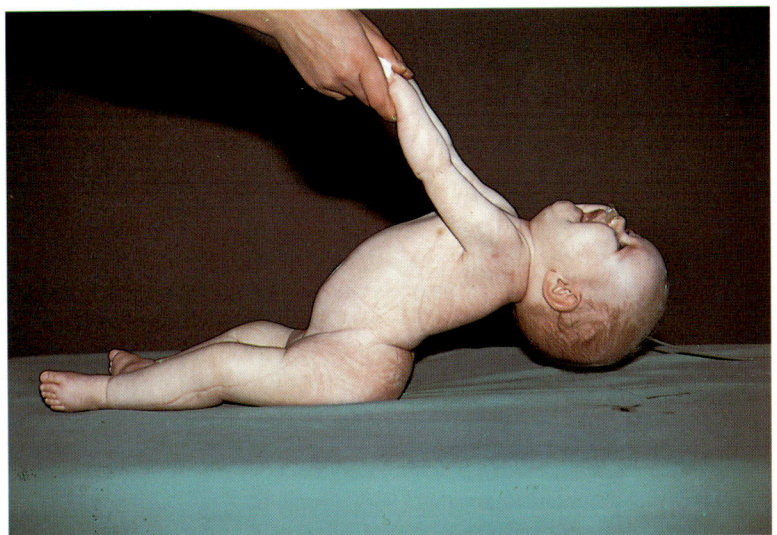

7.54

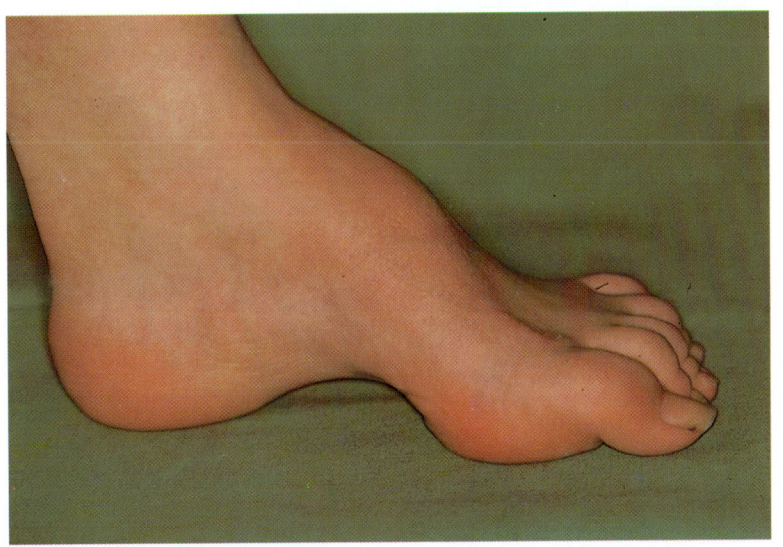

7.55

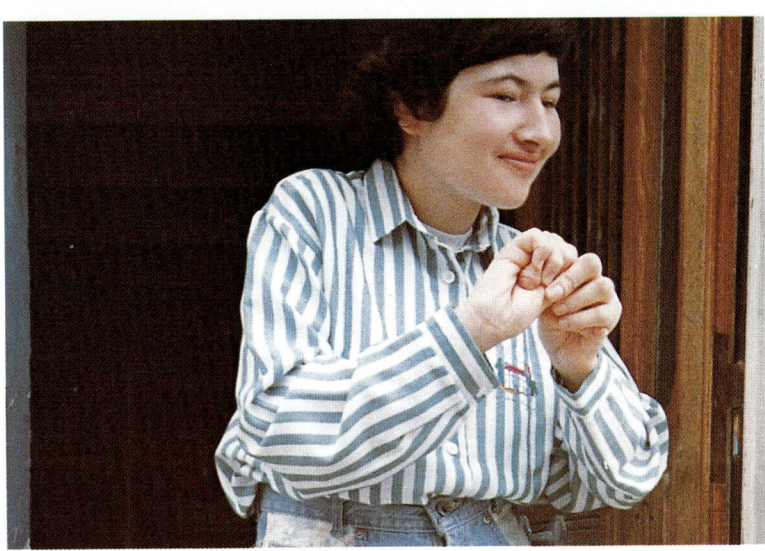

7.56

Dermatomyositis bei einem 9jährigen Mädchen, das im Anschluß an eine Angina mit Hauterscheinungen und Muskelschwäche erkrankt war. Im Gesicht bestanden ein schmetterlingförmiges Erythem im Bereich der Wangen und des Nasenrückens und eine Lilafärbung der oberen Augenlider. Auch die Gaumen- und Nasenschleimhaut waren gerötet. An den Armen und Beinen fanden sich sklerodermieähnliche Hautverdickungen mit nichteindrückbaren Ödemen und am Rumpf ein makulopapulöses Exanthem. Über den Streckseiten der Knie-, Ellenbogen- und Fingergelenke sah man schuppende Erytheme mit Hautatrophie; später waren diese Bezirke hyperpigmentiert. Die Streckung in beiden Ellenbogengelenken war eingeschränkt. Auf die Myositis deuteten die Druckschmerzhaftigkeit der geschwollenen Muskulatur, die Herabsetzung der groben Kraft (Stehen unmöglich), die Areflexie und die typischen elektromyographischen Veränderungen hin; im Serum waren Kreatinkinase und Transaminasen erhöht. Eine Haut-Muskel-Biopsie bestätigte die Diagnose. Nach Prednison-Gaben rasche Besserung. Heilung (Verschwinden der Muskelschwäche und Hautveränderungen) erst nach monatelanger Behandlung (subakuter Verlauf). – **Differentialdiagnose:** Bei chronischem Verlauf und Fehlen von Hauterscheinungen ist eine Dermatomyositis schwer zu unterscheiden von anderen Muskelerkrankungen (Polymyositis, Muskelatrophien und Muskeldystrophien, Myasthenia gravis, Trichinose), von einer Polyneuritis und einer Polyradikulitis. Eine Differenzierung gelingt durch das Elektromyogramm, durch Enzymbestimmungen, eine Muskelbiopsie, das Fehlen oder Vorhandensein neurologischer Symptome usw. Da bei Dermatomyositis auch eine Arthritis oder Arthralgien möglich sind, ist manchmal eine Abgrenzung gegen eine rheumatoide Arthritis und die sog. gemischte Bindegewebskrankheit (mixed connective tissue disease) notwendig. Ein schmetterlingförmiges Gesichtserythem gibt es auch bei generalisiertem Lupus erythematodes. Verhärtungen der Haut und Unterhaut kommen außerdem bei umschriebener und generalisierter Sklerodermie (systemischer Sklerose) vor.

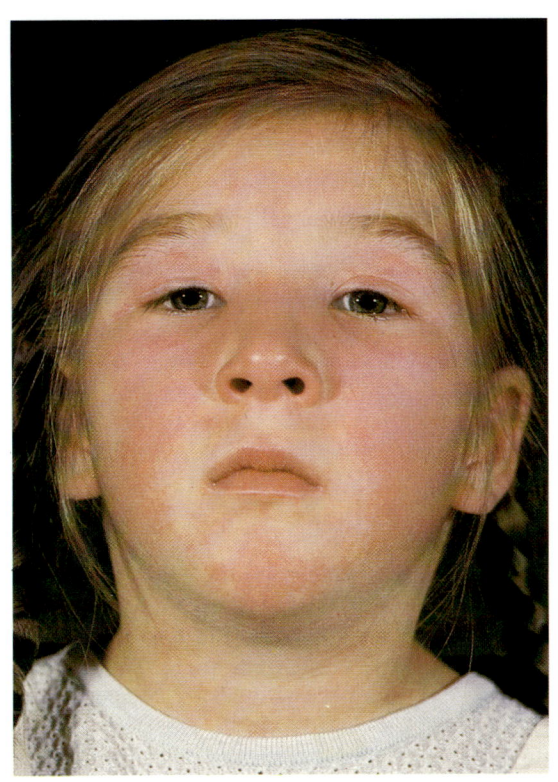
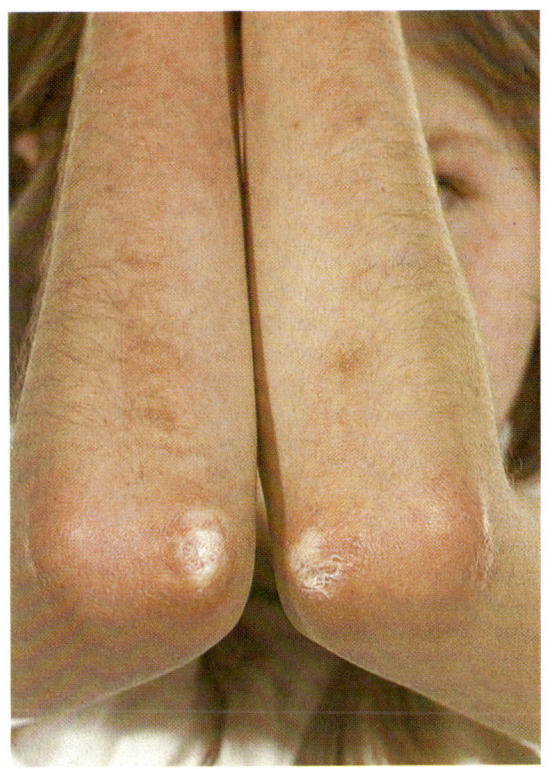

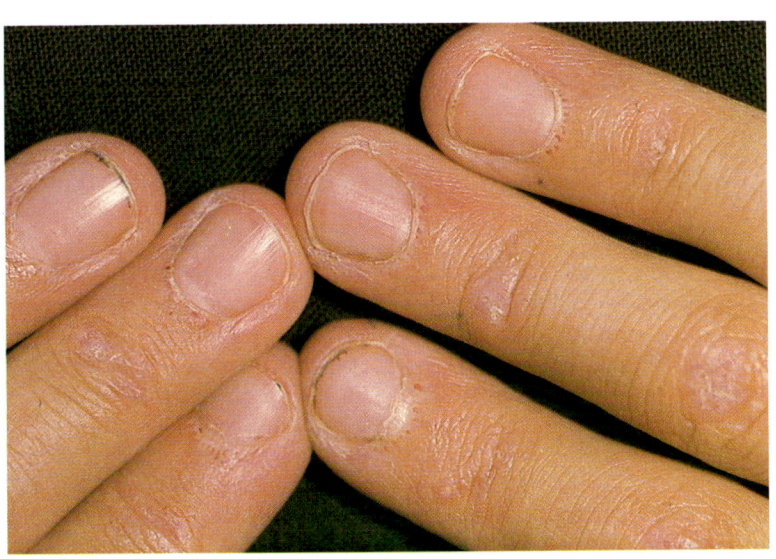

8.4
Rheumatoide Arthritis

Rheumatoide Arthritis (polyartikuläre Form) bei einem 9jährigen Mädchen: schmerzhafte Schwellung (mit Bewegungseinschränkung und Überwärmung) der Fingergrundgelenke und Sprunggelenke, außerdem der Handgelenke und des rechten Kniegelenkes. Trotz Salizylsäurebehandlung chronischer Verlauf mit akuten Fieberschüben, Leukozytose und erneuter Verschlechterung, daher vorübergehend Kombinationstherapie mit Indometacin (Amuno) und Prednison, zeitweise auch mit Chloroquin (Resochin), die zu Symptomenfreiheit führte. Keine Beteiligung innerer Organe (wie beim kompletten Still-Syndrom) und keine Iridozyklitis. Rheumafaktor im Serum positiv, auch antinukleäre Antikörper nachweisbar. — **Differentialdiagnose:** Im Anfangsstadium müssen akute Arthritiden (z.B. bei Osteomyelitis, Sepsis, Virusinfek-tionen, Gonorrhoe) abgegrenzt werden, ferner anaphylaktoide Purpura, Gelenktuberkulose, Gicht, Leukämie, aseptische Knochennekrosen, Traumen usw. Bei rheumatischem Fieber wandern die polyarthritischen Beschwerden oft, und es kann eine Endokarditis auftreten. Ein generalisierter Lupus erythematodes kann ähnliche Gelenksymptome hervorrufen und muß nach den weiteren klinischen Symptomen unterschieden werden. Eine Spondylitis ankylopoetica Bechterew ist im Kindesalter selten, kann aber im Erwachsenenalter einer juvenilen rheumatoiden Arthritis folgen. Die genetische Disposition hierzu wird durch das Leukozyten-(HLA-)Antigen B 27 angezeigt, das bei Spondylitis ankylopoetica in 90% positiv ist, in der übrigen Bevölkerung nur in 5-7%.

8.5
Rheumatoide Arthritis

Rheumatoide Arthritis (polyartikuläre Form) bei einem 16jährigen Mädchen: Interphalangealgelenke beider Hände verdickt, Haut nicht gerötet, Fingerbewegungen schmerzhaft, Beweglichkeit stark eingeschränkt. Außerdem bestanden Bewegungsschmerz und Steifigkeit in beiden Hüftgelenken. Allmählicher Erkrankungsbeginn mit 12 Jahren (chronischer Verlauf). Rheumafaktor und antinukleäre Antikörper im Serum positiv. Röntgenologisch waren an den Phalangen in Gelenknähe periostale Knochenneubildungen nachweisbar. Keine Iridozyklitis und keine Beteiligung innerer Organe. Die symptomatische Behandlung führte zu einer Besserung, jedoch traten immer wieder Rezidive auf. — Bei der Rheumafaktor-negativen polyartikulären Form, die im Gegensatz zur Rheumafaktor-positiven Form schon im frühen Kindesalter beginnen kann, sind schwere Verläufe nicht so häufig und die Therapieaussichten günstiger.

8.6   8.7
Akute hämatogene Osteomyelitis

Akute hämatogene Osteomyelitis bei einem 6 Wochen alten Jungen: erhebliche Schwellung und schmerzbedingte Bewegungseinschränkung im Bereich des linken Schultergelenkes und beider Kniegelenke (infolge Gelenkbeteiligung), Adduktionshaltung des linken Beines, hohes Fieber, Leber- und Milzvergrößerung. Blutkultur und Gelenkeiter: Staphylococcus aureus. Charakteristische Röntgenbefunde im linken Femur proximal, in beiden Femora distal und im linken Humerus proximal. Heilung durch längere parenterale Antibiotikatherapie. — **Differentialdiagnose:** rheumatisches Fieber (Schmerzen in mehreren Gelenken, Karditis), Leukämie (Blutbild, Knochenmark), Ewing-Sarkom (Beginn in der Diaphyse, Lungen- und Lebermetastasen), Tumormetastasen (z.B. Neuroblastom), Arthritis purulenta, Skorbut, Weichteilentzündungen. Bei chronischem Knochenprozeß unklarer Ätiologie ist auch an Tbc, Lues, Brucellose, Aktinomykose und Systemmykosen zu denken.

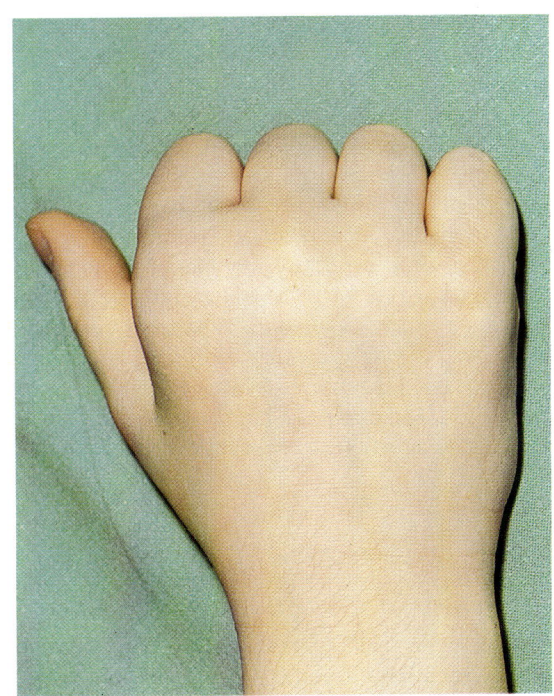

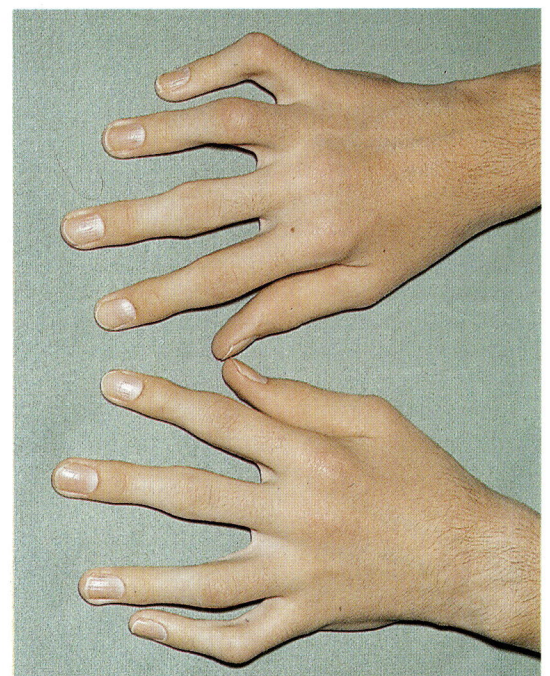

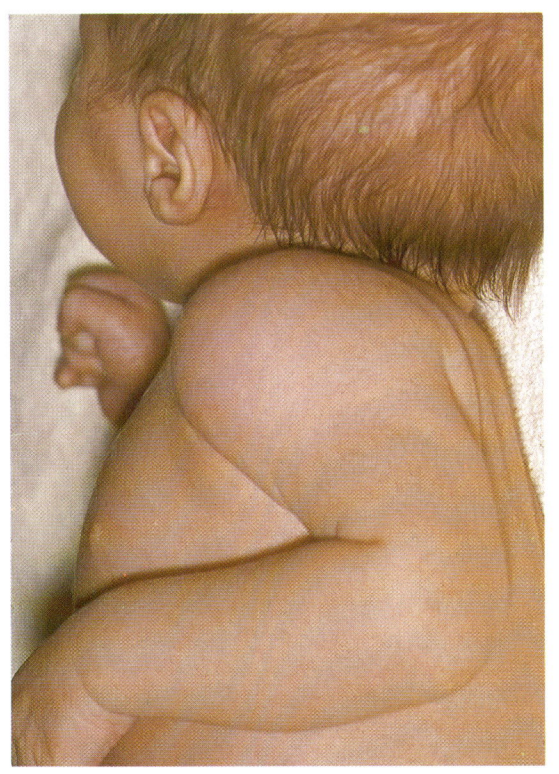

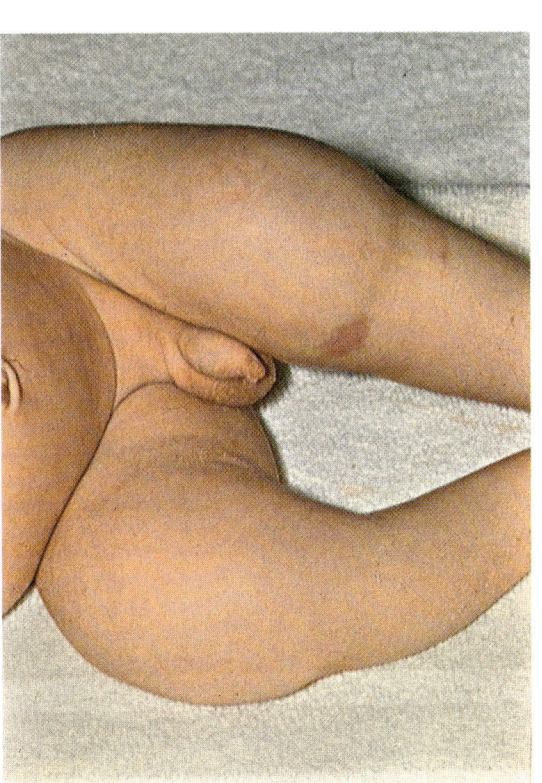

8.8
Monarthritis

Monarthritis des rechten Kniegelenkes bei einem 10jährigen Mädchen: schmerzhafte Schwellung ohne Rötung, jedoch mit Einschränkung der Beugefähigkeit und verstrichenen Gelenkkonturen. Anfangs hohes Fieber (1 Woche anhaltend). Wahrscheinliche Diagnose: rheumatoide Arthritis (sog. oligoartikuläre Form, Typ I) mit bevorzugtem Befall eines oder mehrerer großer Gelenke bei Nachweis von antinukleären Antikörpern im Serum (Rheumafaktor negativ). Die Sicherung dieser Diagnose ist bei Befall nur eines Gelenkes durch die Punktatanalyse sowie Synovialbiopsie möglich. Eine akute septische Monarthritis war nach dem Verlauf unwahrscheinlich. Andere Ursachen einer länger bestehenden Monarthritis wurden ausgeschlossen (Tuberkulose, Spätmanifesta-

tion einer angeborenen Lues, subakute eitrige Monarthritis, z.B. durch Gonokokken, Haemophilus, Salmonellen oder Brucellen). Als nichtinfektiöse Ursachen einer Knieschwellung kommen in Frage: eine Chondropathia patellae, ein Trauma und eine Synovitis villosa nodularis, welche am häufigsten im Kniegelenk lokalisiert ist. Dabei handelt es sich um zottenartige oder knotige Proliferationen von Synovialgewebe mit Hämosiderinimprägnation. Der intraartikuläre Reizerguß ist meist bluthaltig. In etwa 20% sieht man radiologisch intraossär gelegene Zysten, die von einer dünnen Sklerosezone umgeben sind. Von der Synovia können auch Fibrome, Hämangiome, Xanthome und Sarkome ausgehen, die unter Umständen eine Gelenkschwellung hervorrufen.

8.9
Inkomplettes Still-Syndrom

Inkomplettes Still-Syndrom (systemisch beginnende rheumatoide Arthritis) bei einem 5 Jahre alten Jungen: kleinfleckiges rötliches Exanthem im Gesicht, am Rumpf und an den Extremitäten, häufig rezidivierend, verbunden mit Fieberschüben, Gelenkschmerzen (vor allem Hand-, Finger-, Kniegelenke) ohne

Schwellungen und generalisierte Lymphknotenschwellung. Keine Herzbeteiligung. Vorübergehend Pleuritis exsudativa. Verlauf über 12 Jahre. Befriedigendes Ansprechen der akuten Schübe auf die Prednison-Therapie, jedoch mehrere Rezidive, daher zuletzt mit D-Penicillamin behandelt.

8.10
Erythema marginatum rheumaticum

Erythema marginatum rheumaticum (auch als Erythema annulare rheumaticum bezeichnet) bei einem 12jährigen Jungen mit rheumatischem Fieber, das sich hier vor allem als Chorea minor (durch extrapyramidale Bewegungsstörungen) und eine rheumatische Karditis geäußert hatte. Typischerweise sah man am Rücken und Bauch zahlreiche hellrote Ringe und Ringsegmente von Erythemstreifen, die teilweise ein girlandenförmiges Muster bildeten. Sie variierten in ihrer Ausprägung während des Tages und waren nach 2 Tagen nicht mehr nachweisbar. Unter Behandlung

mit Azetylsalizylsäure und Prednison allmählich Besserung der Chorea minor und Karditis. — Das Erythema marginatum rheumaticum kommt bei rheumatischem Fieber in ungefähr 10% (besonders bei Herzbeteiligung) vor, ist dabei aber nicht pathognomonisch. Es kann im Verlauf von mehreren Wochen (oft an anderen Stellen) rezidivieren und bereits nach wenigen Stunden wieder verschwinden. — **Differentialdiagnose:** Erythema annulare centrifugum Darier (s. S. 170 und 266).

8.11
Arthrogryposis multiplex congenita

Arthrogryposis multiplex congenita bei einem 3 Monate alten Jungen: von Geburt an eingeschränkte Beweglichkeit in fast allen großen und kleinen Gelenken (durch Fixierung teils in Beuge-, teils in Streckstellung), Hypoplasie der Extremitätenmuskeln, Haut insgesamt verdickt mit grübchenförmigen Einziehungen in Gelenknähe (»Fossettes cutanées«), Hüftge-

lenksluxation und Klumpfußstellung beiderseits, Opisthotonushaltung, Hyperlordosierung der LWS. Die Behandlung erfolgte durch krankengymnastische Übungen und korrigierende Gipsschalen (mit zunächst geringem Erfolg). Später waren orthopädische Operationen vorgesehen.

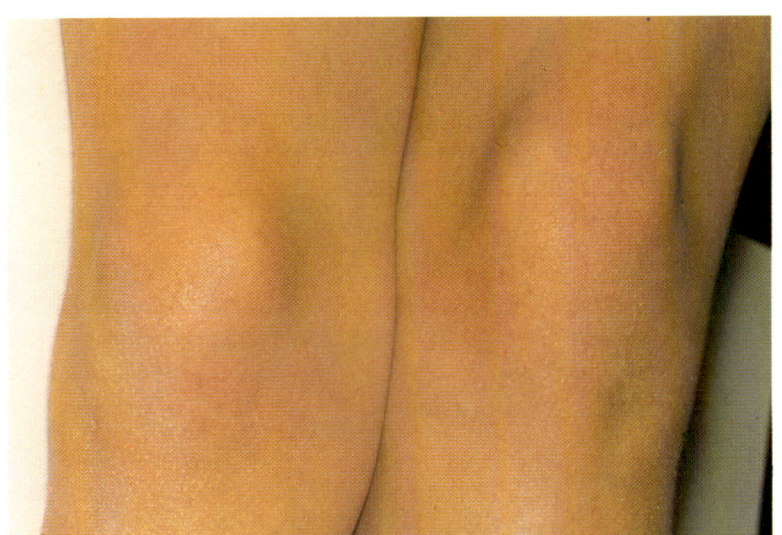

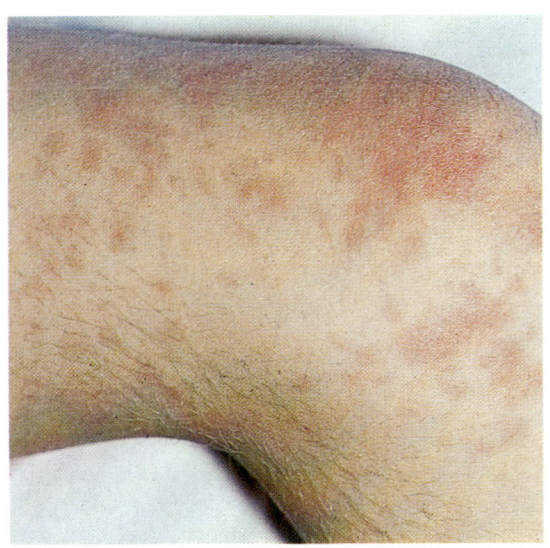
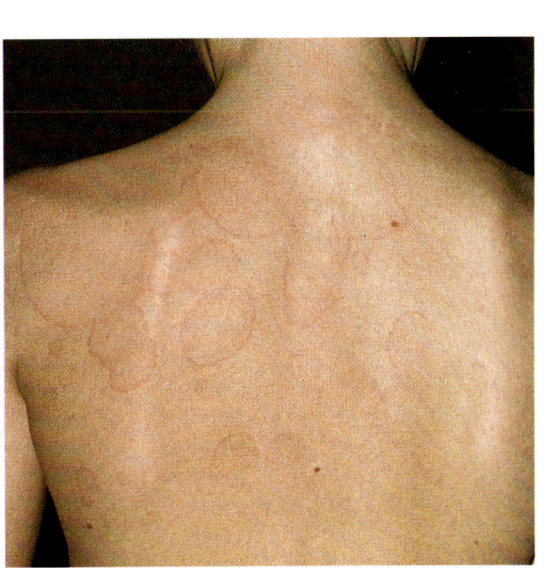

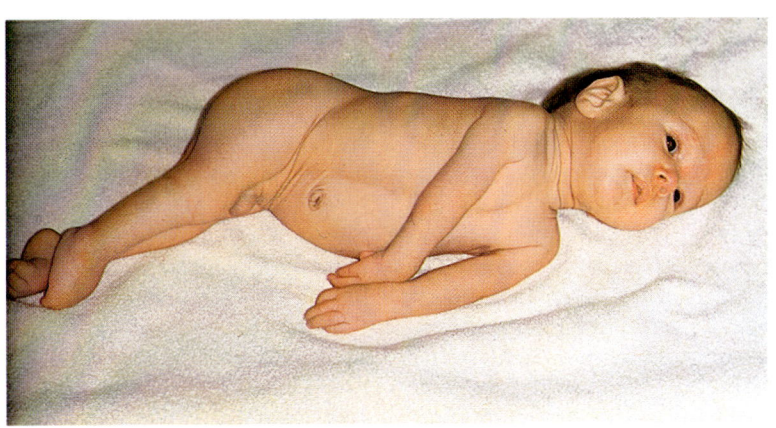

8.12

Generalisierter Lupus erythematodes

Generalisierter Lupus erythematodes bei einem 6jährigen Jungen: schmetterlingförmiges, nichtjuckendes, kaum schuppendes Gesichtserythem auf den Wangen und am Nasenrücken. – In einem Drittel der Fälle besteht dabei eine Überempfindlichkeit gegen Sonnenlicht, die zu Blasenbildung führen kann. Hautsymptome im Gesicht können bei generalisiertem Lupus erythematodes auch diskoide Herde, nichtjuckende Quaddeln und Veränderungen wie beim Erythema exsudativum multiforme sein. – **Differentialdiagnose:** s. S. 154, 170 und 272.

8.13

Generalisierter Lupus erythematodes

Generalisierter Lupus erythematodes bei einem 7jährigen Mädchen: mehrere unregelmäßig begrenzte, von einer weißlichen Pseudomembran bedeckte Ulzerationen der Wangenschleimhaut, die in Verbindung mit den übrigen Symptomen an der Haut und den inneren Organen zur Diagnose führten. – Schleimhautveränderungen haben etwa ¼ aller Patienten (besonders an Gaumen, Wangenschleimhaut und Zahnfleisch); anfangs findet man erythematöse Bezirke, z.T. mit Hämorrhagien, die bald in schmerzhafte Ulzera übergehen. – **Differentialdiagnose:** wie bei ulzerierender Stomatitis (s. S. 246).

8.14

Erythema nodosum

Erythema nodosum bei einem 10jährigen Jungen, der mit Fieber, schmerzenden Hautknoten an beiden Unterschenkeln und Gelenkschmerzen (besonders Kniegelenke) erkrankt war. An der Streckseite beider Unterschenkel fanden sich zahlreiche runde und elliptische Knoten verschiedener Größe, die leicht über die Hautoberfläche hinausragten, sich heiß anfühlten und druckschmerzhaft waren. Die darüberliegende Haut war gespannt, glänzend, zunächst hellrot, später blaurot. Auslösende Ursache für die hyperergische Reaktion der Haut war offenbar eine Infektion durch Yersinia pseudotuberculosis (Antikörpertiter im Serum 1:5000). BSG stark beschleunigt. Innerhalb von 3 Wochen Abheilung ohne Narbenbildung unter entsprechender antibiotischer Behandlung unter Hinterlassung einer bräunlichen Pigmentierung. Eine tuberkulöse und rheumatische Genese waren ausgeschlossen worden, ebenso eine Sarkoidose, Colitis ulcerosa und medikamentöse Allergie. Antistreptolysintiter im Serum nicht erhöht. – **Differentialdiagnose:** Erythema induratum Bazin, Pernionen, Periarteriitis nodosa, Panniculitis, Unterhautfettgewebsnekrosen, tiefe Pilzinfektion, Thrombophlebitis u.a.

8.12

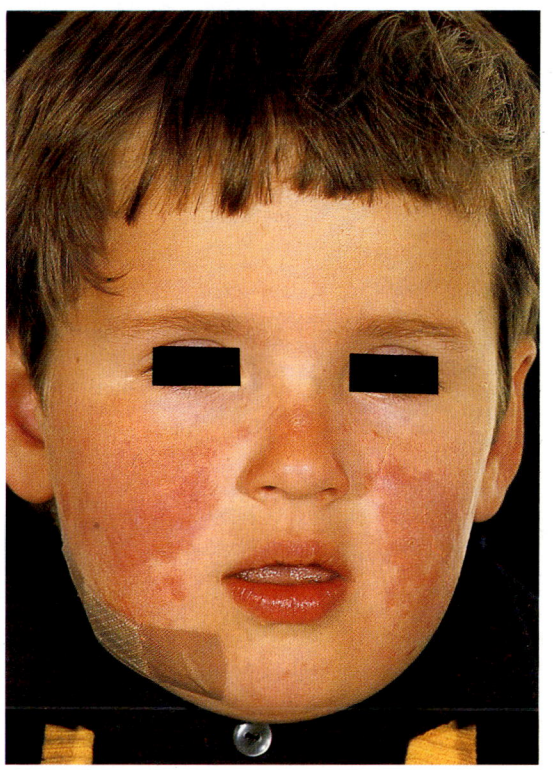

8.13   8.14

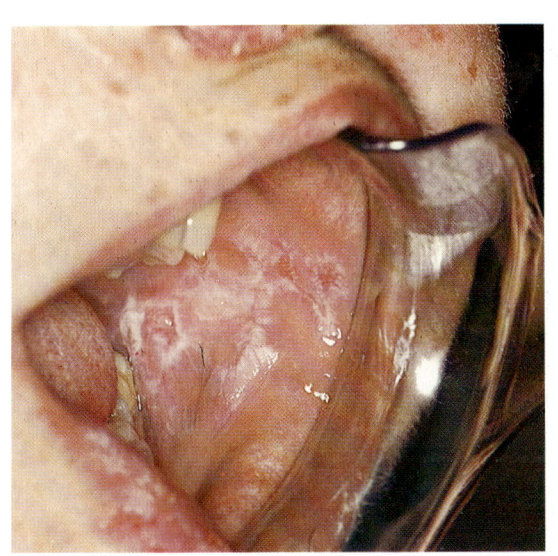 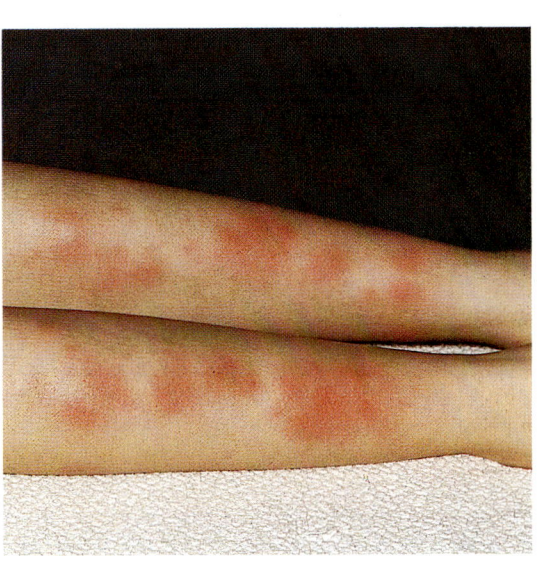

8.15

Scheuermann-Krankheit

Scheuermann-Krankheit (juvenile Kyphose) bei einem 14jährigen Jungen: verstärkte, nicht ausgleichbare, tiefreichende Kyphosierung der Brustwirbelsäule mit kompensatorisch verstärkter Lordose der Lendenwirbelsäule. Der Junge klagte öfter über dumpfe Schmerzen im Rücken nach Anstrengungen. Röntgenologisch sah man im Bereich der Brustwirbelsäule unregelmäßig begrenzte Deckplatten, Keilwirbelbildung, Schmorl-Knötchen (Aussparungen im Wirbelkörper) und Abtrennung von Randleisten an den vorderen Wirbelkanten. Besserung nach regelmäßiger Durchführung von Gymnastik (Haltungsturnen) und Schwimmen.

8.16

Skoliose

Skoliose (dauerhafte seitliche Wirbelsäulenkrümmung) bei einem 15jährigen Mädchen: hochgradige fixierte Seitausbiegung der Wirbelsäule (thorakal rechtskonvex). Der Rumpf zeigte einen stärkeren Überhang nach rechts. Das linke Taillendreieck war vertieft, das rechte aufgehoben. Durch Verdrehung der Wirbelkörper war es im Rückenrelief zu einer thorakolumbalen Wulstbildung (einem Rippenbuckel) gekommen. – Leichtere Skoliosen werden meist während des präpuberalen Wachstumsschubes entdeckt. Zahlreiche Ursachen kommen in Frage, z. B. Lähmungen, Muskelerkrankungen, Stoffwechselstörungen des Bindegewebes, Systemerkrankungen, Verletzungsfolgen, Entzündungen und Tumoren. Bei der idiopathischen Skoliose ist keine Ursache nachweisbar. – Bei leichteren Skoliosen behandelt man mit krankengymnastischen Übungen, bei schweren Skoliosen durch ein Korsett oder Operation.

8.17

Genua valga

Genua valga (X-Beine) bei einem 6jährigen Jungen: Abknickung beider Unterschenkel nach außen (mit verkleinertem Außenwinkel zwischen Oberschenkel- und Unterschenkelachse) und Knickfußstellung beiderseits. Innerer Malleolenabstand 12 cm. Beide Kniegelenke waren deutlich überstreckbar. Eine Ursache war nicht nachweisbar. – Genua valga sind vom 2.-6. Lebensjahr häufig physiologisch. Einseitigkeit ist allerdings immer pathologisch (z. B. Unfallfolge). Beiderseitige Genua valga können bei Systemerkrankungen des Skeletts und bei Endokrinopathien vorkommen, auch als angeborene Fehlbildung. Auch familiär gehäuftes Auftreten ist möglich.

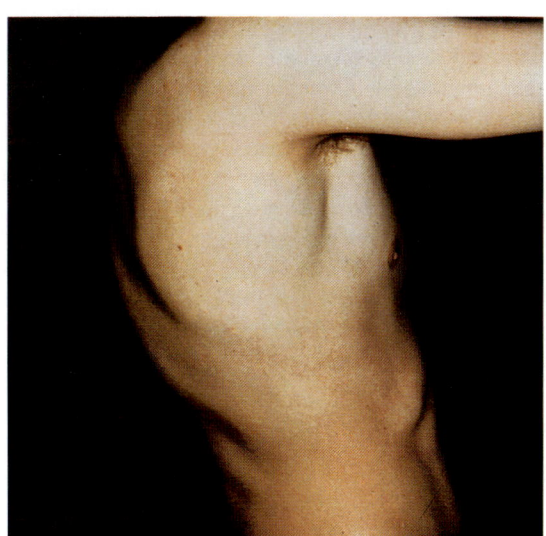 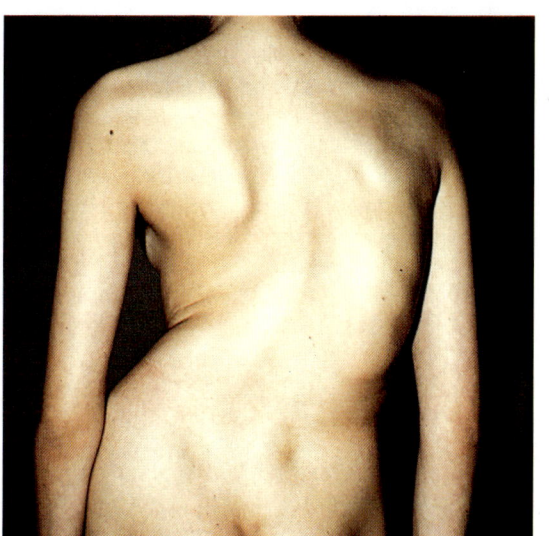

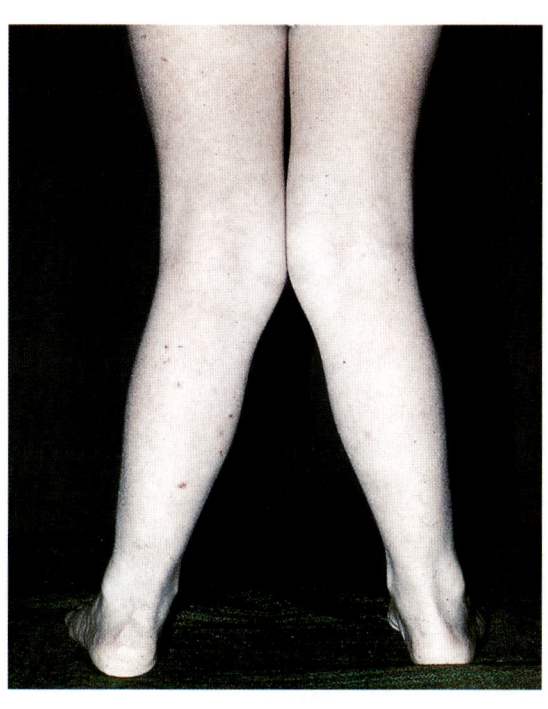

8.18

Patellaluxation

Patellaluxation bei einem 12jährigen Mädchen: Dislokation der linken Patella nach lateral. Die Streckung im Kniegelenk war deutlich eingeschränkt. Luxationen treten fast immer bei Beginn der Beugung aus der Streckstellung heraus auf. Manchmal reponiert sich die Patella von selbst. Wenn die Verrenkung fortbesteht, ist eine schmerzhafte federnde Fixation des Kniegelenkes in leichter Beuge- oder X-Beinstellung charakteristisch. Nicht selten bildet sich dann ein Kniegelenkserguß. Bei Fehlformen der Patella oder des Gleitlagers ist die Patella abnorm nach lateral verschiebbar. Eine rezidivierende Subluxation der Patella **(gleitende Patella)** kommt vor bei Bänderschwäche, Lähmungen oder Kondylenabflachung, während die traumatische Patellaluxation durch direkte Gewalteinwirkung entsteht.

8.19

Spaltfuß

Spaltfuß vor und nach operativer Korrektur (im Alter von 1 bzw. 1½ Jahren): Spaltbildung durch unzureichende Ausbildung der mittleren Strahlen bei teilweiser Verschmelzung der seitlichen Strahlen. Das Röntgenbild zeigte neben dem Fehlen der zentralen Strahlenanteile die Verlagerung der noch vorhandenen Metatarsalia und Fußwurzelknochen. – Gehen und Stehen sind dabei meistens nicht beeinträchtigt. Durch die operative Korrektur wird das Tragen von normalen Schuhen ermöglicht.

8.20

Plattfuß

Plattfuß (Pes planus) bei einem 9jährigen Jungen mit Tetraspastik: völliges Fehlen des Fußlängsgewölbes mit Konvexität der Fußsohle, Steilstellung des Talus, Valgusstellung der Ferse und Abduktion des Vorfußes. Taluskopf unter der vorgewölbten Sohlenhaut als Resistenz tastbar, mit der Subkutis fest verbacken und von einer Druckschwiele bedeckt. – Vorkommen isoliert oder assoziiert mit Arthrogrypsis multiplex, infantiler Zerebralparese, Neurofibromatose von Recklinghausen, Trisomie 13 oder 18 (»Wiegekufenfüße«). In schweren Fällen Fehlstellung passiv nicht korrigierbar (im Gegensatz zum flexiblen Plattfuß).

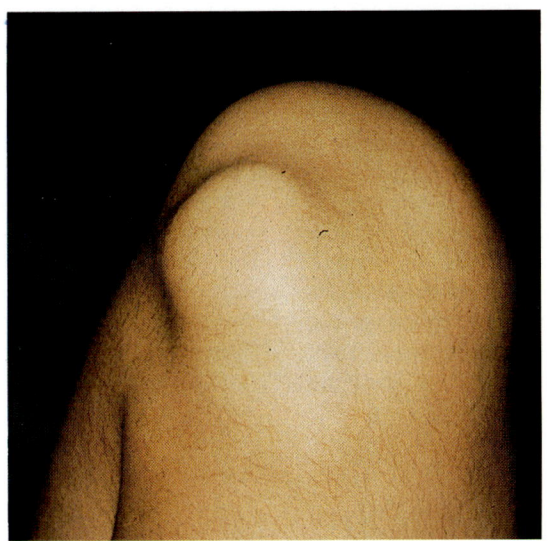

8.18

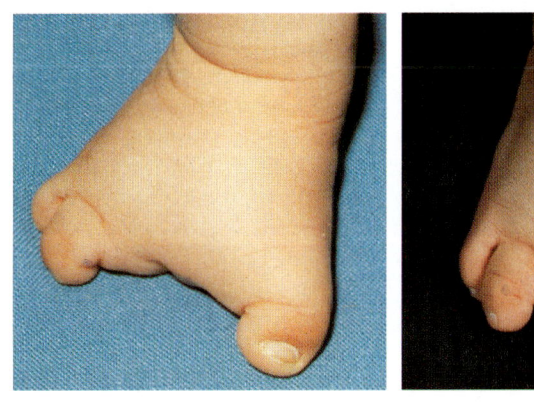

8.19

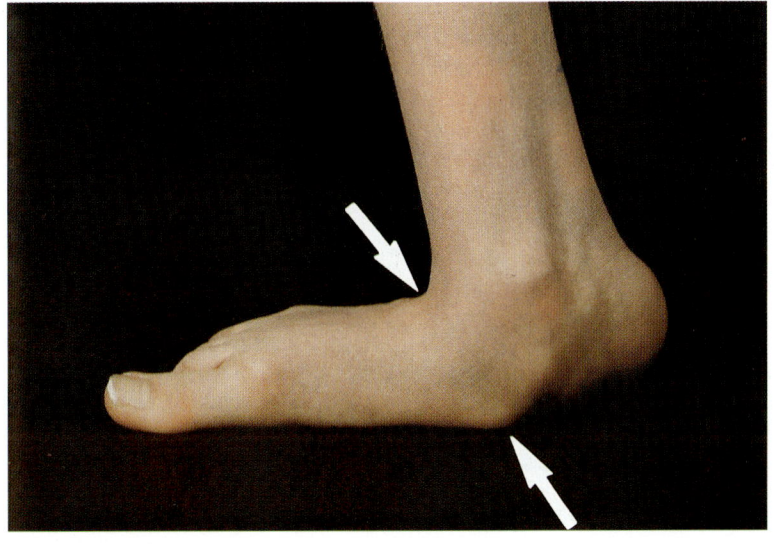

8.20

9.1

Morphea

Morphea (umschriebene Sklerodermie) bei einem 8jährigen Mädchen, das an der Beugeseite des rechten Oberschenkels, dann am Rücken zunächst einen größeren, rötlich gefärbten Indurationsherd hatte. Diese Herde blaßten später zentral ab und sahen am Rand violett aus. Nach mehreren Wochen entstanden daraus plattenartige wächserne Verhärtungen, die mit dem darunterliegenden Gewebe fest verbacken waren. Eine allmähliche Rückbildung setzte nach 8 Monaten ein (ohne Therapie). – **Differentialdiagnose:** Sklerodermieähnliche Hautveränderungen gibt es häufiger nach erfolgreichen Knochenmarktransplantationen (als chronische Graft-versus-host-Reaktion).

Morpheaähnliche atrophische Plaques können auch nach subkutaner Injektion eines Kortikosteroids entstehen. Beim seltenen Sklerödem des Erwachsenen, das in 30% auch bei Kindern (nicht bei Frühgeborenen) vorkommt, entwickeln sich plötzlich 1-6 Wochen nach einer akuten fieberhaften Infektion vor allem im Gesicht, am Hals und Rücken, später auch an den Armen und am Brustkorb lokalisierte, nichteindrückbare Indurationen der Haut ohne Rötung, welche die Beweglichkeit einschränken. Sie verschwinden erst nach monate- oder jahrelangem Verlauf. Eine sicher wirksame Behandlung ist nicht bekannt.

9.2

Morphea

Morphea (frontoparietale Sklerodermie en coup de sabre – säbelhiebförmig) auf der linken Stirnhälfte bei einem 7jährigen Mädchen: länglicher, indurierter und hyperpigmentierter Hautbezirk von 1-2 cm Breite, der sich von der Stirn auf den Parietalbereich fortsetzte, wo eine Alopecia areata bestand. Keine weiteren Sklerodermieherde. Eine Hemiatrophie des Gesichtes, die manchmal dabei vorkommt, fehlte. Allgemeinerscheinungen bestanden nicht. Die Blutsenkungsgeschwindigkeit war normal. In anderen

Fällen beginnen derartige frontoparietale Läsionen mit einer elfenbeinfarbenen, verhärteten Plaque, die nur an den Rändern hyperpigmentiert ist. Es entwickelt sich dort häufig eine längliche Delle, die sich nach oben und manchmal auch nach unten fortsetzen kann. Am übrigen Körper können andere Herde vorhanden sein, fehlen aber meistens. Die Behandlung ist schwierig, eine spontane Rückbildung der Sklerodermie im Stirnbereich möglich.

9.3

Progressive systemische Sklerodermie

Progressive systemische Sklerodermie (systemische Sklerose) bei einem 16jährigen Mädchen, das bereits seit 3 Jahren an zunehmenden Schmerzen und Schwellungen der Finger litt. Bei Faustschluß war die Haut über den geschwollenen Fingern gespannt und glänzend. Außerdem war die Haut über den Hand- und Kniegelenken in symmetrischer Anordnung verhärtet (mit Einschränkung der Gelenkbeweglichkeit). An der linken Halsseite fand sich eine 2 cm lange indolente Verhärtung der Haut. Das Mädchen klagte schon seit längerer Zeit über anfallsweise

Durchblutungsstörungen in den Händen mit Kältegefühl, Parästhesien und Akrozyanose (Raynaud-Syndrom). Eine Beteiligung des Magen-Darm-Kanals, der Lungen, des Herzens und der Nieren war noch nicht nachweisbar. Wie häufig bei dieser Krankheit waren die Blutsenkungsgeschwindigkeit nur gering beschleunigt und der Rheumafaktor im Serum positiv. Antinukleäre Antikörper waren nachweisbar. – **Differentialdiagnose:** disseminierte Morphea (ohne Beteiligung innerer Organe) und Dermatomyositis.

9.4

Primäres Raynaud-Syndrom

Primäres Raynaud-Syndrom bei einem 11jährigen Mädchen: anfallsweise auftretende symmetrische Zyanose der Finger und Zehen (nicht des Daumens), beginnend mit Rötung und Schwellung, verbunden mit Parästhesien und Schmerzen, die nach kurzer Dauer spontan verschwanden, aber öfters wiederkehrten. Die peripheren Pulse waren tastbar. Die

Doppler-Sonographie ergab eine Minderdurchblutung der Hände und Füße, die nach Abkühlung zunahm. Das akrale Oszillogramm bestätigte die Diagnose. Bekannte Ursachen für ein **sekundäres Raynaud-Syndrom** (systemischer Lupus erythematodes, Sharp-Syndrom, Sklerodermie, Diabetes mellitus usw.) wurden ausgeschlossen.

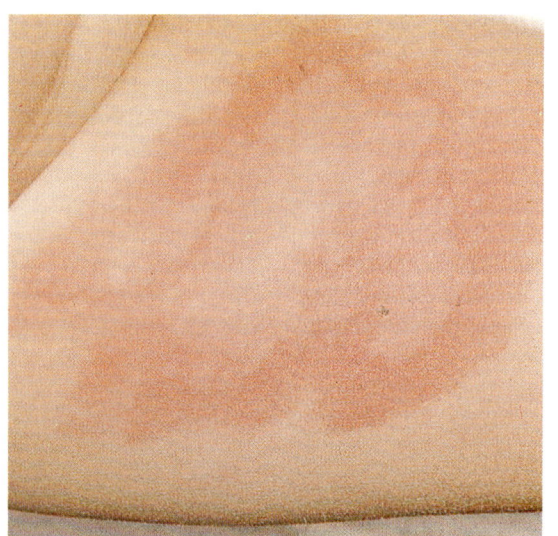

9.1

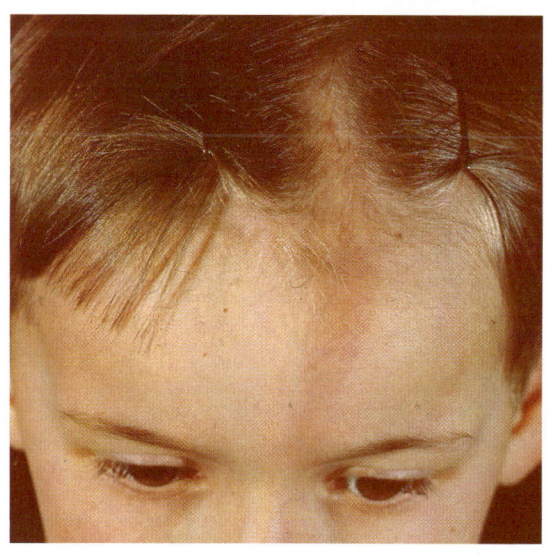

9.2

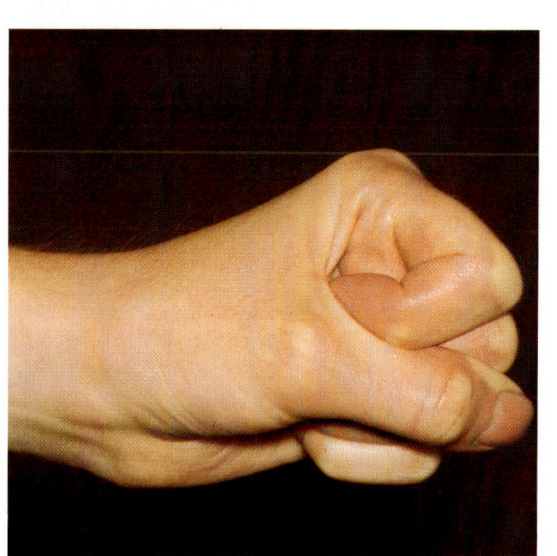

9.3

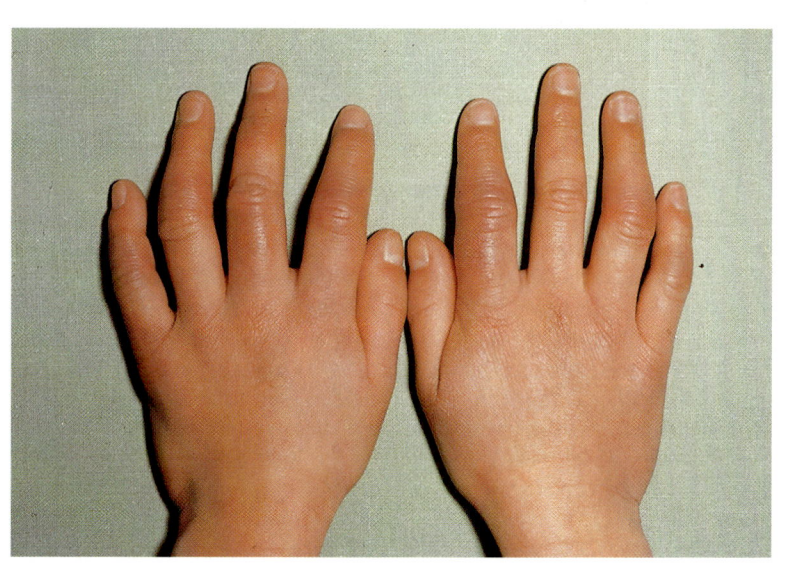

9.4

9.5 Erythema exsudativum multiforme

Erythema exsudativum multiforme bei einem 12jährigen Jungen, der wegen einer Bronchopneumonie antibiotisch behandelt worden war und nach 2 Wochen ein generalisiertes, nichtjuckendes Exanthem bekam. Besonders an den Armen und Beinen fanden sich kreisrunde Effloreszenzen von 1-2 cm Durchmesser mit eingesunkenem und zyanotisch verfärbten Zentrum und hellrotem, wallartig aufgeworfenen Rand (Kokardenform). Bei einem Teil der Effloreszenzen hatte sich das Zentrum des Erythems blasig umgewandelt. Nach 4tägiger Prednison-Behandlung kam es zu einer raschen Rückbildung des Exanthems. Die auslösende Ursache des allergisch bedingten Erythems blieb unklar (wie in etwa der Hälfte der Fälle). Ätiologisch kommen in Frage: Virusinfektionen (z.B. Herpes simplex), bakterielle Infektionen (z.B. Mycoplasma pneumoniae) und Medikamente (z. B. Sulfonamide). In 40% der Fälle ist die Mundschleimhaut beteiligt (rote Flecken oder Blasen, wie beim Stevens-Johnson-Syndrom, s. S. 172). Die Kokardenform bietet differentialdiagnostisch keine Schwierigkeiten.

9.6 Skarlatiniformes Arzneimittelexanthem

Skarlatiniformes Arzneimittelexanthem (allergisch) bei einem 12jährigen Jungen, der wegen einer Epilepsie Carbamazepin (Tegretal) erhalten hatte. 3 Wochen nach Behandlungsbeginn trat hohes Fieber auf, begleitet von einem generalisierten, leicht juckenden Exanthem, das aus dichtstehenden, stecknadelkopfgroßen, roten Flecken bestand. Die Schleimhäute waren nicht beteiligt. Es bestanden keine Gelenk- und Lymphknotenschwellungen und keine Hepatosplenomegalie. Nach Ersatz des Carbamazepins durch Primidon ging das Exanthem unter Entfieberung innerhalb von 2 Tagen zurück. — Als allergische Nebenwirkungen von Carbamazepin sind außerdem bekannt: makulopapulöse und urtikarielle Exantheme, Ödeme und Agranulozytose.

9.7 Urtikaria

Urtikaria bei einem 3jährigen Jungen: plötzlich aufgetretene, stark juckende, rötliche Quaddeln (bis Pfenniggröße) am ganzen Körper, begleitet von einem allergischen Gesichtsödem. Kein Fieber. Auslösende Ursache nicht bekannt. Unter i.v. Kalziumgaben Abheilung innerhalb von 3 Tagen. — Die Diagnose einer Urtikaria ist im allgemeinen einfach. Manchmal ist die Abgrenzung von einem Erythema exsudativum multiforme und einer anaphylaktoiden Purpura schwierig.

9.8   9.9 Urtikaria

Generalisierte Urtikaria bei einem 5jährigen Jungen, welche wiederholt nach Fischgenuß aufgetreten war: juckende Quaddeln mit weißem, ödematösen Zentrum, umgeben von einem Erythemhof, im Gesicht und am ganzen Körper. Die Einzeleffloreszenzen bildeten teilweise Ring- und Girlandenmuster. Ein gleichzeitig entstandenes Glottisödem ging nach i.v. Injektion eines Kortikosteroids rasch zurück. Eine nur bei Kleinkindern vorkommende Sonderform der Urtikaria ist der **Strophulus** (papulöse Urtikaria). Der Strophulus stellt eine hyperergische Reaktion auf Insektenstiche und -bisse dar, die sich durch linsengroße Papeln auf dem Boden einer Quaddel, oft mit einem Bläschen im Zentrum, äußert. Die stark juckenden Effloreszenzen sind in Gruppen angeordnet und besonders an den Gliedern lokalisiert, kommen aber auch an bedeckten Hautstellen (ohne Insekteneinstiche) vor und persistieren länger als normal. Bei der **cholinergischen Urtikaria,** welche durch körperliche Anstrengung, Hitze oder seelische Erregung ausgelöst werden kann, entwickeln sich besonders am Rumpf, an den Oberarmen und Oberschenkeln kleine Quaddeln oder 2-3 mm große Papeln, die oft von einem 2-3 mm breiten Erythemhof umgeben sind. Diese verschwinden meist in Minuten oder in 1-2 Stunden wieder. Schwere Ausbrüche können von systemischen cholinergischen Symptomen (Schwitzen, Salivation, Abdominalkoliken, Durchfall) begleitet sein.

9.5

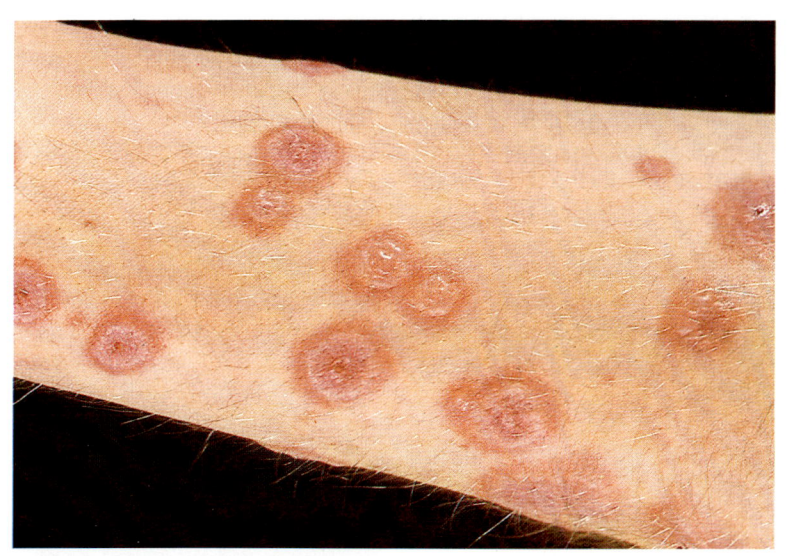

9.6 9.7

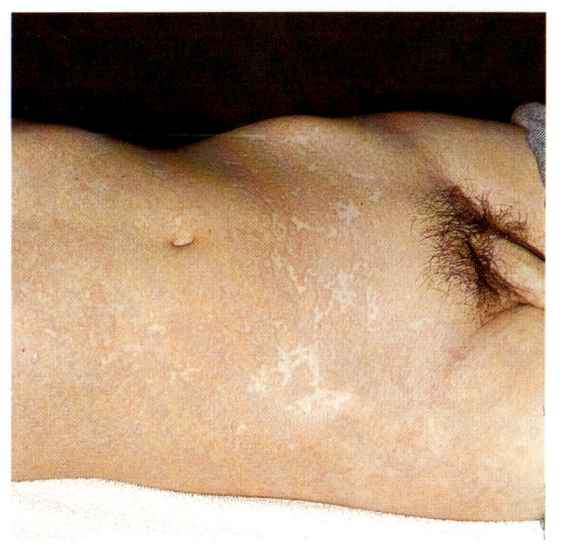 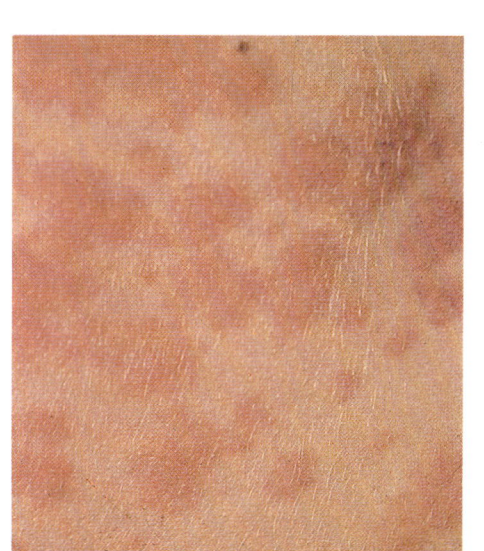

9.8 9.9

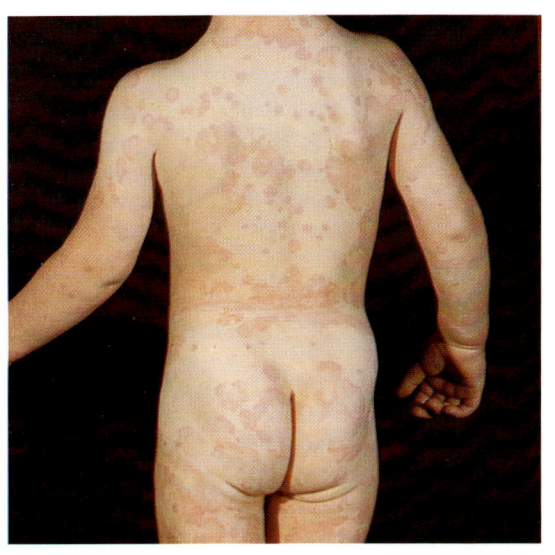 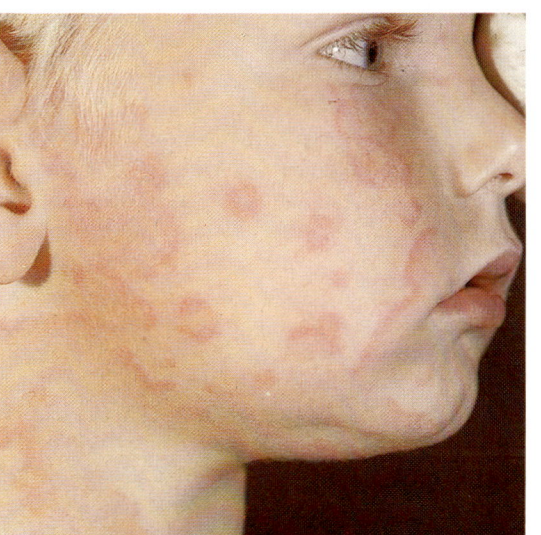

9.10

Erythema exsudativum multiforme

Erythema exsudativum multiforme bei einem 8jährigen Jungen: dunkelrote, erythematöse, nichtjuckende Flecken im Gesicht und am Rumpf, die in 48 Stunden ihre maximale Größe erreichten und teilweise konfluierten. – Die Bezeichnung »multiform« wird bei dieser wahrscheinlich allergisch bedingten Hauterkrankung deshalb verwandt, weil sich Rötung und Ödem verschiedenartig (entweder als Erythemflecken oder als papulöse, vesikulöse oder bullöse Effloreszenzen) manifestieren können. Zum Unterschied von einer Urtikaria fehlt ein Juckreiz, ist der Verlauf länger und kommt ein Rezidiv häufiger vor.

9.11

Erythema annulare centrifugum (Darier)

Erythema annulare centrifugum (Darier) an der Brust eines 1jährigen Jungen: an Rumpf und Extremitäten zahlreiche polyzyklisch (girlandenförmig) begrenzte, nicht juckende Herde mit erythematösem Randstreifen und blaßrotem Zentrum, die sich zentrifugal ausbreiteten und mehrere Wochen lang bestehen- blieben. Ursache unklar. – Charakteristisch sind der chronische Verlauf und die Entstehung von Ringformen aus kleinen roten Papeln. Der Rand kann flach oder leicht erhaben sein, manchmal auch eine leichte Schuppung zeigen. – **Differentialdiagnose:** Tinea, Granuloma annulare, Lupus erythematodes.

9.12

Erythema exsudativum multiforme

Erythema exsudativum multiforme am Arm eines 6jährigen Jungen: An der Brust waren durch Ineinanderfließen erythematöser Flecken girlandenförmige (polyzyklische) Formen entstanden. Charakteristisch war an den Armen und Beinen die Kokardenform der Effloreszenzen (rote Flecken mit hellrotem Rand und eingesunkenem lividen Zentrum) und die symmetrische Anordnung (verstreut oder girlandenförmig), bevorzugt an den Streckseiten der Extremitäten. Der Junge hatte dabei Fieber und eine nur röntgenologisch nachweisbare Pneumonie. Auch in diesem Falle traten Effloreszenzen in Schüben an mehreren Tagen auf und verschwanden erst nach 2 Wochen. – **Differentialdiagnose:** Erytheme anderer Genese, z.B. bei Porphyrie, generalisiertem Lupus erythematodes und Kawasaki-Syndrom (s. S. 174).

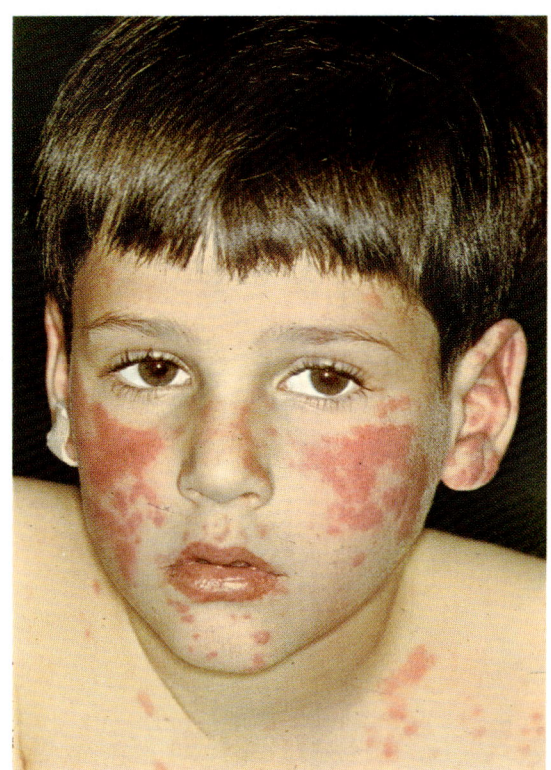 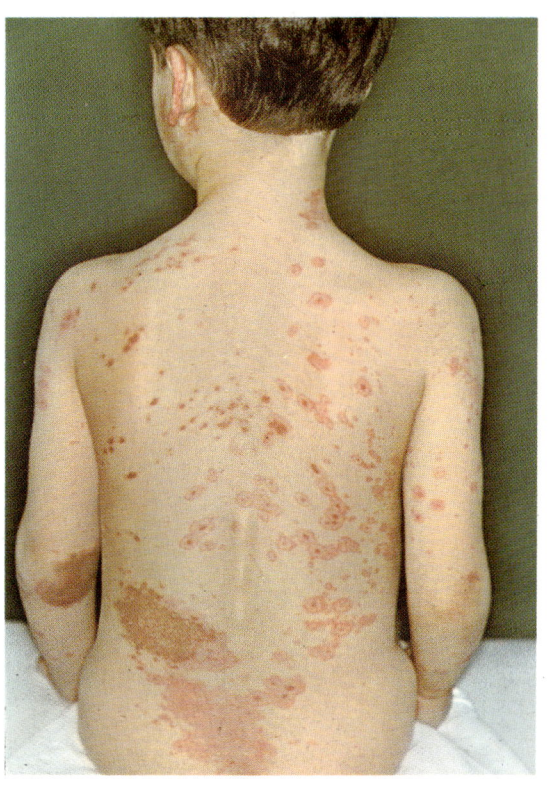

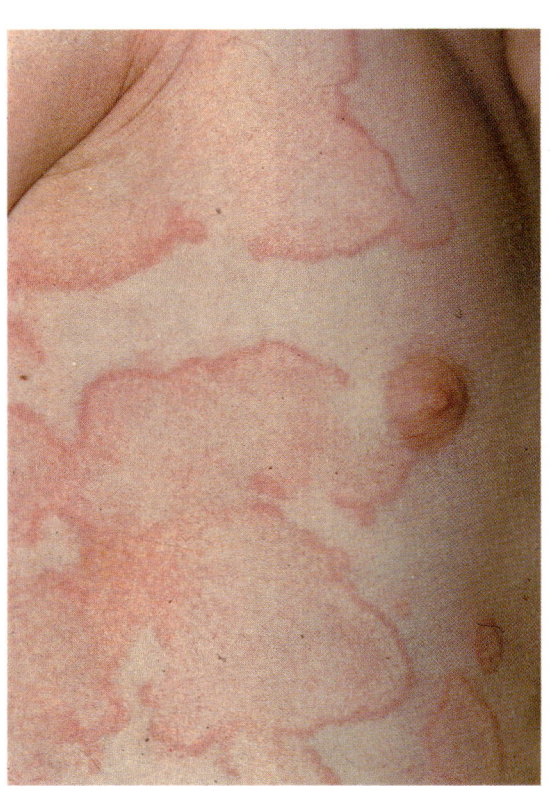 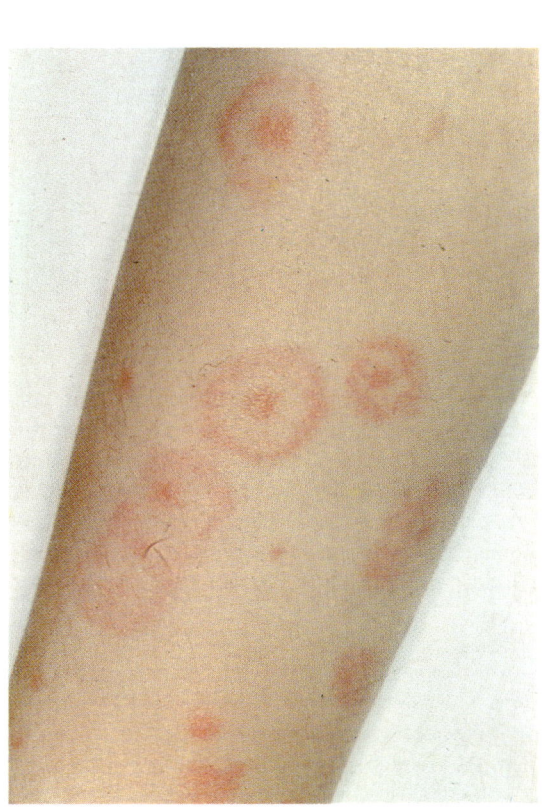

9.14

Stevens-Johnson-Syndrom

Stevens-Johnson-Syndrom mit schmetterlingförmigem Gesichtserythem und exsudativ-hämorrhagischer vesikulöser Entzündung von Lippen, Nasenöffnung und Konjunktiven bei einem 9jährigen Jungen. Außerdem lag eine Stomatitis vor, weswegen das Kind vorübergehend parenteral ernährt werden mußte. An der übrigen Haut sah man teils makulopapulöse, teils bullöse Veränderungen. Unter systemischer Kortikoidbehandlung und lokaler Behandlung der Schleimhautläsionen kam es nach einer Woche zur Abheilung ohne Narbenbildung.

9.15

Stevens-Johnson-Syndrom

Stevens-Johnson-Syndrom (pluriorifizielle Ektodermose) bei einem 3jährigen Jungen: Entzündung des Orificium externum urethrae und des Präputiums mit Rötung, Schwellung und geringer Eitersekretion. Harnentleerung sehr schmerzhaft. Gleichzeitig bestanden eine bullöse Entzündung anderer Körperöffnungen (Mund, After, Augen) und ein Erythema exsudativum multiforme an der gesamten Haut (makulopapulöse Effloreszenzen, z.T. mit Blasenbildung und Hämorrhagien), dazu hohes Fieber. Ursache war eine Verabreichung von Barbiturat 10 Tage vorher (Barbituratallergie). Nach 2wöchigem Krankheitsverlauf kam es unter symptomatischer Behandlung zur Heilung.

9.16

Stevens-Johnson-Syndrom

Stevens-Johnson-Syndrom bei einem 3½jährigen Jungen: Hautrötung und -schwellung in der Umgebung des Afters ohne Blasenbildung. Dagegen fanden sich am Mund größere Blasen, die ulzerierten und mit hämorrhagischen Krusten bedeckt waren. Die übrigen Schleimhaut- und Hautveränderungen sprachen ebenfalls für ein Stevens-Johnson-Syndrom. Heilung durch orale Prednison-Gaben und symptomatische Lokalbehandlung.

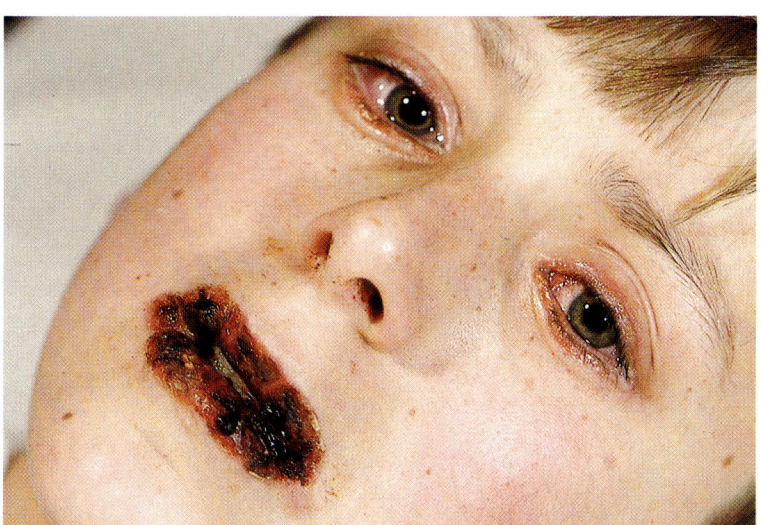

9.14

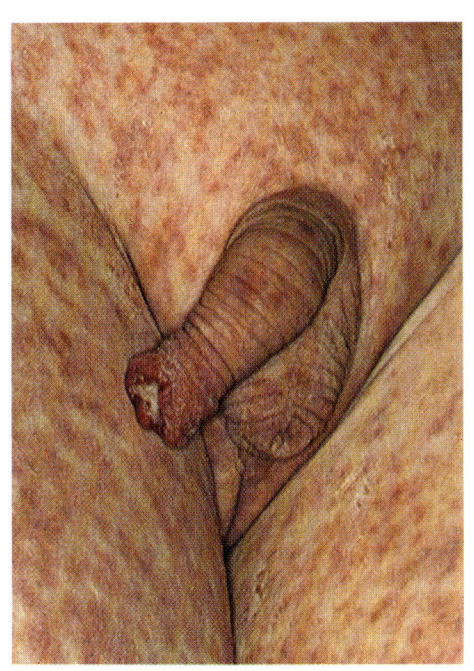

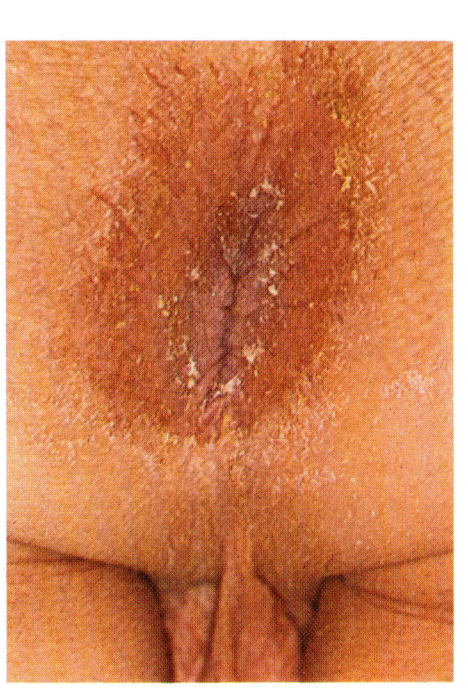

9.15   9.16

9.17

Feer-Krankheit

Feer-Krankheit (Akrodynie) bei einem 3½jährigen Mädchen, das wegen einer Trichophytie im Gesicht längere Zeit Quecksilberpräzipitatsalbe (heute unüblich) erhalten hatte: Rötung der Hände (»pink disease«) und groblamellöse Schuppung an den Fingern, verbunden mit starken Schmerzen (Akrodynie) und Juckreiz. Ähnliche Veränderungen fanden sich an den Füßen, die sich kalt anfühlten. Außerdem bestanden eine Muskelhypotonie mit herabgesetzten Achilles- und Patellarsehnenreflexen, eine Tachykardie und leichte Blutdrucksteigerung sowie Schwitzen, Anorexie, Wesensveränderungen (Reizbarkeit) und Schlaflosigkeit. Nach Ausschluß anderer Ursachen wurde eine Quecksilberintoxikation diagnostiziert. Allmähliche Besserung unter symptomatischer Behandlung (Phenobarbital) und Heilung 3 Monate nach Krankheitsbeginn.

9.18–20a

Kawasaki-Syndrom

Kawasaki-Syndrom (mukokutanes Lymphknotensyndrom) bei einem 9jährigen Jungen, der plötzlich mit anhaltendem hohen Fieber und schwerem Krankheitsgefühl erkrankt war. Es fanden sich eine nichteitrige Konjunktivitis, eine Stomatitis mit Erdbeerzunge (Abb. 9.18) und kirschroten Lippen sowie schmerzhafte Lymphknotenschwellungen am Hals. Die Hände waren ödematös geschwollen, die Fingerspitzen gerötet und schmerzhaft (Abb. 9.19). Nach Eintritt einer Besserung kam es zu groblamellöser Hautschuppung, besonders an den Fingerspitzen (Abb. 9.20a), die bei dieser Krankheit selten fehlt. Außerdem bestanden ein typisches Palmarerythem und eine Uveitis, welche bei 80% aller Patienten vorkommt. Die Behandlung erfolgte mit Azetylsalizylsäure und i. v. verabreichtem Gammaglobulin, um eine spätere Koronararterienerkrankung zu verhindern. – Erdbeerzunge, erythematöses Exanthem und groblamellöse Hautschuppung findet man auch bei **Scharlach.** Beim **Toxic-Shock-Syndrom** (Staphylokokken-Toxin-Schock) beginnt das generalisierte Scharlach-ähnliche Exanthem meist an den Handinnenflächen und Fußsohlen, und die typischen groblamellösen Hautschuppungen (besonders an Händen und Füßen) treten erst 1–2 Wochen danach auf.

9.20b

Kawasaki-Syndrom

Kawasaki-Syndrom bei einem 1½jährigen Jungen: kirschrote Lippen (Cheilitis). Die anderen Symptome und der charakteristische Krankheitsverlauf sprachen für ein Kawasaki-Syndrom.

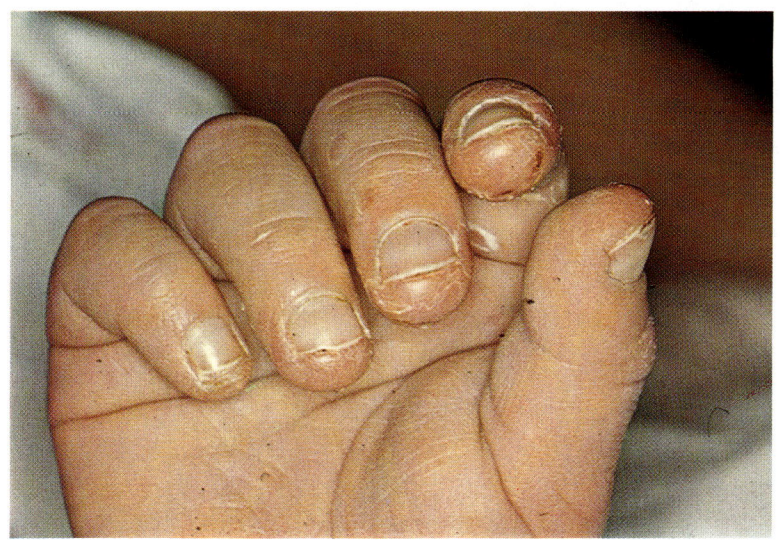

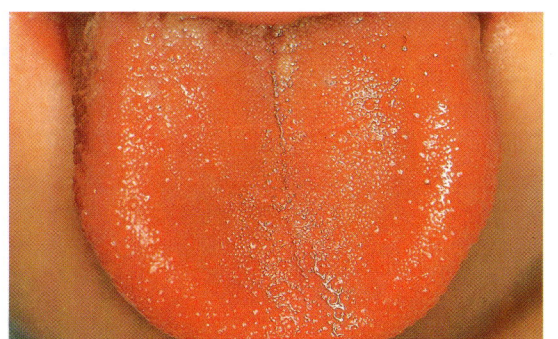
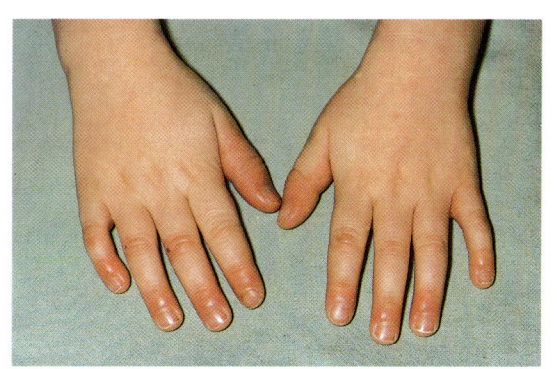

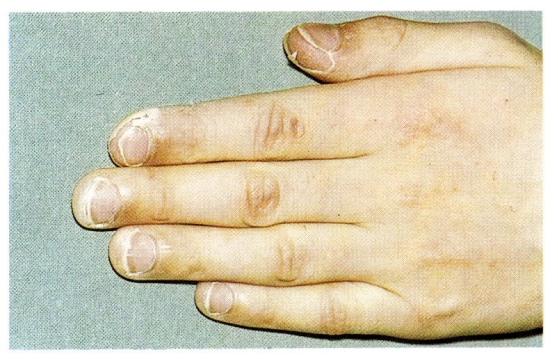
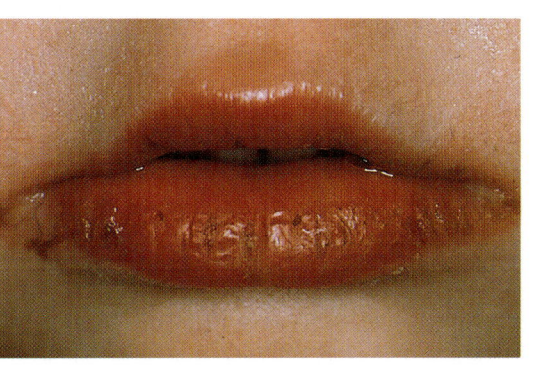

9.21

Granuloma annulare

Granuloma annulare bei einem 16jährigen Jungen: knotiges, schmerzloses Infiltrat von 1 × 2 cm Größe über einem Fingergrundgelenk der rechten Hand. Histologisch fanden sich charakteristische Veränderungen (Granulome mit zentraler Nekrose, Muzinablagerung und Randinfiltration durch Lymphozyten, Histiozyten und Fremdkörperriesenzellen). – Typisch ist an der Haut ein Ring von dichtstehenden, kleinen, festen, hautfarbenen oder leicht geröteten Papeln, bevorzugt an den Streckseiten der Finger, Hände, Füße, auch Arme und Beine. Die Herde können in der Größe von 1–5 cm variieren und kommen zur Hälfte solitär, zur Hälfte multipel vor. – **Differentialdiagnostisch** zu unterscheiden von einer Necrobiosis lipoidica (häufig an den Beinen lokalisiert), von Rheumaknoten (oft in Gelenknähe) sowie (bei disseminierten Formen) von einer Sarkoidose.

9.22

Granuloma annulare

Granuloma annulare bei einem 15jährigen Jungen: polyzyklisch begrenztes Infiltrat mit erhabenem und geröteten Rand am Fußrücken (annuläre Form). Zum Unterschied von einer Tinea corporis (Trichophytie) keine Schuppenbildung. Nach monatelangem Bestehen Abheilung unter lokaler und systemischer Kortikosteroidbehandlung.

9.23

Granuloma annulare

Granuloma annulare bei einem 14jährigen Mädchen: größerer infiltrierter Hautbezirk mit leicht atrophischem Zentrum am Fußrücken. – Typischer als dieser Herd ist ein Ring von Papeln um ein eingesunkenes Zentrum. Die Ursache ist unklar. Das Granuloma annulare ist relativ häufig und kommt vorwiegend bei Kindern vor. Es ruft im allgemeinen keine Beschwerden hervor und kann nach Monaten oder Jahren spontan verschwinden, ohne Residuen zu hinterlassen.

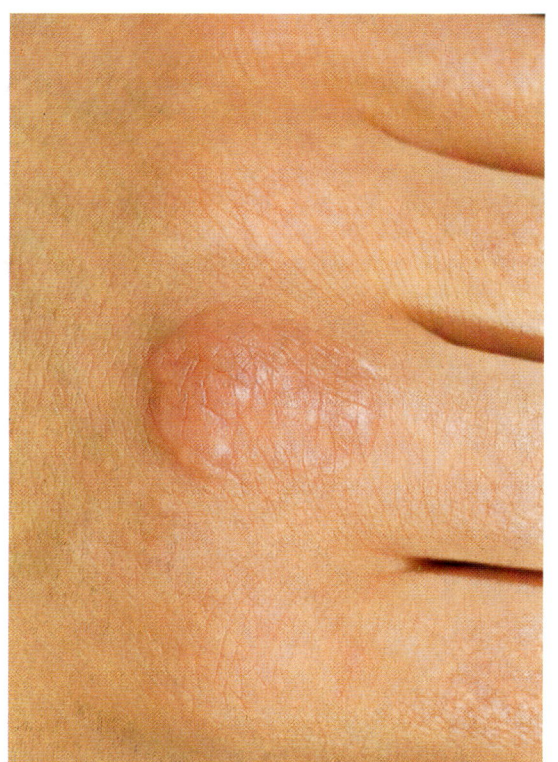

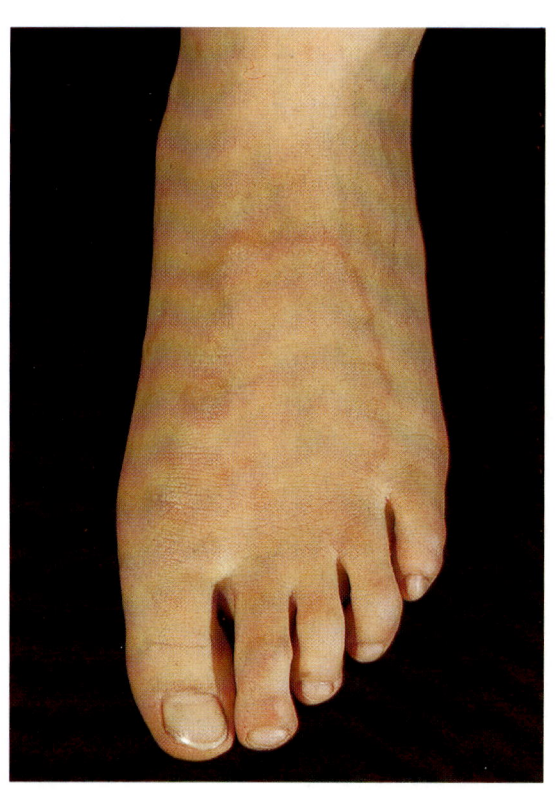 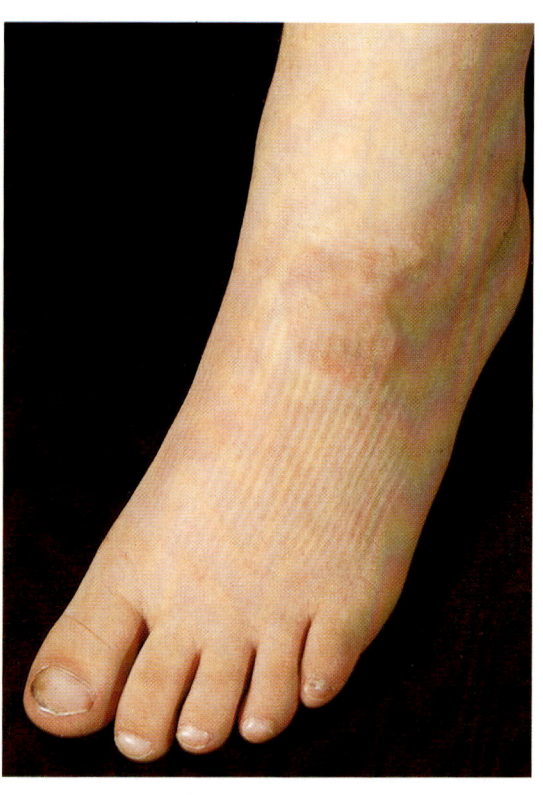

9.24   9.25

Dermatitis seborrhoides

Dermatitis seborrhoides bei einem 3 Monate alten Jungen: auf dem behaarten Kopf fest haftende, gelbliche Schuppen, am Rumpf und an den Extremitäten scharf begrenzte, runde oder ovale erythematöse Herde, welche teilweise zu größeren wabigen oder polyzyklisch begrenzten Bezirken zusammenflossen und stellenweise von fettigen Schuppen bedeckt waren. Prädilektionsstellen waren (außer dem Kopf) die Gelenkbeugen und der Genitoanalbereich. Kein Juckreiz. Beginn der Dermatitis in der 6. Lebenswoche, Heilung nach wechselvollem Verlauf unter symptomatischer Therapie im 7. Lebensmonat. — **Differentialdiagnose:** atopische Dermatitis (starker Juckreiz, s. S. 182), Kontaktdermatitis, Windeldermatitis (s. S. 180), Psoriasis (s. S. 218), Pityriasis versicolor (s. S. 254), Tinea capitis (s. S. 254), Tinea corporis (s. S. 250), Rosacea (bei Kindern seltener), Pityriasis rosea (s. S. 216) u. a.

9.26   9.27

Erythrodermia desquamativa

Erythrodermia desquamativa (Leiner-Krankheit) bei einem 3 Monate alten Jungen, bisher voll gestillt, mit generalisierter Rötung und Schuppung der Haut. Günstiger Verlauf mit Heilung nach 4wöchiger Klinikbehandlung (Anwendung von Salizylvaseline und Kortikosteroidcreme). Komplikationen sind Anämie und Hypoproteinämie, langanhaltende Durchfälle, Dystrophie, Sekundärinfektionen. — **Differentialdiagnostisch** kommen andere schuppende Dermatosen in Betracht (z. B. ichthyosiforme Erythrodermie und Candida-Dermatitis).

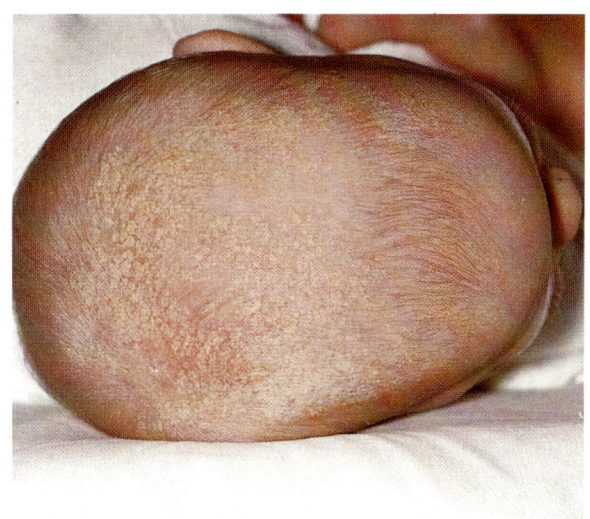

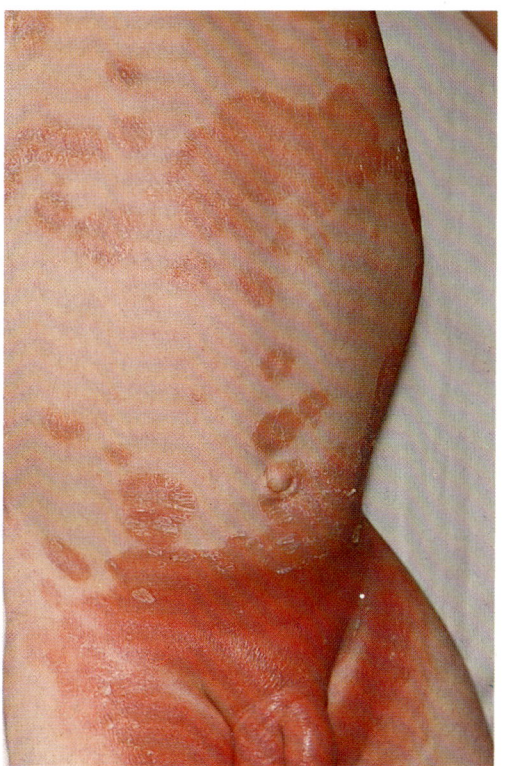

9.24 9.25

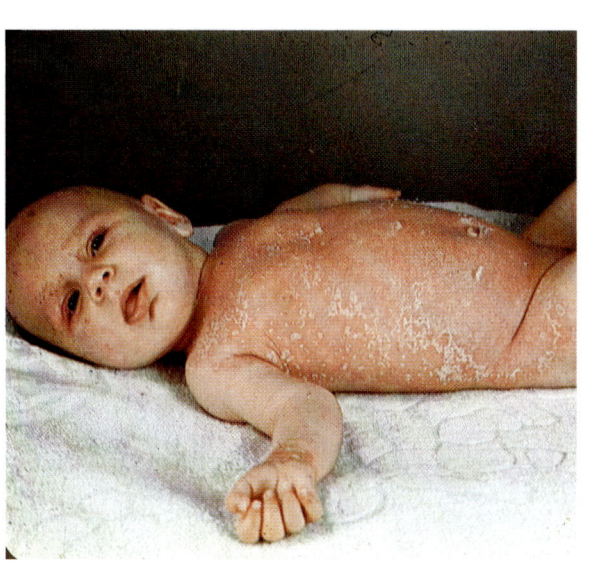

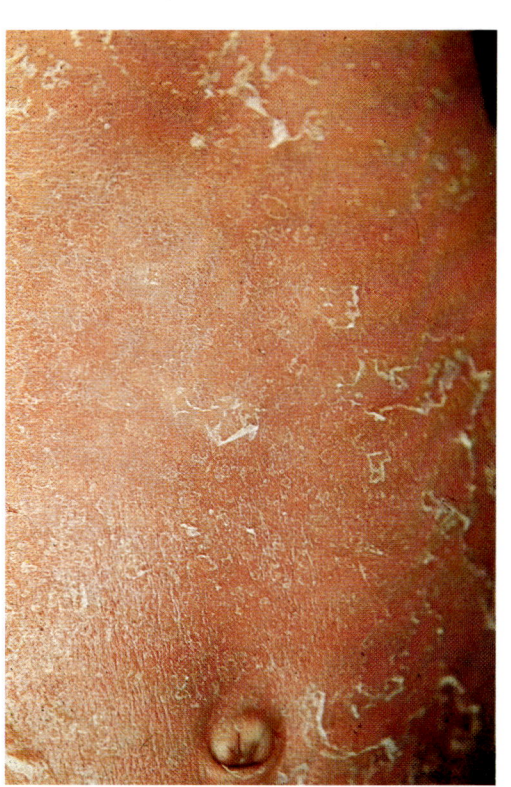

9.26 9.27

9.28
Candida-Dermatitis

Candida-Dermatitis bei einem 8 Monate alten Mädchen: Haut der Anogenitalregion (einschließlich der großen Labien) gerötet, geschwollen, leicht schuppend. Im Gram- und Kalilaugenpräparat mikroskopisch zahlreiche Candida-Hyphen. Kultur: Candida albicans. Therapie: Nystatin-haltige Creme, häufiger Windelwechsel, nachts Zinkpaste (gegen die Mazeration der Haut durch nasse Windeln). − Prädilektionsstellen sind Hautfalten (Intertrigo), der Windelbereich (Feuchtigkeit begünstigt das Pilzwachstum)

und Hautbezirke in der Nähe von Körperöffnungen sowie die Finger, welche oft mit Speichel in Berührung kommen. Die Ränder der erythematösen Entzündungsherde sind oft unregelmäßig begrenzt (ausgefranst), und es können sich dort Pusteln entwickeln, die rupturieren und winzige Erosionen hervorrufen. Als Satellitenherde findet man in der Umgebung oft Papeln und Pusteln. − **Differentialdiagnose:** andere Dermatitiden.

9.29
Candida-Dermatitis

Candida-Dermatitis bei einem 4 Monate alten Jungen: Haut der Anogenitalregion (einschließlich der Vorhaut) gerötet und schuppend mit scharf begrenztem erythematösen Randstreifen. Candida albicans kulturell nachgewiesen. Entstanden durch Sekundärinfektion einer seborrhoischen Dermatitis. Rasche Besse-

rung durch Nystatin-haltige Salbe, jedoch traten mehrere Rezidive auf (bis zur endgültigen Heilung mit 7 Monaten). Bei einem Rezidiv kamen auch vesikulopustulöse Effloreszenzen (auf erythematösem Grund) vor, die ebenfalls durch Candida albicans bedingt waren.

9.30
Pomadenkruste

Sog. Pomadenkruste (durch Salbenreste) in der Leistenbeuge beiderseits bei 3 Monate altem Mädchen.

9.31
Windeldermatitis

Windeldermatitis bei einem 4 Monate alten Jungen: im gesamten Windelbereich scharf begrenztes, hochrotes Erythem mit feiner Schuppung (chronische Verlaufsform). Anfangs bestanden auch Papeln und Bläschen auf erythematösem Grund, die unter lokaler Behandlung zurückgingen. Auslösend für die Dermatitis war die Mazeration der Haut durch die feuch-

ten Windeln sowie durch Urin- und Fäzesbestandteile. − In anderen Fällen besteht manchmal zuerst eine seborrhoische oder atopische Dermatitis, die dann im Windelbereich schwerer verläuft. Häufig tritt als Komplikation eine Candida- oder Bakterieninfektion hinzu.

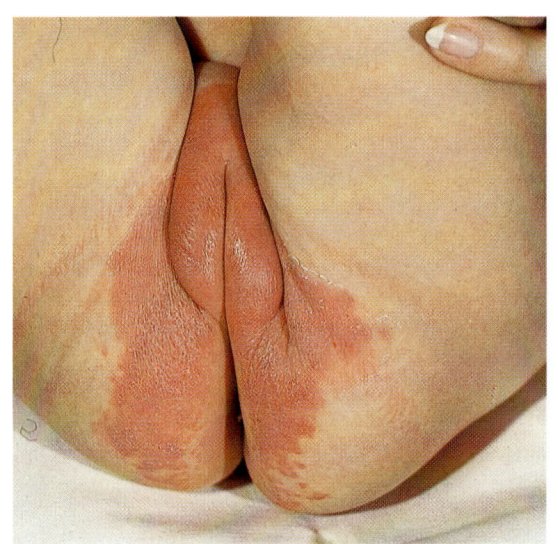
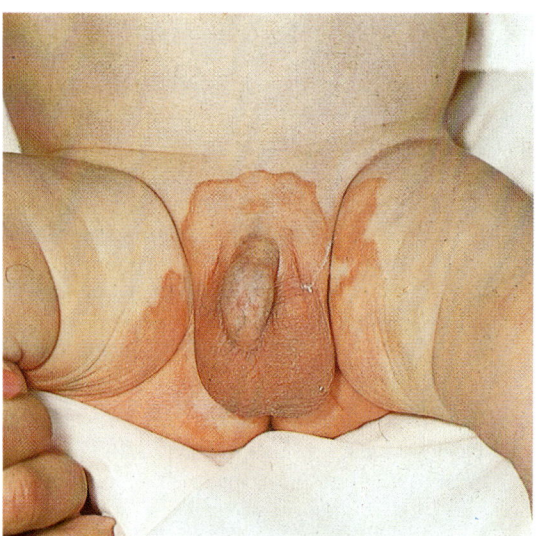

9.28   9.29

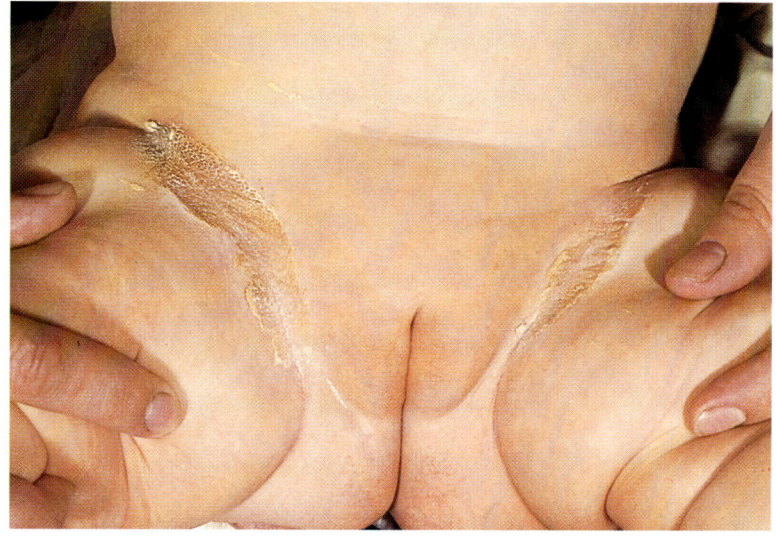

9.30

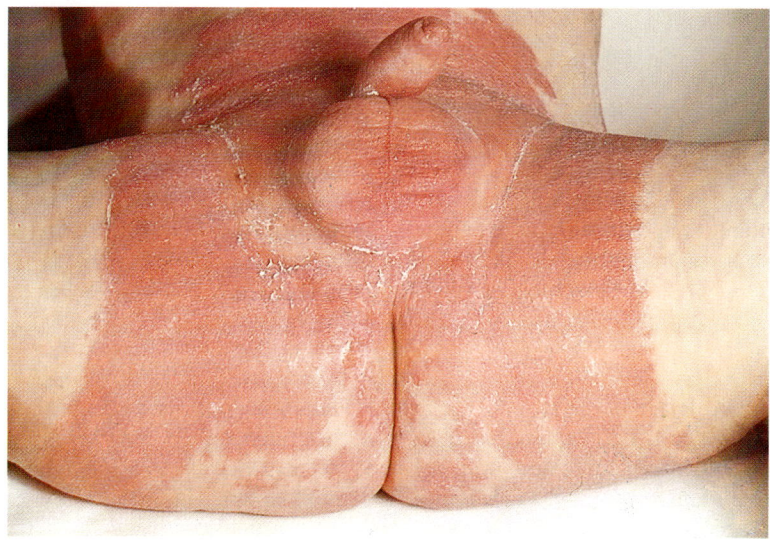

9.31

9.32

Atopische Dermatitis

Atopische Dermatitis bei einem 12jährigen Jungen: lichenifizierte, trockene Haut mit Kratzeffekten an den Händen und Armen, besonders in den Gelenkbeugen (als Ausdruck einer schon länger bestehenden Krankheit). Im ersten Lebensjahr waren die Hautveränderungen bei diesem Kind vor allem im Gesicht und an der Streckseite der Extremitäten lokalisiert und bestanden aus einzeln stehenden, konfluierenden, stark juckenden, ödematösen Papeln, später Bläschen, die sich durch Kratzen in eine nässende, z.T. mit Krusten bedeckte Fläche verwandelten. Der Verlauf war chronisch und von kürzeren und längeren Spontanremissionen unterbrochen. – Bei Lichenifikation wendet man kurzfristig ein Kortikosteroid (äußerlich) an, später Teerpräparate. – Im ersten Lebensjahr beginnt die atopische Dermatitis häufig im Gesicht, kann aber auch an jeder anderen Stelle lokalisiert sein. Nach dem ersten Lebensjahr sind zunächst die Streckseiten der Extremitäten, später die Beugeseiten betroffen. Im ersten Lebensjahr überwiegen einzelne oder konfluierende ödematöse Papeln, später überwiegt die Lichenifikation.

9.33

Atopische Dermatitis

Atopische Dermatitis bei einem 13jährigen Mädchen: zahlreiche einzeln stehende oder konfluierende Papeln im Gesicht mit Kratzspuren (z. T. mit Krusten bedeckt), dazwischen hypopigmentierte Gesichtsflecken (Pityriasis alba). An den Unterlidern sah man eine zusätzliche Hautfalte. Am Hals bestanden ähnliche Veränderungen z. T. mit Lichenifikation und Schuppung.

9.34

Atopische Dermatitis

Atopische Dermatitis bei einem 10jährigen Jungen: lichenifizierte Haut mit Kratzspuren. – Die Prognose ist relativ günstig. Mit 14 Jahren ist bei der Hälfte der Patienten eine entscheidende Besserung eingetreten. Teilweise setzt sich die Krankheit über das 30. Lebensjahr hinaus fort. Eine familiäre Belastung ist in ungefähr 70% nachweisbar.

9.35

Atopische Dermatitis

Atopische Dermatitis (impetiginisiert) bei einem ½jährigen Jungen: viele juckende Papeln und Bläschen auf der dorsalen Seite der Hand und der Finger, die aufgekratzt und mit Staphylokokken infiziert waren. Stark juckende, erythematöse Herde, z. T. mit Schuppung und Bläschenbildung, fanden sich auch an den Armen, auf dem Kopf und am Rumpf. Später entwickelten sich bei dem Kind ein Heuschnupfen und ein Asthma bronchiale (in 30–50% aller Patienten).

9.32

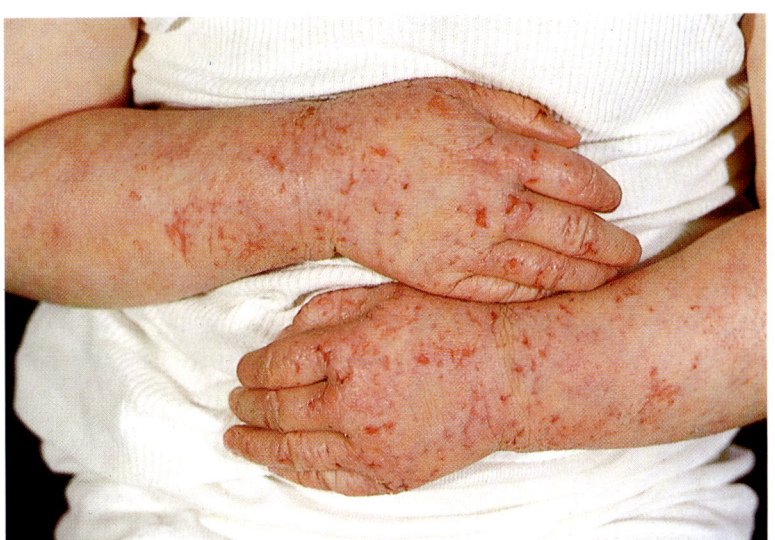

9.33

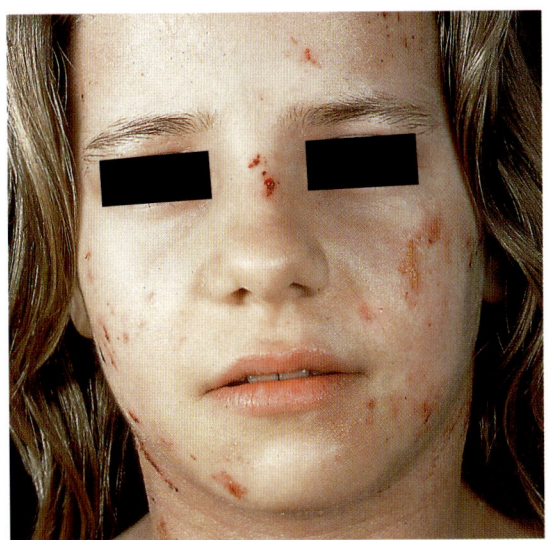

9.34   9.35

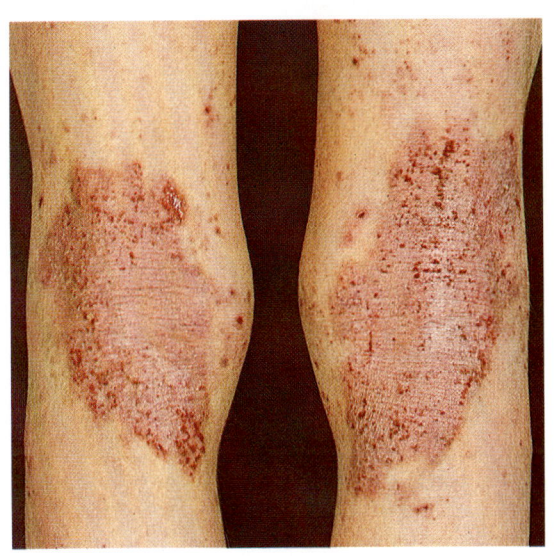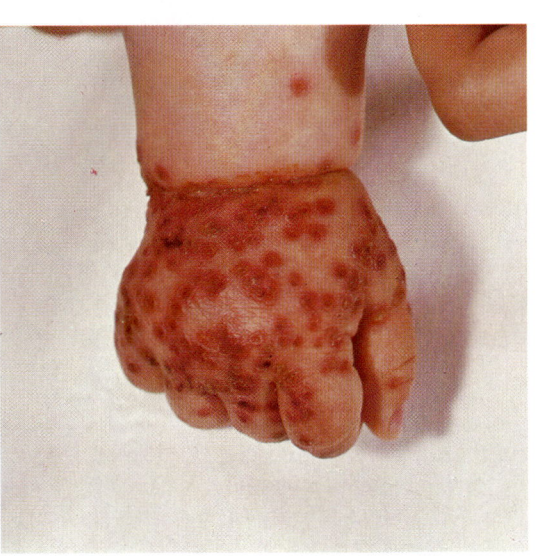

9.36

Polymorphe Lichtdermatose

Polymorphe Lichtdermatose bei einem 5jährigen Jungen: seit 5 Tagen bestehende rötliche, z. T. schuppende Papeln in der unteren Gesichtshälfte, welche Plaques bildeten und leicht juckten. Sie waren mehrere Stunden nach einer stärkeren Sonnenlichtexposition aufgetreten. Die Aussparung der oberen Gesichtshälfte erklärte sich dadurch, daß der Junge eine Schirmmütze getragen hatte. Papulöse Effloreszenzen befanden sich auch an anderen lichtexponierten Stellen (Armen, Beinen). – Charakteristisch sind das verzögerte Auftreten nach Lichtexposition, die typischen (bei einem Patienten immer monomorphen) Hauteffloreszenzen an unbekleideten Hautpartien und das Verschwinden nach 7–10 Tagen (bei Vermeidung weiterer Lichtexposition).

9.37

Allergische Kontaktdermatitis

Allergische Kontaktdermatitis (Kontaktekzem) bei einem 8jährigen Mädchen: ausgedehnte rötliche papulöse schuppende Hauteffloreszenzen im Gesicht. Auftreten 10 Tage nach Anwendung einer Gesichtssalbe wegen trockener Haut. Die Läppchenprobe (Allergietestung) am Rücken mit derselben Salbe führte zum verzögerten Auftreten eines Erythems mit Papeln.

9.38

Darier-Krankheit

Darier-Krankheit (Diskeratosis follicularis) bei einem 14jährigen Mädchen: ausgedehnte graubraune Plaques mit Schuppung, die aus vielen kleinen dicht stehenden derben Papeln hervorgegangen waren, im Gesicht und am Hals, auch am Rumpf und in den Gelenkbeugen (symmetrisch verteilt). Krankheitsbeginn mit 10 Jahren. Autosomal dominante Vererbung. Die histologischen Veränderungen waren charakteristisch: Diskeratosis der Epidermalzellen, intradermale Blasenbildung (Akantholyse) und Hyperkeratose.

9.39

Berloque-Dermatitis

Berloque-Dermatitis (Photodermatitis) bei einem 16jährigen Mädchen: ausgedehnte bräunliche Hautpigmentierung am Hals ohne Erythem oder Blasenbildung nach Anwendung eines Parfums, das Bergamott-Öl enthielt, und anschließender Sonnenlichtexposition. Charakteristisch für eine Berloque-Dermatitis sind die bizarren Pigmentierungsmuster an Kontaktstellen (Hals, Brustausschnitt, Handgelenken). Die phototoxische Substanz im Bergamott-Öl ist 5-Methoxypsoralen.

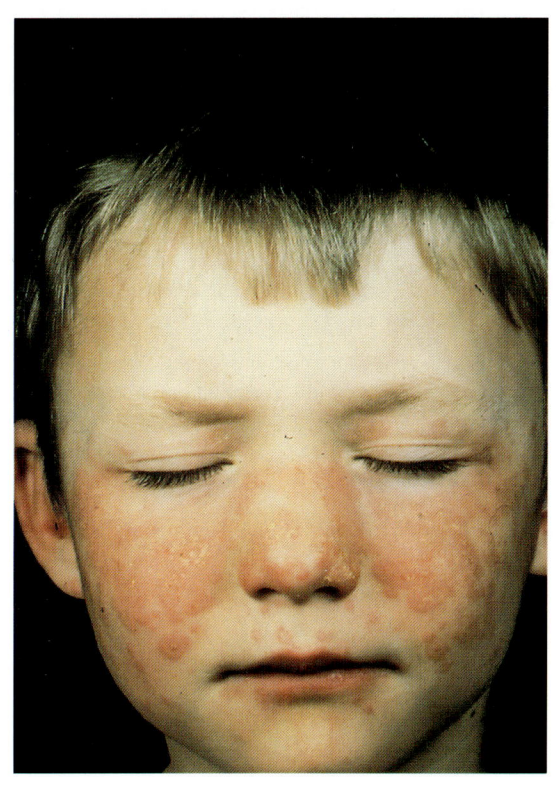

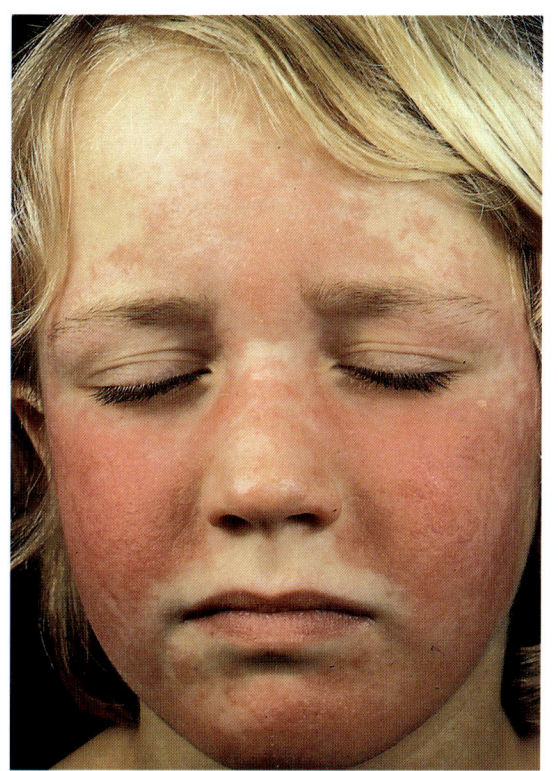

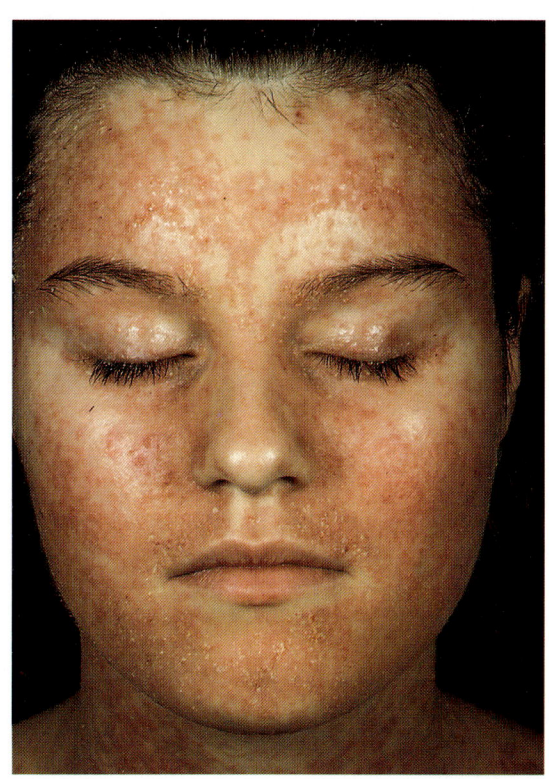

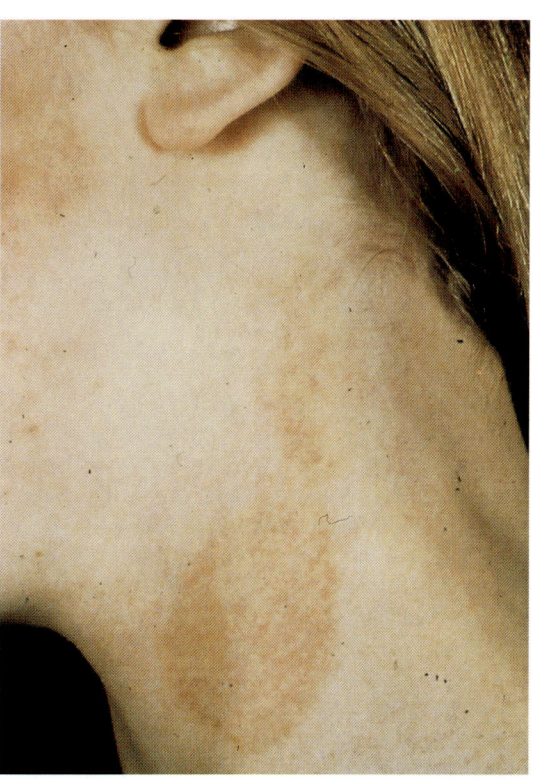

9.40

Infantiles Ekzem

Sog. infantiles Ekzem (wahrscheinlich atopische Dermatitis) bei einem 8 Monate alten Mädchen: Haut am gesamten Körper (auch in den Gelenkbeugen) rauh, schuppend, rissig mit Kratzeffekten (infolge Juckreiz), Krustenbildung auf dem behaarten Kopf (seit 3 Monaten). Keine auslösende Ursache bekannt. Gutes Ansprechen auf eine Lokalbehandlung mit zunächst Kortikosteroidcreme, später mit einem teerhaltigen Präparat. Immunglobuline E im Serum nicht vermehrt (schließt eine atopische Dermatitis nicht aus). Eine IgE-Vermehrung kommt häufiger bei Patienten mit gleichzeitigem Asthma bronchiale vor. Bei atopischer Dermatitis besteht eine T-Zell-abhängige Steigerung der Zytokinproduktion mit Anreicherung von Eosinophilen in der Haut.

9.41

Atopische Dermatitis

Atopische Dermatitis bei einem 3 Monate alten Jungen: starke Schuppenbildung auf dem behaarten Kopf (»Milchschorf«) und generalisiertes Erythem mit feiner Schuppung (atopische Erythrodermie). Später (im Alter von 4 Jahren) Hinzutreten eines Asthma bronchiale. Mutter ebenfalls asthmakrank. Die Unterscheidung von einer seborrhoischen Dermatitis ist manchmal nur durch die Verlaufsbeobachtung möglich (eine seborrhoische Dermatitis verschwindet immer nach einigen Wochen oder Monaten und rezidiviert später nicht).

9.42

Atopische Dermatitis

Atopische Dermatitis bei einem 3jährigen Jungen: diffuse Rötung und Schwellung der Haut, im Gesicht mit stärkerer Schuppung, am Hals nässend mit bakterieller Sekundärinfektion (Impetiginisierung). Auch Ohrmuscheln und äußere Gehörgänge stark entzündet. Komplikationen können neben bakteriellen Sekundärinfektionen ein Eccema herpeticatum (s. S. 240), eine Konjunktivitis und eine atopische Katarakt sein. Ein plötzlicher Kindstod (ohne erkennbare Ursache bei der Autopsie) wurde wiederholt beschrieben (anaphylaktische Reaktion? Hyperpyrexie?).

9.43

Phototoxische Dermatitis

Phototoxische Dermatitis (nach früherer Tetracyclin-Behandlung) bei einem 8jährigen Jungen: an lichtexponierten Stellen (Wangen und Nase) Rötung und Schwellung der Haut mit einzelnen aufgekratzten Blasen (von Krusten bedeckt). Starker Juckreiz. Ausgelöst durch Sonnenlicht im Frühjahr (Spiel im Freien). Prophylaxe durch Lichtschutzcreme. — **Differentialdiagnose:** Wenn die auslösende Ursache für eine Lichtüberempfindlichkeit unbekannt ist, kommen mehrere Photodermatosen in Betracht:
l. Sommerprurigo (juckende Papeln mit Exkoriation),
2. polymorphe Lichtdermatose (papulovesikulöse Effloreszenzen),
3. Urticaria solaris (ausschließlich Quaddeln),
4. Hydroa vacciniforme (größere Blasen, die tiefe Narben hinterlassen),
5. photoallergische Dermatitis (Papeln oder Papulovesikeln mit Erythem, Juckreiz, geringe Pigmentierung),
6. Stoffwechselkrankheiten, z. B. Porphyrie (verstärkte Erytheme, Bläschen, Quaddeln, evtl. Blasen),
7. Xeroderma pigmentosum (Hyper- und Depigmentierung, Atrophien, Teleangiektasien, vesikulöse Effloreszenzen, Keratosen, Epitheliome, Angiome).

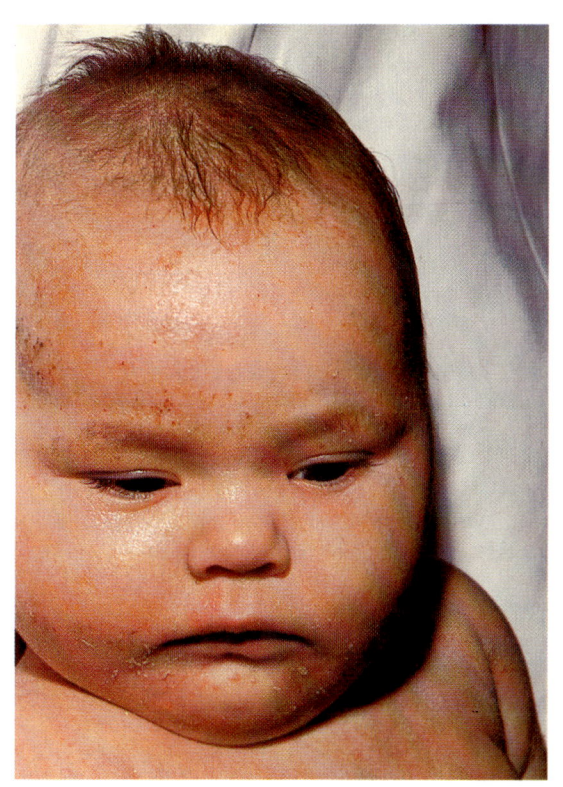

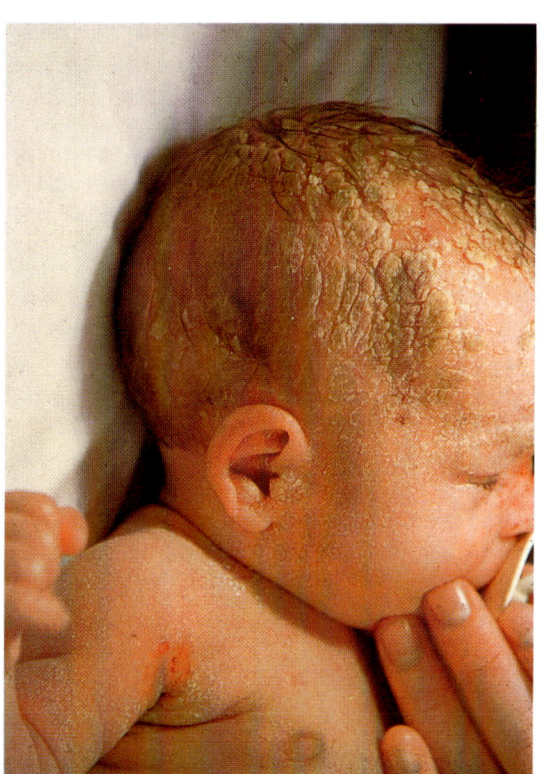

9.40   9.41

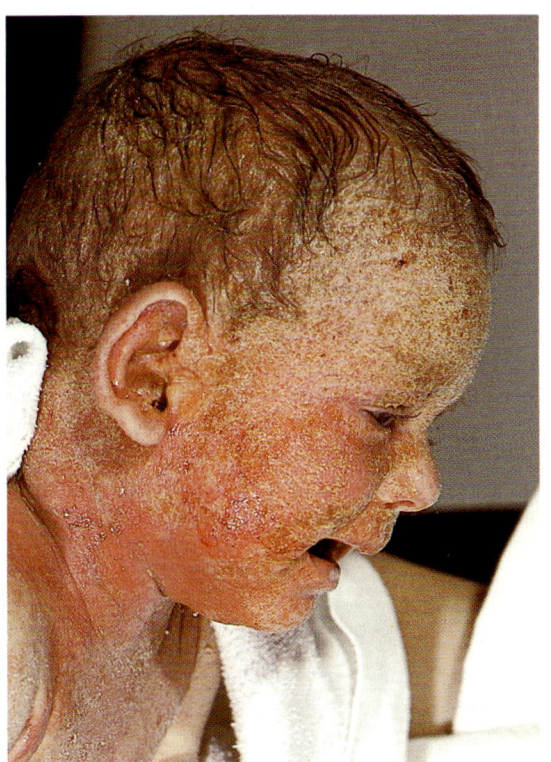

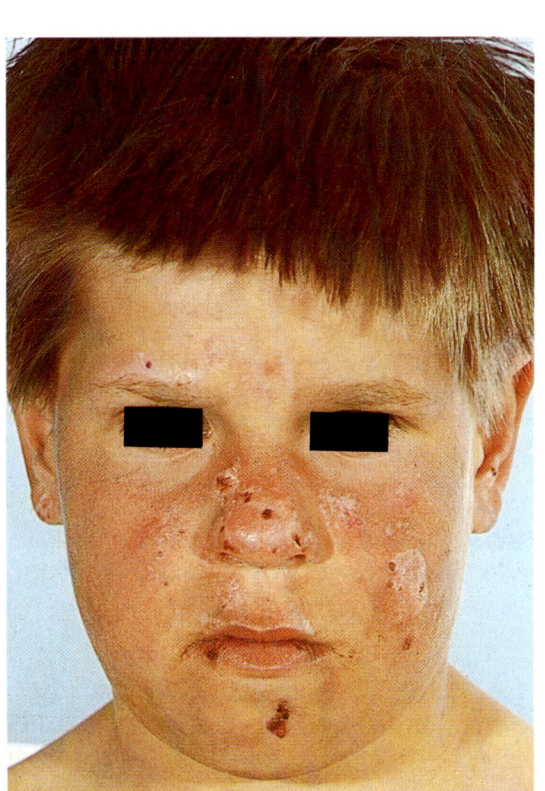

9.42   9.43

9.44 9.45
Dermatitis exfoliativa Ritter von Rittershain

Dermatitis exfoliativa Ritter von Rittershain (staphylococcal scalded skin syndrome) bei einem 6 Tage alten Jungen: teils fleckige, teils diffuse Rötung der Haut mit Blasenbildung und großflächiger Ablösung der Epidermis (wie bei Brandblasen = scalds) am ganzen Körper. Dabei hohes Fieber und entzündliche Blutbildveränderungen. Aus dem Nasen- und Rachenabstrich wurde Staphylococcus aureus (Phagentyp 71 der Lysogruppe 2) isoliert. Unter systemischer Antibiotikabehandlung allmähliche Heilung ohne Narbenbildung. — Man betrachtet die Dermatitis exfoliativa als eine Sonderform des Lyell-Syndroms bei jungen Säuglingen, welche durch Exfoliatin (Toxin) bildende Staphylokokken verursacht wird. Die Staphylokokken lassen sich gewöhnlich nicht aus den Hautläsionen anzüchten.

9.46
Lyell-Syndrom

Lyell-Syndrom (toxische epidermale Nekrolyse) bei einem 4jährigen Jungen: schmerzhaftes Erythem am ganzen Körper, besonders im Gesicht und an der Brust. An verschiedenen Stellen Abhebung der Epidermis in schlaffen Blasen, die mit klarer Flüssigkeit gefüllt waren und platzten, so daß nässende Flächen entstanden. Nikolski-Zeichen positiv (durch leichtes Reiben der geröteten Haut blasige Abhebung der Epidermis). Hohes Fieber. Auslösende Ursache in diesem Fall Sulfonamide. Abheilung nach 2 Wochen unter systemischer Kortikosteroidtherapie und antibakterieller Lokalbehandlung (gegen Sekundärinfektion). — Beginn der Hautveränderungen (Nekrose der gesamten Epidermis) oft in der Axilla und Leistengegend. Höhere Letalität als bei der Dermatitis exfoliativa. Meist durch Medikamente ausgelöst (vor allem Butazone, Sulfonamide und Barbiturate).

9.47
Lyell-Syndrom

Lyell-Syndrom bei einem 2jährigen Mädchen: diffuses Erythem auch an den Händen mit Blasenbildung an den Handtellern und Fingerspitzen. Ursache unklar. Als Komplikation trat eine schwere Dehydratation auf, die Schockbehandlung erforderte. Außer den typischen Hautläsionen bestanden eine Konjunktivitis und Stomatitis. — **Differentialdiagnostisch** kommen in Frage: Dermatitis exfoliativa Ritter von Rittershain (intraepidermale Blasen), thermische und chemische Hautschädigungen und Stevens-Johnson-Syndrom (Blasenbildung vor allem an Körperöffnungen), bei Erwachsenen auch Pemphigus vulgaris (flache Blasen auf nichtgeröteter Haut).

9.48
Bullöse phototoxische Reaktion

Bullöse phototoxische Reaktion (phototoxische Dermatitis) bei einem 10jährigen Mädchen: nur an den Handrücken nach Sonnenbestrahlung rasch aufgetretene Blasen (z. T. mit Krusten bedeckt). Kein Juckreiz. Abheilung mit stärkerer Pigmentierung. Ursache: Einreiben der Hände mit Kölnisch Wasser (Bergamott-Öl enthaltend).

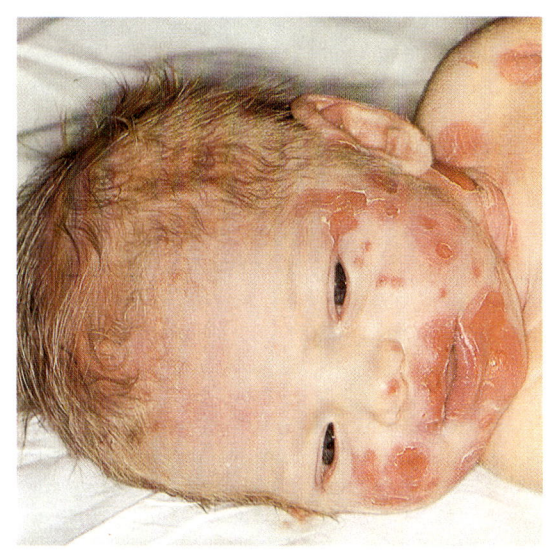

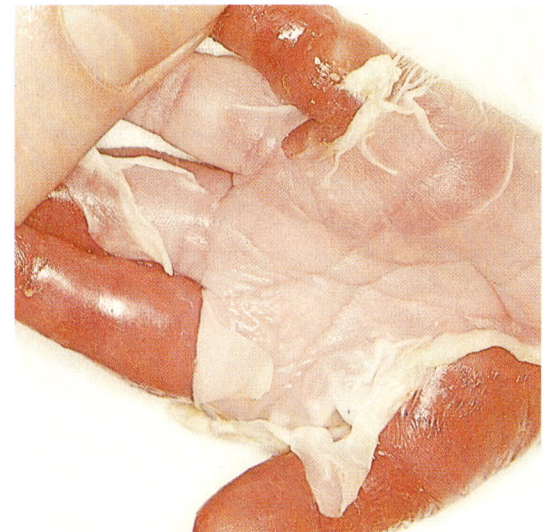

9.44   9.45

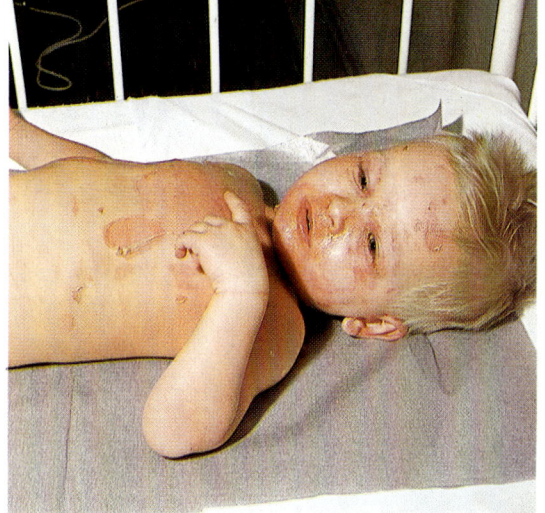

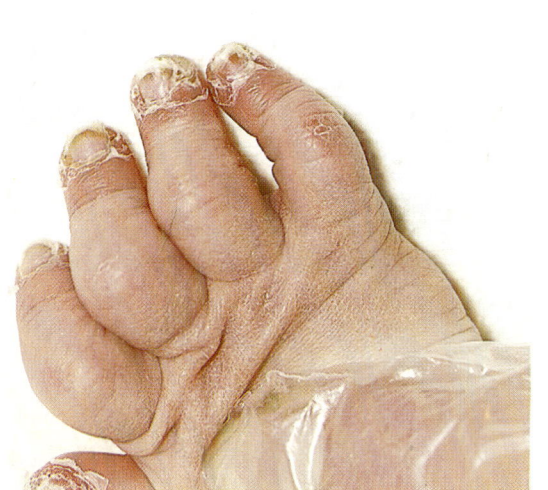

9.46   9.47

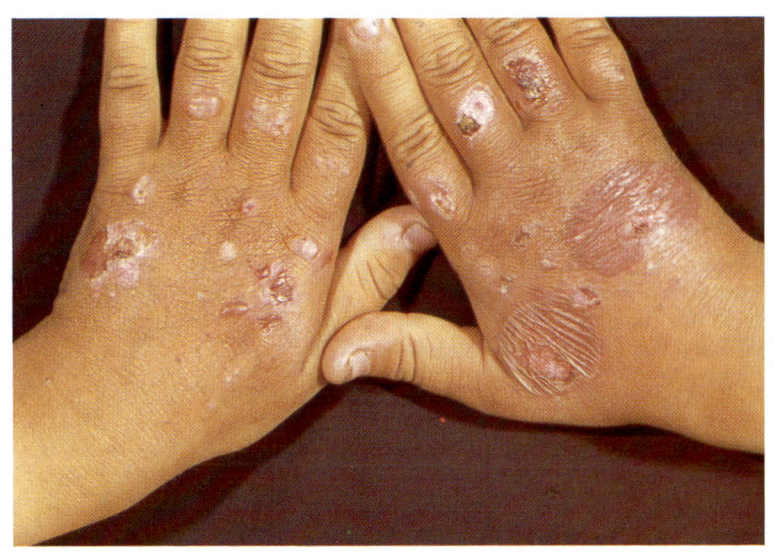

9.48

9.49

Lineare IgA-Dermatose des Kindes

Lineare IgA-Dermatose des Kindes (auch chronische bullöse Dermatose des Kindes genannt) bei einem 4jährigen Mädchen: zahlreiche auf den Wangen, perioral und am Hals lokalisierte aufgeplatzte und von Krusten bedeckte Blasen auf erythematösem Grund, die plötzlich entstanden waren und zunächst für eine bullöse Impetigo oder ein bullöses Erythema multiforme gehalten worden waren. Durch Immunfluoreszenz wurden in der erythematösen Haut (neben den subepidermal gelegenen Blasen) lineare IgA-Ablagerungen am dermoepidermalen Übergang nachgewiesen (typisch für die lineare IgA-Dermatose). – Dagegen findet man beim klinisch ähnlichen bullösen Pemphigoid an gleicher Stelle lineare IgG-Ablagerungen. Bei der Dermatitis herpetiformis Duhring, die differentialdiagnostisch ebenfalls in Frage kommt, sind die IgA-Ablagerungen nicht linear, sondern granuliert oder fibrillär angeordnet und in den Dermalpapillen zu finden. Die lineare IgA-Dermatose spricht gewöhnlich gut auf die Behandlung mit Sulfapyridin oder Dapsone an.

9.50

Bullöses Pemphigoid

Bullöses Pemphigoid bei einem 15jährigen Mädchen: zahlreiche in Gruppen stehende mit gelblicher Flüssigkeit prall gefüllte Blasen von 0,5 cm Durchmesser und relativ fester Konsistenz (hier auf normalem, nicht geröteten Grund) an der linken Halsseite nach Probeexzision (mit Naht) zur Sicherung der Diagnose. Noch keine Generalisierung oder Schleimhautbeteiligung. Die histologische Untersuchung ergab den typischen Befund (subepidermal gelegene Blasen mit eosinophilen Zellen, lineare IgG- und C3-Ablagerungen in der Basalmembranzone). Ein entzündliches Infiltrat fehlte, kann aber vorhanden sein. – **Differentialdiagnose:** lineare IgA-Dermatose (sog. chronische bullöse Dermatose der Kindheit), Dermatitis herpetiformis, Erythema multiforme, Pemphigus vulgaris oder foliaceus.

9.51   9.52

Dermatitis herpetiformis Duhring

Dermatitis herpetiformis Duhring bei einem 11jährigen Mädchen: Gruppen von zahlreichen kleinen Bläschen (z. T. exulzeriert und verkrustet) auf erythematösem Grund an der Streckseite beider Oberschenkel mit stark brennendem Juckreiz (Abb. 9.51). Später traten an anderen Stellen (Gesicht, Schultern, Axilla) isoliert stehende Blasen von 1–2 cm Durchmesser auf (Abb. 9.52), die exulzerierten und stark juckten. Es kam zu einem längeren Verlauf mit häufigen Exazerbationen und Remissionen. Diagnose durch Biopsie und Immunfluoreszenz-serologischen Nachweis von IgA in normal erscheinender Haut gesichert. Bei der papulösen oder vesikulösen Form ist eine **Abgrenzung** von Scabies, Ekzem und Insektenstichen bzw. -bissen notwendig. Eine bullöse Form kann mit einem bullösen Erythema exsudativum multiforme oder einem bullösen Pemphigoid verwechselt werden.

9.53

Scabies

Scabies (Krätze) bei einem 5jährigen Jungen: Sekundärläsionen (z. T. verkrustete Bläschen und Papeln) an der Bauchhaut, die stark juckten. Typische Primärläsionen (strichförmige Milbengänge mit einem winzigen Bläschen am Ende) fanden sich an den Fingern und Handgelenken (Volarseite). Mikroskopischer Nachweis der Milben auf dem Deckglaspräparat.

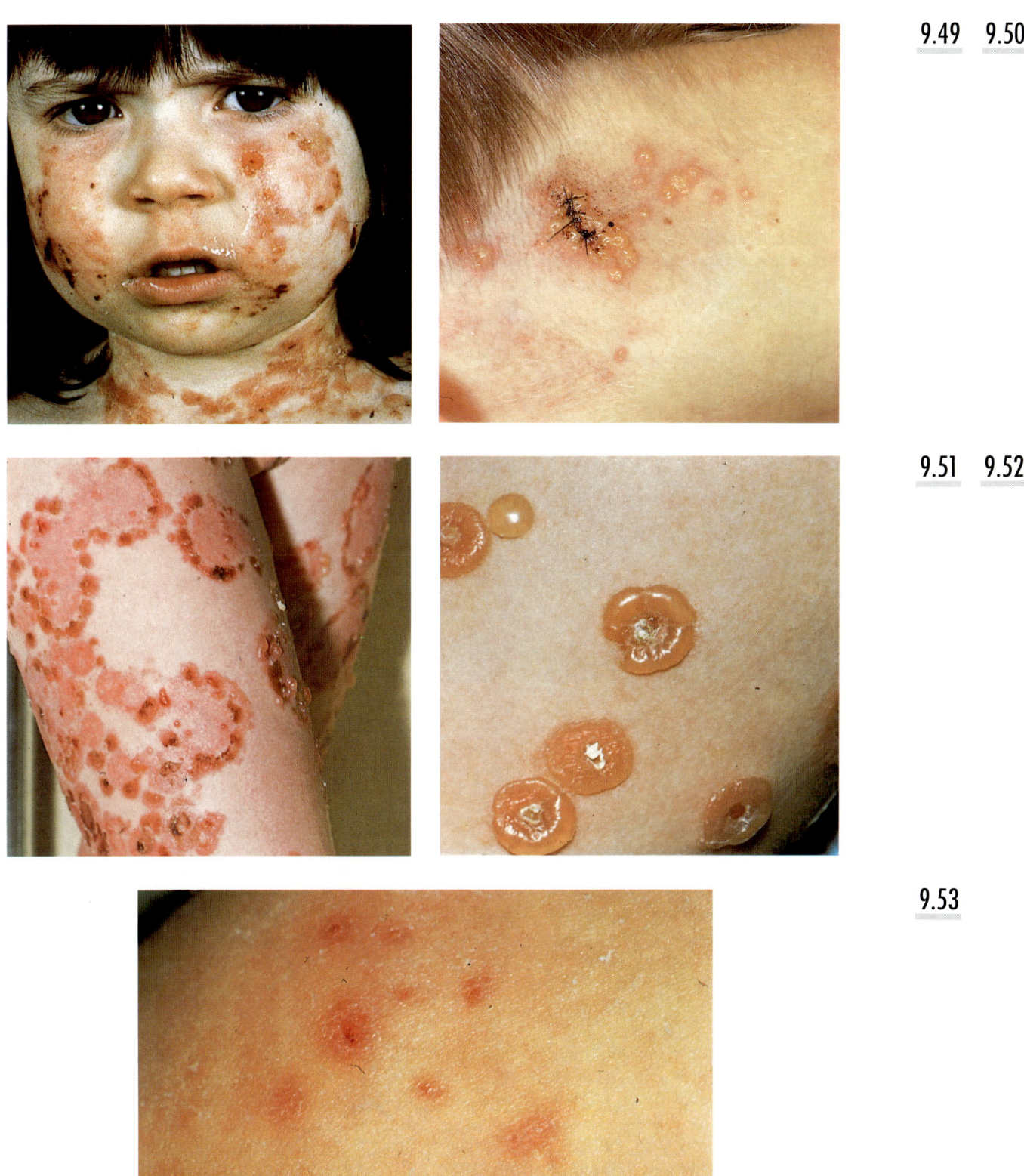

9.49 9.50

9.51 9.52

9.53

9.54

Acne infantum

Acne infantum bei einem 1jährigen Jungen: offene Komedonen nur im Gesicht, die an der Spitze einen schwarzen Punkt (durch oxydiertes Horn) hatten (Komedonenakne). Beginn im 1. Lebensjahr. Leichter Verlauf, Verschwinden nach regelmäßiger Lokalbehandlung mit einer milden keratolytischen Lotio (enthaltend 3% Schwefel und 1,5% Resorzin). – Vorkommen auch bei Pubertas praecox und adrenogenitalem Syndrom. Eine Halogenakne verläuft im 1. Lebensjahr schwerer (mit Pusteln oder Granulomen). Eine Candida-Dermatitis kann einer Acne infantum ähneln.

9.55

Acne vulgaris (indurata)

Acne vulgaris (indurata) bei einem 1jährigen Jungen: papulopustulöse Infiltrate im Gesicht, die sich aus geschlossenen (weißen) Komedonen entwickelt hatten. Vermutliche Ursache: längere Barbituratbehandlung wegen zerebralen Anfallsleidens. Die Acne medicamentosa kann hervorgerufen werden durch ACTH und Kortikosteroide, Phenobarbital und Trimethadion, Isoniazid, hohe Dosen von Vitamin D, Jodide und Bromide.

9.56

Sommerprurigo

Sommerprurigo (Photodermatose) nach Sonnenlichteinwirkung bei einem 6jährigen Jungen: juckende Papeln im Gesicht, die im weiteren Verlauf durch Exkoriation verkrusteten und kleine oberflächliche Narben hinterließen. Die Veränderungen waren hier auf das Gesicht beschränkt, können aber auch auf bekleideter Haut vorkommen. Meist bleiben sie längere Zeit bestehen (bis in den Winter).

9.57

Xeroderma pigmentosum

Xeroderma pigmentosum bei einem 7jährigen Mädchen: im Gesicht ephelidenähnliche Pigmentflecken verschiedener Größe (auch an den Lippen und Konjunktiven), daneben weiße atrophische Flecken auf trockener Haut. Extreme Lichtüberempfindlichkeit. Regelmäßige Anwendung von Lichtschutzcreme (bei sonnigem Wetter) und andere Sonnenschutzmaßnahmen. Später entwickelten sich bei diesem Kind zusätzlich charakteristische Teleangiektasien und kleine Angiome. – Es liegt dabei ein angeborener (vererbter) Endonukleasemangel vor, so daß die durch UV-Licht geschädigte DNS in den Zellen der Epidermis und Dermis nicht repariert werden kann. Schon im Kindesalter können Hautmalignome auftreten (Spinaliome, Basaliome, maligne Melanome). – **Differentialdiagnose:** In leichten Fällen ist eine Unterscheidung von Sommersprossen notwendig. Auszuschließen sind ein von Rothmund-Syndrom (progrediente, vernarbende, poikilodermieartige Dermatose mit infantilen Katarakten), ein Peutz-Jeghers-Syndrom (s. S. 228) und andere Photodermatosen.

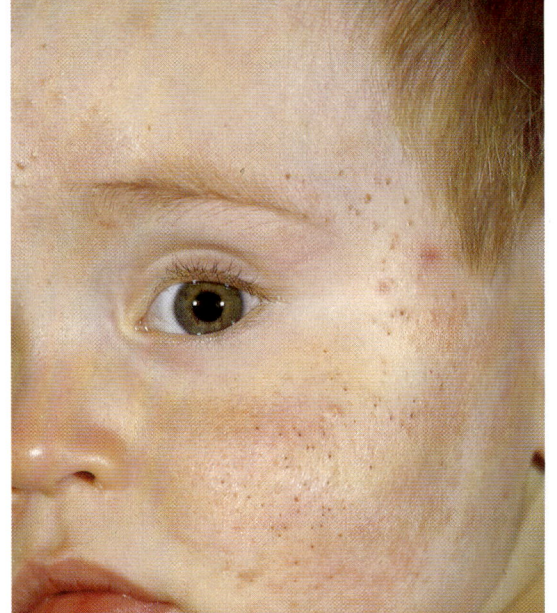
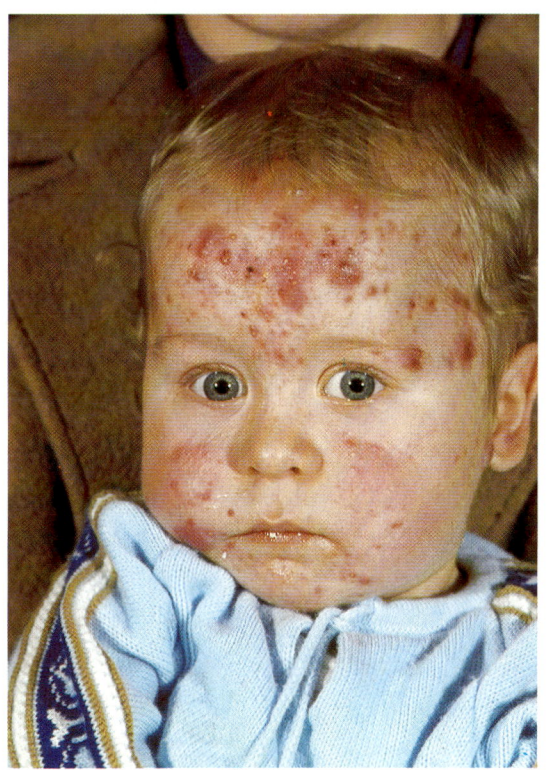

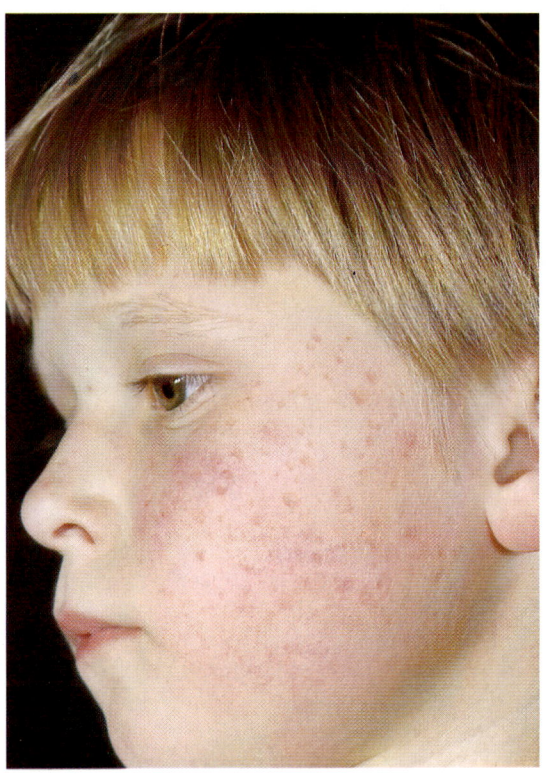
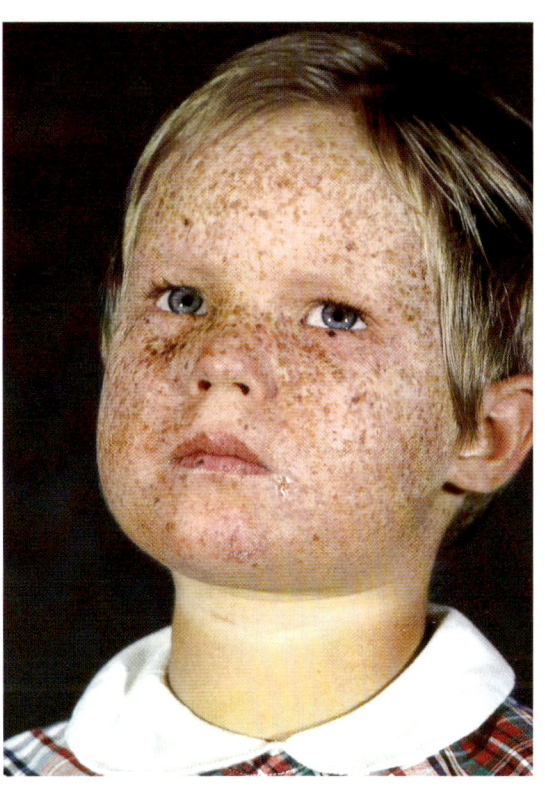

9.58

Flache Warzen

Flache Warzen (Verrucae planae) am Handrücken eines 15jährigen Mädchens: zahlreiche dichtstehende 2–4 mm große hellbraune runde und ovale, z. T. polygonale Papeln, die nach Anwendung einer Tretinoin-Creme abheilten.

9.59

Insektenstiche

Allergische Hautreaktion auf Insektenstiche bei einem 10jährigen Jungen: zahlreiche von einem roten Hof umgebene linsengroße juckende Bläschen am Unterarm und Ellenbogen.

9.60

Steroid-Akne

Steroid-Akne bei einem 15jährigen Mädchen: follikuläre Papeln und Pusteln in der Axilla, symmetrisch verteilt, besonders am Hals und am Rücken. Auftreten 5 Wochen nach Beginn einer oralen Kortikosteroidtherapie. Später Abheilung ohne Narbenbildung.

9.61

Tuberöse Xanthome

Tuberöse Xanthome bei Alagille-Syndrom (arteriohepatischer Dysplasie) eines 2jährigen Jungen: zahlreiche z. T. in Gruppen stehende gelbe Knoten verschiedener Größe am Handrücken und an der Dorsalseite der Finger, die weit über die Haut hinausragten. Im Blut waren direktes Bilirubin und Cholesterin stark vermehrt. – Histologisch bestehen Xanthome aus Anhäufungen von Fibroblasten, Retikulinfasern und Histiozyten, die Lipide enthalten und auch bei primären Hyperlipoproteinämien vorkommen. Außer tuberösen Xanthomen gibt es eruptive Xanthome (ausgedehnte kleinere gelbe Papeln), Xanthomata tendinea (entlang den Streckersehnen) und Lidxanthome (Xanthelasma palpebrarum).

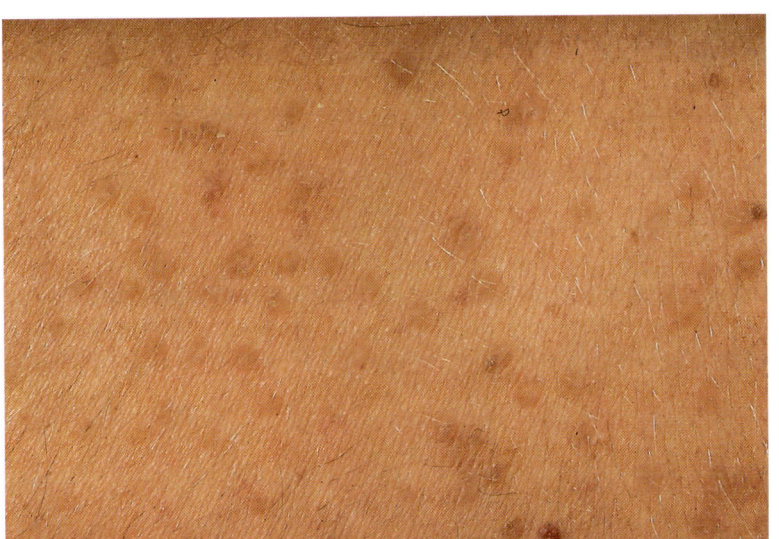

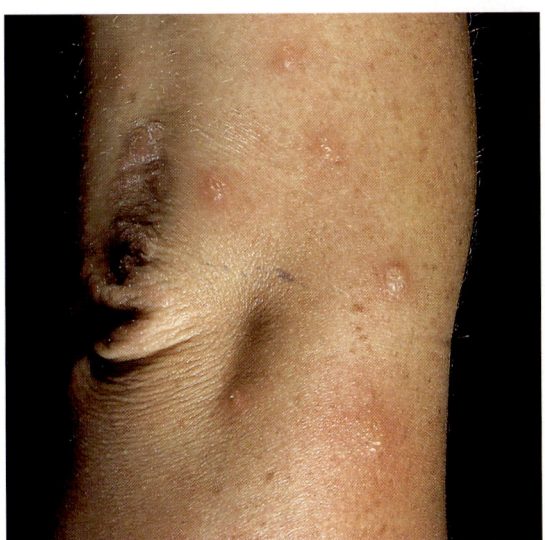
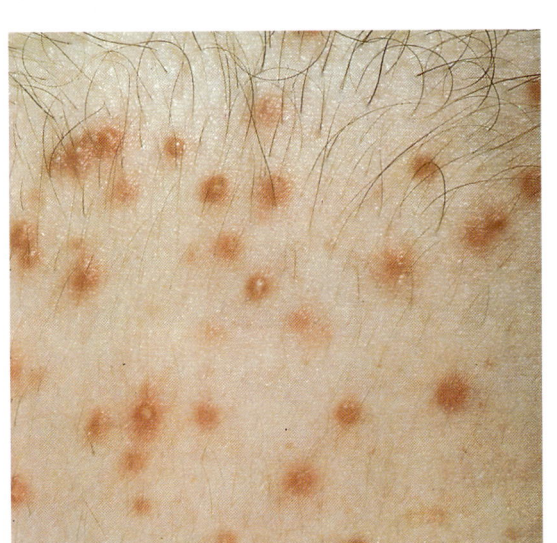

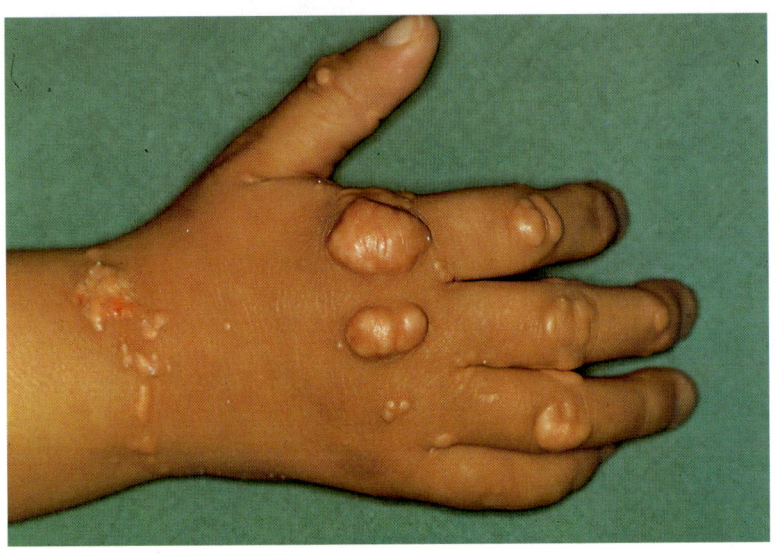

9.62
Umschriebene Kalzinose der Haut

Umschriebene Kalzinose der Haut (Kalziumablagerung im Bindegewebe des Koriums) bei einem 10jährigen Mädchen: kleine, harte, indolente Papeln, die unregelmäßig begrenzt waren und an beiden Armen und Beinen, vereinzelt auch am Rumpf vorkamen. Die Kalkablagerungen in der Haut und Unterhaut waren bioptisch gesichert. Kalzium- und Phosphatgehalt im Serum normal. Die Ursache war unklar (idiopathische Form). – Eine Kalzinose der Haut kann als Symptom bei folgenden Krankheiten vorkommen: bei Hyperparathyreoidismus und Vitamin-D-Intoxikation (verbunden mit einer Hyperkalziämie), bei Dermatomyositis (infolge der chronischen Entzündung) und bei Sklerodermie. Epidermiszysten, die bei Ruptur häufig verkalken, sind die Malherbe-Epitheliome. Es gibt auch eine traumatische Entstehung (Fremdkörper, Hämatome, Fettgewebsnekrose) und erbliche Krankheiten (z. B. Fibrodysplasia ossificans = Münchmeyer-Syndrom und Pseudohypoparathyreoidismus), welche zu umschriebener Hautkalzinose führen können. Bei der Calcinosis universalis wird Kalk in der Kutis, Subkutis und Muskulatur symmetrisch am Rumpf und den Extremitäten abgelagert, ohne daß ein örtlicher Gewebsschaden vorangegangen ist oder eine bekannte Stoffwechselkrankheit vorliegt. In einem späteren Stadium kommt es dabei zur Rötung der darüberliegenden Haut und zu Ulzerationen.

9.63
Äußere Kiemengangsfisteln

Äußere Kiemengangsfisteln am Hals (vorn) bei einem 14jährigen Mädchen: Die von Geburt an bestehenden 2 Hautöffnungen waren als linsengroße gerötete Papeln über dem vorderen Anteil des Musculus sternocleidomastoideus lokalisiert und sonderten keinen Schleim ab. Bei der operativen Entfernung zeigte sich, daß die Fisteln im Halsgewebe blind endeten. – Kiemengangsfisteln sind die Folge eines unvollständigen Verschlusses des 1. oder 2. Kiemenbogens während der embryonalen Entwicklung. In den meisten Fällen kommen sie einseitig vor. Schleimabsonderung ist möglich. Die äußeren Kiemengangsfisteln können gleichzeitig in den Pharynx münden und beim Essen Speichel absondern. Die äußere Öffnung liegt am vorderen Rand des M. sternocleidomastoideus (meist im unteren Drittel). Dagegen haben die inneren Kiemengangsfisteln keine Verbindung zur Haut. Komplikationen der äußeren Kiemengangsfisteln sind bakterielle Infektionen oder Zystenbildung. Kiemengangszysten liegen meist höher (im oberen Halsdrittel) vor dem M. sternocleidomastoideus und manifestieren sich erst einige Zeit nach der Geburt. Sie werden oft erst im Verlauf der Kindheit bemerkt und können mit einer tuberkulösen Lymphadenitis colli verwechselt werden. Thyreoglossusfisteln und -gangzysten liegen am Hals genau in der Mitte oder dicht neben der Mittellinie in Höhe des Os hyoides und können bis zur Zungenbasis hinaufreichen. Thyreoglossusgangzysten enthalten außer Schleim manchmal auch versprengtes Schilddrüsengewebe.

9.64
Naevus araneus

Naevus araneus (Spider-Nävus) an der linken Wange eines 12jährigen Jungen: Um einen roten Punkt in der Mitte (die zentrale Arterie) sieht man ein radiäres Geflecht von erweiterten Gefäßen. Drückt man auf die zentral gelegene Arterie, blaßt der Nävus ab. Häufig kommen diese Nävi solitär vor und variieren im Durchmesser zwischen wenigen Millimetern und mehreren Zentimetern. Prädilektionsstellen sind Gesicht, Ohr, Handrücken und Unterarme. Sie finden sich bei gesunden Kleinkindern in bis zu 15%, bei gesunden Schulkindern in bis zu 45%. Spider-Nävi kommen multipel vor bei Schwangerschaft und Leberzirrhose (im Zusammenhang mit erhöhten Östrogenspiegeln im Plasma). Spider-ähnliche Teleangiektasien (neben roten Flecken und Papeln) gibt es auch bei der Osler-Weber-Rendu-Krankheit (hereditäre hämorrhagische Teleangiektasien). Die sich meist in der Pubertät entwickelnden Teleangiektasien finden sich vor allem im Gesicht, an den Handtellern und am Nagelbett, außerdem auf der Nasenschleimhaut, den Lippen und der Zunge. Sie können zu schweren Blutungen und zu Anämie führen.

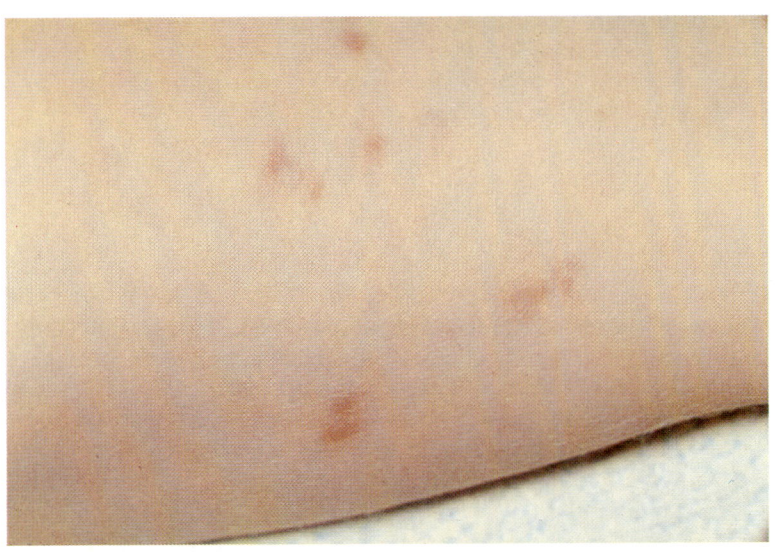

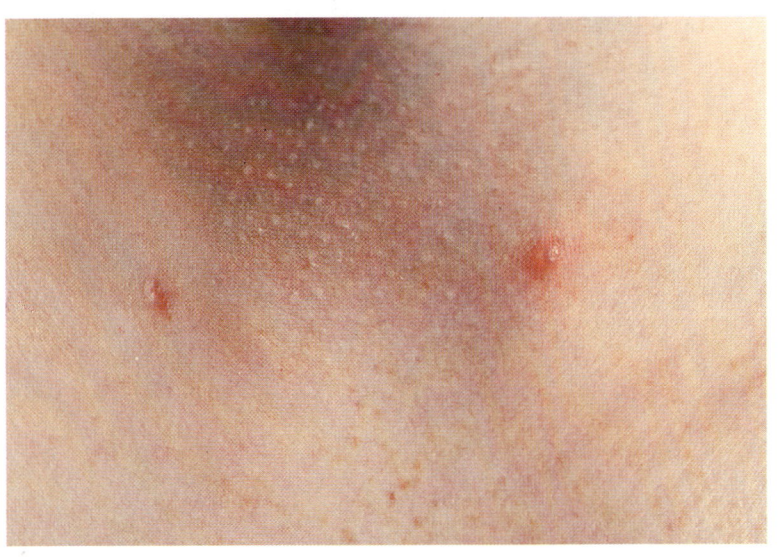

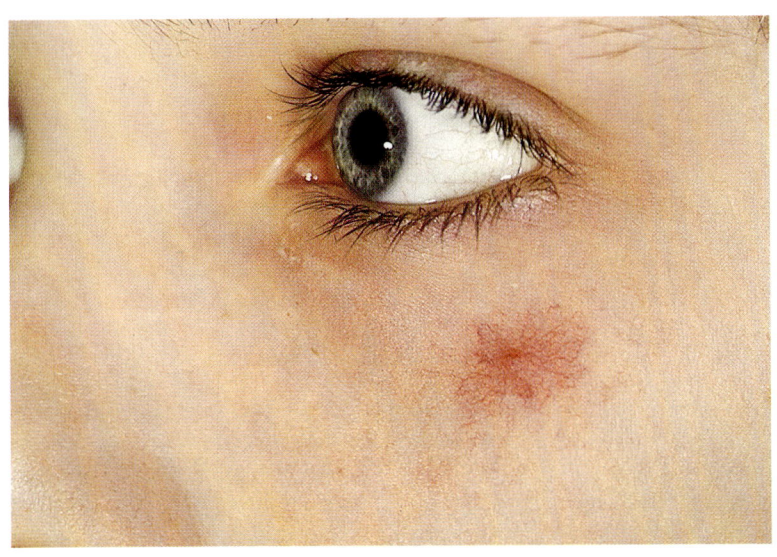

9.65

Naevus spilus

Naevus spilus bei einem 15jährigen Jungen: 6 × 12 cm großer ovaler unbehaarter hellbrauner Hautbezirk (ähnlich einem Café-au-lait-Fleck) an der linken Bauchseite, in dem sich zahlreiche kleine dunkelbraune Flecken und leicht erhabene Papeln befanden, welche benigne Nävuszellen enthielten (am dermoepidermalen Übergang).

9.66

Naevus sebaceus

Naevus sebaceus bei einem 6 Monate alten Jungen: länglicher scharf begrenzter leicht erhabener orangefarbener Hautbezirk von 1–10 cm Größe und fester Konsistenz an der rechten Wange, der keine Beschwerden hervorrief. Er kann in der Pubertät an Größe zunehmen und durch Hyperplasie der Talgdrüsen höckrig werden. Im Erwachsenenalter kann sich innerhalb des Naevus sebaceus in etwa 20% eine sekundäre Neoplasie, z. B. ein Basalzellepitheliom (Basaliom), entwickeln.

9.67

Verruca vulgaris

Verruca vulgaris (einfache Warze) am Unterlid eines 12jährigen Jungen: rotbraune runde feste Papel von 3,5 mm Durchmesser mit Hyperkeratose und rauher Oberfläche (isoliert aufgetreten). **Differentialdiagnose:** Molluscum contagiosum (reiskorngroße perlartige gedellte Papeln von weicher Konsistenz, die eine rahmig-teigige Masse enthalten und meist multipel vorkommen).

9.68

Dyshidrotisches Ekzem

Sog. dyshidrotisches Ekzem bei einem 18jährigen Mann: stark juckende, tief gelegene, sagokornartige Bläschen an den Fingern beider Hände mit Verdickung der betroffenen Haut und leichter Schuppung. Plötzlicher Beginn vor 3 Wochen. Auslösende Ursache nicht erkennbar. Eine Störung der Schweißdrüsentätigkeit (Neigung zu Schwitzen) lag nicht vor. Prädilektionsstellen sind Handteller und Fußsohlen, auch der Interdigitalraum. **Differentialdiagnose:** Kontaktdermatitis, Tinea (Pilzinfektion).

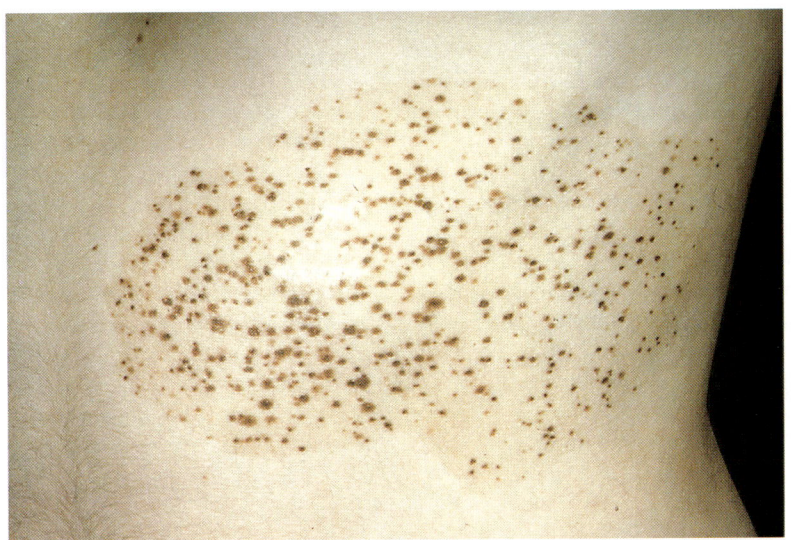

9.65

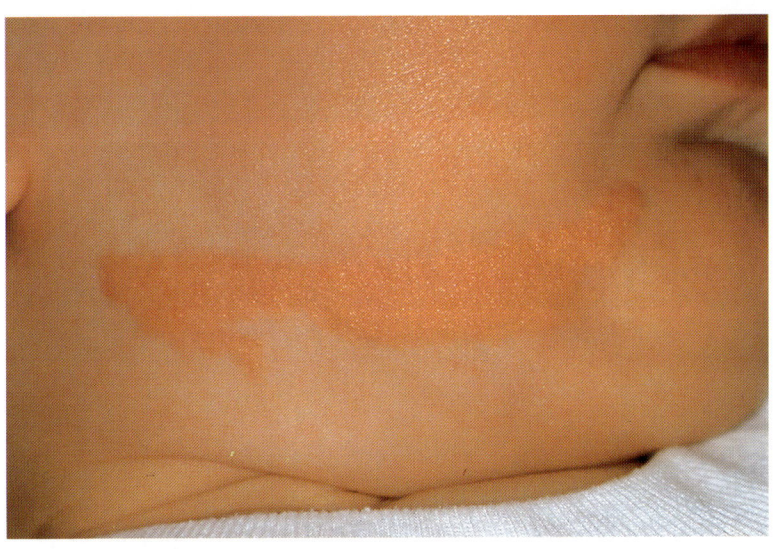

9.66

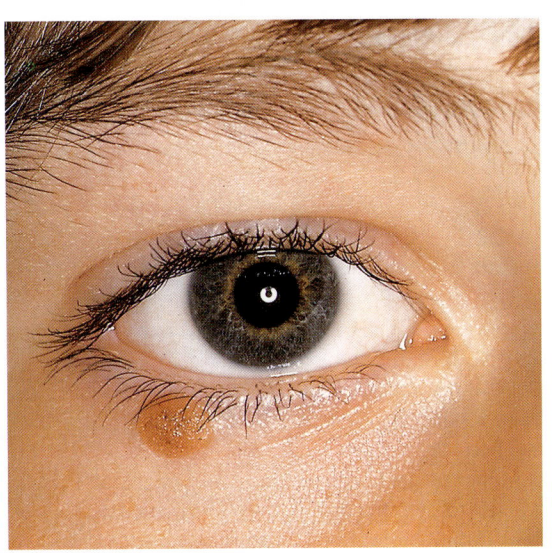

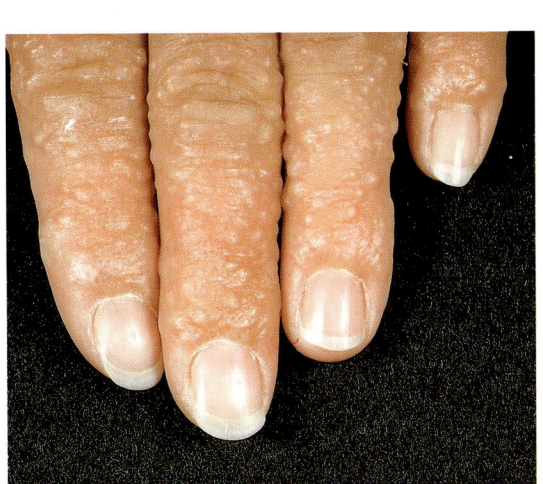

9.67   9.68

9.69
Naevus flammeus

Naevus flammeus (Portweinnävus, Naevus teleangiectaticus, flaches Hämangiom) an der rechten Wange und am Kinn eines 1jährigen Mädchens: scharf begrenzte, fleckige Rötung von unregelmäßiger Gestalt (asymmetrisch). Seit Geburt vorhanden, in der Ausdehnung gleich geblieben, keine Tendenz zur Rückbildung. – Häufig im Gesicht, aber auch an jeder anderen Stelle vorkommend. Im Nacken als Unna-Nävus bezeichnet. Der Farbton ist variabel (rot bis dunkelrot). Mitbeteiligung von Schleimhäuten möglich. Im Laufe der Zeit können Portweinnävi leicht erhaben werden oder stark abblassen. Portweinnävi können auf ein Syndrom hinweisen, z. B.

1. das Sturge-Weber-Syndrom (s. S. 296),
2. das Klippel-Trenaunay-Syndrom (s. S. 296),
3. das Rubinstein-Syndrom (breite Daumen und Zehen, antimongoloider Lidachsenverlauf, Oligophrenie, Stirnnävus, s. S. 54),
4. das Cobb-Syndrom (arteriovenöse Fehlbildung im Rückenmark in Segmenthöhe eines Portweinnävus),
5. das Wiedemann-Beckwith-Syndrom (s. S. 384, dabei oft Portweinnävi in der oberen Gesichtshälfte),
6. das Pätau-Syndrom (s. S. 84).

Im Gegensatz zum Naevus flammeus sind die meist bei Geburt schon vorhandenen makulären Hämangiome (salmon patches) an Nasenwurzel, Oberlippe oder Oberlidern lokalisiert, unscharf begrenzt, von hellroter Farbe und verschwinden in der Regel im Laufe des 1. Lebensjahres.

9.70
Pigmentnävus

Pigmentnävus (Junktionsnävus) bei einem 4jährigen Jungen: oberflächliche, braune Hyperpigmentierung an der linken Wange. Nicht erhaben. In der Regel gutartig. Sehr selten entsteht daraus später ein malignes Melanom.

9.71
Naevus sebaceus (Jadassohn)

Naevus sebaceus (Jadassohn) bei einem 2jährigen Mädchen: länglicher, scharf begrenzter, haarloser, orangegelber, erhabener Hautbezirk über dem Schädeldach, der von Geburt an bestand. Die Biopsie ergab den typischen Befund von Hyperkeratose, Hyperplasie der Epidermis, fehlgebildeten Haarfollikeln und überzähligen Talg- und Schweißdrüsen. Da in der Adoleszenz eine maligne Entartung droht (Entstehung von Basaliomen), wurde der Nävus nach Diagnosestellung vollständig reseziert. – Ein Naevus sebaceus kann sich auch erst später (in der frühen Kindheit) entwickeln und im Gesicht, an den Ohren und am Hals vorkommen. Ein Naevus sebaceus könnte mit einem Epidermalnävus (Naevus verrucosus) verwechselt werden, der in verschiedenen Formen auftritt (z. B. in linearer Anordnung, bei Einseitigkeit als Naevus unius lateris bezeichnet). Eine sichere Unterscheidung ist nach dem histologischen Bild möglich. Bei Ichthyosis hystrix findet man klinisch bandförmig angeordnete, braune, verruköse Papeln und histologisch eine epidermolytische Hyperkeratose, Papillomatose und Akanthose.

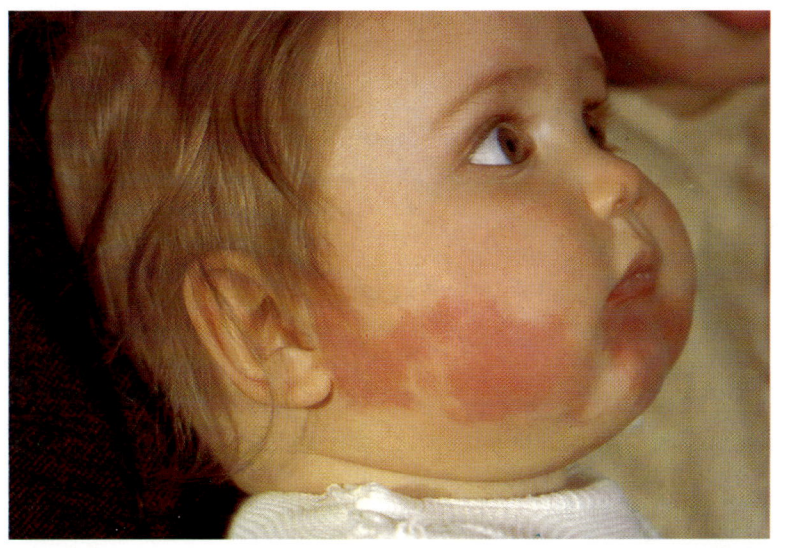

9.69

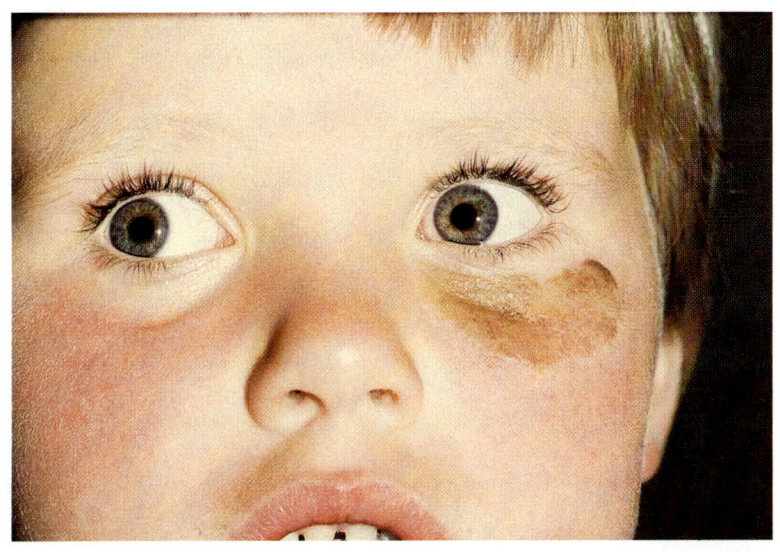

9.70

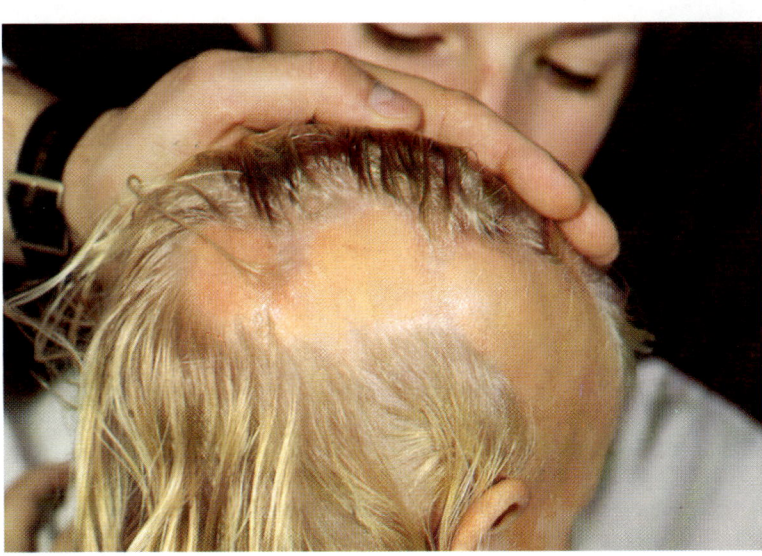

9.71

9.72

LEOPARD-Syndrom

LEOPARD-Syndrom bei einem 10jährigen Jungen: viele dunkelbraune stecknadelkopf- bis linsengroße Pigmentflecken der Haut (Lentigenes), die seit Geburt bestanden und sich in den letzten Jahren beträchtlich vermehrt hatten. Die Schleimhäute waren nicht beteiligt. Außerdem hatte der Junge eine schwere valvuläre Pulmonalstenose und typische Überleitungsstörungen im EKG sowie einen Minderwuchs (Körperlänge unter der 3. Perzentile bei stark verzögerter Skelettreifung), jedoch keine Innenohrtaubheit (nicht obligat). — Typisch für das LEOPARD-Syndrom sind die diffusen multiplen Lentigenes, das Vitium cordis, der Minderwuchs und die Überleitungsstörungen im EKG. Es handelt sich um eine autosomal dominant vererbte Störung mit starker Penetranz und variabler Expressivität. LEOPARD steht für **L**entigines, **E**KG-Veränderungen, **o**kulärer Hypertelorismus, **P**ulmonalstenose, **a**bnorme Genitalien, **R**etardierung des Wachstums, **D**efekt des Hörvermögens. — **Multiple Lentigines** findet man auch beim Peutz-Jeghers-Syndrom (mit Schleimhautbeteiligung) und bei der Neurofibromatose von Recklinghausen.

9.73

Behaarter Riesen-pigmentnävus

Angeborener behaarter Riesenpigmentnävus bei einem 1½jährigen Mädchen: ausgedehnter, scharf begrenzter, hyperpigmentierter und behaarter Hautbezirk am Rücken und viele kleinere Pigmentnävi am übrigen Körper. Histologisch lag ein Compound-Nävus (epi- und intradermal gelegen) vor. — Es gibt auch den epidermalen Junktions- und den intradermalen Typ des behaarten Riesenpigment-nävus. In etwa 10% kommt es später zur Entwicklung maligner Melanome, weshalb Riesenpigmentnävi frühzeitig entfernt werden sollen. Eine weitere Komplikation ist das Auftreten einer leptomeningealen Melanozytose, welche zu Hydrozephalus, Krämpfen und Entwicklungsverzögerung führt. Dabei lassen sich im Liquor melaninhaltige Zellen nachweisen.

9.74

Intradermale Pigmentnävi

Intradermale Pigmentnävi bei einem 2 Monate alten Jungen: mehrere scharf begrenzte, papillomatöse, dunkelbraun pigmentierte Tumoren im Bereich der Nasenwurzel und unterhalb des linken Auges, die von Geburt an bestanden und seitdem erheblich gewachsen waren (Exzision). Histologisch wurden sie als gutartige, ruhende koriale Zellnävi identifiziert.

9.75

Pigmentnävus (Compound-Nävus)

Pigmentnävus (Compound-Nävus) bei einem 3 Tage alten Neugeborenen: handtellergroßer, leicht erhabener, dunkelbrauner Hautbezirk an der vorderen Thorax- und Bauchwand (epi- und intradermal gelegen). Ein Junktionsnävus dagegen liegt oberflächlich (nur epidermal) und ist flach, gewöhnlich glatt und relativ klein. Junktionsnävi variieren in der Farbe von Hell- bis Dunkelbraun und können in einen Compound-Nävus übergehen. **Differentialdiagnostisch** kommt auch ein intradermaler Pigmentnävus in Frage, der stärker als ein Compound-Nävus über die Hautoberfläche hervorragt. Pigmentnävi kommen in 1—2% vor (am häufigsten sind die Junktionsnävi). Im allgemeinen nehmen sie in der Adoleszenz an Größe zu, bleiben danach stationär und bilden sich nach dem 60. Lebensjahr zurück.

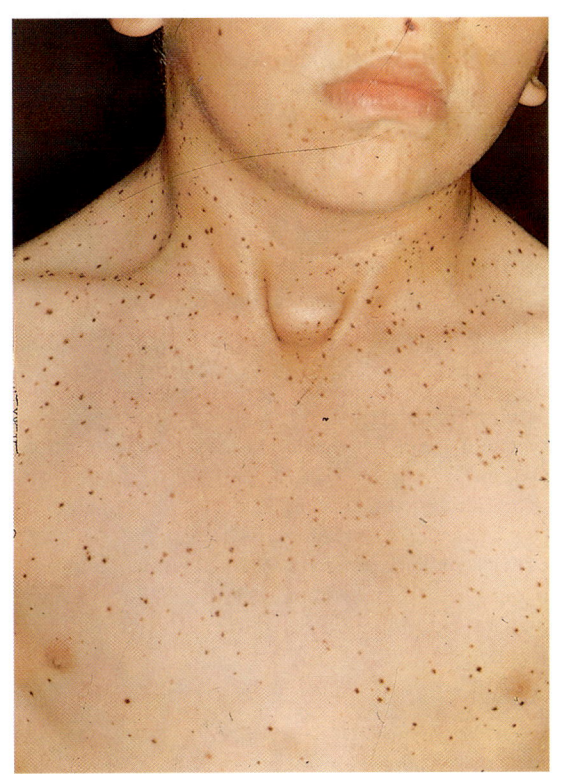
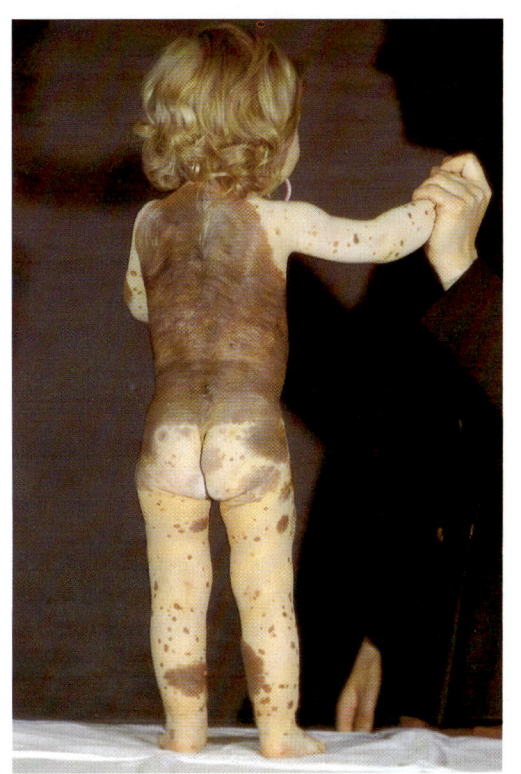

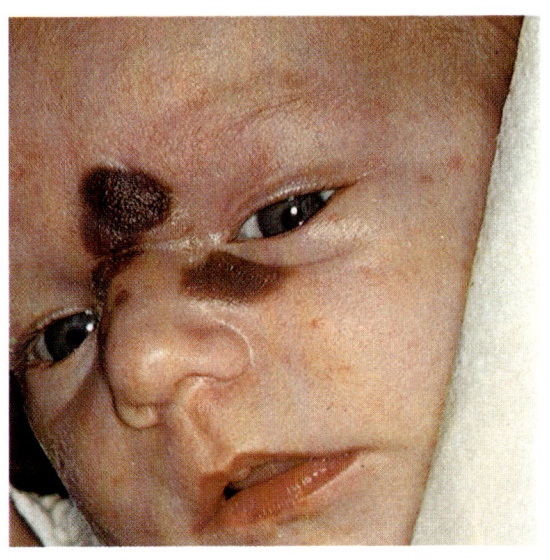
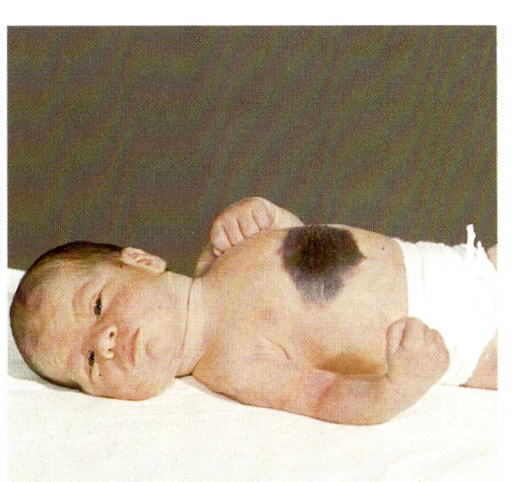

9.76

Naevus sebaceus (Jadassohn)

Naevus sebaceus (Jadassohn) bei einem 10 Monate alten Jungen: mehrere dicht stehende, gelbliche Knötchen vor dem linken Ohr, seit Geburt vorhan-den. Operative Entfernung. Diagnose histologisch bestätigt. – **Differentialdiagnose:** s. S. 200.

9.77

Naevus sebaceus (Jadassohn)

Naevus sebaceus (Jadassohn) bei einem 8jährigen Jungen: ausgedehnter, unregelmäßig begrenzter, verhärteter, unbehaarter Hautbezirk am Kopf über dem Scheitelbein, der operativ entfernt wurde (Gefahr der malignen Entartung). Deckung des Haut-defektes durch Transplantation.

9.78

Blauer Nävus

Blauer Nävus (Naevus caeruleus) bei einem 12jährigen Mädchen: erbsengroßer, dunkelblauer, über die Hautoberfläche hinausragender, glatter Knoten neben dem rechten Auge, der sich in den ersten Lebensjahren entwickelt hatte und dann nicht mehr gewachsen war. Trotz Benignität operative Entfer-nung (aus kosmetischen Gründen). Histologisch fanden sich im Korium Gruppen von intensiv ge-färbten, spindelförmigen Melanozyten. – Blaue Nävi kommen in der Regel solitär vor und sind am häufig-sten im Gesicht, am Hals, an den Armen, Oberschen-keln, Händen und Füßen lokalisiert. Sie sind von den sog. blauen Zellnävi zu unterscheiden, die größer als 1 cm sind und sich meist an den Oberschenkeln oder in der Kreuz- und Steißbeingegend befinden. Da diese maligne entarten können, müssen sie stets exzidiert werden.

9.79

Behaarter Pigmentnävus

Behaarter Pigmentnävus bei einem 3jährigen Jungen: auf der Stirn 3 × 7 cm großer hyperpigmentierter Hautbezirk mit starker Behaarung. Operative Entfer-nung und Deckung des Defektes durch Hauttrans-plantation.

9.80

Sutton-Nävus

Sutton-Nävus (Leucoderma centrifugum acquisitum, Halonävus) bei einem 13jährigen Mädchen: in der Mitte linsengroßer Pigmentnävus, umgeben von einem depigmentierten Hof (Halo). Der Pigmentnävus bestand seit Geburt, während die Depigmentierung in der Umgebung erst in der Pubertät auftrat. Nach 4–5 Monaten blaßte der Pigmentnävus ab, wurde kleiner und verschwand. Eine Repigmentierung des Hofes (wie es in anderen Fällen manchmal vorkommt) fand nicht statt. – Sutton-Nävi können solitär oder multipel auftreten. Der depigmentierte Hof ist im allgemeinen nicht größer als 5 mm im Durchmesser. Der Gewebsschnitt zeigt im Frühstadium entweder einen Junktionsnävus oder einen intradermalen Nävus und später im Zentrum ein dichtes Infiltrat von Lymphozyten und Histiozyten (neben Nävuszel-len); in dem depigmentierten Hof fehlen die Melano-zyten. Eine Therapie ist meist nicht erforderlich, da Sutton-Nävi sich gewöhnlich spontan zurück-bilden. Es gibt aber auch maligne Melanome mit einem depigmentierten Hof, so daß im Zweifelsfall eine vollständige Entfernung und genaue histologi-sche Untersuchung stattfinden müssen.

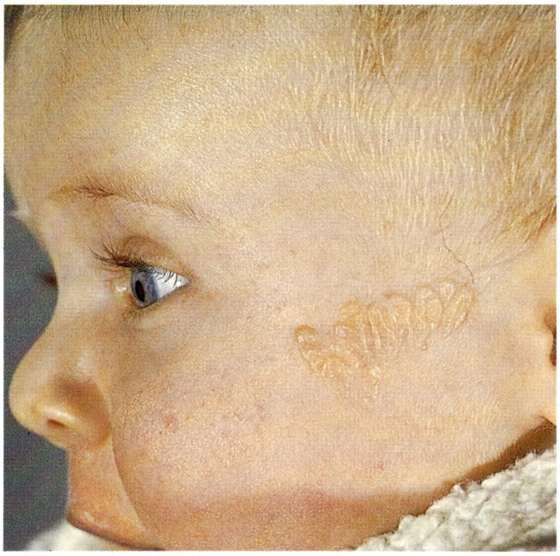

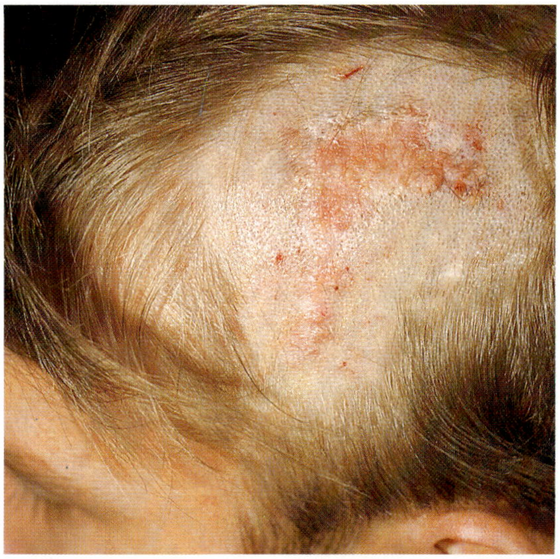

9.76   9.77

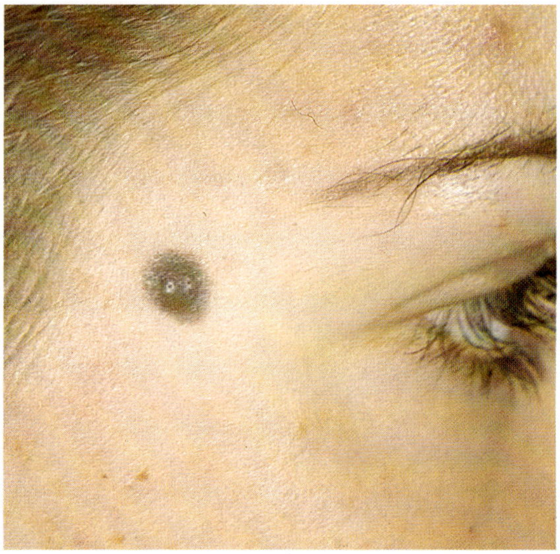

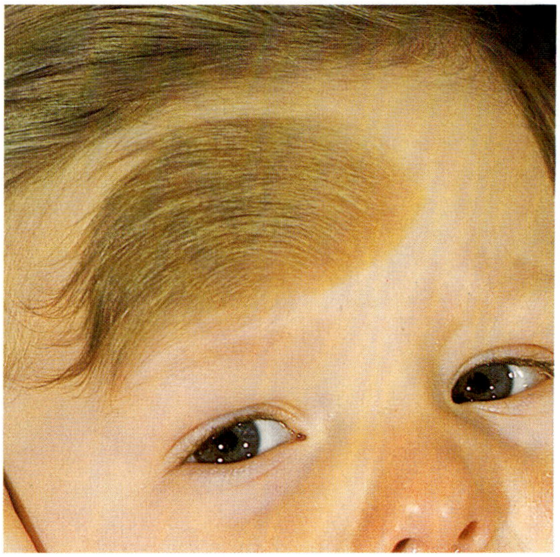

9.78   9.79

9.80

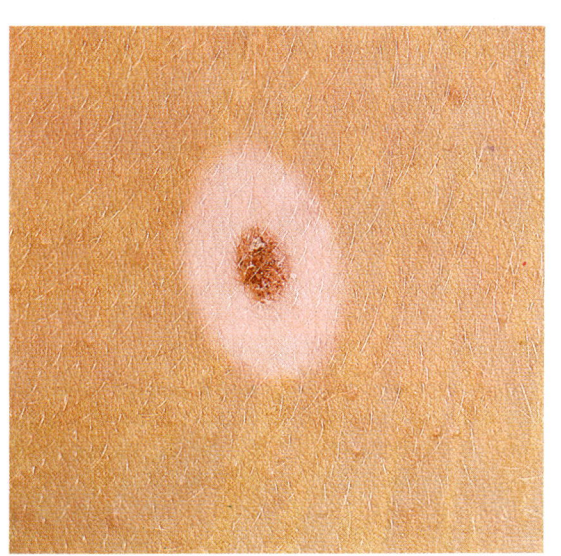

9.81

Schimmelpenning-Feuerstein-Mims-Syndrom

Schimmelpenning-Feuerstein-Mims-Syndrom (Epidermal-Nävus-Syndrom) bei einem 14jährigen Mädchen: relativ kleine linear angeordnete warzenähnliche gelborange gefärbte nichtbehaarte Knötchen am Hals, die seit dem 1. Lebensjahr bestanden (linearer Naevus sebaceus). Multiple Talgdrüsennävi fanden sich auch auf dem behaarten Kopf. Außerdem hatte das Mädchen zahlreiche Pigmentnävi an den Armen und Beinen. Das Mädchen mußte wegen einer Herd-Epilepsie ständig mit Antiepileptika behandelt werden und war geistig retardiert. Charakteristisch für das Schimmelpenning-Feuerstein-Mims-Syndrom ist das gleichzeitige Vorkommen von Naevus sebaceus linearis im Gesicht, multiplen anderen Nävi, Epilepsie und geistiger Retardierung.

9.82

Noduläres malignes Melanom

Noduläres malignes Melanom bei einem 14jährigen Mädchen: 1,5 cm großer zentral erodierter glasiger Tumor, der rasches Wachstum zeigte. — Charakteristisch sind die Asymmetrie der Veränderungen, die ungleichmäßige Pigmentierung innerhalb des Tumors und die unscharfe Begrenzung im Randbereich. **Differentialdiagnostisch** kommen ein Granuloma teleangiectaticum (pyogenicum) sowie irritierte Naevuszell-Naevi in Betracht.

9.83

McCune-Albright-Syndrom

McCune-Albright-Syndrom (polyostotische fibröse Dysplasie) bei einem 13jährigen Mädchen: ausgedehnte landkartenförmige unregelmäßig begrenzte braune Pigmentflecken der Haut, besonders an der unteren Körperhälfte (seit Geburt bestehend). Die Röntgenaufnahmen des Skeletts zeigten die für eine fibröse Knochendysplasie typischen Befunde an den Humeri, Femura, Tibien und am Becken sowie eine spontan aufgetretene ältere Schenkelhalsfraktur links. Im Serum war die alkalische Phosphatase erhöht. Seit dem 1. Lebensjahr war es bei dem Mädchen häufig zu Genitalblutungen gekommen. — Typisch für das McCune-Albright-Syndrom ist die Kombination von monostotischer oder polyostotischer fibröser Knochendysplasie mit landkartenförmigen Pigmentflecken der Haut und Pubertas praecox.

9.84

Kleinknotige Sarkoidose der Haut

Kleinknotige Sarkoidose der Haut bei einem 5jährigen Jungen: 1–2 mm große hautfarbene Knötchen periorbikulär. Auf Glasspateldruck wurde ein braunrotes Infiltrat sichtbar (Apfelgeleefarbe). Andere Organe waren nicht beteiligt. **Differentialdiagnostisch** müssen neben Mollusca contagiosa und Milien auch Syringome und die Hyalinosis cutis et mucosae erwogen werden.

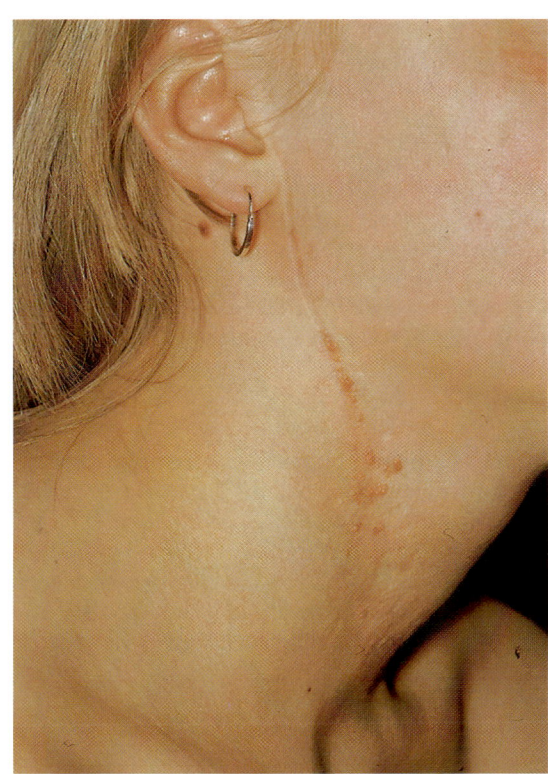

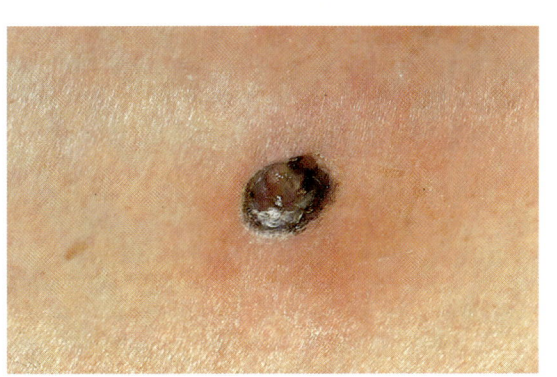

9.81   9.84

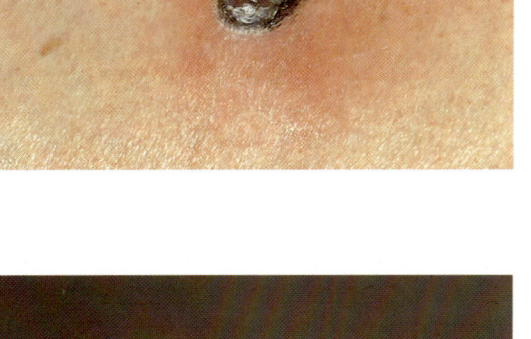

9.82

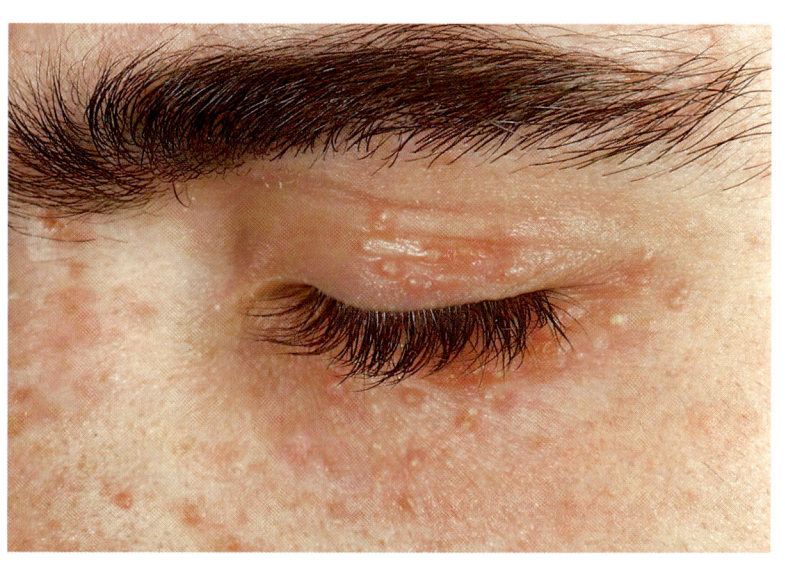

9.83

9.85

Pflastersteinnävus

Pflastersteinnävus bei tuberöser Hirnsklerose eines 14jährigen Mädchens: In der Lumbosakralgegend (häufigste Lokalisation) fanden sich harte, fibromatö- se Plaques, welche nävusähnlich aussahen. Außer- dem hatte das Mädchen im Gesicht ein Adenoma sebaceum (Morbus Pringle).

9.86

Granuloma teleangiectaticum

Granuloma teleangiectaticum (pyogenes Granulom) bei einem 2jährigen Jungen: linsengroßer, roter, manchmal blutender und von einer Kruste bedeckter Knoten an der rechten Wange, der schon mehrere Monate bestand und nicht abheilte. – Das bei Kindern relativ häufige, solitär vorkommende Granuloma teleangiectaticum ist meistens im Gesicht, an den Armen oder Händen lokalisiert. Es geht wahrschein- lich auf ein unbeachtetes Trauma zurück und besteht aus überschüssigem Granulationsgewebe. Ein solches Granulom wächst anfangs schnell und bleibt dann in der Größe stationär. Es ist manchmal schwer von einem kleinen Hämangiom zu unterscheiden.

9.87

Granuloma teleangiectaticum

Granuloma teleangiectaticum bei einem 10jährigen Mädchen: bohnengroßer, breitbasig aufsitzender, dunkel-fleischroter Knoten mit höckriger Oberfläche am Unterarm, der an der Oberfläche näßte und an der Basis einen schmalen Epithelkragen hatte. Das Gra- nulom wurde exzidiert, da es bei Stoß leicht blutete und von allein nicht abheilte. Mikroskopisch sah man in dem dichten, kapillarreichen Bindegewebe reich- lich Granulozyten, welche zur synonymen Bezeich- nung »pyogenes Granulom« geführt haben. Nach Ent- fernung sollte immer eine histologische Untersu- chung stattfinden, da die in der Größe sehr variablen teleangiektatischen Granulome mit verschiedenen Hauttumoren (Melanom, Angiom, Glomustumor, Sar- coma Kaposi und Karzinommetastasen) verwechselt werden können.

9.88

Milien

Milien (Grüta) an den Augenlidern eines 16jährigen Mädchens: zahlreiche 1 mm große, harte, weiße Papeln, welche histologisch in der papillären Dermis gelegene Zysten waren (mit Keratinozyten und Kera- tinmassen im Zysteninhalt). Sie kommen bei Neuge- borenen an Wangen, Stirn, Nase und Nasolabialfal- ten, selten am Penis vor und verschwinden in den er- sten Lebenswochen ohne Behandlung. Bei älteren Kindern und Erwachsenen können sie längere Zeit bestehenbleiben und durch Stichinzision (mit einer feinen Nadel) und Ausdrücken des Keratins entfernt werden.

9.85

9.86   9.87

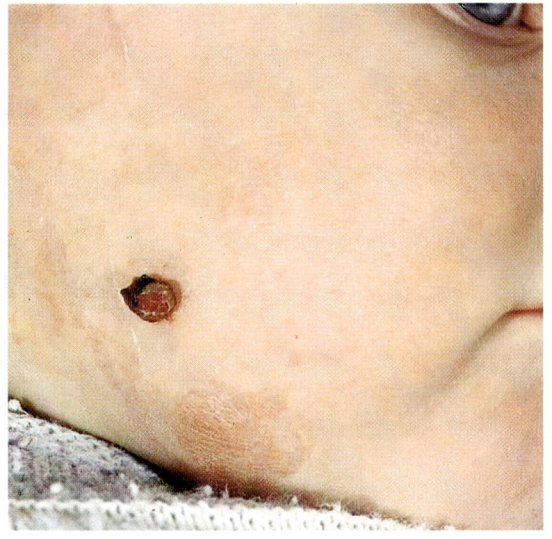 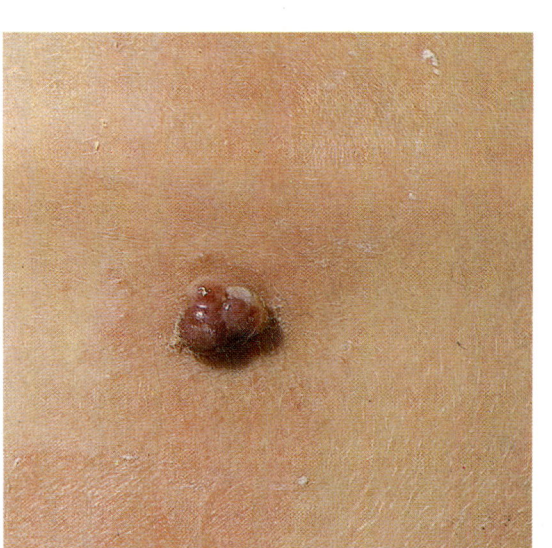

9.88

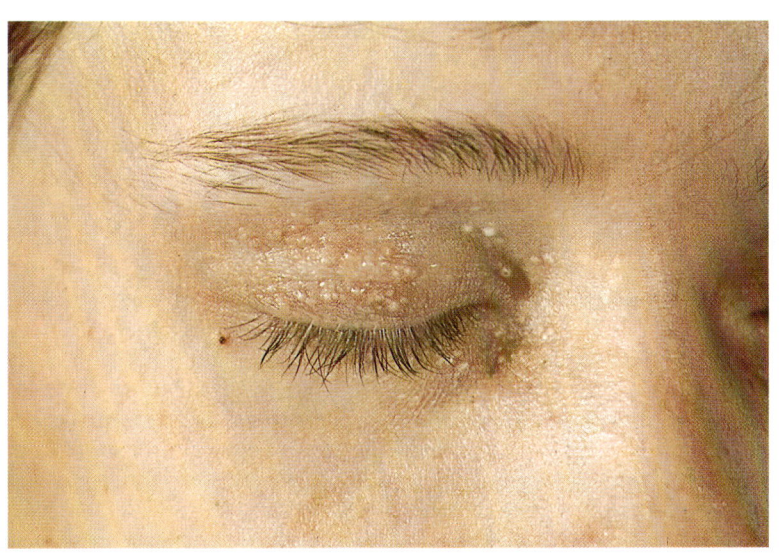

9.89

**Histiozytom
der Haut**

Histiozytom der Haut (Dermatofibrom) am Oberschenkel eines i 5jährigen Mädchens: flacher, runder, überpigmentierter, fester Knoten von l cm Durchmesser, der im Korium reichlich Histiozyten, Fibroblasten und Kapillaren enthielt (Exzision). − In anderen Fällen fühlen sich diese gutartigen Hauttumoren weich an und können auch gestielt sein. Sie sind meist solitär und entwickeln sich vorwiegend an den Armen oder Beinen (Traumafolge?). − **Differentialdiagnostisch** kommen in Frage: sklerosierende Hämangiome, Epidermiszysten, juvenile Xanthogranulome und Neurofibrome.

9.90

**Lymphozytom
der Haut**

Lymphozytom der Haut am Unterarm eines 4jährigen Jungen: rundlicher, derber, rotbrauner Knoten von 2 cm Durchmesser, der sich innerhalb von mehreren Monaten entwickelt hatte. Spontane Rückbildung.

9.91

Spitz-Nävus

Spitz-Nävus (benignes juveniles Melanom, Spindel- und Epitheloidzellnävus) unter dem linken Auge bei einem 4jährigen Jungen: linsengroßer, rotbrauner, leicht gewölbter, fester Knoten, der plötzlich aufgetreten und rasch gewachsen war. − Vorkommen meist solitär, häufig im Gesicht, an den Schultern oder Armen lokalisiert. Manifestationsalter: 3−13 Jahre, selten später. Ein Spitznävus kann bis auf 1,5 cm Durchmesser anwachsen und ist eine Variante des Compound-Nävus (s. S. 202). Nach Exzision besteht keine Gefahr der Metastasierung. Der Spitznävus ist **abzugrenzen** von einem pyogenen Granulom (s. S. 208), einem Hämangiom, einem anderen Pigmentnävus, malignem Melanom und einem Basaliom.

9.92

Spitz-Nävus

Spitz-Nävus bei einem 5jährigen Mädchen.

9.93

**Benigne
Leiomyome
der Haut**

Benigne Leiomyome der Haut am Oberarm eines 7jährigen Jungen: multiple, verschieden große, derbe, hellrote Knoten, die glatte Muskulatur enthielten. Charakteristisch waren die anfallsweise auftretenden, heftigen Schmerzen, welche die Leiomyome mit den ekkrinen Spiradenomen und den Glomustumoren gemeinsam haben. Die auf Muskelkontraktionen beruhenden Schmerzen können bei den Leiomyomen durch Berührung, Kälte, bestimmte Getränke u. dgl. ausgelöst werden. Auch solitäres Vorkommen ist möglich.

9.94

**Multiple
Angioleiomyome**

Multiple Angioleiomyome bei einem 2 Wochen alten Mädchen: zahlreiche unter der Haut gelegene erbsen- bis bohnengroße gut verschiebliche nicht druckschmerzhafte Knoten am Rücken, welche die Hautoberfläche teilweise überragten und nicht mit dem Knochen in Verbindung standen. Ähnliche Knoten befanden sich seit der Geburt am Bauch, am linken Oberschenkel und im Nacken. Das Kind verstarb im Alter von i Monat an einer schweren Vena-terminalis-Blutung mit Ausbildung eines Hämatozephalus. Schon vorher war durch eine Hautbiopsie die Diagnose »multiple benigne Angioleiomyome« gestellt worden. Postmortal fand man außerdem ein 3 cm großes Angioleiomyom im Bereich der Aorta abdominalis und kleinere Angioleiomyome im Zwerchfell, Myokard, Perikard, Pankreas, Ileum, in der Schilddrüse und in der Unterarmmuskulatur. Die histologische Untersuchung ergab keinen Hinweis auf Malignität. − Angioleiomyome sind gutartige Tumoren, die von der Gefäßmuskulatur ausgehen. Sie treten gewöhnlich solitär auf und sind oft an den Beinen lokalisiert. Angioleiomyome liegen meist in der Subkutis, sind teilweise von einer Kapsel umgeben und können in das Korium eindringen. − **Differentialdiagnostisch** kommen kutane Neurofibrome, Dermatofibrome, Piloleiomyome und Leiomyosarkome in Betracht.

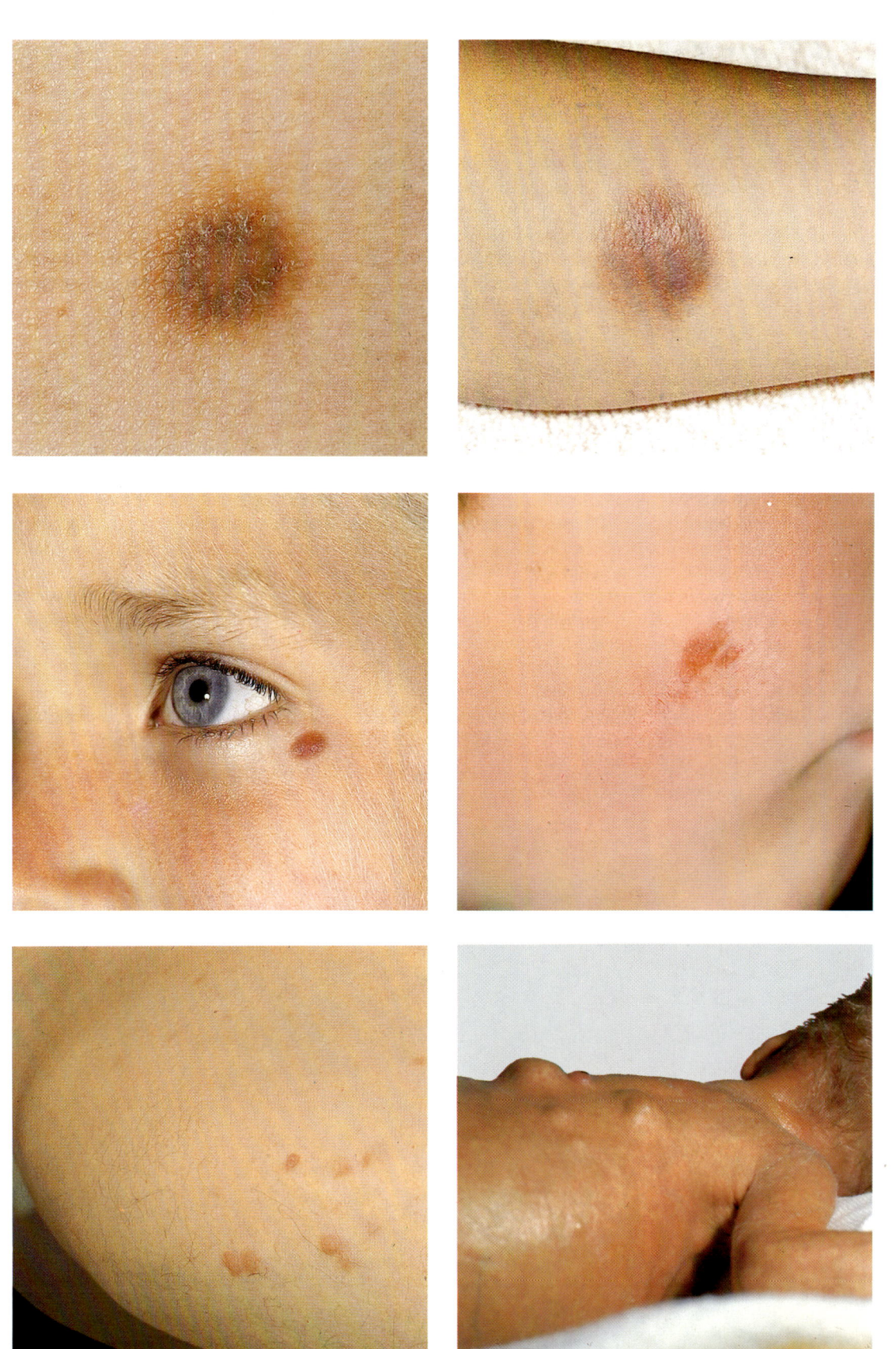

9.95

**X-chromosomal
vererbte Ichthyosis**

X-chromosomal vererbte Ichthyosis bei einem 8jährigen Jungen: größere, bräunliche, festhaftende Schuppen am Hals und auf der Stirn sowie am übrigen Körper, auch in den Gelenkbeugen, jedoch nicht an Handtellern und Fußsohlen. Erstmanifestation im 2. Lebensmonat. Schlechtes Ansprechen auf die Therapie. – **Differentialdiagnose:** Bei der autosomal dominant vererbten Ichthyosis vulgaris findet man eine mittellamellöse, grauweiße Schuppung an Rumpf und Extremitäten unter Aussparung der Gelenkbeugen; die Handteller und Fußsohlen sind verdickt und zum Teil rissig. Die Erstmanifestation erfolgt später

(nach dem 1. Trimenon), und die Erscheinungen bessern sich mit zunehmendem Alter (im Gegensatz zur X-chromosomal vererbten Ichthyosis). Neben der erblichen Ichthyosis vulgaris, die sich manchmal auch erst in der späteren Kindheit und im Erwachsenenalter manifestiert, gibt es (selten) eine erworbene Ichthyosis vulgaris, die in jedem Alter auftreten kann und meist bei Patienten mit malignen Geschwülsten, z. B. Lymphogranulomatose Hodgkin, beobachtet worden ist. Die Hautveränderungen unterscheiden sich nicht von denen der erblichen Form.

9.96

**Ichthyosis
congenita**

Ichthyosis congenita (nichtbullöse ichthyosiforme Erythrodermie) bei einem 6 Monate alten Mädchen: von Geburt an diffuse Rötung der Haut mit lamellöser Schuppung (ohne Blasenbildung) am ganzen Körper, auch in den Gelenkbeugen, in den Handtellern und an den Fußsohlen. Vorübergehende Besserung unter symptomatischer Behandlung. – **Differentialdiagnostisch** sind andere Formen der Ichthyosis abzugrenzen und ist an bestimmte Syndrome mit ichthyosiformen Hautveränderungen zu denken:

1. Sjögren-Larsson-Syndrom (ichthyosiforme Erythrodermie, spastische Diplegie und Minderbegabung),
2. Netherton-Syndrom (Ichthyosis linearis circumflexa oder ichthyosiforme Erythrodermie, abnor-

me Haarbrüchigkeit, Neigung zu Urtikaria und angioneurotischen Ödemen sowie vermehrte Ausscheidung von Argininbernsteinsäure im Harn),
3. Conradi-Hünermann-Syndrom (Sonderform einer sog. Chondrodysplasia punctata mit Kalkspritzern im wachsenden Knorpel, Verkürzung einzelner Röhrenknochen, Gelenkkontrakturen, ichthyosiformer Erythrodermie nach der Geburt und späterer follikulärer Atrophodermie),
4. Refsum-Syndrom (ein gestörter Phytinsäureabbau infolge α-Decarboxylasemangel führt im 1. oder 2. Lebensjahrzehnt zu relativ milder Ichthyosis, außerdem zu chronischer Polyneuritis mit fortschreitenden Lähmungen und Ataxie).

9.97   9.98

**Ichthyosis
congenita**

Ichthyosis congenita (nichtbullöse ichthyosiforme Erythrodermie) bei einem 3 Wochen alten Jungen: generalisierte Rötung und Schuppung (unter Einbezie-

hung von Gelenkbeugen, Handtellern und Fußsohlen) mit zahlreichen Hauteinrissen (auch lamellöse Ichthyosis genannt). Ektropium beiderseits.

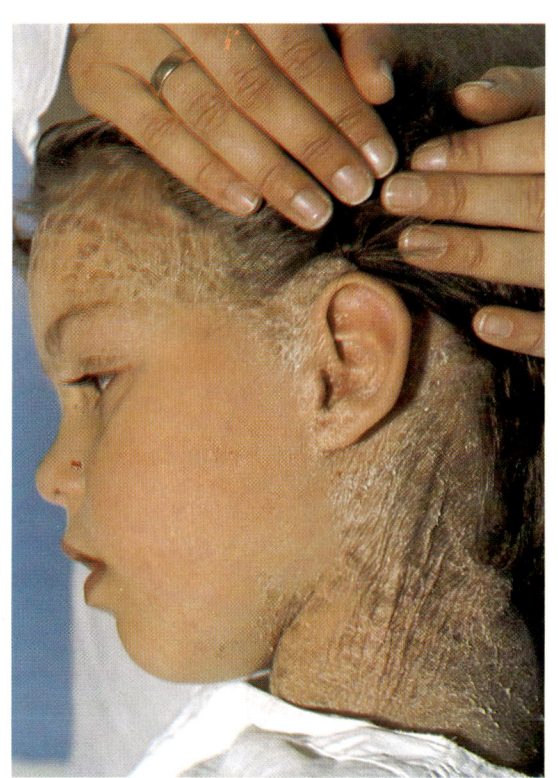
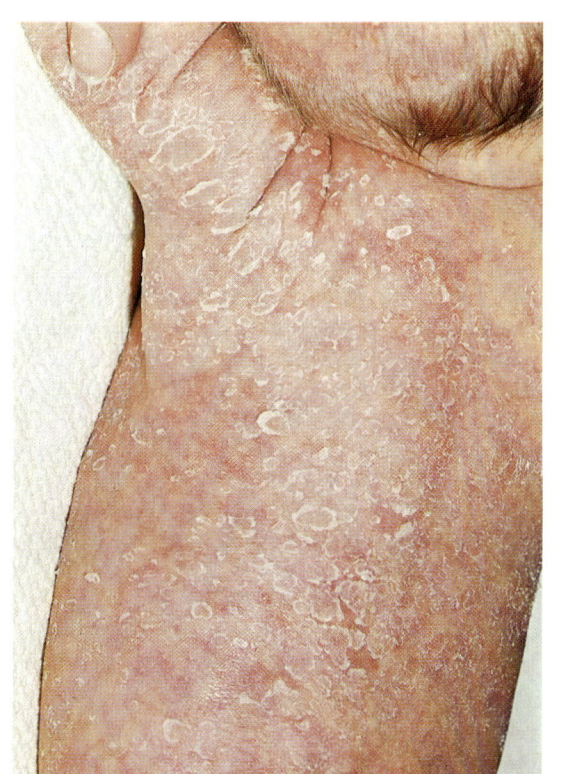

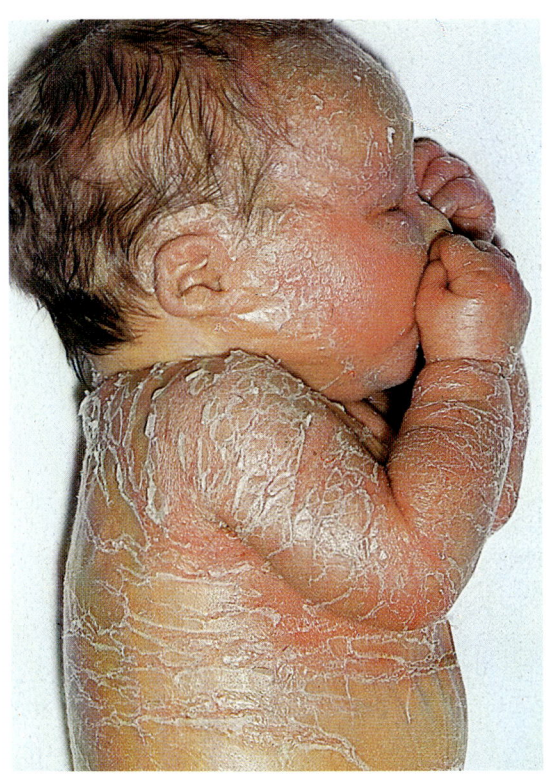
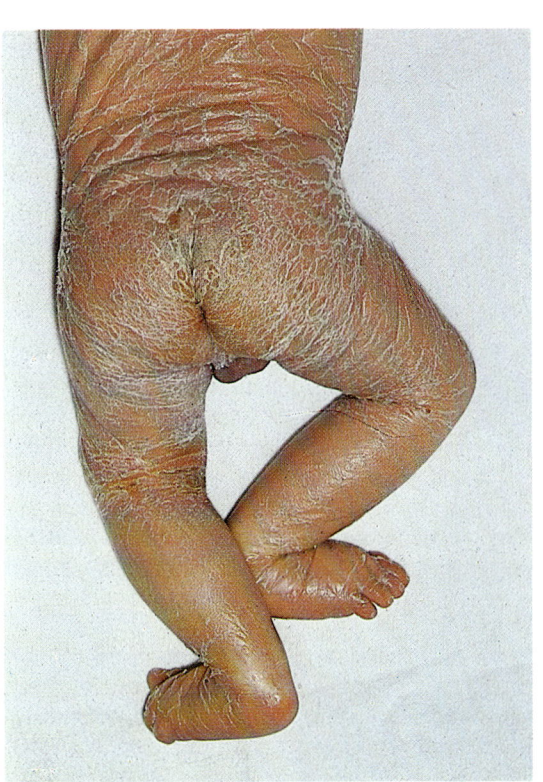

9.99

Ichthyosis congenita

Ichthyosis congenita (nichtbullöse ichthyosiforme Erythrodermie) bei einem 1 Tag alten Kind (»Harlekin-Fetus«), das im Alter von 8 Tagen verstarb (Todesursache: obturative Thrombose der absteigenden Brustaorta, ausgehend von einer Thrombose eines persistierenden Ductus Botalli). Die Haut des ganzen Körpers war stark verdickt, rissig und brüchig, das Kind entstellt, der Mund ständig geöffnet (mit evertierten Lippen). Es bestanden ein schweres Ektropium und eine Chemosis. Haare waren nur spärlich vorhanden, die Nägel fehlten. Die Gelenkbeweglichkeit war stark eingeschränkt. Die Nahrungsaufnahme bereitete große Schmerzen. Diese schwerste Form der Krankheit führt fast immer in den ersten Lebenstagen oder -wochen zum Tode.

9.100

Ichthyosis congenita

Ichthyosis congenita (ichthyosiforme Erythrodermie) mit einseitiger Katarakt bei einem 4 Wochen alten Mädchen: sog. weiße Pupille links (infolge Totalstar), welche seit Geburt bestand. Es fand umgehend eine ophthalmologische Untersuchung statt, da bei dieser Art der Linsentrübung als Komplikation ein Glaukom und eine Amblyopia ex anopsia möglich sind. – **Differentialdiagnose** der angeborenen oder infantilen Katarakte (bezüglich Ursachen):

1. erbliche Dermatosen, wie Incontinentia pigmenti, von Rothmund-Syndrom (atrophisch-teleangiektatische Dermatose) und andere Ektodermaldysplasie-Syndrome, Ichthyosis congenita u. a.;

2. Fehlbildungssyndrome, wie verschiedene Trisomien und Deletionssyndrome, Chondrodysplasia punctata, Marinesco-Sjögren-Syndrom (mit Oligophrenie) u. a.;

3. Stoffwechselleiden, wie Galaktosämie (Transferasemangel), Galaktokinasemangel, Mannosidose, Lowe-Syndrom (Tubulopathie) u. a.;

4. Rötelnembryopathie und andere pränatale Infektionen;

5. Augenkrankheiten, die sekundär zu Katarakt führen können, wie Frühgeborenenretinopathie, Uveitis, Retinoblastom u. a.;

6. hereditäre Form (als isolierte Fehlbildung).

9.101

Ichthyosis congenita

Ichthyosis congenita (ichthyosiforme Erythrodermie) bei einem 11 Monate alten Mädchen, das seit dem 1. Lebensmonat an einer generalisierten Erythrodermie mit Schuppung (ohne Blasenbildung) litt: Die Gesichtshaut zeigte wie die übrige Haut eine diffuse Rötung mit flächenhafter feiner Schuppung. Betroffen waren auch die Gelenkbeugen, Handteller und Fußsohlen. Durch die starke Hautschuppung hatte das Kind einen ständigen Eiweißverlust und war erheblich dystrophiert (3 kg Untergewicht). Besserung der Symptome unter Behandlung mit Salizylvaseline, Ölbädern, Kochsalzsalbe mit Harnstoffzusatz und Fettcreme.

9.102

Ichthyosis vulgaris

Ichthyosis vulgaris (autosomal dominant vererbt) bei einem 8jährigen Mädchen: charakteristische mittellamellöse Schuppung an den Beinen, besonders Streckseiten (unter Aussparung der Gelenkbeugen). Die Handteller und Fußsohlen waren verdickt, z. T. rissig. Vater ebenfalls erkrankt. Prognose relativ günstig (Besserung im Erwachsenenalter).

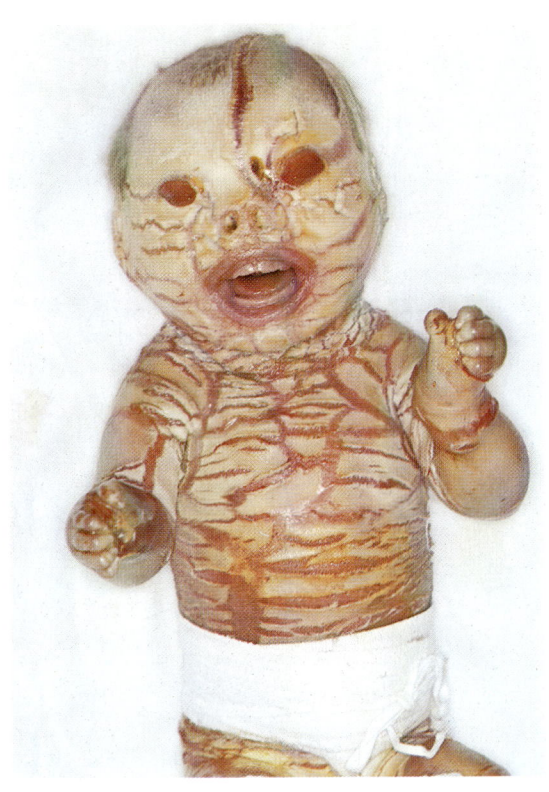
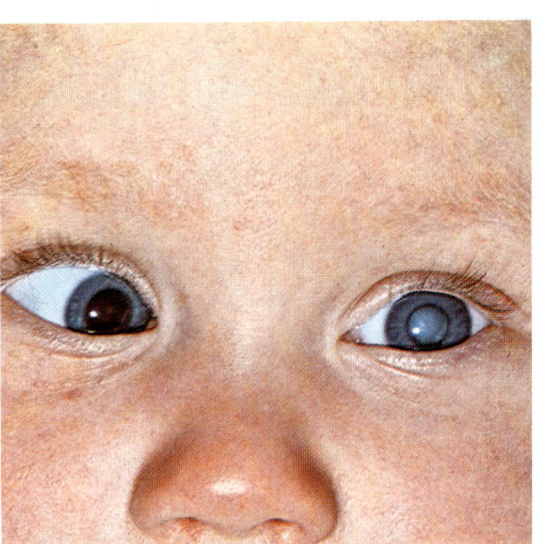

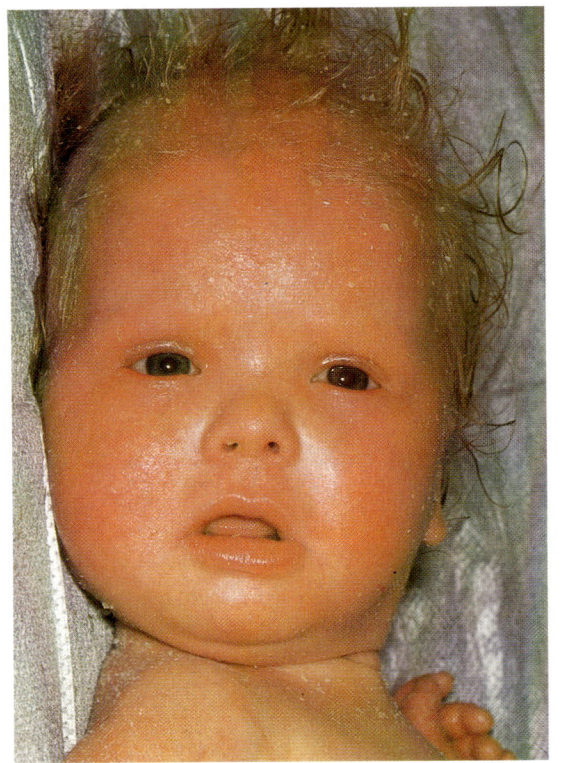
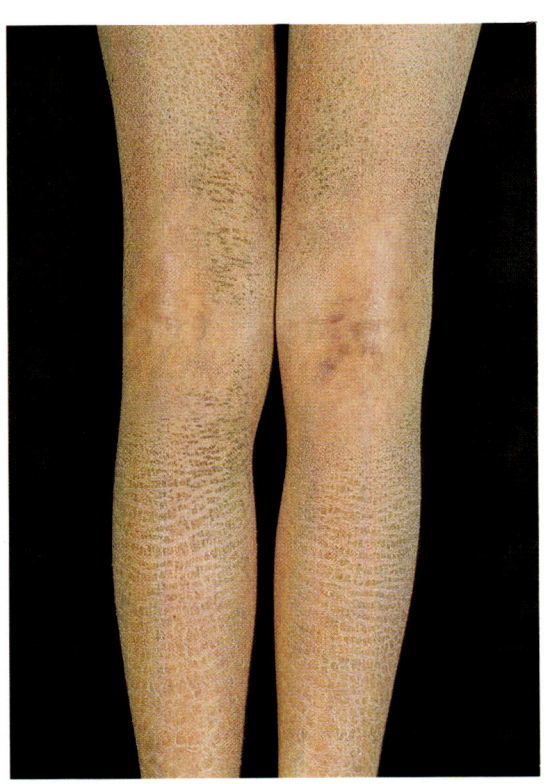

9.103

Pityriasis rosea

Pityriasis rosea bei einem 14jährigen Mädchen: einzelner ovaler 3 cm großer hellroter Fleck am Rücken, der am leicht erhabenen Rand eine feine Schuppenkrause hatte (sog. Primärmedaillon) .

9.104

Pityriasis rosea

Pityriasis rosea bei einem 14jährigen Mädchen: zahlreiche unregelmäßig begrenzte dunkelrote Papeln von verschiedener Größe mit kleieförmiger Schuppung am ganzen Körper (nicht an Händen und Füßen), die in mehreren Schüben 5–10 Tage nach dem Primärmedaillon aufgetreten waren. Die Herde waren kleiner als das Primärmedaillon (<1 cm) und waren von feinen trockenen silbrig glänzenden Schuppen bedeckt. Spontanheilung nach 4 Wochen.

9.105

X-chromosomal rezessiv vererbte Ichthyosis

X-chromosomal rezessiv vererbte Ichthyosis bei einem 16jährigen Jungen: größere bräunliche Schuppen (seit dem 1. Lebensjahr) am ganzen Körper (auch in den Gelenkbeugen, aber nicht an den Handtellern und Fußsohlen). Bei Untersuchung der Augen mit der Spaltlampe waren tiefe Hornhauttrübungen nachweisbar. In den Epidermiszellen fehlte die Arylsulfatase C und war in den Blutleukozyten vermindert. Schlechtes Ansprechen auf symptomatische Behandlung.

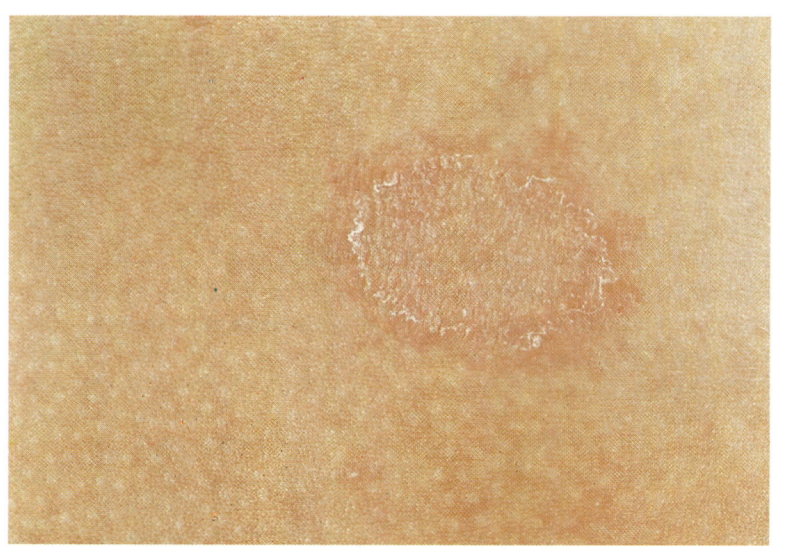

9.103

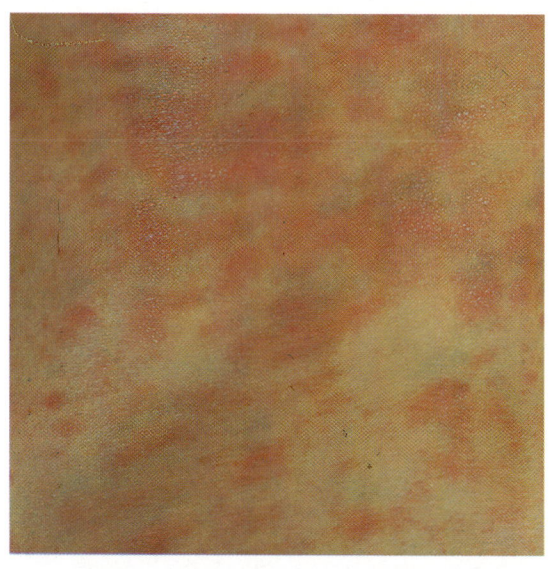

9.104

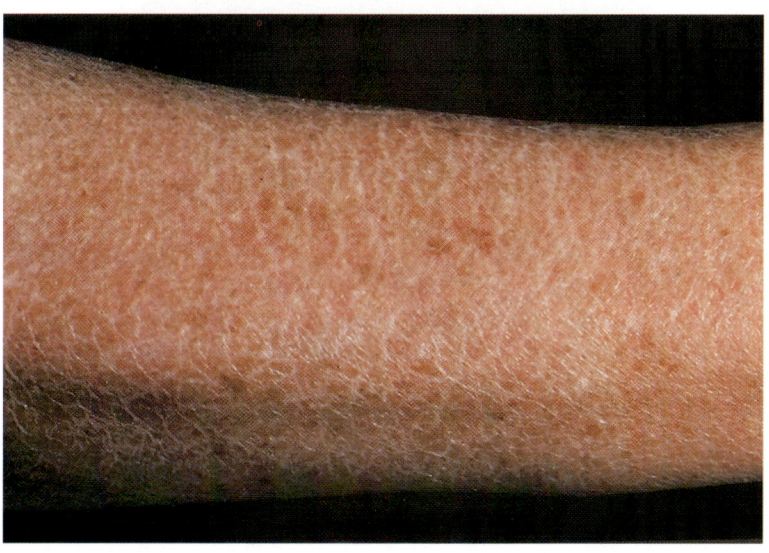

9.105

9.106–108

Psoriasis

Psoriasis (Schuppenflechte) bei einem 10jährigen Jungen: generalisierte Ausbreitung (Abb. 9.106), psoriatischer Einzelherd (plattenartig, leicht erhaben, rötlich, von dicken, silbrig glänzenden Schuppen bedeckt, Abb. 9.107) und ölfleckartige Verfärbung der Nagelplatte mit beginnender Onycholyse (Abb. 9.108). In diesem Fall kein Juckreiz (aber bei Psoriasis möglich). Charakteristisch waren das

1. Kerzenfleckphänomen. (Bei leichtem Kratzen verfärbte sich die Schuppenflechtenauflagerung kerzenwachsartig.)
2. Phänomen des »letzten Häutchens«. (Bei stärkerem Kratzen konnte die gesamte Schuppenauflagerung abgehoben werden.)
3. Tautropfen-Phänomen. (Auf der verbleibenden, nun schuppenfreien Hautoberfläche zeigten sich punktförmige Blutungen.)
4. Köbner-Phänomen. (Auslösen typischer Hautläsionen durch Kratzen mit dem Fingernagel.) Krankheitsbeginn im 5. Lebensjahr, schubweiser Verlauf mit Spontanremissionen, gehäuftes Vorkommen in der gleichen Familie. – Die **Differentialdiagnose** ist verschieden je nach Lokalisation, Morphologie und Lebensalter. In Zweifelsfällen ist eine Hautbiopsie vorzunehmen, die bei Psoriasis typische Veränderungen zeigt (Verdickung des Stratum corneum mit Parakeratose, Hyperplasie der Epidermis mit verlängerten Epithelzapfen und Mikroabszessen, verstärkte Vaskularisierung des Koriums mit Infiltration von Entzündungszellen). Bei zunächst isoliertem Befall der Kopfhaut sind eine Pilzinfektion (Tinea capitis) und (beim Säugling) eine seborrhoische Dermatitis auszuschließen, bei schwerer Nagelpsoriasis eine Nagelmykose und ein Lichen ruber planus. Bei einer chronischen Form der Psoriasis mit stärkerer Schuppung an den Rändern muß eine Tinea corporis abgegrenzt werden, bei einer akuten Form (mit zahlreichen disseminierten kleineren erythrosquamösen Herden) eine Pityriasis rosea und ein sekundäres Syphilid. Bei der Differentialdiagnose ist auch an die verschiedenen Dermatitisformen, welche mit Schuppung verlaufen können, zu denken. Bei einer Lokalisation im Genitoanalbereich ist die Psoriasis von einer Candida-Dermatitis, sog. Windeldermatitis bzw. perianalen Dermatitis, seborrhoischen Dermatitis und einer Intertrigo zu unterscheiden. Die bei Kindern häufiger vorkommende Psoriasis guttata (kleinere Herde) kann mit einer Pityriasis rosea, sekundären Syphilis und einem psoriasiformen Arzneimittelexanthem verwechselt werden.

9.109

Erythema elevatum diutinum

Erythema elevatum diutinum an den Beinen eines 10jährigen Jungen: blaurötliche, schuppende, knotige Infiltrate verschiedener Größe, z. T. mit zentraler Dellung und Ulzeration, von Krusten bedeckt. Bevorzugte Lokalisation: Streckseite der Extremitäten, Hände, Gelenkbeugen. Längerer Verlauf. Ursache unbekannt. – **Differentialdiagnose:** Das Erythema elevatum diutinum unterscheidet sich vom Granuloma faciale durch die Lokalisation, vom Granuloma annulare durch die Farbe und die Histologie. Ein Histiozytom und eine Sarkoidose der Haut erkennt man am histologischen Bild. Ein Lichen ruber planus (hellrote, wachsartig glänzende Papeln) und Xanthome (gelbliche oder bräunliche Papeln oder Knoten) sind ohne Schwierigkeiten abzugrenzen.

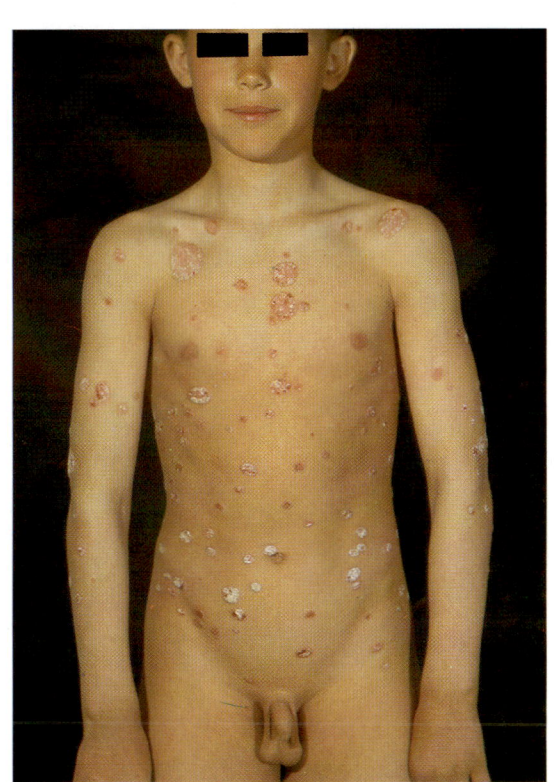 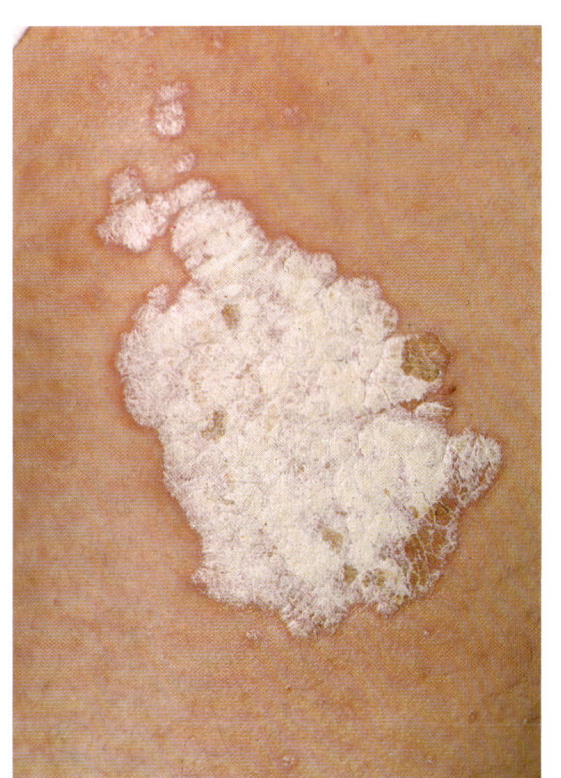

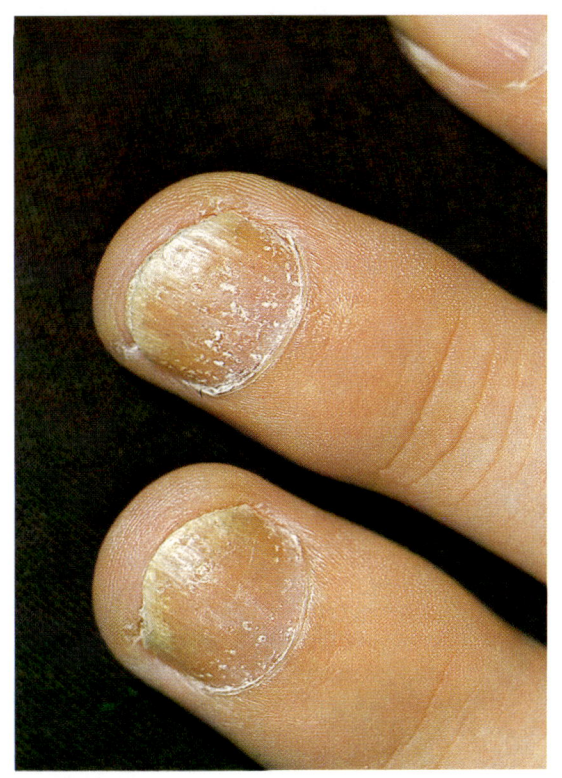 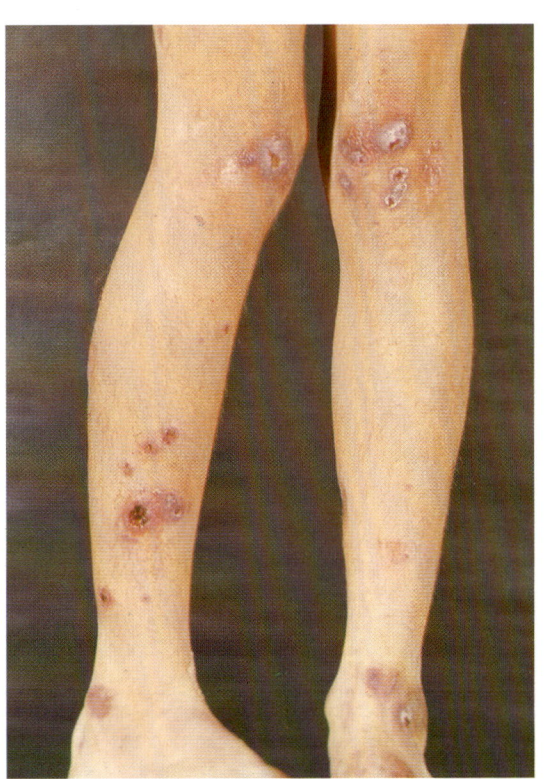

9.110   9.111

Pityriasis lichenoides acuta Mucha-Habermann

Pityriasis lichenoides acuta Mucha-Habermann (varizelliformer Typ) bei einem 6jährigen Jungen: varizellenähnliche Effloreszenzen (kleine, gerötete, in Gruppen stehende, leicht juckende Papeln und daraus hervorgegangene Bläschen, z.T. mit rotbraunen Krusten) am ganzen Körper. Kurzdauerndes Fieber. Abheilung unter Hinterlassung von pigmentierten, eingesunkenen Narben. Allgemeinbefinden wenig gestört. Besonders befallen sind vordere Rumpfseite, Oberarme und Oberschenkel. In der Regel keine Schleimhautbeteiligung. Erkrankung in jedem Alter möglich. Offenbar liegt eine Überempfindlichkeitsreaktion auf ein infektiöses Agens vor. – **Differentialdiagnostisch** sind abzugrenzen Varizellen, andere Virusexantheme, Strophulus, Arzneimittelexantheme u. a.

9.112   9.113

Pityriasis lichenoides chronica

Pityriasis lichenoides chronica (Parapsoriasis guttata) bei einem 7jährigen Jungen: generalisiert aufgetretene, rötliche Flecken und Papeln verschiedener Größe, z.T. feinschuppend, nicht juckend, am ganzen Körper (einschließlich Gesicht). - Charakteristischerweise ist nach Abkratzen einer Schuppe eine rotbraune Papel zu erkennen. Längerer Verlauf (oft Monate oder Jahre). Ursache unklar. Im Frühstadium oder bei geringer Dichte der Effloreszenzen Verwechslung mit Virusexanthemen und Insektenstichen möglich. Bei längerem Bestehen sind **abzugrenzen** eine Psoriasis guttata (hellrote Herde mit silbrig glänzenden Schuppen) und ein Lichen ruber planus (scharf begrenzte, blaurote, flache Papeln mit weißlich-opaler Streifenzeichnung, besonders in Gelenkbeugen, oft auch Schleimhäute befallen).

9.114

Parapsoriasis en plaques Brocq

Parapsoriasis en plaques Brocq bei einem 8jährigen Mädchen: zahlreiche rundliche und längliche, unscharf begrenzte, gelbrote Flecken verschiedener Größe, z.T. mit feiner Schuppung, juckend, am Rumpf und – schwächer ausgeprägt – an den Extremitäten. Einzelne Herde waren stärker infiltriert (leicht erhaben). Chronischer Verlauf. Therapeutisch schwer beeinflußbar. – **Differentialdiagnose:** Frühstadium einer Mycosis fungoides oder einer Poikilodermie (Hautatrophie), außerdem Dermatitis nummularis (münzenförmige dermatitische Herde) .

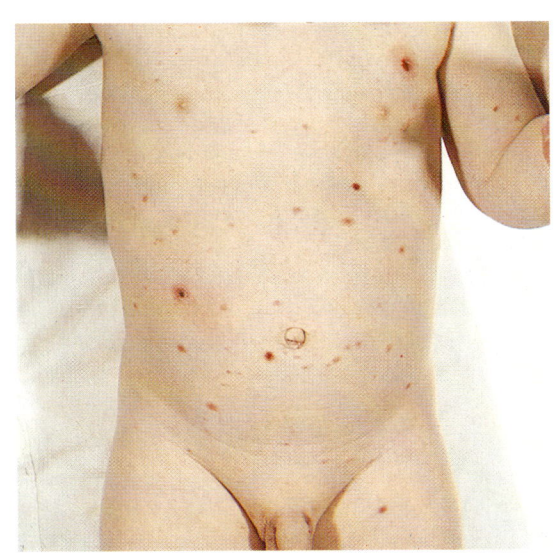 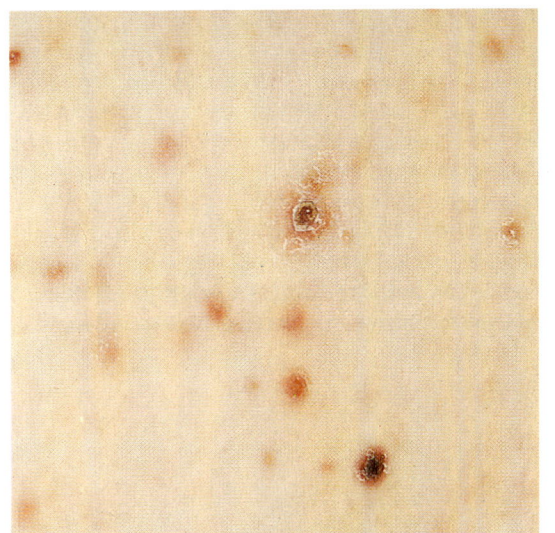

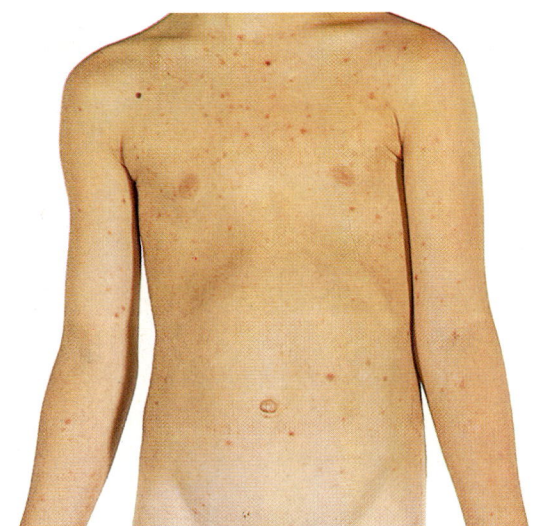 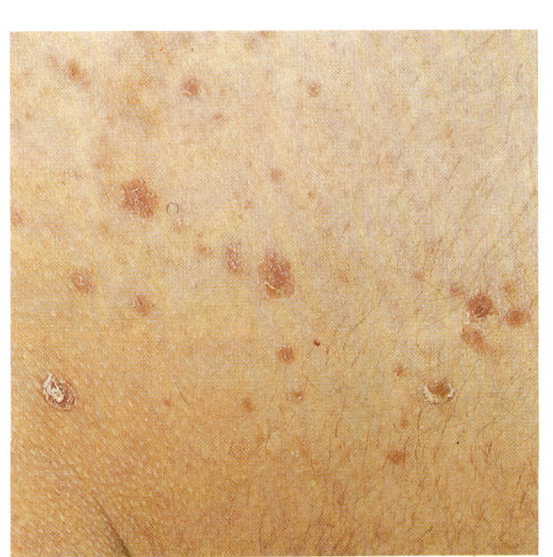

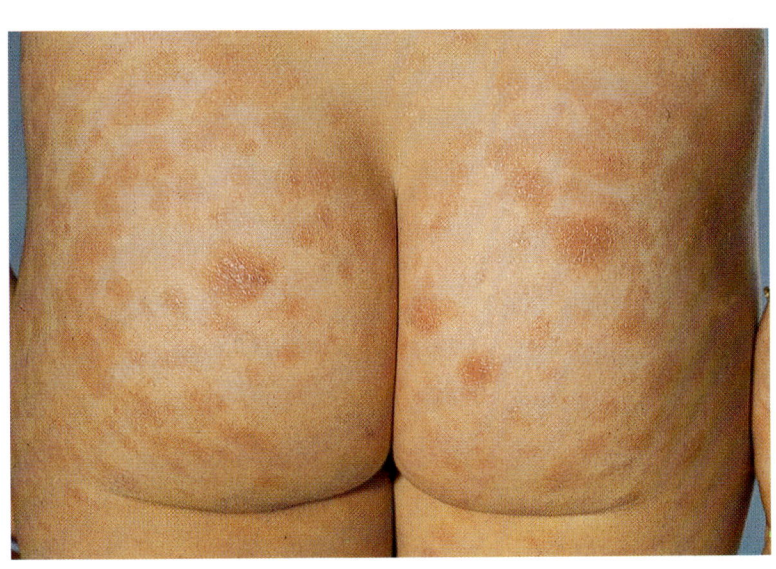

9.115–117

Papillon-Lefèvre-Syndrom

Papillon-Lefèvre-Syndrom (Keratoderma palmaris et plantaris mit Parodontose) bei einem 4jährigen Jungen: erythematöse Hyperkeratose an den Knien (Abb. 9.116), Fußsohlen (Abb. 9.117) und Handinnenflächen, Nageldystrophie sowie Zahnstellungs- und Zahndurchbruchsanomalien mit Gingivitis und schwerer Parodontose (Abb. 9.115). Bei diesem Syndrom besteht in der Regel eine palmoplantare Hyperhidrose, und es kann zu Verkalkungen der Dura kommen. – Das autosomal rezessiv vererbte Syndrom ist zu **unterscheiden** von anderen erblichen Syndromen, die mit einem Keratoderma palmaris et plantaris einhergehen:

1. Keratoderma palmaris et plantaris simplex.
2. Mal de Meleda (Hyperkeratose auch an den Streckseiten der Glieder, Minderbegabung).
3. Keratoma hereditarium mutilans mit fortschreitendem Verlauf, Autoamputation der Finger, Alopezie, Taubheit.
4. Hydrotische Form der Ektodermaldysplasie (s. S. 274).

9.115

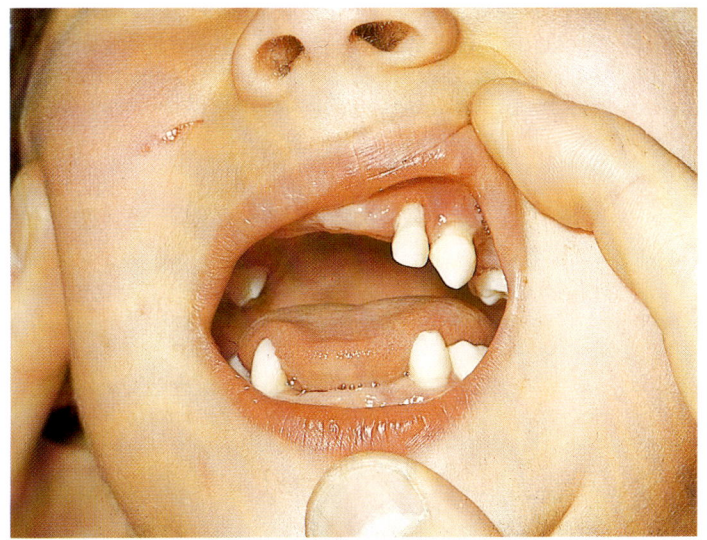

9.116

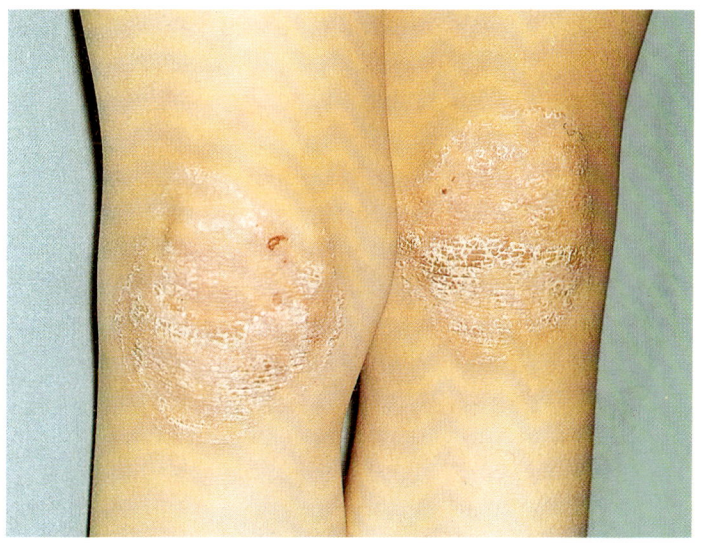

9.117

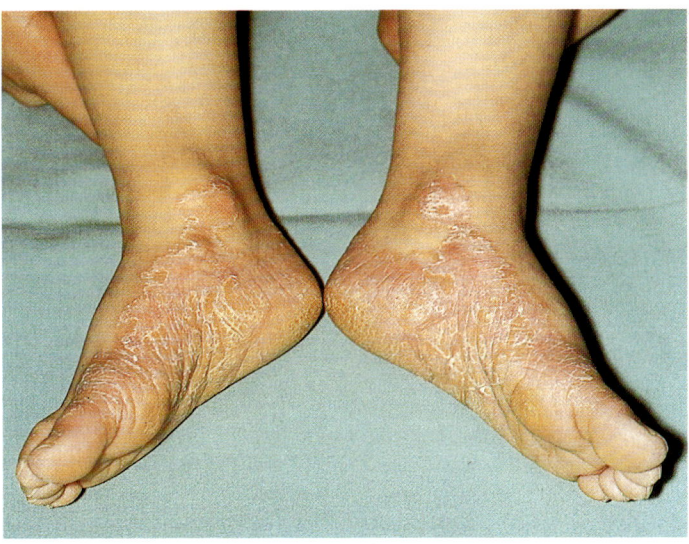

9.118   9.119

Urticaria pigmentosa

Urticaria pigmentosa bei einem 1¼jährigen Jungen: zahlreiche bräunliche Pigmentflecken verschiedener Größe am gesamten Integument, auch auf dem behaarten Kopf, manchmal juckend, hier ohne Blasenbildung. Bei Reiben Quaddelbildung (Darier-Zeichen). In Zweifelsfällen Sicherung der Diagnose durch Hautbiopsie (Mastzellinfiltrationen). Meist spontane Rückbildung in der Adoleszenz.

9.120

Urticaria pigmentosa

Urticaria pigmentosa bei einem 13 Monate alten Mädchen: Am ganzen Körper, besonders am Rumpf, fanden sich rotbraune Flecken und Papeln, die bei Reiben in Quaddeln übergingen. Mit 12 Jahren Wiederaufnahme in die Klinik wegen Adipositas: nur noch wenige Pigmentflecken vorhanden (keine Quaddeln auslösbar). – **Differentialdiagnose:** Beim Strophulus (papulöse Urtikaria) sind die Effloreszenzen an den Extremitäten zahlreicher als am Rumpf und nur manchmal pigmentiert (für kürzere Zeit). Leicht auszuschließen sind eine generalisierte oder zentrofaziale Lentiginose (Anhäufung von runden, dunkelbraunen sog. Linsenflecken, die nicht mit Epheliden verwechselt werden dürfen) und ein abheilender Lichen ruber planus. Die nodulären Formen einer Urticaria pigmentosa sind zu unterscheiden von Xanthomen und juvenilen Xanthogranulomen.

9.121

Urticaria pigmentosa

Urticaria pigmentosa bei einem 4½jährigen Jungen: zahlreiche unscharf begrenzte, unregelmäßig geformte, gelbbraune Flecken von verschiedener Größe. Keine Beschwerden. Die Prognose ist gut, sofern nicht gleichzeitig eine systemische Mastozytose (mit Knochenbefall, Hepatosplenomegalie, Magen-Darm-Erkrankung) besteht. Bei systemischer Mastozytose (in etwa 10%) kommt es häufiger als bei isolierter Erkrankung der Haut zu Flushing (anfallsweiser Hautrötung infolge Histaminfreisetzung).

9.118 9.119

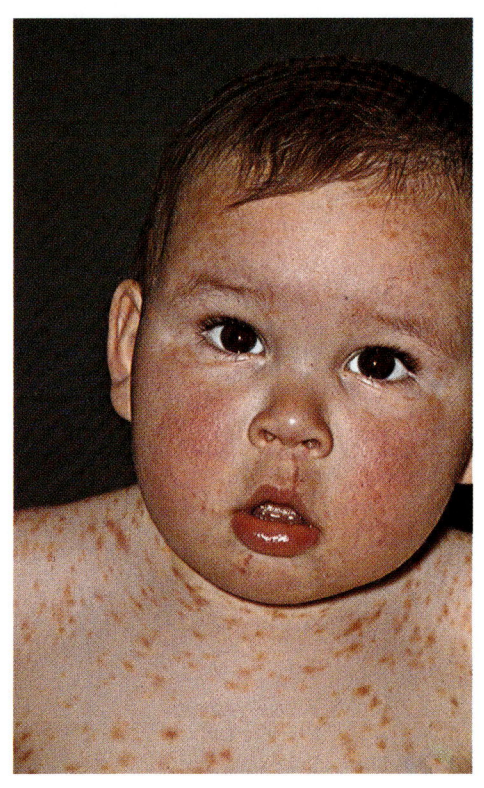
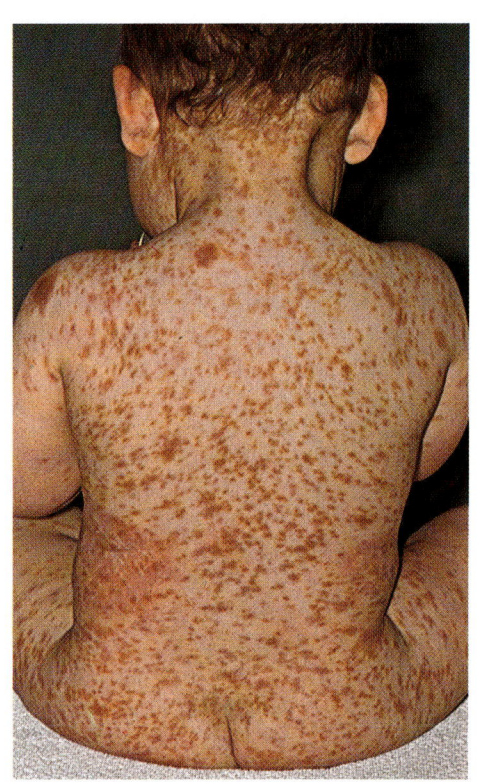

9.120 9.121

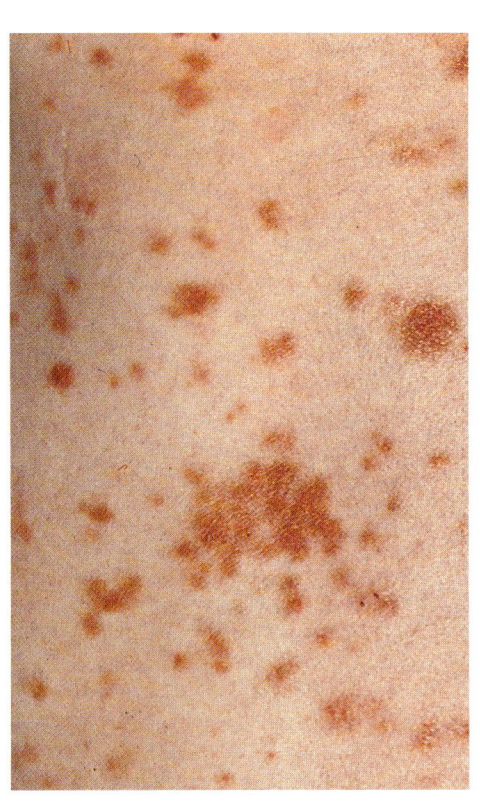
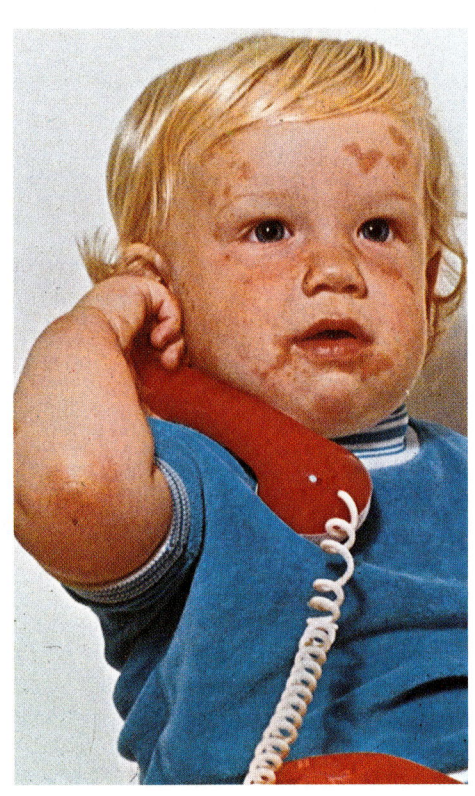

9.122

Urticaria pigmentosa

Urticaria pigmentosa (bullöse Mastozytose) bei einem 2 Monate alten Mädchen: Bläschen und Blasen (teilweise von Krusten bedeckt) am ganzen Körper seit Geburt, zunächst ohne, dann mit bräunlicher Verfärbung (Hyperpigmentierung). Zuerst für Pyodermien gehalten, dann durch Hautbiopsie als Urticaria pigmentosa erkannt. An anderer Stelle fanden sich auch makulöse und papulöse Läsionen, die später dunkelgelb oder hellbraun aussahen. Die Hautbiopsie sicherte die Diagnose. Der Vater hatte vor der Geburt bis zur Pubertät die gleiche Krankheit (familiäre Häufung bekannt, Vererbung wahrscheinlich heterogen, Erbgang unklar). – Bläschen oder Blasen sind neben Flecken, Papeln und Knoten als Ausdruck einer Mastozytose bei jüngeren Kindern häufig und treten nach dem 3. Lebensjahr kaum noch auf. Dabei kommt es oft zu anfallsweise auftretenden Hautrötungen (Flush). **Differentialdiagnostisch** kommen bei bullöser Urticaria pigmentosa in Betracht: juveniles Pemphigoid, bullöse Impetigo, Epidermolysis bullosa, Incontinentia pigmenti und eine bullöse Form der ichthyosiformen Erythrodermie (Ichthyosis congenita) .

9.123

Urticaria pigmentosa

Urticaria pigmentosa (lokalisierte Mastozytose der Haut) bei einem 3 Monate alten Jungen: mehrere teils blasenförmige, teils makulopapulöse, juckende Effloreszenzen verschiedener Größe mit bräunlicher Pigmentierung an der Streckseite des linken Oberschenkels. Keine Beteiligung innerer Organe und keine Durchfälle. Die Hautbiopsie ergab Infiltration durch Mastzellen mit intrazellulären, sich metachromatisch anfärbenden Granula. – Eine lokalisierte Mastozytose der Haut kommt in etwa 5% aller Fälle vor. Dabei bildet sich entweder ein solitärer Herd oder eine Gruppe von mehreren Bläschen und Knoten. Die Läsionen sind entweder schon bei Geburt vorhanden oder entwickeln sich in den ersten Lebenswochen. Selten schließt sich später eine generalisierte Hauteruption an.

9.124

Incontinentia pigmenti

Incontinentia pigmenti (Bloch-Sulzberger-Syndrom) bei einem 2 Monate alten Mädchen: an der Beugeseite beider Beine linear angeordnete Bläschen und rötliche Knötchen, die im ersten Lebensmonat aufgetreten waren und über mehrere Monate bestehen blieben. Im Bläscheninhalt ließen sich überwiegend eosinophile Granulozyten nachweisen. Im 2. Lebenshalbjahr entwickelten sich an den Armen und Beinen symmetrische, rötlichbraune Hyperpigmentierungen (z. T. girlandenförmig), die nicht wieder verschwanden. Erfreulicherweise zeigte das Kind im weiteren Verlauf keine Augen- und ZNS-Anomalien, die bei ungefähr einem Drittel aller Patienten beobachtet werden. Eine Therapie war nicht erforderlich. **Differentialdiagnose:** Im initialen Bläschenstadium kann die Unterscheidung von einem infantilen Pemphigoid schwierig sein; bei Incontinentia pigmenti findet man charakteristischerweise eine Bluteosinophilie und bioptisch eine Ansammlung von Eosinophilen in der Epidermis und im Korium. Andere blasenbildende Dermatosen sind auszuschließen. Wenn nur Pigmentationen vorhanden sind, müssen eine postinflammatorische Hypermelanose (z. B. nach Strophulus, Herpes zoster, Lichen ruber planus, Arzneimittelexanthemen) und andere erbliche Pigmentierungsstörungen abgegrenzt werden.

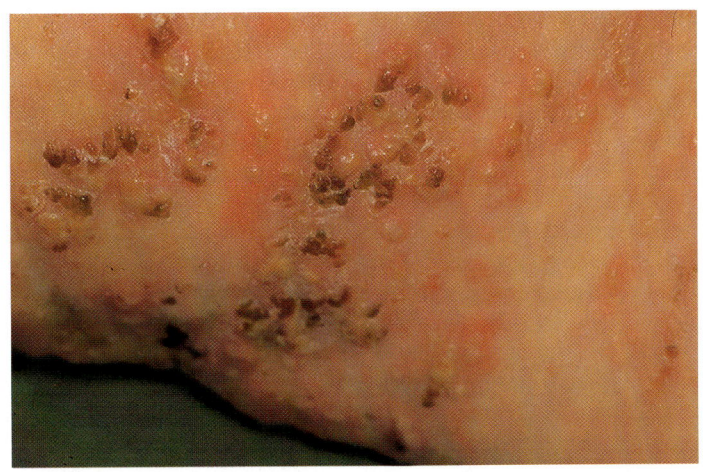

9.122

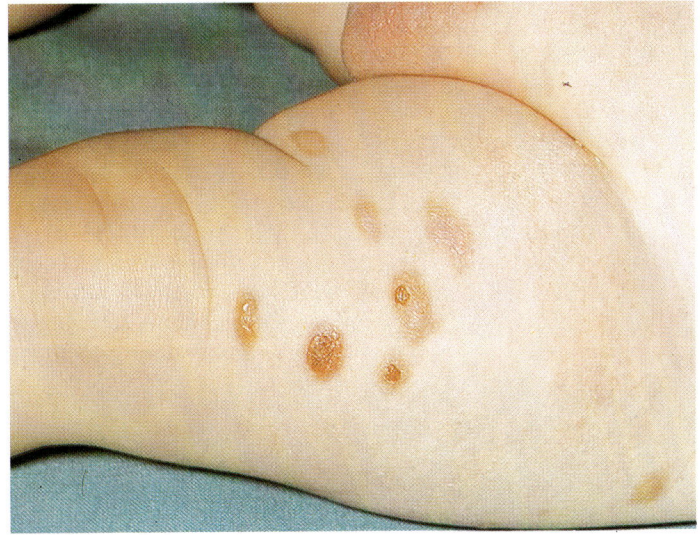

9.123

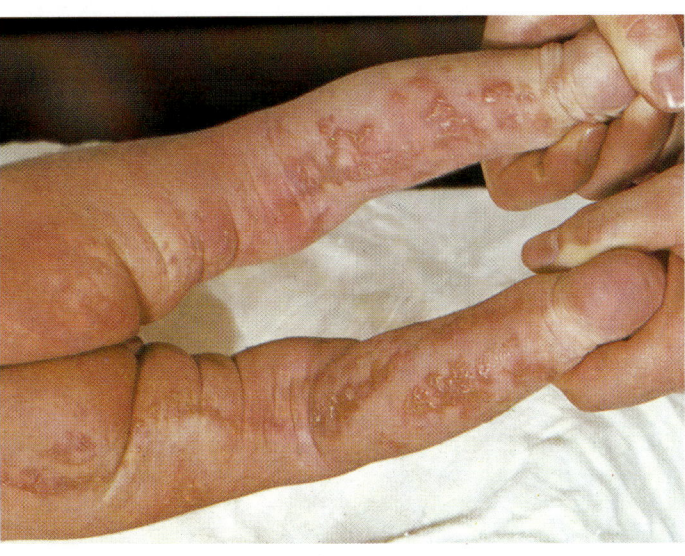

9.124

9.125a 9.125b
Peutz-Jeghers-Syndrom

Peutz-Jeghers-Syndrom (Pigmentfleckenpolypose) bei einem 9jährigen Jungen: zahlreiche braune (melaninhaltige) Flecken verschiedener Größe in der Umgebung des Mundes und in der Mundschleimhaut, die schon seit Jahren bestanden, aber erst zur Diagnose führten, als der Vater an der gleichen Krankheit (nach einer Darmoperation) gestorben war. Der Junge war jetzt plötzlich an einem Ileus erkrankt, der durch eine ileoileale Invagination bedingt war (ausgelöst durch einen größeren Darmpolypen). Später wurden röntgenologisch weitere Polypen im Dünndarm und Magen festgestellt. – **Differentialdiagnose:** Beim Morbus Addison sind ebenfalls nicht nur die Schleimhäute, sondern auch die Haut (faltenbetont) an verschiedenen Stellen stärker pigmentiert. Sommersprossen (Epheliden) kommen bei hellhäutigen Menschen vor, sind abhängig von Sonnenlichteinwirkung und sind nie in der Mundhöhle lokalisiert. Bei der Lentiginose unterscheidet man eine generalisierte Form von der zentrofazialen Form Touraine; dabei fehlt eine Polypose im Magen-Darm-Trakt. Beim LEOPARD-Syndrom findet man generalisierte Lentigines mit einer Kardiomyopathie, aber keine fleckigen Pigmentationen der Mundschleimhaut, die beim Peutz-Jeghers-Syndrom fast obligat sind. Das Cronkhite-Canada-Syndrom (gastrointestinale Polypose mit diffuser Alopezie und Dyspigmentationen der Haut) manifestiert sich erst im 5. oder 6. Lebensjahrzehnt, während die Pigmentflecken beim Peutz-Jeghers-Syndrom entweder schon bei Geburt vorhanden sind oder sich in der frühen Kindheit entwickeln und nur selten erst später auftreten.

9.126a 9.126b
Malignes Melanom

Malignes Melanom (sog. superfiziell spreitendes Melanom, Abb. 9.126 a) bei einem 16jährigen Jungen: 1,5 × 0,5 cm großer, unregelmäßig bräunlich pigmentierter, unscharf und polyzyklisch begrenzter Plaque (nicht ulzeriert) am Rücken. Noch keine Lymphknotenmetastasen (Stadium I). Sofortige Exzision weit im gesunden Gewebe. Klinische Diagnose durch histologische Untersuchung bestätigt.

Malignes Melanom (noduläres Melanom = NM, Abb. 9.126 b) bei einem 20jährigen Mann: rasch wachsender mandarinengroßer, runder, livider, am Rand bräunlich gefärbter Tumor, der kuppelförmig über die Haut hervorragte (Stadium II mit regionären Lymphknotenmetastasen). Randsaum pigmentiert und unscharf begrenzt. Auf der Höhe der Kuppel sah man dicke Plaques. Neben dem größeren Tumor befand sich ein erbsengroßer gleichartiger Tumor. Am Rücken und übrigen Körper sah man viele dysplastische Nävi (Marker für Melanomgefährdung).

9.127
Turner-Syndrom

Turner-Syndrom bei einem 12jährigen Mädchen: multiple Pigmentnävi an den Beinen (bei nachgewiesener X-Monosomie). Bereits im frühen Kindesalter waren ein Pterygium colli und ein tiefer Haaransatz im Nacken sowie ein schildförmiger Thorax mit weitem Mamillenabstand aufgefallen, die zur Diagnose führten.

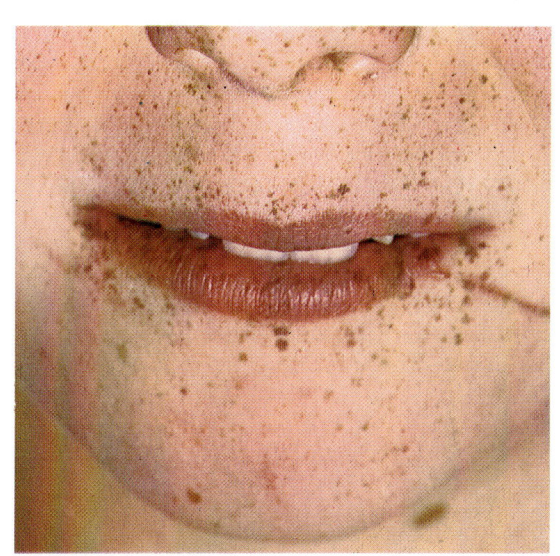

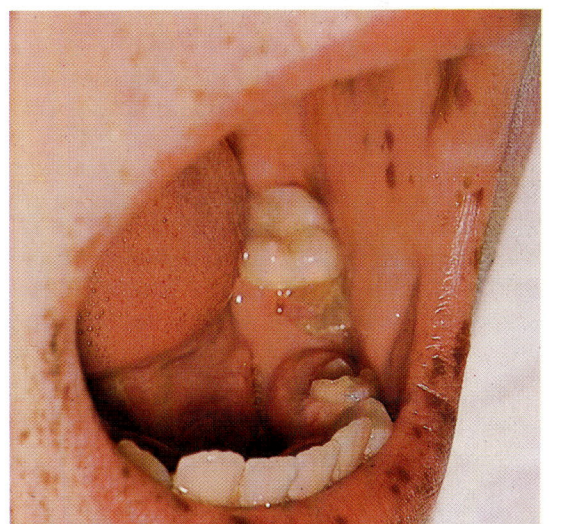

9.125a 9.125b

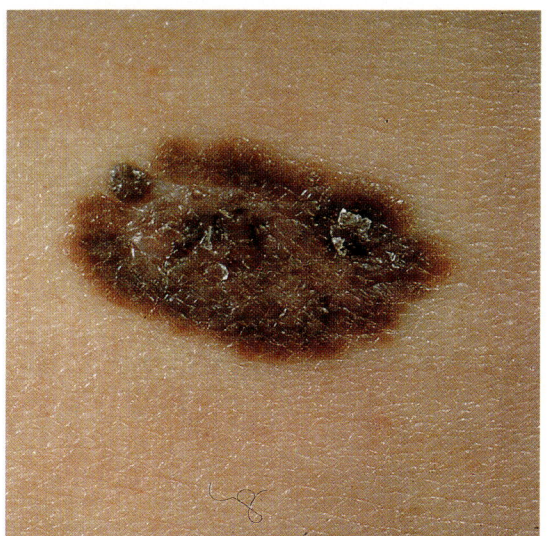

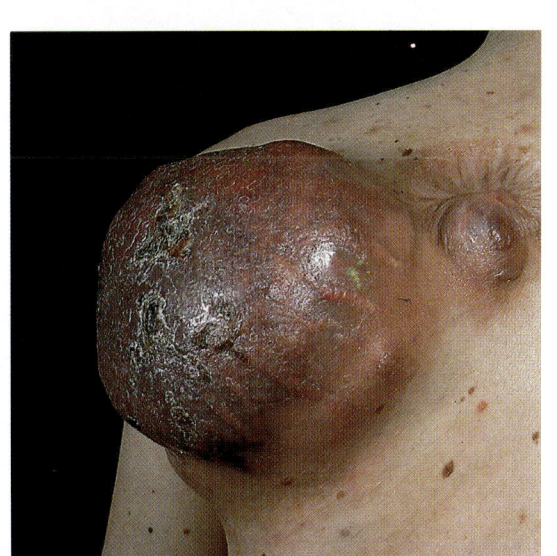

9.126a 9.126b

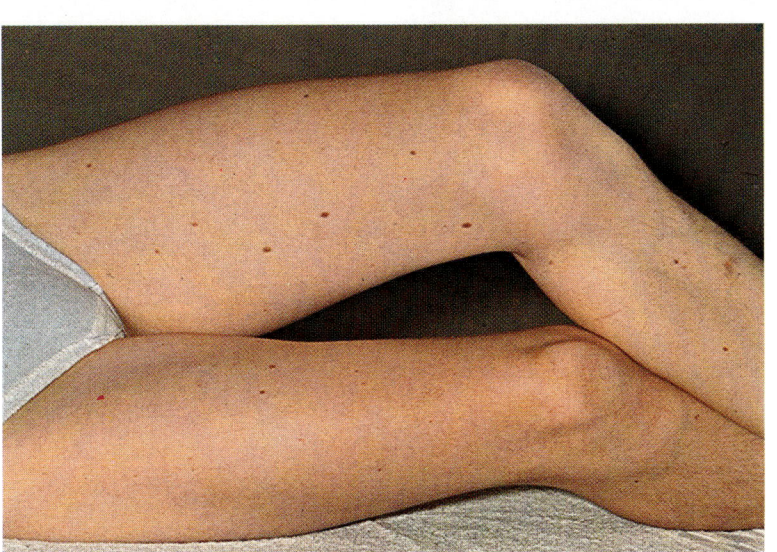

9.127

9.128–130

Ehlers-Danlos-Syndrom

Ehlers-Danlos-Syndrom (Cutis hyperelastica, Typ I) bei einem 16jährigen Jungen: Hyperelastizität der Haut, die bei Anheben einer Falte rasch in die Ausgangslage zurückschnellte (Abb. 9.128). Die Gelenke waren überbeweglich (Abb. 9.129), wodurch es zu Subluxationen und Gangstörungen kam. Flache Narben mit zigarettenpapierdünner Narbenhaut an den Knien (Abb. 9.130) waren ebenso charakteristisch wie die nach geringen Traumen auftretenden subkutanen Hämatome, die leicht verkalkten. – Es gibt bei dieser auf einem Kollagendefekt beruhenden Krankheit mehrere Formen, die sich teils im Vererbungsmodus, teils im Schweregrad und im Enzymdefekt unterscheiden. – **Differentialdiagnose:** Leichtere Formen des Ehlers Danlos-Syndroms könnten mit der ebenfalls vererbten Cutis laxa (Verminderung des elastischen Gewebes) verwechselt werden. Dabei hängt die Haut in schlaffen Falten herab, und beim Anheben einer Falte gleitet diese nicht so schnell in die Ausgangslage zurück wie beim Ehlers-Danlos-Syndrom. Eine Überbeweglichkeit der Gelenke kommt beim Marfan-Syndrom vor (s. S. 96). Eine leichte Verletzbarkeit der Haut (mit schlecht heilenden Wunden) und Überbeweglichkeit der Gelenke gibt es auch bei der Osteogenesis imperfecta.

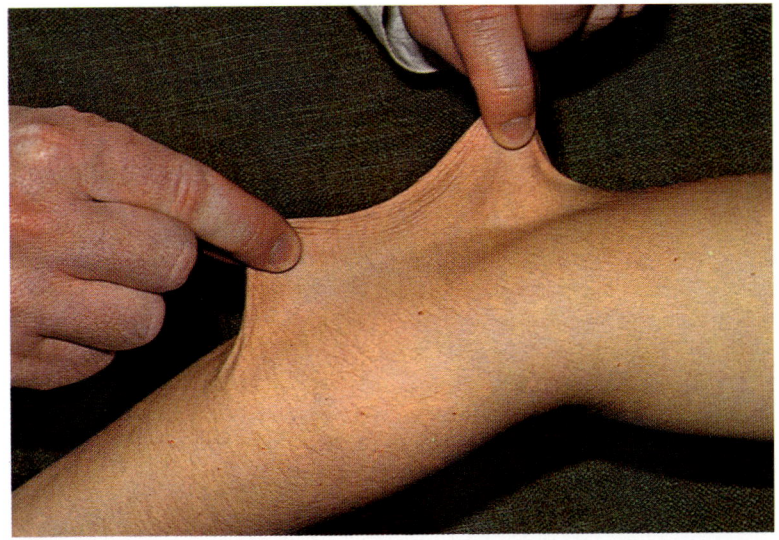

9.128

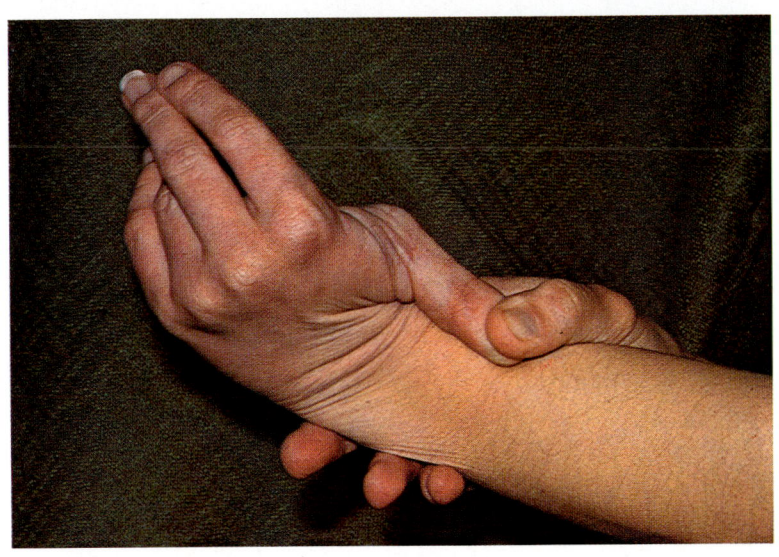

9.129

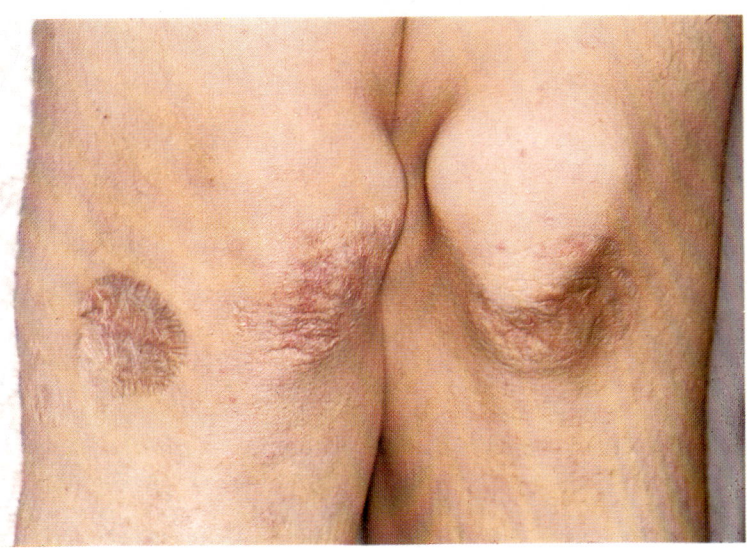

9.130

9.131

Epidermolysis bullosa simplex

Epidermolysis bullosa simplex bei einem 6jährigen Mädchen: exulzerierte, dichtstehende Blasen am Rücken. Abheilung ohne Narbenbildung. Schleimhäute und Nägel nicht betroffen. Diese autosomal dominant vererbte Krankheitsform hatte sich schon bald nach der Geburt durch Blasenbildung manifestiert. Bereits nach minimalen Traumen (z. B. Reiben der Haut) traten innerhalb von 10–15 min Bläschen oder Blasen auf, die mit wasserklarer Flüssigkeit gefüllt waren und leicht platzten. Bioptisch erkannte man in der Basalschicht der Epidermis eine Desintegration des Zytoplasmas.

9.132   9.133

Epidermolysis bullosa dystrophica

Epidermolysis bullosa dystrophica (rezessiv vererbte Form) bei einem 2 Monate alten Jungen: flächenhafte, blasige Abhebung der Epidermis und ausgedehnte Hauterosionen (nach Platzen der Blasen), die allmählich abheilten (teilweise unter Hinterlassung von atrophischen Narben, Keloiden, Milien und Kontrakturen). Am stärksten betroffen war die Haut des Rückens und der Extremitäten (besonders über vorstehenden Knochen). Nikolski-Phänomen positiv (Blasenbildung bei Reiben der Haut). Die Nägel waren dystrophiert und fielen teilweise ab. Die Ernährung war wegen Blasenbildung in der Mundhöhle erschwert. Das Kind befand sich seit der Geburt bis zum Beginn des 2. Lebensjahres in der Klinik, wo es mit größter Sorgfalt im Inkubator gepflegt werden mußte. Die häufigen bakteriellen Infektionen konnten durch Antibiotikagaben beherrscht werden.

9.134   9.135

Dermatitis herpetiformis Duhring

Dermatitis herpetiformis Duhring bei einem 11jährigen Mädchen: An den Streckseiten der Extremitäten, am Gesäß und am Hals fanden sich symmetrisch in Gruppen angeordnete, kleine Bläschen und Papeln auf erythematösem Grund, die stark juckten, teilweise aufgekratzt und mit Krusten bedeckt waren. Prädilektionsstellen waren außerdem Knie, Ellenbogen, Schultern und behaarter Kopf. Die Schleimhäute waren typischerweise nicht beteiligt. – Bei Kleinkindern findet man größere Blasen (oft in der Anogenitalregion). Bei Exkoriation können große, nässende Flächen entstehen. Es handelt sich wahrscheinlich um eine Autoimmunkrankheit, die in der Regel chronisch verläuft und häufig durch bakterielle Sekundärinfektionen kompliziert wird. – **Differentialdiagnostisch** ist zu denken an Scabies, Strophulus, bestimmte Formen der atopischen Dermatitis, Erythema exsudativum multiforme (mit Blasenbildung) u. a.

9.131   9.132

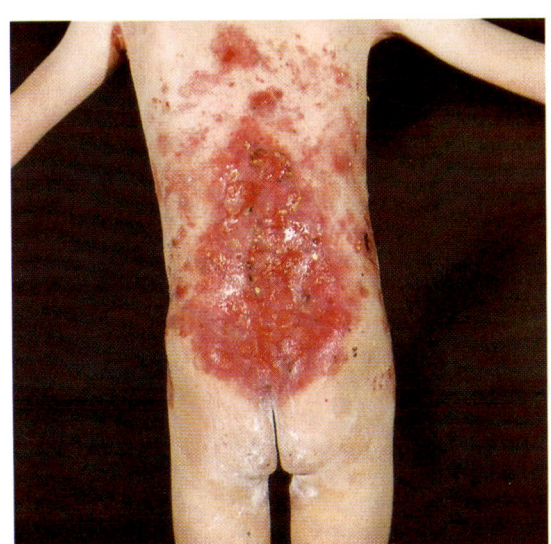
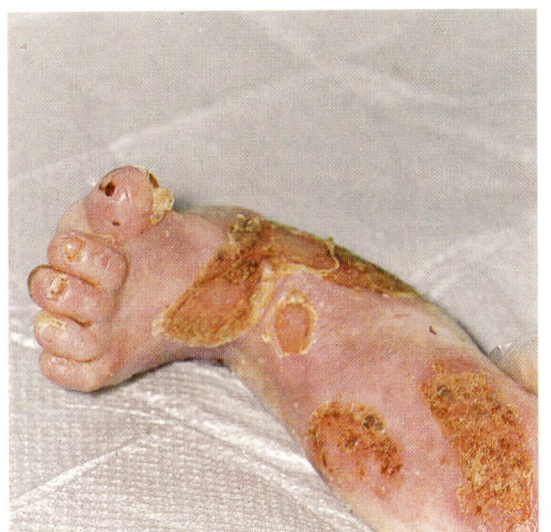

9.133

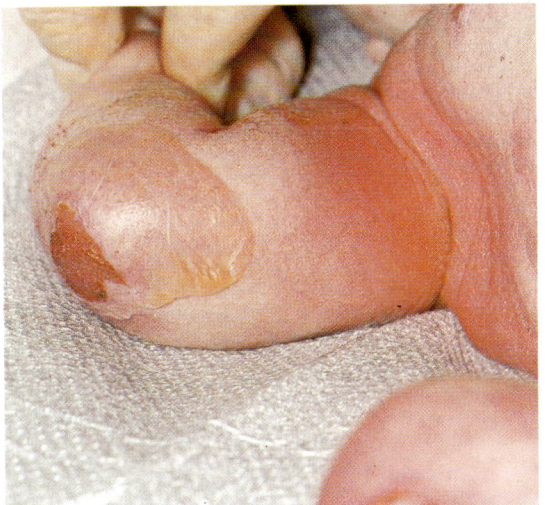

9.134   9.135

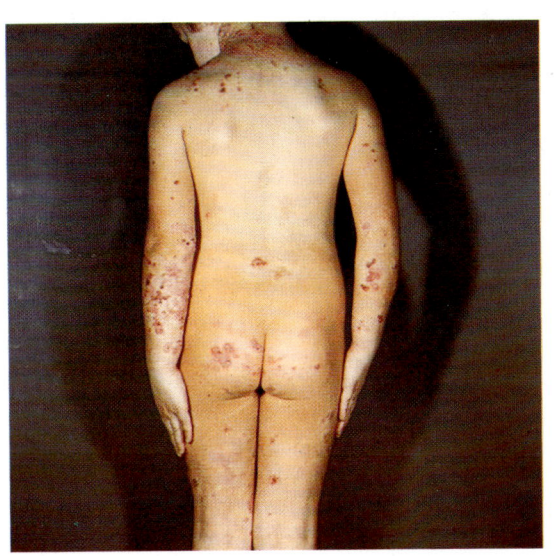
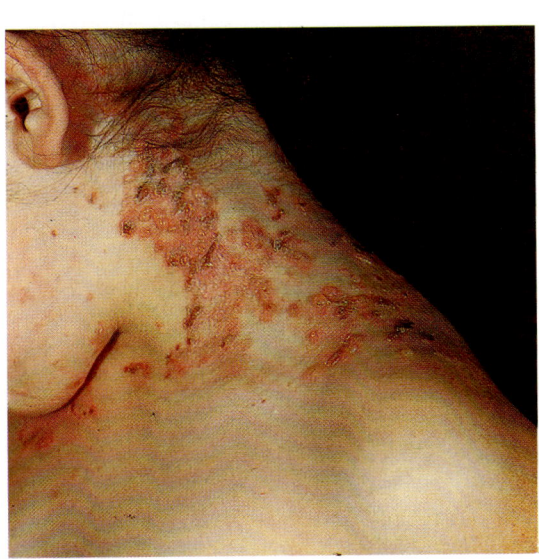

9.136

Ecthyma

Ecthyma bei einem 10jährigen Jungen: erbsen- und bohnengroße, eingetrocknete Pusteln auf induriertem, erythematösen Grund, die von einer harten Kruste bedeckt waren, in der Kniegegend beiderseits. Nach Ablösung der festhaftenden Kruste war ein unregelmäßig begrenztes, mit Eiter angefülltes Ulkus zu sehen, aus welchem hämolysierende Streptokokken der Gruppe A (Streptococcus pyogenes) isoliert wurden. Abheilung nach wochenlangem Bestehen unter Hinterlassung einer Narbe. – Ecthymata sind häufig an den Beinen lokalisiert. Durch Autoinokulation können neue Effloreszenzen entstehen. Als Erreger werden auch Koagulase-positive Staphylokokken gefunden. Beim Ecthyma gangraenosum weist man in den Ulzerationen Pseudomonas aeruginosa nach (im Verlauf einer Septikämie).

9.137

Bulla rodens

Bulla rodens (Kriechblase, bullöse Impetigo) am Bauch eines 4jährigen Jungen: geplatzte, schlaffe, große Hautblasen (bei oberflächlicher Staphylokokkeninfektion). Abheilung ohne Narbenbildung. Vorkommen auch bei Neugeborenen.

9.138

Bulla rodens

Bulla rodens am Knie eines 14jährigen Mädchens: große, rupturierte Blase, die vorher mit trüber Flüssigkeit gefüllt war, mit dünner Kruste und schmalem Erythemhof. Sonderform der Impetigo contagiosa (Erreger meist Staphylokokken). – **Differentialdiagnose:** Bei älteren Kindern müssen ein Erythema exsudativum multiforme, ein Lyell-Syndrom und eine andere chronische bullöse Dermatose ausgeschlossen werden. Bei Neugeborenen kommen in Frage: Epidermolysis bullosa, bullöse Mastozytose (Urticaria pigmentosa) und Dermatitis exfoliativa Ritter von Rittershain.

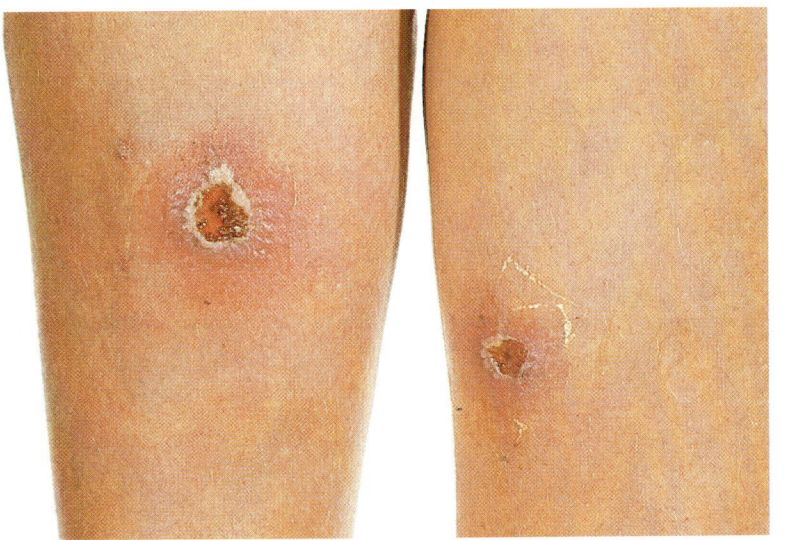

9.136

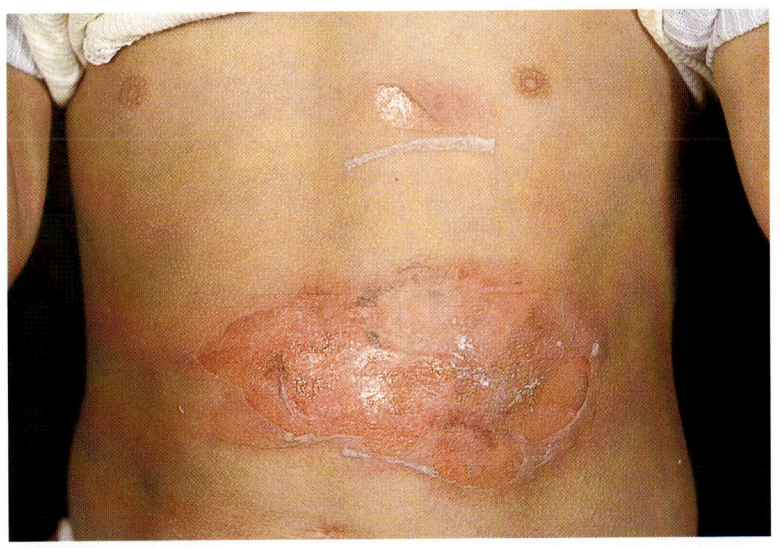

9.137

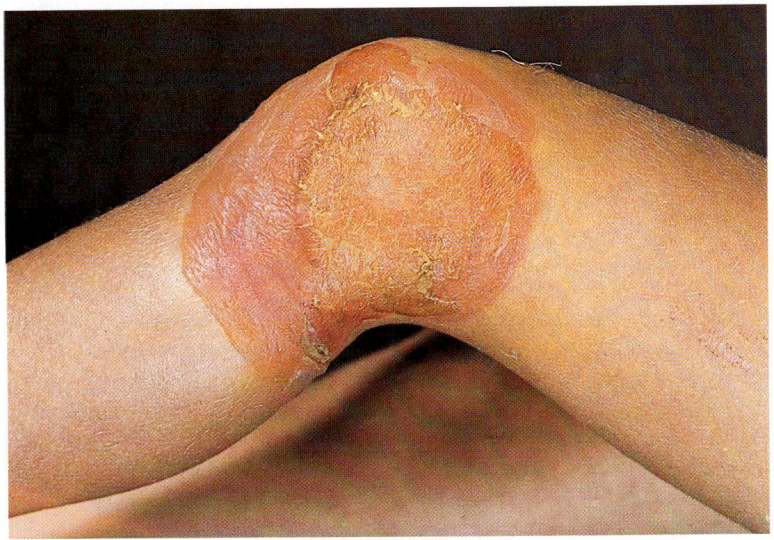

9.138

9.139

Herpes zoster

Herpes zoster bei einem 17 Jahre alten Mädchen: dicht stehende teilweise konfluierende kleinere und größere mit wäßrigem Sekret gefüllte Hautbläschen auf erythematösem Grund, die halbseitig und gürtelförmig an der vorderen und hinteren Brustkorbwand lokalisiert waren und die Mittellinie nicht überschritten. Nach 2–3 Tagen platzten die Blasen und waren dann von Krusten bedeckt. Keine stärkeren Schmerzen (anders als bei Erwachsenen). Langsame Heilung unter einer Behandlung mit Acyclovir. Das Mädchen litt an einer akuten lymphoblastischen Leukämie und hatte vor 5 Jahren Varizellen gehabt.

9.140

Bullöse Impetigo

Bullöse Impetigo bei einem 10 Tage alten Jungen: mehrere scharf begrenzte schlaffe Eiterblasen ohne umgebendes Erythem auf normaler Haut an der Streckseite der Finger, die platzten und Staphylococcus aureus (Phagengruppe II) enthielten. Wegen Gefahr der Entstehung eines staphylokokkenbedingten Scalded-Skin-Syndroms (Dermatitis exfoliativa) wurde eine systemische Behandlung mit Erythromycin durchgeführt, die zur Heilung führte.

9.141

Bakterielle Paronychie

Bakterielle Paronychie bei einem 13jährigen Mädchen: schmerzhafte erythematöse Schwellung mit Eiteransammlung an der Nagelbasis des Daumens, die durch Staphylococcus aureus infiziert war. Heilung nach Nagelentfernung und antibiotischer Behandlung. — Bei einer **Paronychie durch Pseudomonas aeruginosa** bildet sich grünlicher Eiter. Eine **Candida-bedingte Paronychie** kann chronisch werden und sekundär durch Bakterien infiziert werden. Bei einer Candidainfektion ist der Nagel meist brüchig und verdickt, oft auch bräunlich verfärbt und hat Risse oder Vertiefungen.

9.142

Ecthyma gangraenosum

Ecthyma gangraenosum bei einem 18jährigen Mann: ausgestanzt wirkendes Hautulkus auf induriertem erythematösen Grund, das vorher von einer Kruste bedeckt war. Solche Läsionen fanden sich in großer Zahl am ganzen Körper bei einer gleichzeitig bestehenden Pseudomonas-Sepsis (nach Knochenmarktransplantation wegen Leukämie). — Bei Kindern, die nicht immunsupprimiert sind, entsteht ein **Ecthyma simplex** am häufigsten an den Unterschenkeln nach einem Insektenstich oder einer Hautabschürfung. Die initiale Läsion ist ein Bläschen oder eine Pustel, die sich in mehreren Tagen vergrößert, aufplatzt und von einer Kruste bedeckt ist. Nach Ablösung der Kruste sieht man ein tief reichendes Ulkus, das nur langsam heilt. Meist sind dann A-Streptokokken (Streptococcus pyogenes) die Erreger.

9.139

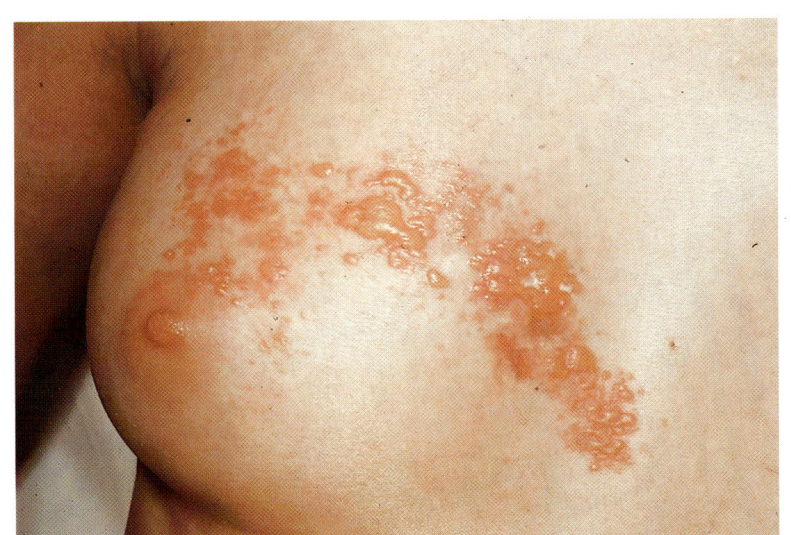

9.140   9.141

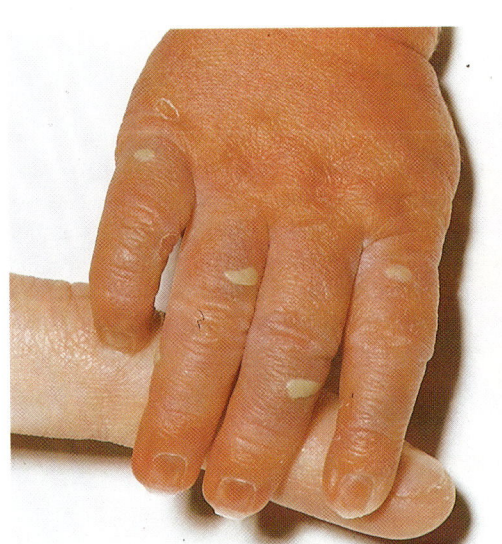

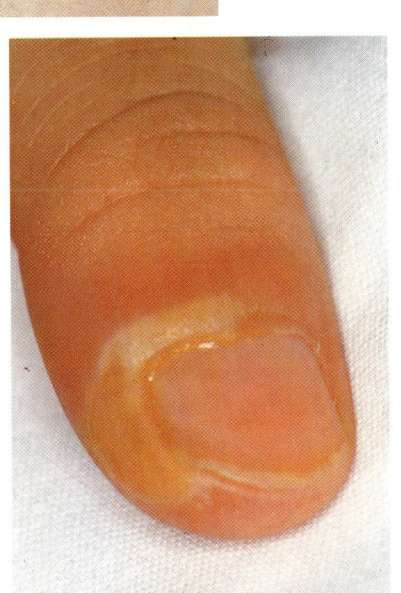

9.142

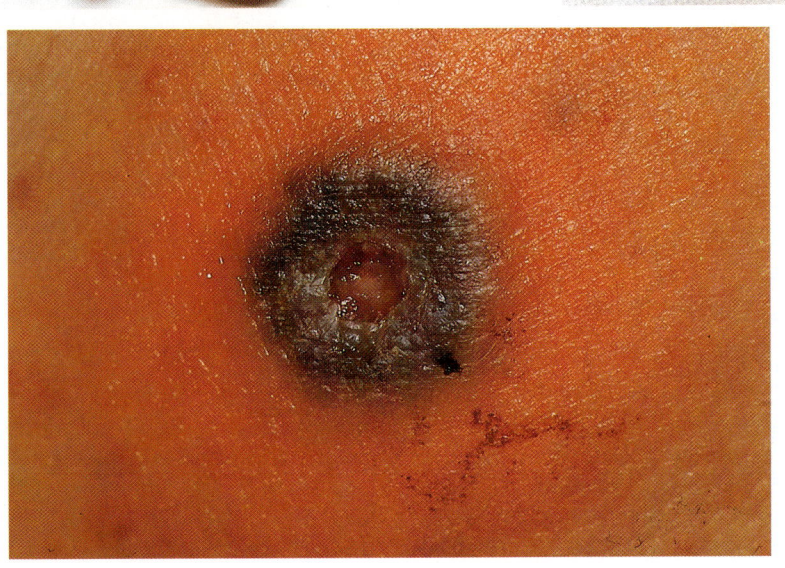

9.143

Erythema chronicum migrans

Erythema chronicum migrans (Borreliose) bei einem 12jährigen Jungen: am Rücken von einem Zeckenbiß sich ausbreitendes Erythem mit einem 1 cm breiten festen dunkelroten Rand (nicht schuppend). Im Serum waren IgM-Antikörper gegen Borrelia burgdorferi nachweisbar. Heilung unter einer 10tägigen Behandlung mit Doxycyclin (ohne Spätkomplikationen).

9.144

Lymphadenosis benigna cutis

Lymphadenosis benigna cutis (Borreliose) bei einem 14jährigen Mädchen: einzelner fester roter nicht schmerzender Knoten von 1,5 cm Durchmesser am rechten Nasenflügel, der nach einem Zeckenbiß aufgetreten war (im Serum Borrelien-Antikörper nachweisbar). Die seit 4 Wochen bestehende Läsion heilte unter Penicillinbehandlung im Laufe einer Woche ab. – Klinisch muß eine Lymphadenosis benigna cutis **unterschieden werden** vom Granuloma faciale, von einem malignen Lymphom der Haut und von der angiolymphoiden Hyperplasie mit Eosinophilie. Bei der Lymphadenosis benigna cutis sieht man im Gewebsschnitt dichte noduläre gemischtzellige Infiltrate, die Lymphfollikel enthalten.

9.145

Nummuläres Ekzem

Nummuläres Ekzem (nummuläre ekzematöse Dermatitis) bei einem 9 Monate alten Jungen: zahlreiche münzengroße rote juckende Papeln von verschiedener Größe ohne Randbetonung, die sich auch an den Oberschenkeln und Streckseiten der Extremitäten fanden, schon längere Zeit bestanden und trotz lokaler Therapie immer wiederkehrten. Eine **Tinea corporis,** bei der die Herde einen erhabenen scharf begrenzten Rand haben, kann durch mikroskopische und kulturelle Untersuchung auf Pilze ausgeschlossen werden.

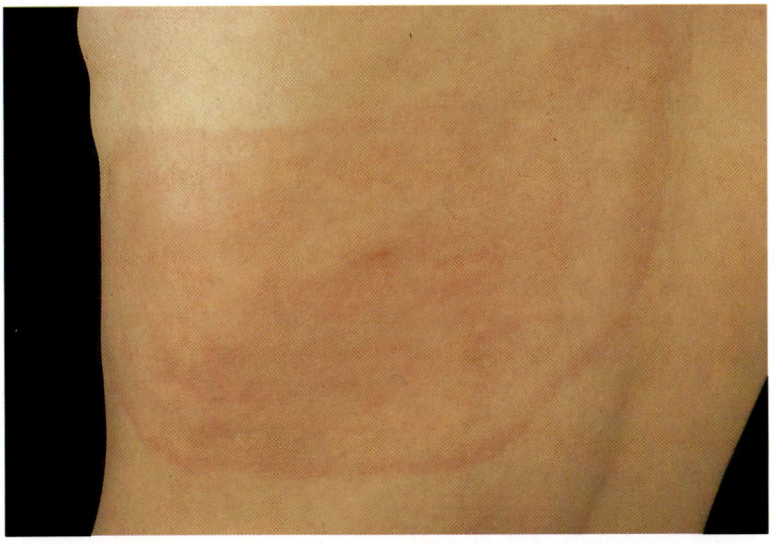

9.143

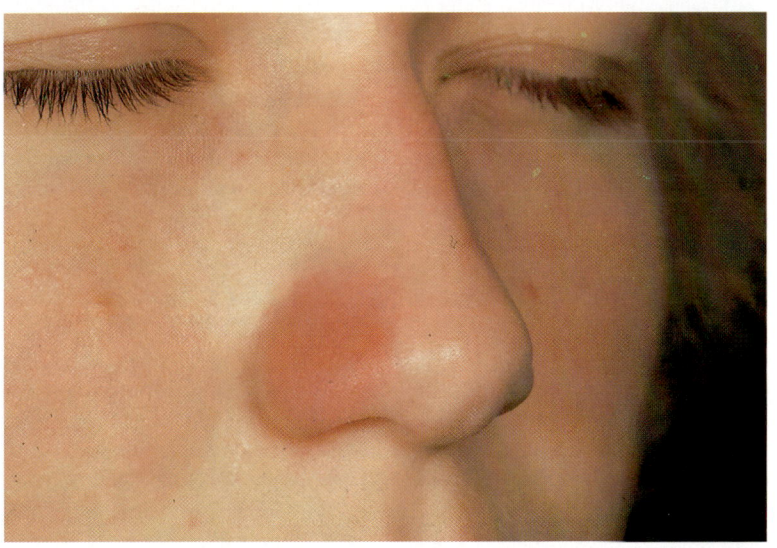

9.144

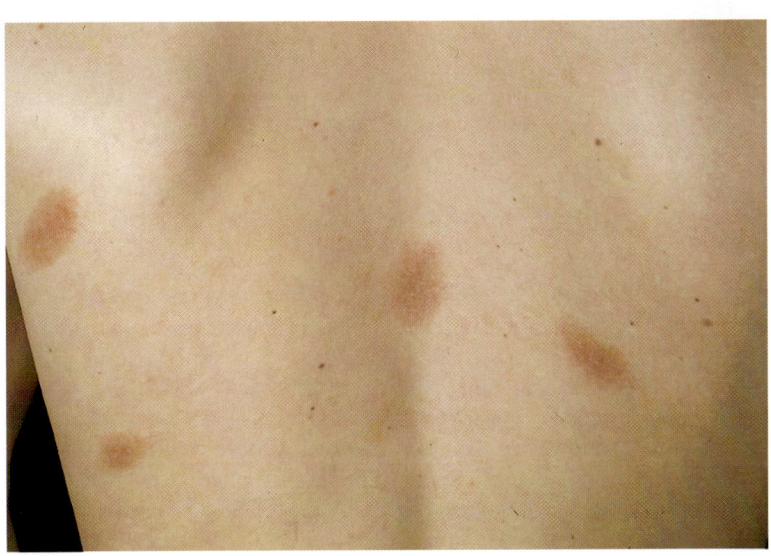

9.145

9.146
Impetigo contagiosa

Impetigo contagiosa im Gesicht eines 4jährigen Jungen: zahlreiche geplatzte, mit honiggelben Krusten bedeckte Bläschen und Pusteln im Gesicht, an den Ohren und am Hals, aus denen Streptococcus pyogenes und Staphylococcus aureus gleichzeitig angezüchtet wurden. Die Erkrankung hatte mit dem Auftreten von roten Flecken begonnen, die sich rasch in dünnwandige Blasen und Pusteln umwandelten. Nach Ablösen der Krusten blieb eine rote, nässende Fläche zurück, auf der sich bald wieder frisches Ex-

sudat ansammelte. Unter antibiotischer Behandlung erfolgte rasche Abheilung. Auf die Durchführung hygienischer Maßnahmen (zur Verhinderung der Erregerübertragung auf andere Hautpartien und andere Personen) ist zu achten. — **Differentialdiagnostisch** kommen in Betracht: Varizellen, Herpes-zoster- und Herpes-simplex-Infektionen (die impetiginisiert sein können) sowie eine allergische Kontaktdermatitis.

9.147
Herpes zoster

Herpes zoster bei einem 12jährigen Jungen: im Bereich des Augenastes des linken Nervus trigeminus und Nervus nasociliaris (an Stirn, Auge, Nase bis zur Spitze) bläschenförmige Entzündung mit Krustenbildung, schmerzhaft, begleitet von hohem Fieber. Schwere Keratokonjunktivitis. Im Bläscheninhalt (Anfangsstadium) elektronenmikroskopisch virushaltige Riesenzellen nachgewiesen. Heilung unter lokaler und systemischer Behandlung mit Acyclovir (Zovirax). Bei einer Erkrankung im Bereich des Oberkieferastes des N. trigeminus wären die Wangen und die gleichseitige Gaumenhälfte betroffen, bei einer

Erkrankung im Bereich des Unterkieferastes Mandibulagegend und Zunge auf der gleichen Seite. — **Differentialdiagnose:** Fehlen von Neuralgien schließt (besonders bei Kindern) einen Herpes zoster nicht aus. Immunsupprimierte Patienten können einen generalisierten Herpes zoster entwickeln, welcher von Varizellen nicht zu unterscheiden ist. Bei einer Herpes-simplex-Virusinfektion der Haut können die Effloreszenzen zosteriform angeordnet sein, so daß eine Unterscheidung nur serologisch oder durch Virusanzüchtung möglich ist.

9.148
Eccema herpeticatum

Eccema herpeticatum bei einem 1¼jährigen Jungen, bei dem schon seit Monaten eine atopische Dermatitis bestand: Hinter den Ohren und am Hals (wie an anderen Hautpartien) fanden sich viele kleine Bläschen, die bald pustulös wurden, teilweise ulzerierten und von Krusten bedeckt waren. Dabei bestanden hohes Fieber und regionäre Lymphknotenschwellungen. In dem Bläscheninhalt konnten elektronenmikroskopisch intranukleäre Einschlußkörperchen (Herpes-simplex-Virus) nachgewiesen werden. Die Komplementbindungsreaktion mit Her-

pes-simplex-Virus im Serum war stark positiv. Abheilung unter systemischer Behandlung mit Acyclovir. — Als Komplikationen können eine Enzephalitis und herpetische Keratokonjunktivitis auftreten. Typische Hautveränderungen entstehen nicht nur an vorher bereits erkrankten Hautstellen, sondern können auch generalisieren. Innerhalb einer Woche können immer wieder neue Effloreszenzen auftreten. Bei rekurrierendem Eccema herpeticatum fehlen meist Allgemeinerscheinungen, und die Lokalsymptome sind milder.

9.149
Filiforme Warzen

Filiforme Warzen (Verrucae filiformes, Sonderform der Verrucae vulgares) an den Lippen eines 12jährigen Mädchens: mehrere weißliche, harte, vorstehende Knoten verschiedener Größe mit rauher, unregelmäßiger Oberfläche auf umschriebener Basis. Vorkommen vor allem im Gesicht (Augenlider, Lippen) und am Hals. Erreger: verschiedene humane Papillomavirustypen der Papova-Gruppe. Übertragung durch direkten Kontakt, auch durch Autoinokulation.

Die filiformen Warzen sind zu **unterscheiden** von den gewöhnlichen Warzen (Verrucae vulgares), juvenilen flachen Warzen (Verrucae planae), Plantar- und Palmarwarzen sowie von den Schleimhautwarzen (Condylomata acuminata). Verruköse Nävi können ähnlich wie Verrucae filiformes oder digitatae aussehen, sind aber meist linear angeordnet. Bei Lokalisation im Gesicht kann auch die Mundschleimhaut beteiligt sein.

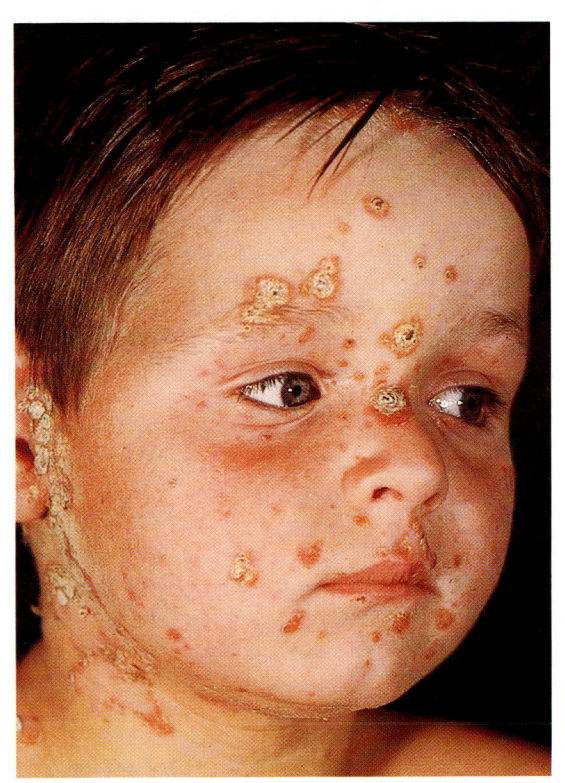 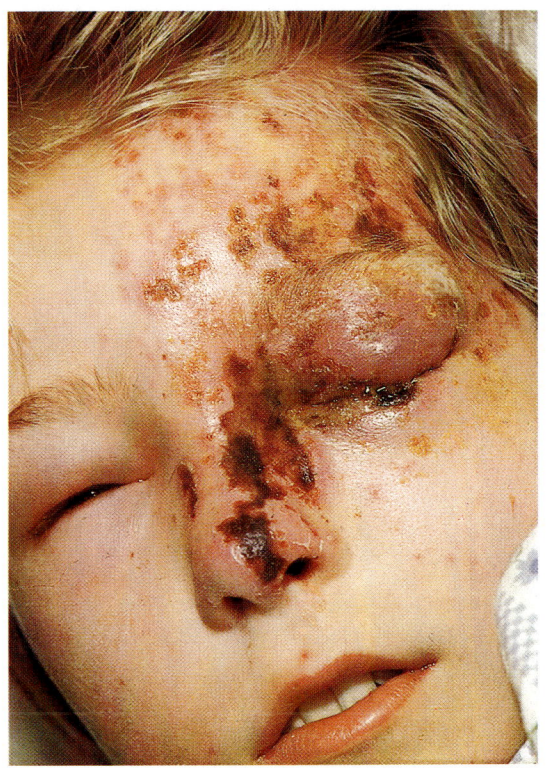

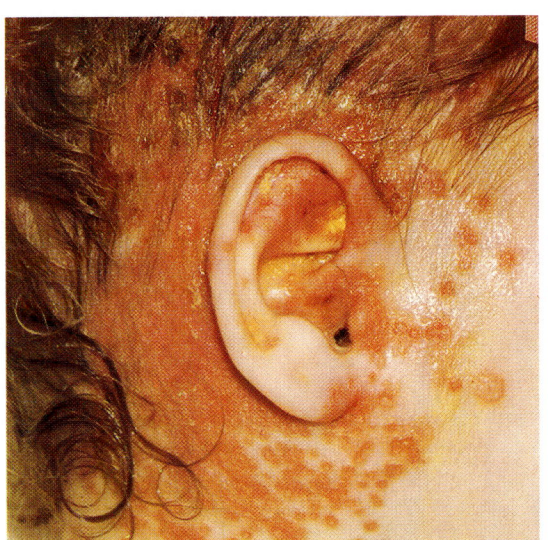 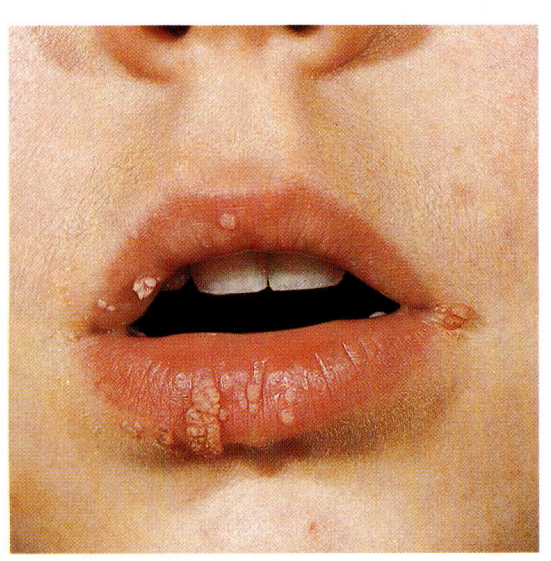

9.150

Acne cystica

Acne cystica bei einem 14jährigen Jungen: rötlich-livide schmerzhafte Aknezyste von 2 cm Durchmesser auf der rechten Wange (bei schon länger bestehender Acne vulgaris). Sie hinterläßt in der Regel nach Abheilung eine Narbe.

9.151

Panaritium parunguale

Panaritium parunguale (Paronychie, Nagelfalzentzündung) bei einem 12jährigen Mädchen: seitlicher Nagelwall des 2. Fingers links stark entzündlich gerötet, geschwollen und sehr schmerzhaft. Wegen Verschlimmerung Nagelentfernung. Im Eiter kultureller Nachweis von Staphylococcus aureus.

9.152

Granuloma teleangiectaticum

Granuloma teleangiectaticum bei einem 15jährigen Jungen: bohnengroßer breitbasig aufsitzender, dunkelfleischroter Knoten am Nagelfalz mit höckriger Oberfläche, der sich rasch entwickelt hatte und bei Berührung stark blutete. Durch histologische Untersuchung wurde ein amelanotisches malignes Melanom ausgeschlossen. Das vom Korium ausgehende Granuloma teleangiectaticum enthält reichlich Kapillaren, ist also ein benigner Gefäßtumor, heilt nicht spontan und muß daher immer entfernt werden. Prädilektionsstellen sind Finger, Lippen, Mund, Rumpf und Zehen.

9.153

Herpetische Nagelgeschwüre

Herpetische Nagelgeschwüre bei einem 4jährigen Jungen mit akuter myeloischer Leukämie: ödematöse Schwellung und Rötung der Fingerkuppen mit Blasenbildung (am Daumen links und 2. und 3. Finger rechts). Aus dem Bläscheninhalt wurde Herpes-simplex-Virus angezüchtet. Der Junge, der immer noch am Daumen und an den Fingern lutschte, hatte gleichzeitig einen Herpes labialis, der zur Infektion der Finger führte.

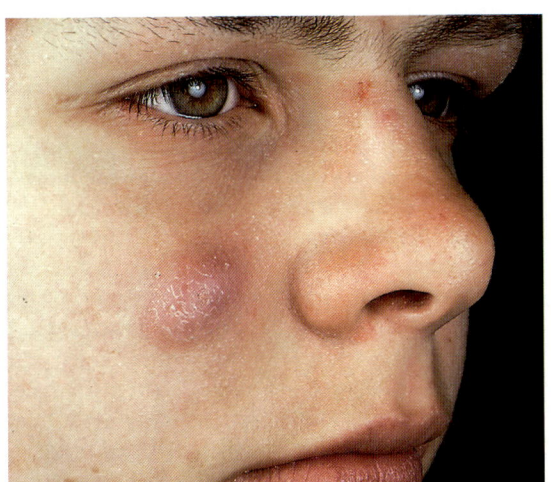

9.150

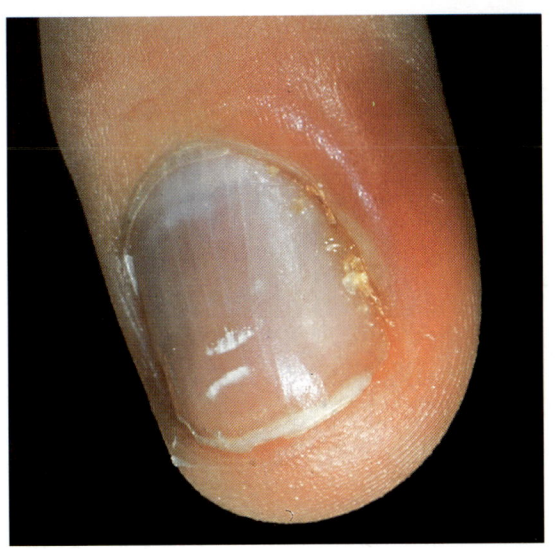
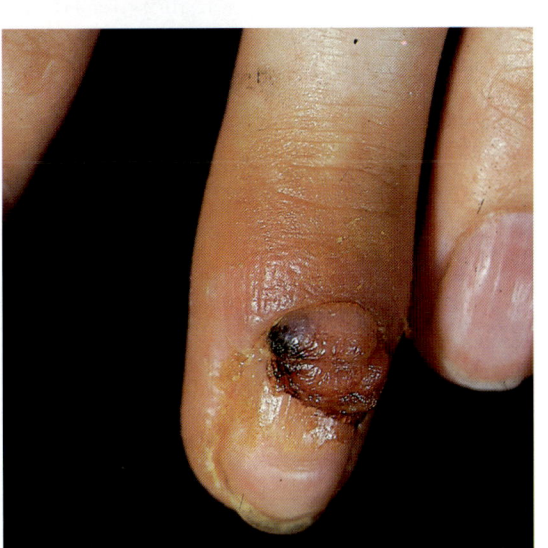

9.151   9.152

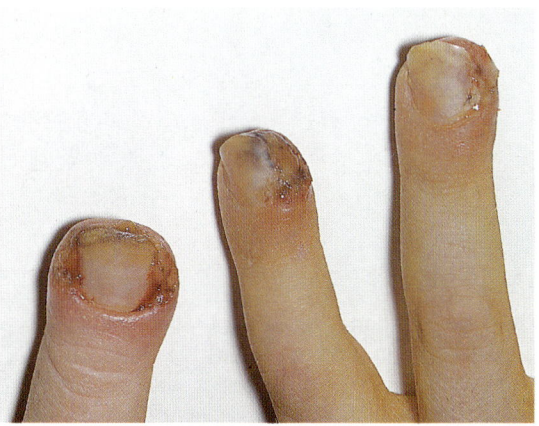

9.153

9.154

**Solitäre
Riesenaphthe**

Solitäre Riesenaphthe (habituelle Aphthe) bei einem 15jährigen Mädchen: an der Innenseite der Unterlippe einzelne bohnengroße, aufgeplatzte Blase mit großem Erythemhof, die von einer grauweißen Membran bedeckt war. Nach Abstoßung der Membran entstand ein echtes Ulkus, das sehr schmerzhaft war und nur langsam heilte. – Die Ursache für habituelle Aphthen ist unklar (psychischer Streß? Magen-Darm-Störungen?). Habituelle Aphthen kommen bei Erwachsenen häufiger, bei Jugendlichen selten vor und können einzeln oder multipel auftreten (jedoch finden sich nie mehr als 3 Aphthen). Sie sind in der Regel in den vorderen Abschnitten der Mundhöhle lokalisiert und rezidivieren oft. – **Differentialdiagnose:** Im Gegensatz hierzu sind die Aphthen bei der Herpes-simplex-Virus-Stomatitis meist in großer Zahl vorhanden, von einer starken Gingivitis begleitet und führen regelmäßig zu regionärer Lymphknotenschwellung und hohem Fieber. Die Bednar-Aphthen sind traumatisch ausgelöste Aphthen (bei Neugeborenen häufig am Gaumen). Auszuschließen sind bei solitären Schleimhautläsionen außerdem ein syphilitischer Primäraffekt und eine Schleimhauttuberkulose, bei Erwachsenen auch ein Plattenepithelkarzinom. Beim Behçet-Syndrom können Schleimhautaphthen auf allen Schleimhäuten gefunden werden (Augen, Mund, Oropharynx, Ösophagus, Magen, Darm, Genitale); oft wird dabei gleichzeitig ein Erythema nodosum, eine Arthropathie oder ein ZNS-Befall beobachtet.

9.155

**Herpes-simplex-
Virusinfektion
der Haut**

Herpes-simplex-Virusinfektion der Haut perianal (Herpes glutäalis) bei einem 12jährigen Mädchen: mehrere geplatzte Hautblasen, von einer graugelben Membran bedeckt, sehr schmerzhaft. Entstanden durch Autoinokulation mit den Fingern (bei Stomatitis aphthosa). Dabei hohes Fieber und Anschwellung der Leistenlymphknoten. – Die **Differentialdiagnose** herpetischer Läsionen ist abhängig von der Lokalisation. Bei vesikulösen oder bullösen Entzündungen im Anogenitalbereich kommen in Frage: juveniles Pemphigoid, Acrodermatitis enteropathica, Impetigo, Kontaktdermatitis, Miliaria und Windeldermatitis.

9.156

**Rekurrierende
Herpes-simplex-
Virusinfektion
der Haut**

Rekurrierende Herpes-simplex-Virusinfektion der Haut bei einem 14jährigen Mädchen: gruppierte Bläschen auf geröteter Haut im Gesicht. Kein Fieber. Abheilung nach einer Woche unter Lokalbehandlung mit einer Vidarabin-haltigen Salbe (antiviral wirksam) ohne Narbenbildung. – **Differentialdiagnose:** Impetigo (Bakteriennachweis im Pusteleiter) und Herpes zoster (bei zosteriformer Anordnung der Herpes-simplex-Bläschen).

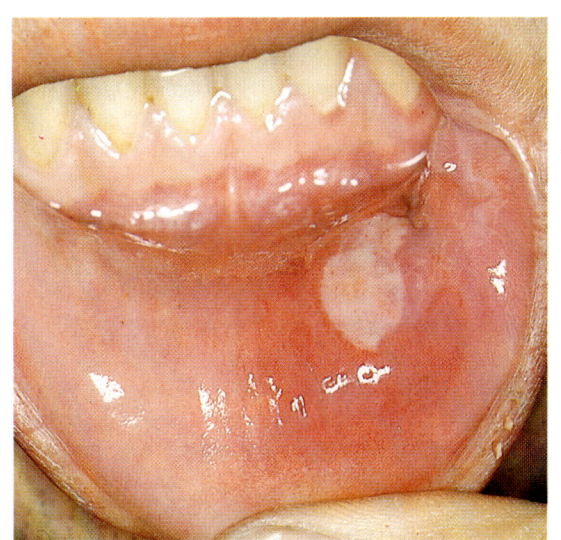

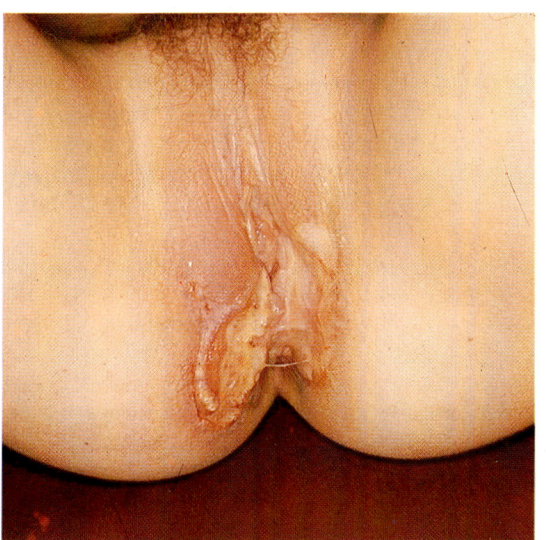

9.156

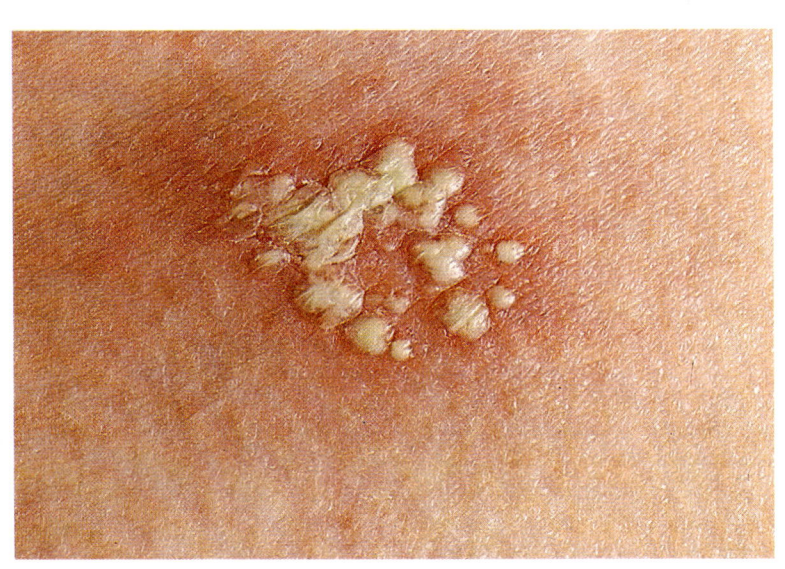

9.157
Stomatitis aphthosa

Stomatitis aphthosa bei einem 4jährigen Mädchen: zahlreiche Aphthen (Bläschen, die z. T. ulzeriert und dann mit einer gelben Pseudomembran bedeckt waren) an der Wangen- und Lippenschleimhaut sowie auf der Zunge. Zahnfleisch gerötet und geschwollen. Regionäre Lymphknoten vergrößert und schmerzhaft. Starke Schmerzen beim Essen und Trinken, daher Nahrungsverweigerung. Hohes Fieber. Abheilung unter symptomatischer Behandlung (nach 8–10 Tagen). – **Differentialdiagnose** gegen Coxsackievirusinfektion (s. u.), Riesenaphthen (s. S. 244), Behçet-Syndrom (s. S. 244), Stevens-Johnson-Syndrom (s. S. 172) u. a.

9.158
Candida-Granulome

Candida-Granulome an der Unterlippe eines 5jährigen Jungen (mit angeborenem Antikörpermangelsyndrom). – **Differentialdiagnose:** Eine Cheilitis kann als Kontaktcheilitis durch Chemikalien hervorgerufen werden (Lippensalbe, Lippenstift, Zahnpasta, Mundspülmittel, Zahnfüllungen usw.) oder allergisch bedingt sein (durch Nahrungsmittel, wie Orangen, Artischocken und Mango).

9.159
Impetigo contagiosa

Impetigo contagiosa am Mund eines 2jährigen Mädchens: mit Blutkrusten bedeckte Eiterblasen, die geplatzt waren und Staphylococcus aureus enthielten. Nahrungsaufnahme sehr schmerzhaft, daher vorübergehend parenterale Ernährung (in der Klinik).

9.160
Herpes labialis

Herpes labialis (rekurrierende Herpes-simplex-Virusinfektion) bei einem 7jährigen Jungen: an der Unterlippe ein mit wäßriger Flüssigkeit gefülltes Bläschen, im linken Mundwinkel mehrere dichtstehende Bläschen, die plötzlich im Beginn einer Pneumonie aufgeschossen waren und nach 3 Tagen wieder verschwanden. – **Differentialdiagnose:** Eine Cheilitis angularis (auch als Perlèche oder Angulus infectiosus bezeichnet) kann zahlreiche Ursachen haben (Staphylococcus aureus, Candida albicans, Streptococcus pyogenes, Unterernährung, Hautkrankheiten, wie atopische Dermatitis oder seborrhoische Dermatitis).

9.161 9.162
Hand-Fuß-Mund-Krankheit

Hand-Fuß-Mund-Krankheit (Coxsackie-A-Virusinfektion) bei einem 5jährigen Mädchen: mehrere vesikulöse und ulzerierende Herde in der Mundhöhle (Abb. 9.161) sowie zahlreiche 3–5 mm große, perlgraue Bläschen mit einem schmalen Erythemhof an beiden Füßen (Abb. 9.162) und Händen, aus denen Coxsackie-A-Virus (Typ 16) angezüchtet werden konnte. Gleichzeitig bestanden Fieber und ein flüchtiges, generalisiertes, makulopapulöses Exanthem. Nach einwöchiger Krankheitsdauer waren alle Symptome verschwunden. – Typischerweise sind die Bläschen in der Mundhöhle größer als bei einer Herpangina und unregelmäßig über den Gaumen, die Wangenschleimhaut, die Zunge und das Zahnfleisch verstreut. Das Fieber ist leicht und dauert oft nur wenige Tage. Die Hautveränderungen sind konstant. In der Regel sind die Bläschen an den Händen und Füßen eher oval oder länglich als rund. Sie kommen bevorzugt an den Fingern und Zehen (seitlich oder dorsal), an den Fersenrändern, Fingerbeugen sowie Handtellern und Fußsohlen vor. Sie verschwinden nach etwa 2–3 Tagen. Besonders bei Säuglingen kann außerdem ein papulöses oder vesikulöses Exanthem (an den Hüften oder generalisiert) auftreten. – **Differentialdiagnose:** Varizellen, Herpes simplex, Strophulus, Scabies u. a.

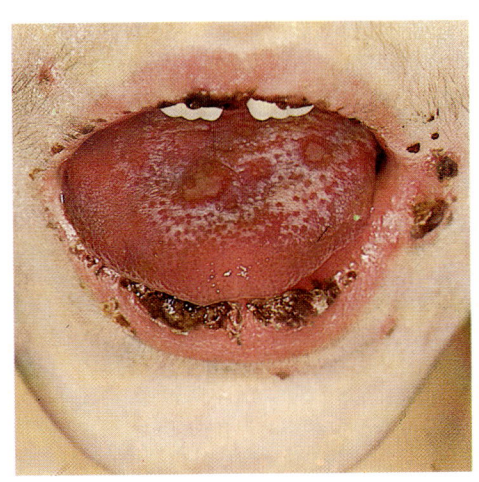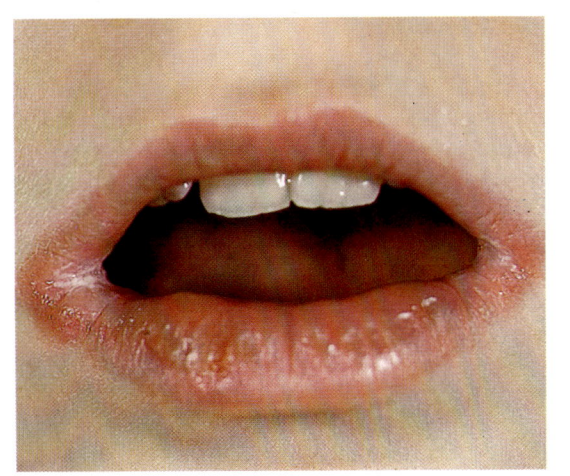

9.157 9.158

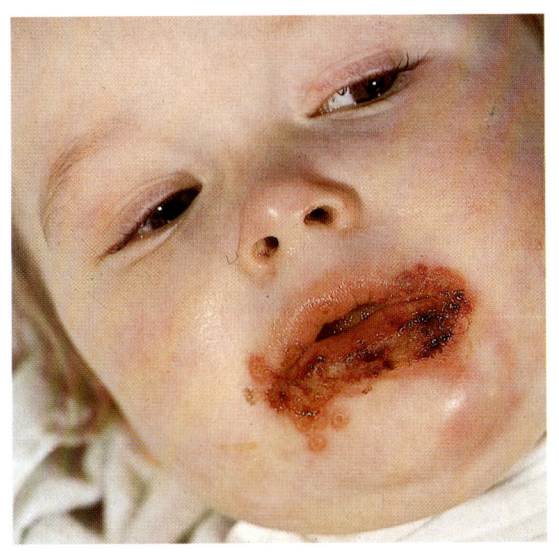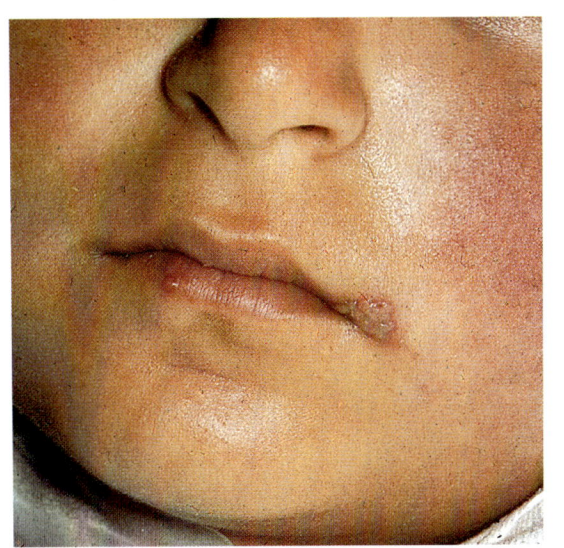

9.159 9.160

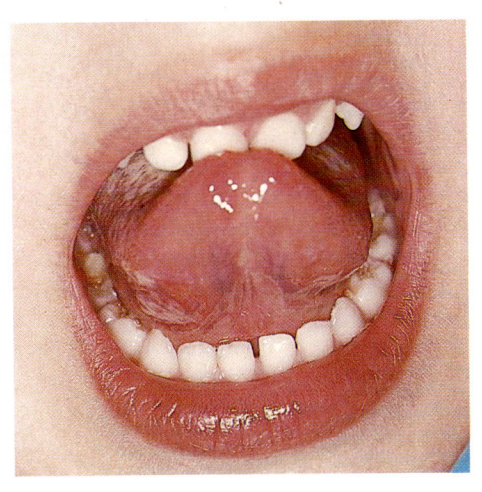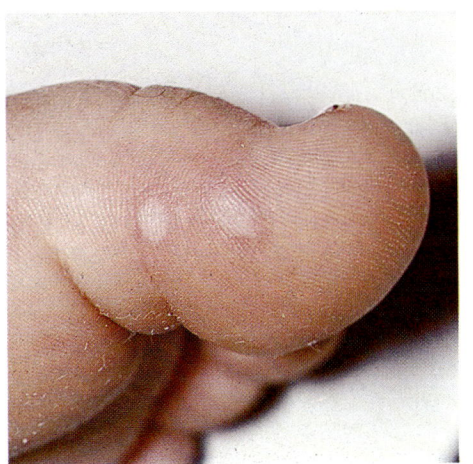

9.161 9.162

9.163
Molluscum contagiosum

Molluscum contagiosum (Poxvirusinfektion) bei einem 14jährigen Jungen: zahlreiche 2–3 mm große, perlartige, in der Mitte gedellte, rötliche Tumoren in der rechten Ellenbeuge und vereinzelt auch im Gesicht. Bei seitlichem Druck auf ein Molluscum entleerte sich eine käsige Masse, die aus vielen infizierten Epidermiszellen mit eosinophilen Einschlußkörperchen bestand. Prädilektionsstellen für ein Molluscum contagiosum sind Gesicht, Augenlider, Hals, Axilla und Genitalgegend. Selten kommt ein Molluscum contagiosum solitär vor und kann dann die Größe einer Erbse erreichen. – **Differentialdiagnose:** Durch den mikroskopischen Nachweis im Giemsa-Präparat ist eine sichere Unterscheidung von bestimmten Warzenformen möglich, welche makroskopisch ähnlich aussehen können. Bei solitärem Molluscum contagiosum kann die Unterscheidung von einem Granuloma teleangiectaticum (s. S. 208) und einem Epitheliom (bei Kindern selten) schwierig sein und erfordert eine histologische Untersuchung.

9.164
Juvenile Xanthogranulome

Juvenile Xanthogranulome (Nävoxanthoendotheliome) bei einem 11 Monate alten Mädchen: zahlreiche hellrote, feste Knoten verschiedener Größe am Nabel, am Unterbauch und in der Genitalgegend (seit Geburt vorhanden). Die Blutlipide waren (wie stets in solchen Fällen) normal. Eine Biopsie ergab charakteristische lipidhaltige Histiozyten und die sog. Touton-Riesenzellen (vielkernige vakuolisierte Riesenzellen mit einem Ring von Kernen und einem schaumigen Zytoplasma am Rande), welche pathognomonisch sind. Prädilektionsstellen sind der behaarte Kopf, das Gesicht und die obere Rumpfhälfte. Solitäres Vorkommen ist selten, ebenso Mitbeteiligung von Lungen, Perikard, Hoden und Augen. – **Differential-diagnostisch** kommen in Betracht: Urticaria pigmentosa (papulonoduläre Form), Dermatofibrome (s. S. 210) und Xanthome mit Hyperlipoproteinämie (s. S. 360).

9.165 9.166
Gianotti-Crosti-Syndrom

Gianotti-Crosti-Syndrom (papulöse Akrodermatitis) bei einem 1½jährigen Mädchen, das 2 Wochen vorher an einer Rhinopharyngitis erkrankt war: Jetzt waren auf den Wangen und an den Extremitäten (nicht am Rumpf) zahlreiche rötliche Papeln von etwa 2 mm Durchmesser aufgetreten, die teilweise konfluierten. Im Gesicht waren die Augen- und Mundpartie ausgespart. Die regionären Lymphknoten in der Axilla und Leiste waren geschwollen, Leber und Milz im akuten Stadium leicht vergrößert. Im Serum waren – wie häufig bei dieser Krankheit – die Transaminasen, IgM und IgG vermehrt und HB_s-Antigen positiv. Nach 4 Wochen waren die Hauterscheinungen ohne Behandlung verschwunden. **Diagnose:** Die Hauterscheinungen sind bezüglich Morphologie, Verteilung und Dauer charakteristisch. Eine Leberbeteiligung kann fehlen. Meistens ist die Hepatitis mild und anikterisch, jedoch gibt es auch ikterische Verlaufsformen. Die völlige Normalisierung der Leberhistologie kann 6 Monate bis 4 Jahre dauern. – **Differentialdiagnose:** Eine papulöse Akrodermatitis kommt auch bei anderen Virusinfektionen vor. Sie kann u. U. mit einem Lichen planus, Erythema multiforme, einer Langhans-Zellhistiozytose und einer anaphylaktoiden Purpura Schoenlein-Henoch verwechselt werden.

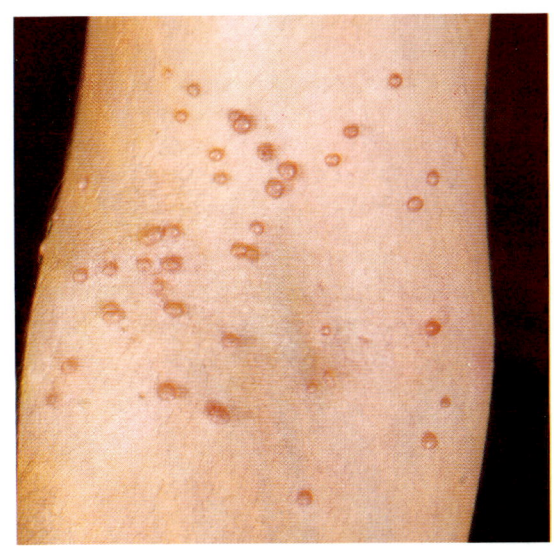 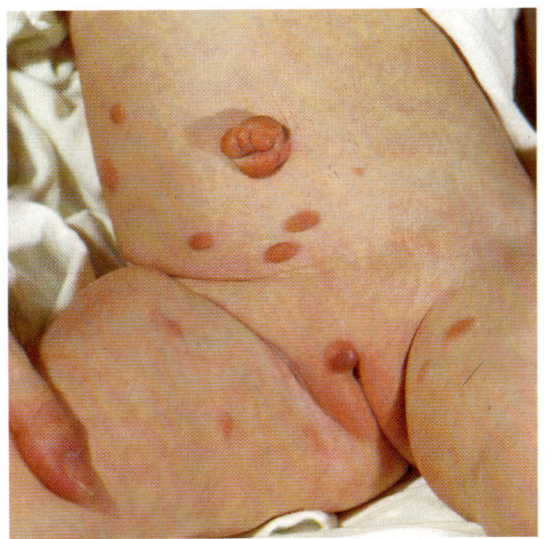

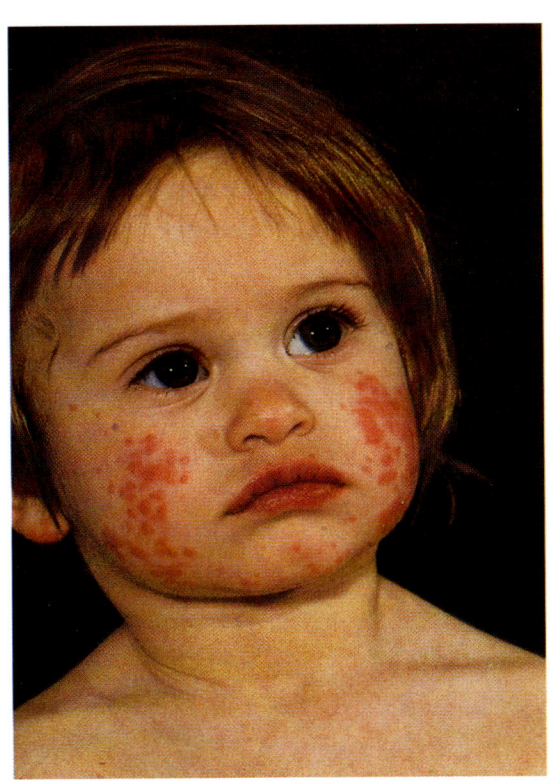 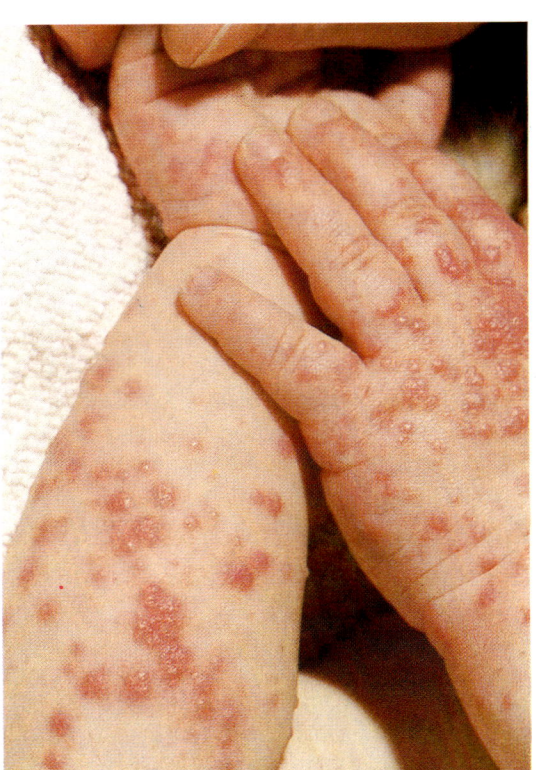

9.167   9.168

**Candida-
Granulome**

Candida-Granulome im Gesicht und auf dem behaarten Kopf eines 10jährigen Jungen: ausgedehnte, verkrustete, erythematöse Herde, z.T. mit Schuppung. Ähnliche Effloreszenzen fanden sich an den Unterarmen und Unterschenkeln. Der Junge litt an einem angeborenen Antikörpermangelsyndrom (Schweizer Form). Eine Lokalbehandlung mit Nystatin blieb erfolglos. Abheilung unter einer systemischen fungistatischen Therapie. Candida-Granulome sind Ausdruck einer chronischen Pilzinfektion bei Immunsuppression. Dabei sind häufig das Gesicht und die behaarte Kopfhaut (wie auch andere Hautpartien) befallen.

9.169

**Chronische
Candidiasis
der Haut**

Chronische Candidiasis der Haut auf dem behaarten Kopf und an den Ohrmuscheln bei einem 8jährigen Jungen, der an einem angeborenen Antikörpermangelsyndrom litt: Kopfhaut stark verdickt, erythematös, schuppend. Der Erregernachweis gelang mikroskopisch und kulturell (wichtig zur Unterscheidung von einer Trichophytie und Mikrosporie).

9.170

Tinea corporis

Tinea corporis im Gesicht eines 12jährigen Jungen: zahlreiche scharf begrenzte, scheibenförmige, teilweise konfluierende, erythematöse Herde mit leichter Schuppung, etwas erhabenem Rand und beginnender zentraler Abheilung. Mikroskopisch und kulturell Trichophyton rubrum nachgewiesen (aus einer progredienten Randpartie). Heilung unter 3wöchiger Lokalbehandlung mit Tolnaftat. – **Differentialdiagnose:** (s. S. 252).

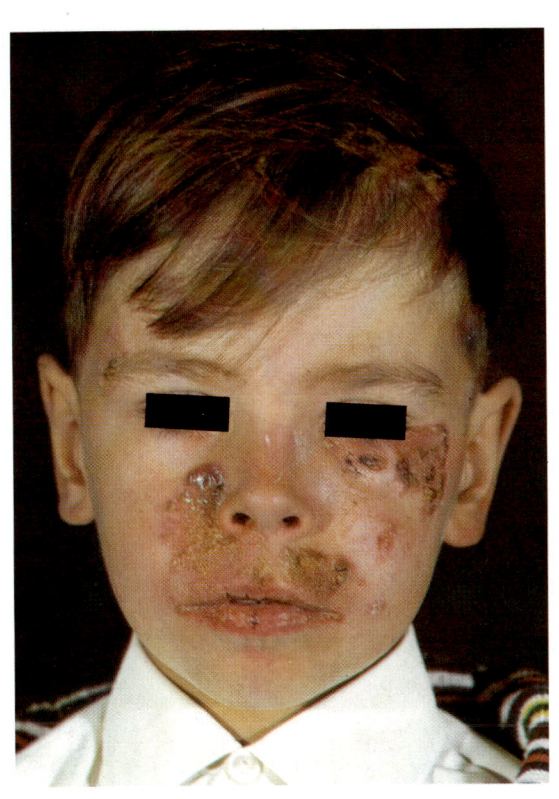 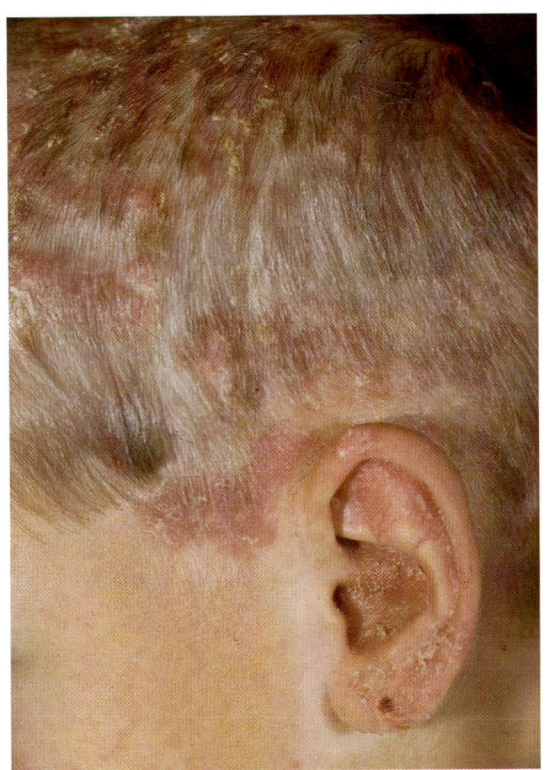

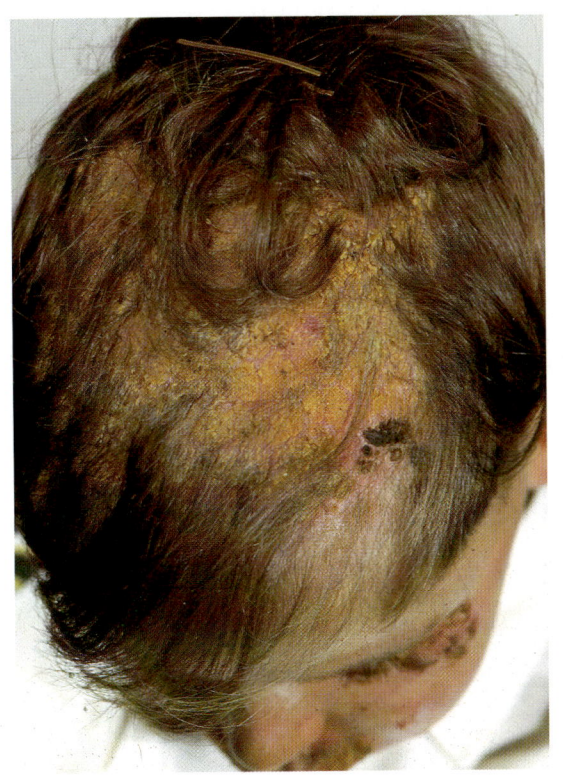 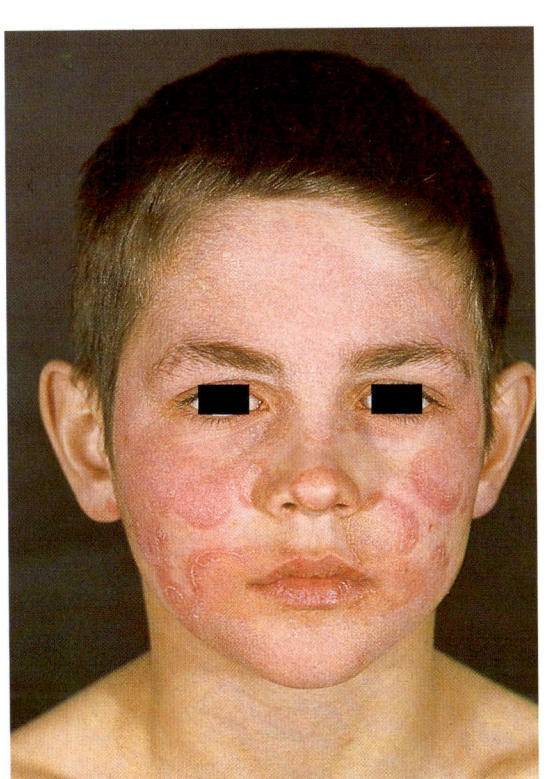

9.171

Tinea corporis

Tinea corporis bei einem 8jährigen Jungen: ringförmige, leicht schuppende Erythemherde (juckend) am Rücken, die schon wochenlang bestanden und durch Trichophyton mentagrophytes hervorgerufen waren. Aus der Art der Hautveränderungen kann bei Tinea corporis nicht auf den Erregertyp geschlossen werden. Am häufigsten sind Microsporum canis, M. audouinii, Trichophyton rubrum und T. mentagrophytes. Die Ansteckung erfolgte bei diesem Kind offenbar durch direkten Kontakt mit dem zuerst erkrankten Bruder.

9.172

Tinea corporis

Tinea corporis im Gesicht eines 13jährigen Mädchens: zentrifugale Ausbreitung eines trockenen Erythems und schuppender Papeln im Laufe von 4 Wochen. Nach lokaler Behandlung mit Miconazol narbenlose Abheilung.

9.173

Tinea corporis

Tinea corporis am Kinn eines 3jährigen Jungen: schuppendes Erythem, hervorgerufen durch Microsporum canis (kulturell nachgewiesen). Starker Juckreiz. **Abzugrenzen** vom Granuloma annulare (andere Lokalisation, s. S. 176), von atopischer Dermatitis (speziell dem sog. nummulären Ekzem), Psoriasis (s. S. 218), Dermatitis seborrhoides (nicht juckend) und Pityriasis rosea (im Beginn nur ein oder wenige ähnlich aussehende Herde, später andere Verteilung, nach 6–9 Wochen selbstheilend). Wenn ein Pilzherd (z.B. am Bein) lichenifiziert ist, kann dieser leicht mit einem Lichen ruber planus verwechselt werden. Eine Candidiasis und eine Pityriasis versicolor (durch Malassezia furfur) sind auszuschließen.

9.174

Tinea corporis

Tinea corporis bei einem 9jährigen Jungen: durch Pilzübertragung von einem Hund entstandene, juckende Hautläsionen (»Ringworm«) am Hals und vorderen Brustkorb. Charakteristisch hierfür waren die scheibenförmigen Herde mit rotem, schuppenden Rand. Nachgewiesener Erreger: Microsporum canis. Heilung durch Clotrimazol (Canesten) lokal.

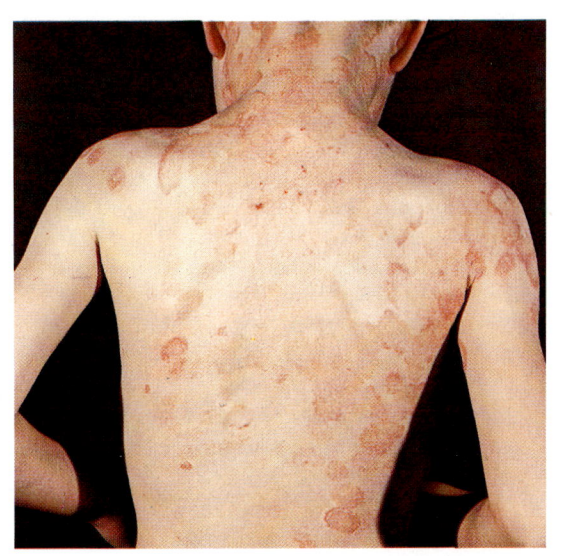 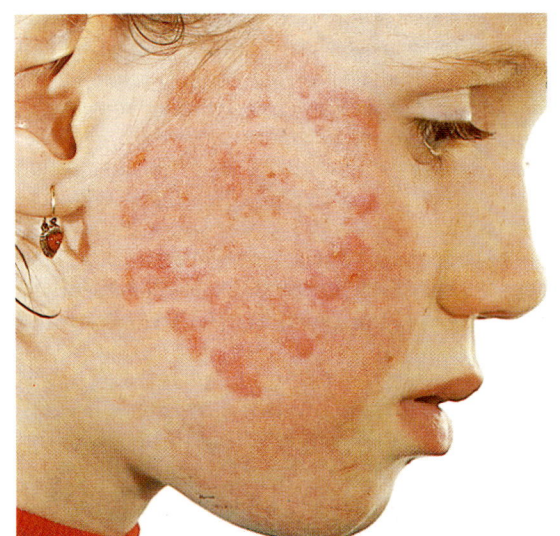

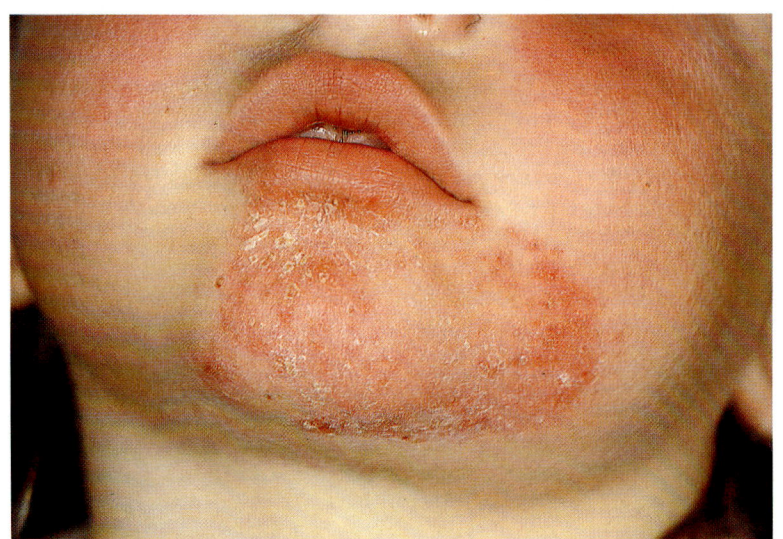

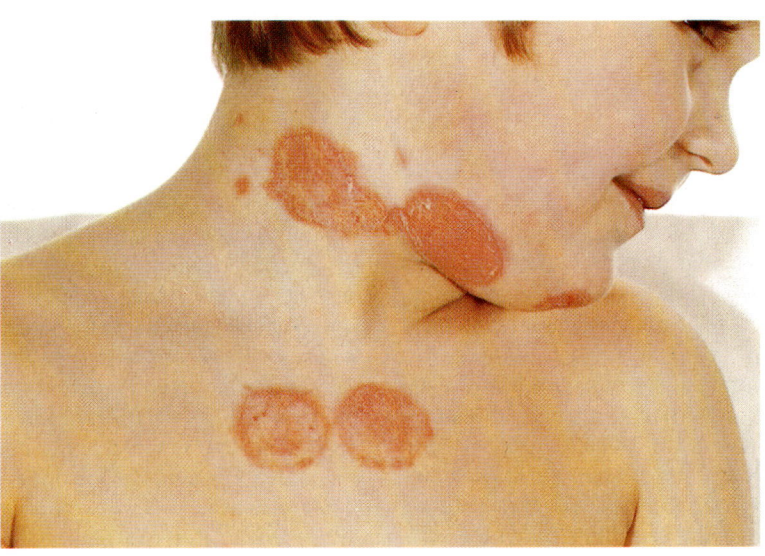

9.175

Tinea capitis

Tinea capitis (Mikrosporie durch Microsporum audouinii) auf dem behaarten Kopf eines 5jährigen Jungen: Auf der wenig geröteten und fein schuppenden Haut erkannte man konfluierende Alopezieherde mit Resten abgebrochener und brüchiger Haare. Es bestand ein starker Juckreiz. Die Haarstümpfe leuchteten im Wood-Licht grün auf. – Eine Übertragung der Pilze ist durch Kontakt mit infizierten Haaren und Epithelzellen (z.B. an Haarkämmen) möglich. – **Differentialdiagnostisch** kommen in Frage Alopecia areata (verschiedene Ursachen, s. S. 276), Trichotillomanie (s. S. 278), Menkes-Syndrom (oft kombiniert mit seborrhoischer Dermatitis), Psoriasis, bei Krustenbildung (nicht typisch für Mikrosporie) auch Impetigo. Eine Pityriasis simplex capitis (Schuppenbildung auf sonst normaler Haut) kann neben einer Alopecia areata gleichzeitig vorkommen. Eine pathologische Schuppenbildung (oder Haarausfall) gibt es bei der Pityriasis amiantacea, welche auf dem behaarten Kopf sekundär nach einer bakteriellen Dermatitis oder einem Lichen ruber planus auftreten kann.

9.176

Tinea capitis

Tinea capitis (Mikrosporie durch Microsporum canis) auf dem behaarten Kopf eines 10jährigen Mädchens: In einem 5 × 6 cm großen, mit silbrigen Schuppen bedeckten Bezirk, der stärker entzündet war, waren die Haare abgebrochen. Die Haarstümpfe am Herdrand leuchteten im Wood-Licht grün auf.

9.177

Tinea capitis

Tinea capitis (oberflächliche Trichophytie auf dem behaarten Kopf durch Trichophyton tonsurans) bei einem 7jährigen Jungen: fleckförmige Alopezie. Für eine Trichophyton-tonsurans-Infektion typisch war die Vielzahl kaum schuppender Herde, die nicht rund, sondern eckig geformt waren. Mikroskopisch sah man im Kalilaugenpräparat eine Kette von Pilzsporen innerhalb des Schaftes von Haaren aus Randbezirken (endothrix). Unter der Wood-Lampe fehlte eine Fluoreszenz der Haare, während beim Favus (durch Trichophyton schoenleinii) eine dunkelgrüne Fluoreszenz und bei Mikrosporie eine hellgrüne Fluoreszenz beobachtet wird. Heilung unter 8wöchiger Griseofulvinbehandlung (systemisch). – **Differentialdiagnostisch** kommt eine diskoide Verlaufsform des Lupus erythematodes in Frage, die auch zu umschriebenem Haarausfall führen kann.

9.178

Tinea capitis

Tinea capitis (tiefe Trichophytie auf dem behaarten Kopf, sog. Kerion Celsi = schwerste Form einer Tinea capitis) bei einem 11jährigen Jungen: handtellergroßer, geschwollener und geröteter Hautbezirk mit einzelnen Pusteln und teilweise honiggelbem Belag. Haare hier ausgefallen. Mikroskopisch sah man im Kalilaugenpräparat von randständigen Haaren Pilzsporen und -hyphen (auf der Oberfläche des Haarschaftes = ektothrix); auf Hautschuppen waren keine Pilze zu erkennen. Kulturell wurde Trichophyton verrucosum angezüchtet.

9.179

Pityriasis (Tinea) versicolor

Pityriasis (Tinea) versicolor (hervorgerufen durch die Hefeart Pityrosporon orbiculare = Malassezia furfur) bei einem 15jährigen Mädchen: unregelmäßig begrenzte, kleine, charakteristischerweise rotbraune Flecken verschiedener Größe, die von feinen Schuppen bedeckt waren, teilweise konfluierten und nicht juckten. Mit einem Spatel ließen sich Hornlamellen abkratzen (Hobelspanphänomen). Lokalisation vor allem am Hals, Brustkorb und an den Oberarmen (in sog. Schweißrinnen). Im Kalilaugenpräparat von Hautschuppen waren mikroskopisch dickwandige Sporen neben vielen kurzen, dicken Hyphen sichtbar. Im Wood-Licht zeigte die betroffene Haut eine goldgelbe Fluoreszenz. Bei Sonnenbestrahlung bräunte die Haut im Bereich der Hautveränderungen nicht. – **Differentialdiagnose:** seborrhoische Dermatitis, Parapsoriasis, Ichthyosis vulgaris, andere Pilzinfektionen der Haut. Auszuschließen ist weiterhin ein Erythrasma, das auch bei Adoleszenten vorkommt (schuppendes Erythem in Hautfalten, korallenrote Fluoreszenz im Wood-Licht). Eine Pityriasis rosea kann ähnlich aussehen, unterscheidet sich aber von der Pityriasis versicolor durch den plötzlichen Beginn mit einem Primärmedaillon, den Juckreiz und die Tendenz zu lichenoiden Veränderungen.

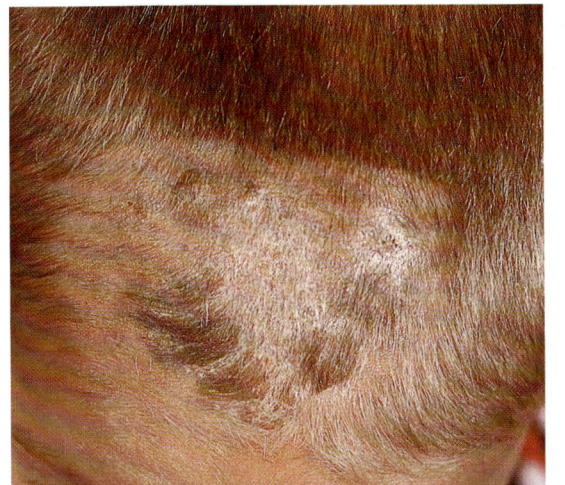
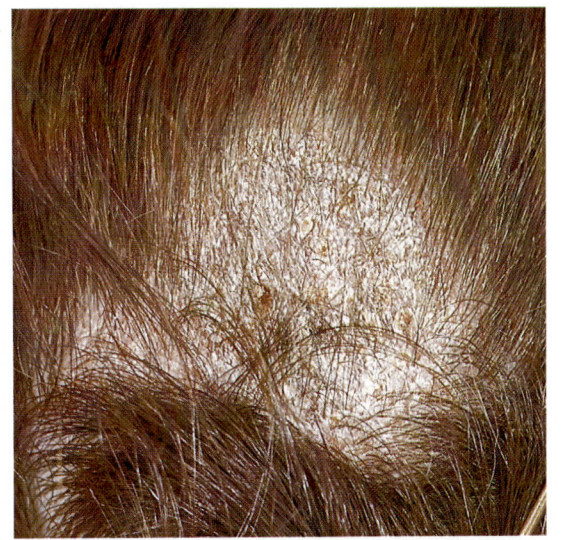

9.175 9.176

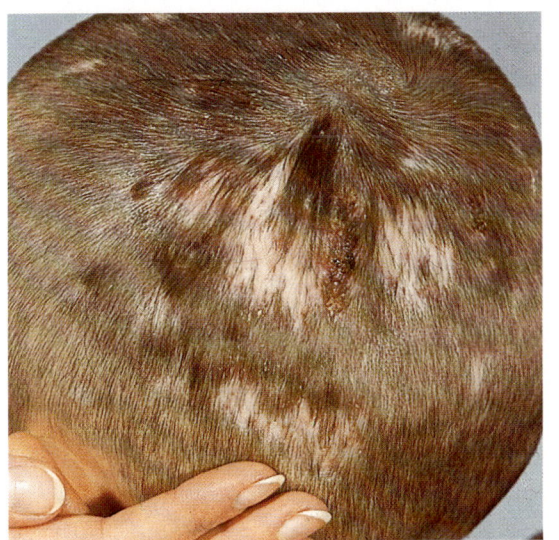
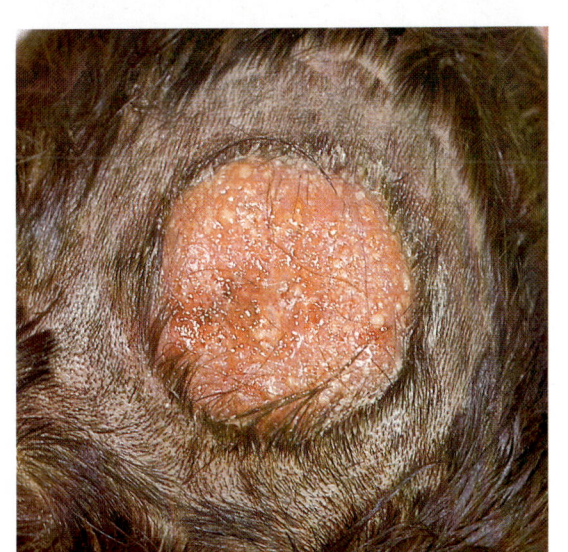

9.177 9.178

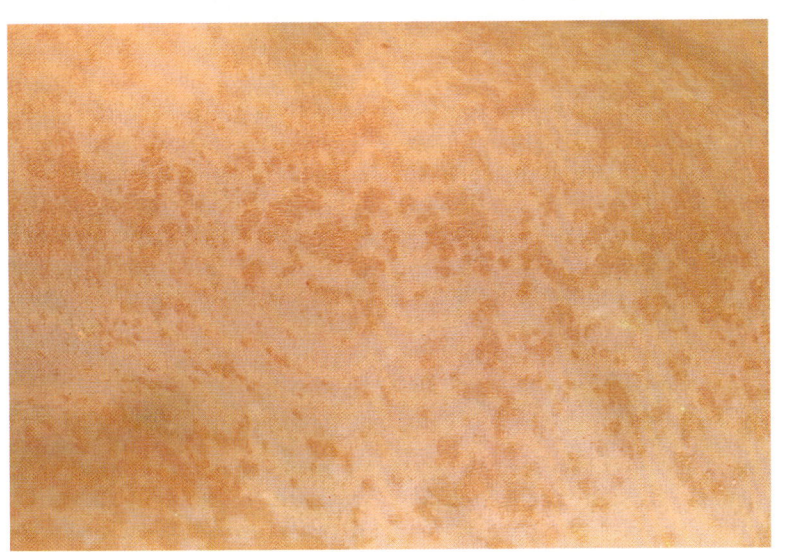

9.179

9.180

Scabies

Scabies (Krätze) bei einem 4 Monate alten Jungen: ausgedehntes, teils makulopapulöses, teils vesikuläres, teils urtikarielles Exanthem (stark juckend) am Stamm, Hals und an den Extremitäten (seit 4 Wochen bestehend). Milbengänge mit dunklem Punkt am Eingang und hellem Punkt am blinden Ende erkennbar. Ähnliche Effloreszenzen bei der Mutter des Kindes. Sicherung der Diagnose durch mikroskopischen Milbennachweis (Milbe mit stumpfer Nadel aus dem Gang herausheben). Prädilektionsstellen sind Gelenkbeugen, Interdigitalräume, Gürtellinie, Oberschenkel, Genitale, Brustwarzen, bei jüngeren Kindern auch Handflächen, Fußsohlen, Hals, Gesicht (bei Brusternährung). Fast immer kommt es zu Ekzematisation (bei Säuglingen oft Bläschen, bei älteren Kindern auch Papeln) und häufig zu Impetiginisierung (Pusteln). – **Differentialdiagnose:** vor allem gegen atopische Dermatitis, andere Dermatitiden, Läuse.

9.181

Scabies

Scabies bei einem 4jährigen Mädchen: zahlreiche stark juckende Bläschen und Papeln interdigital (Ekzematisation). Therapie: Einreibung mit Crotamiton-Creme (10%) an 3 aufeinanderfolgenden Tagen, am 4. Tag Vollbad, Wechsel von Leib- und Bettwäsche, wegen der Ekzematisation evtl. kurzfristig Kortikosteroidsalbe. Der Juckreiz kann noch längere Zeit anhalten. Wichtig ist Mitbehandlung von infizierten Familienangehörigen.

9.182

Scabies

Scabies bei einem 5 Monate alten Jungen: viele makulopapulöse Effloreszenzen und vereinzelt Bläschen (juckend), auch typische Milbengänge an den Fußrücken und Fußsohlen sowie am übrigen Körper (besonders in Gelenkbeugen).

9.183

Larva migrans der Haut

Larva migrans der Haut (creeping eruption) bei einem 16jährigen Jungen: 3–4 cm langer, schlangenförmig gewundener Erythemstreifen von 2–3 mm Breite am Fußrücken, stark juckend, entstanden durch Eindringen der Larve eines Hakenwurmes in tiefere Schichten der Epidermis. – Die Ansteckung erfolgt meist durch Barfußlaufen im Sand, welcher durch Hundekot infektiös ist. Die Behandlung erfolgt mit Thiabendazol (Minzolum) lokal. Ekzematisation und Impetiginisierung kommen vor. – **Differentialdiagnostisch** sind zu erwägen Larva currens (durch Strongyloides stercoralis, häufig perianal, immer gleichzeitig Darmbefall) und Myiasis (durch die Larven von bestimmten Zweiflüglern).

9.184

Tinea pedis

Tinea pedis (Interdigitalmykose) bei einem 15jährigen Jungen: ausgedehnte schmerzhafte Fissur mit weißer Mazeration zwischen 3. und 4. Zehe rechts. Starker Juckreiz und fauliger Geruch. – Häufigste Erreger sind Trichophyton rubrum, Trichophyton mentagrophytes und Epidermophyton floccosum. Nachweis mikroskopisch (Kalilaugenpräparat) und kulturell. Behandlung mit einer fungizid wirkenden Salbe. Derartige Pilzinfektionen entstehen häufig in Schwimmbädern und Duschräumen von Gemeinschaftsunterkünften. Sie werden begünstigt durch enges Schuhwerk mit Gummisohle, Gummistiefel und luftundurchlässige Strümpfe. Bakterielle Sekundärinfektionen sind möglich, z.B. durch Streptokokken (die ein Erysipel hervorrufen), auch Doppelinfektionen einer Trichophytonart mit Candida albicans. – **Differentialdiagnostisch** kommen in Frage interdigital gelegene weiche Hühneraugen und Schwielen (mit Höhlenbildung) sowie ein Erythrasma zwischen den Zehen (dabei keine Fissur wie bei Interdigitalmykose).

9.185

Tinea pedis

Tinea pedis bei einem 16jährigen Mädchen: Mazeration der Haut in den Umschlagsfalten der Zehen mit starker Schuppung in der Umgebung (trockene Form). Pilze mikroskopisch nachgewiesen. – **Differentialdiagnostisch** abzugrenzen sind eine Kontaktdermatitis, atopische Dermatitis und ein dyshidrotisches Ekzem.

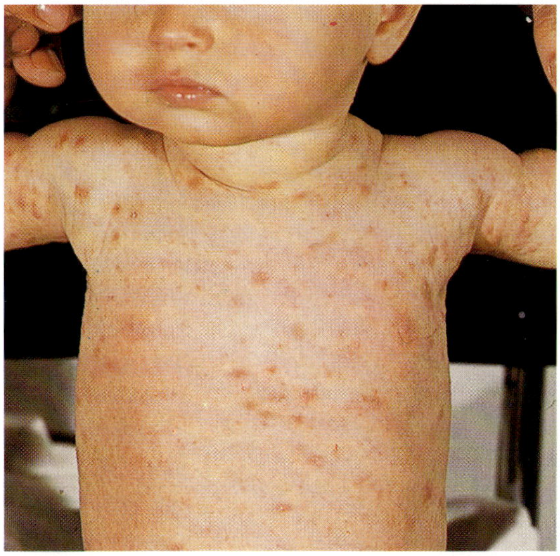

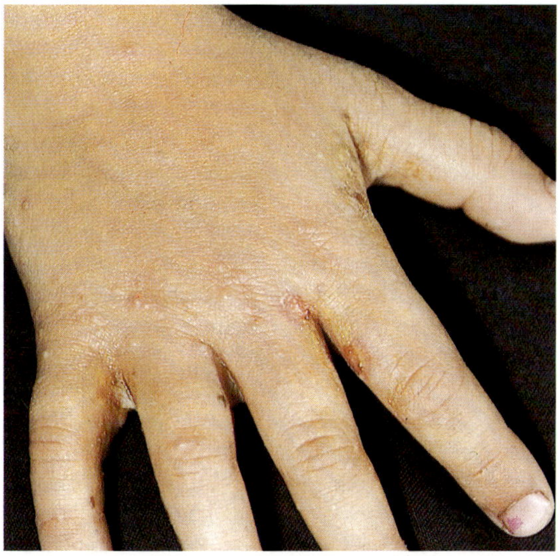

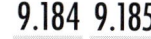

9.180 9.181

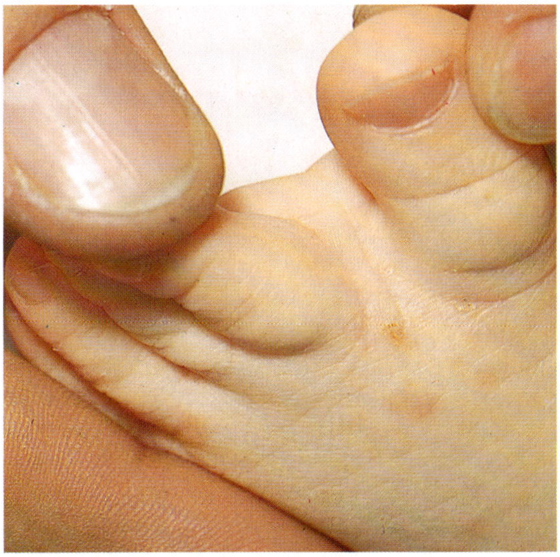

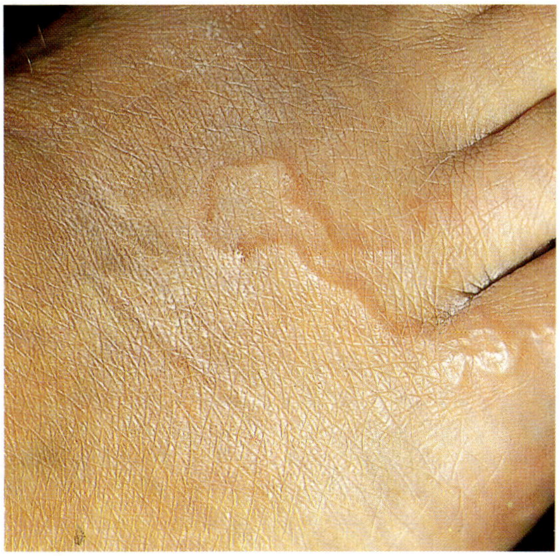

9.182 9.183

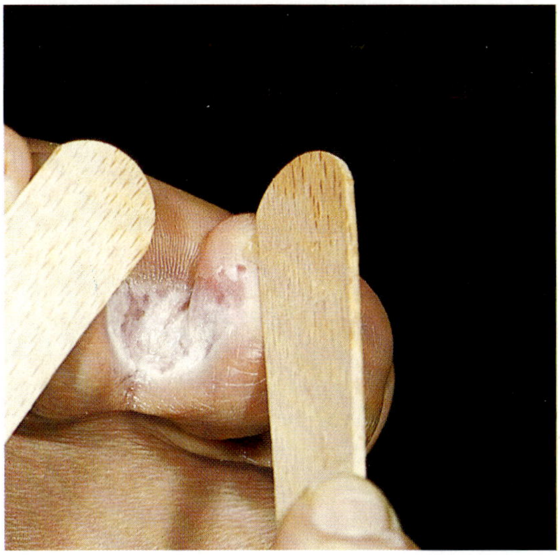

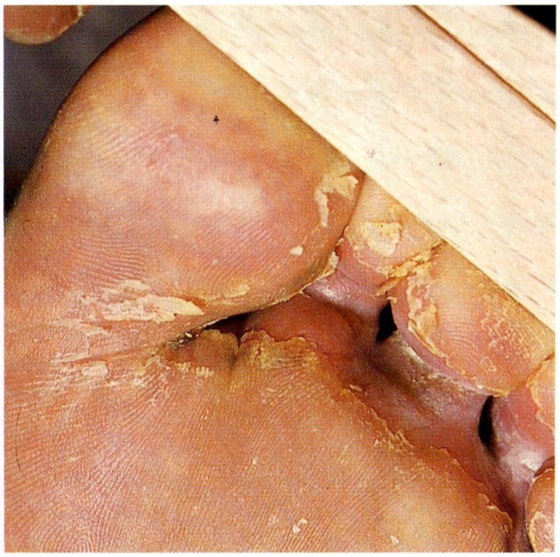

9.184 9.185

9.186

Pili torti

Pili torti (gedrehte Haare) bei einem 3jährigen Mädchen: relativ kurzes Kopfhaar, das scheinbar ungenügend wuchs, in Wirklichkeit aber sehr brüchig und daher relativ kurz war. Im reflektierenden Licht flimmerte es auffallend stark. Bei mikroskopischer Untersuchung erkannte man, daß der Haarschaft in der Längsachse gedreht und in unregelmäßigen Abständen eingedellt und abgeflacht war. Die Anomalie bestand schon seit dem 2. Lebensjahr. Da Pili torti auch beim Menkes-Syndrom (s. S. 362) vorkommen, wurde der Kupferspiegel untersucht, der nicht erniedrigt war. Auch waren bei diesem Kind die geistige Entwicklung normal und keine Krämpfe aufgetreten. In der Familie des Mädchens waren Pili torti bisher nicht beobachtet worden. Nach der Literatur ist neben sporadischem Vorkommen eine autosomal dominante oder rezessive Vererbung möglich. Pili torti gehören auch zum Björnstad-Syndrom (mit angeborener Innenohrschwerhörigkeit) und zum Crandall-Syndrom (mit Schwerhörigkeit und Hypogonadismus). — **Differentialdiagnostisch** kommen als angeborene Haaranomalien die angeborene Trichorrhexis nodosa und die autosomal dominant vererbte Monilethrix in Frage, welche ebenfalls mit Haarbrüchigkeit und manchmal auch mit partieller Alopezie (wie Pili torti) einhergehen. Bei der Trichorrhexis nodosa sieht man unter dem Mikroskop entlang dem Schaft in unregelmäßigen Abständen knötchenartige Schwellungen (wie zwei ineinandergesteckte Haarbürsten), an denen das Haar leicht bricht. Bei der Monilethrix ist das Kopfhaar (wie das übrige Haar) trocken, glanzlos und brüchig; mikroskopisch zeigt der Haarschaft regelmäßige kugelige Anschwellungen, zwischen denen das Haar marklos ist und oft abbricht. Die Trichorrhexis nodosa kommt auch als erworbene Störung vor und ist dann meist traumatisch ausgelöst (durch falsches Auskämmen der Haare).

9.187

Nissen (Eier) von Filzläusen

Nissen (Eier) von Filzläusen in den Wimpern eines 7jährigen Jungen, der zahlreiche, stark juckende Bißstellen (Flecken, Papeln und Quaddeln) am Bauch, an den Oberschenkeln und in den Axillen hatte. Mit der Handlupe ließen sich in den Haaren nicht nur die Eier, sondern auch die Filzläuse selbst gut erkennen. Auf der Haut waren die Filzläuse als kleine, braune Flecken (wie Sommersprossen) sichtbar. Zur Therapie wurden die Augenlider eine Woche lang zweimal täglich mit Paraffinöl eingerieben, wobei die Nissen herausfielen.

9.188

Kopfläuse

Grauweiße Nissen von Kopfläusen in den Haaren eines 5jährigen Mädchens, das besonders an den Schläfen, retroaurikulär und im Nacken viele impetiginisierte Bißstellen hatte. Es bestand ein starker Juckreiz. Die Nissen der Kopfläuse waren oval und hatten einen Deckel, der den Nissen von Filzläusen fehlt. Nissen haften fest am Haar, während seborrhoische Schuppen, weißlich-gelbes Keratin (entlang dem Haarschaft) und Reste von Haarspray leicht ausgebürstet werden können. Entfernung der Nissen durch sorgfältiges Auskämmen der mit Essigwasser angefeuchteten Haare. Heilung durch lokale Anwendung von Malathion und symptomatische Behandlung der Dermatitis und bakteriellen Sekundärinfektionen. Eine **Unterscheidung** der Nissen von den bei einer distalen Trichorrhexis nodosa vorkommenden weißen Flecken (am distalen Ende des Haarschaftes) ist durch mikroskopische Untersuchung möglich.

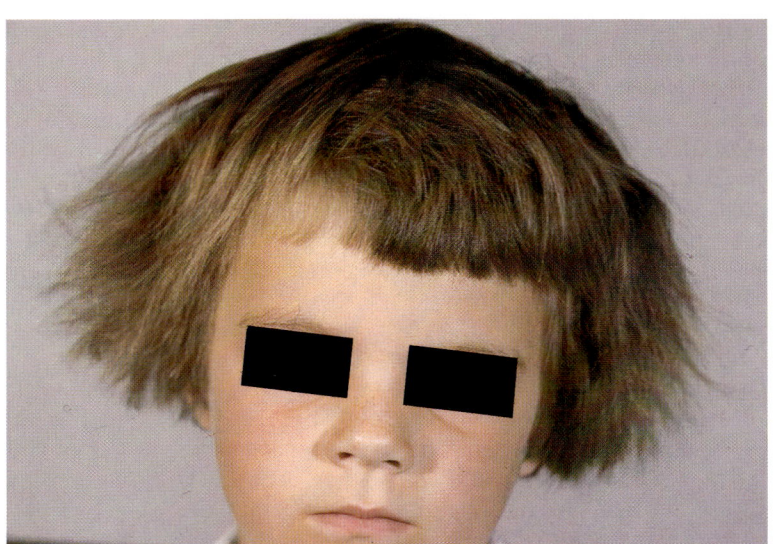

9.186

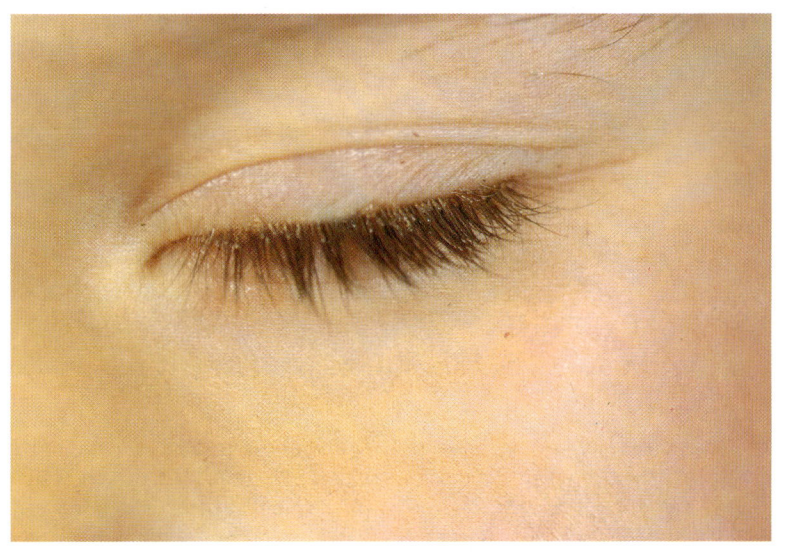

9.187

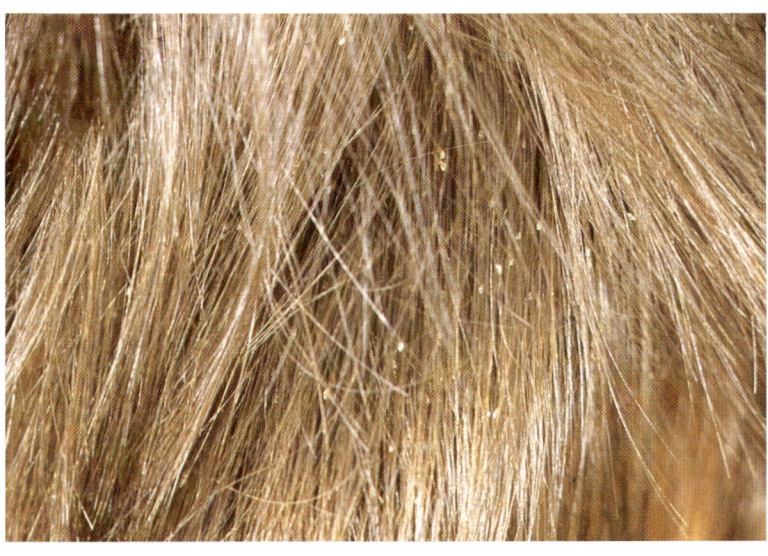

9.188

9.189

Lingua geographica

Lingua geographica (Exfoliatio areata linguae) bei einem 10jährigen Mädchen: zwei größere, unregelmäßig geformte, gut abgegrenzte, rötliche Bezirke mit leicht erhabenen, weißlichen Rändern (bedingt durch Desquamation der Papillae filiformes). Die roten Flecken hingen mit dem Verlust der Papillae filiformes zusammen, so daß die Papillae fungiformes stärker in Erscheinung traten. Charakteristischerweise wanderten die Zonen der verstärkten Epithelabschilferung im Laufe von Wochen über die Oberfläche der Zunge hinweg. — Histologisch finden sich in den leicht erhabenen Rändern Entzündungszellen. Die Ursache der oft in Schüben auftretenden entzündlichen Zungenveränderungen ist unklar. Die Lingua geographica bleibt oft monate- oder jahrelang bestehen. Nicht selten ist die Lingua geographica mit den Veränderungen einer Faltenzunge (Lingua plicata oder scrotalis) kombiniert. Dabei kann Zungenbrennen auftreten.

9.190

Glossitis mediana rhombica

Glossitis mediana rhombica bei einem 18jährigen Mädchen: scharf begrenzter, erbsengroßer, glatter, roter Fleck auf dem Zungenrücken (unmittelbar vor den Papillae vallatae). An dieser Stelle fühlte das Mädchen manchmal ein Brennen. — Die Glossitis mediana rhombica beruht anscheinend auf einer Entwicklungsanomalie (der Persistenz des Tuberculum impar). Die befallene Zungenpartie ist meist völlig frei von Zungenpapillen und hat eine rhombische oder ovale Gestalt. Sie befindet sich stets in der Mittellinie des Zungenrückens und kann auch eine höckrige Oberfläche haben. Es kann sich dort vorübergehend eine Entzündung entwickeln, die entsprechende Beschwerden hervorruft. Nach Ansicht einiger Autoren soll es sich bei der Glossitis mediana rhombica, welche meist erst im Erwachsenenalter festgestellt wird, um ein angiomatöses Hamartom handeln. Bei Probeexzision (zum Ausschluß eines Karzinoms) kann es zu kaum stillbaren Blutungen kommen.

9.191

Mukozele

Mukozele (Schleimretentionszyste) in der Zunge (Unterseite) bei einem 2 Monate alten Jungen: prall elastische, erbsengroße Geschwulst an der Zungenunterseite, die Schleim enthielt und sich operativ vollständig entfernen ließ. — Mukozelen entstehen häufig traumatisch. Wenn Schleim oder Speichel ins Gewebe eingedrungen ist, bildet sich als Begrenzung Granulationsgewebe oder Bindegewebe, seltener eine Epithelschicht aus. Die Zysten haben oft einen bläulichen Farbton und können in der Lippe, am Mundboden, im Zahnfleisch, in der Mundschleimhaut oder Zunge lokalisiert sein. Manchmal werden sie mit einem Hämangiom verwechselt.

9.192

Lichen ruber planus

Lichen ruber planus der Mundschleimhaut bei einem 17jährigen Jungen: Rötung der Mundschleimhaut (durch Epithelatrophie) mit den charakteristischen, nicht abkratzbaren, weißlichen Streifen, die ein feines Netzwerk bildeten (Wickhamsche Zeichnung). Gleichzeitig bestand ein Lichen ruber planus der Haut (stark juckende, polygonale, flache, rote, matt glänzende, nicht schuppende Papeln an der Innenseite der Oberschenkel). Köbner-Phänomen positiv (bei Kratzen entstanden an dieser Stelle in Streifen angeordnete Papeln). Die Krankheit hatte plötzlich begonnen und breitete sich auf die Beugeseiten der Handgelenke und Unterarme aus. — Die Ätiologie ist unklar. Die Diagnose kann durch eine Hautbiopsie gesichert werden. Die Krankheit kann Wochen oder Jahre dauern und rezidivieren. Die Behandlung der Haut erfolgt lokal mit einem Kortikosteroid-Präparat. Gegen den Juckreiz verabreicht man ein Antihistaminikum. Schleimhautläsionen sind schwieriger zu beeinflussen. Spontanheilungen sind möglich. — **Differentialdiagnostisch** muß an einen Mundsoor gedacht werden, der gleichzeitig vorkommen kann. Die Veränderungen der Mundschleimhaut können einem chronisch verlaufenden Lupus erythematodes ähneln. Bei Erwachsenen kommen auch Leukoplakien (weiße Flecken oder Plaques, die durch Reiben nicht beseitigt werden können) und syphilitische Plaques (im Stadium 2) in Betracht.

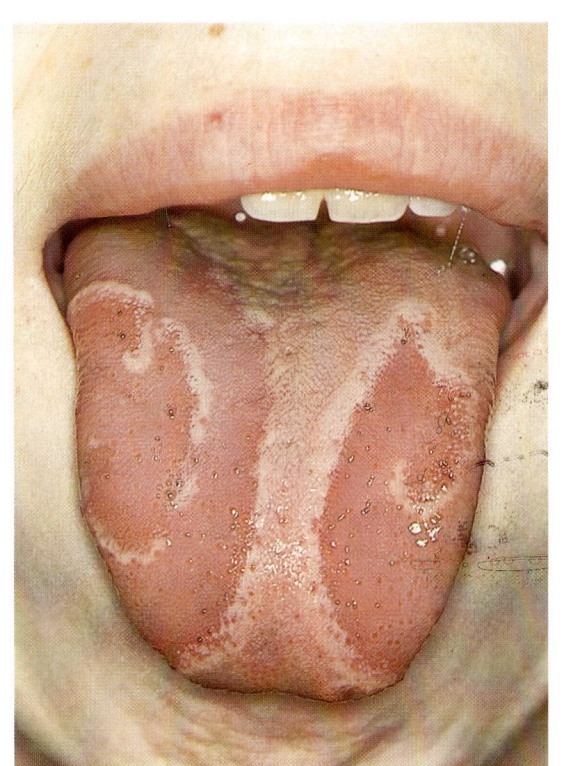 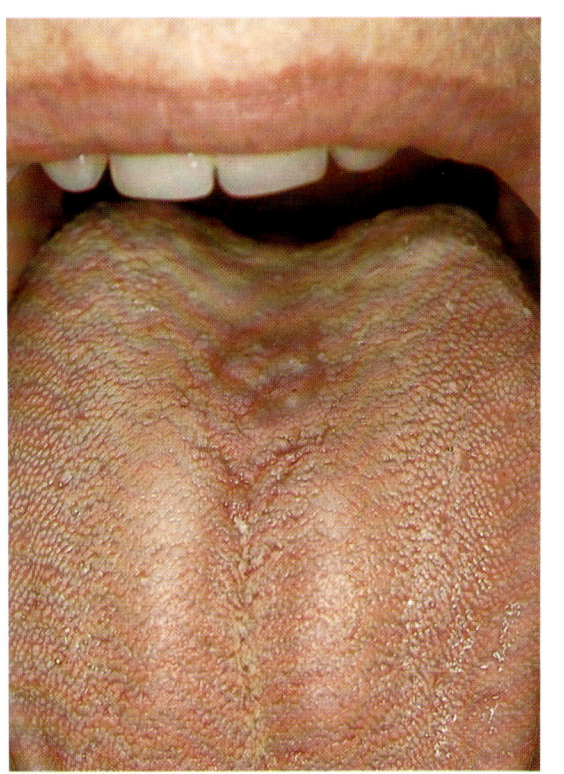

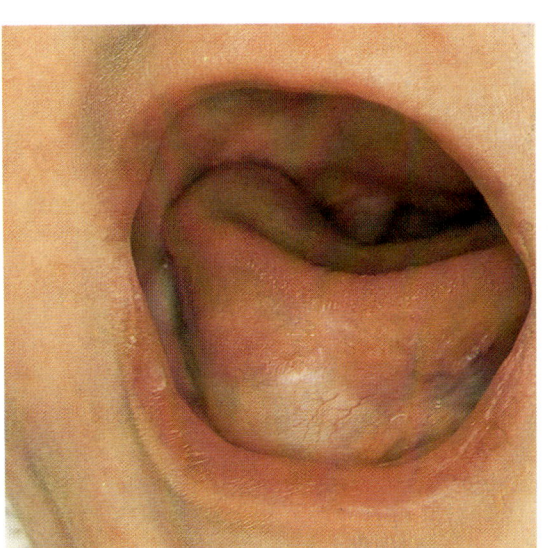 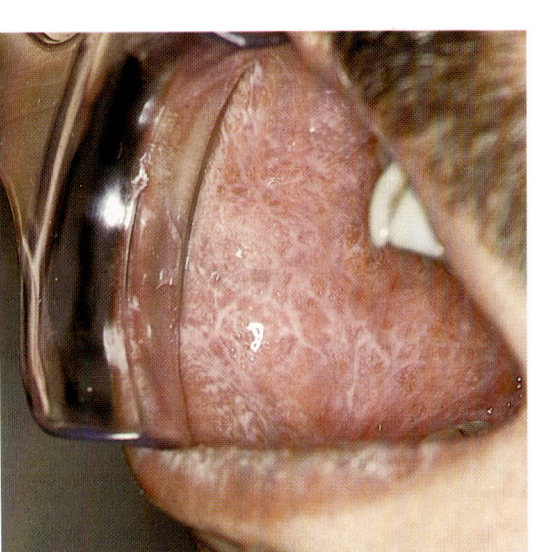

9.193

Adiponecrosis subcutanea neonatorum

Adiponecrosis subcutanea neonatorum bei einem 12 Tage alten Neugeborenen, die erst wenige Tage vorher bemerkt worden war. Am Rücken sah man eine ausgedehnte rötlich-livide Verfärbung und Schwellung der Haut. Die Subkutis war in gleicher Ausdehnung diffus verhärtet, jedoch nicht schmerzhaft. — **Differentialdiagnostisch** ist abzugrenzen das Sklerem und der sog. neonatale Kälteschaden, welche

häufiger bei Frühgeborenen vorkommen. Beim Sklerem liegt eine progressive Verhärtung des subkutanen Fettgewebes vor, bei der die Haut weder eingedrückt noch in Falten abgehoben werden kann. Handteller und Fußsohlen sind ausgespart. Beim neonatalen Kälteschaden ist das Gesicht gerötet, und am Körper finden sich eindrückbare Ödeme.

9.194

Umschriebene Lipoatrophie

Umschriebene Lipoatrophie bei Diabetes mellitus eines 11jährigen Jungen: dellenartige Vertiefungen der Weichteile, am Gesäß und an den Oberschenkeln

(bedingt durch eine Atrophie von subkutanem Fettgewebe an Stellen häufiger Insulininjektionen).

9.195

Vitiligo

Ausgedehnte Vitiligo (erworbener Pigmentmangel der Haut) am Hals und Rücken bei einem 10jährigen Jungen: große, scharf und unregelmäßig begrenzte, am Rand teilweise hyperpigmentierte weiße Flecken, die in letzter Zeit zugenommen hatten. Ursache unklar. Prädilektionsstellen sind das Gesicht (besonders Augen- und Mundpartie), das Genitale, die Hände, Füße, Ellenbogen, Knie und der Brustkorb. Wenn die behaarte Kopfhaut betroffen ist, können auch die dazugehörigen Haare ihr Pigment verlieren. Familiär gehäuftes Vorkommen ist beobachtet worden. Eine Vitiligo findet sich häufiger bei Patienten mit Hyperthyreose, Nebenniereninsuffizienz und Diabetes mellitus. Der Verlauf ist variabel. Spontanremissionen sind möglich, aber auch ständiges Fortschreiten. — **Differentialdiagnose:**
1. Naevus anaemicus (angeborener Mangel an terminalen Blutgefäßen in einem umschriebenen Hautbezirk),

2. Naevus achromicus (unscharf begrenzter, hellgelber Hautfleck durch mangelhafte Melaninbildung),
3. multiple depigmentierte Hautnävi bei tuberöser Hirnsklerose (s. S. 306),
4. partieller Albinismus (angeboren, autosomal dominant vererbt, weiße Stirnlocke und/oder depigmentierter Fleck an der Stirn),
5. Waardenburg-Syndrom (s. S. 278),
6. Hypomelanosis Ito (Incontinentia pigmenti achromicans; bizarre, depigmentierte Hautmuster von Geburt an, oft mit Augen- und ZNS-Anomalien kombiniert).
Auszuschließen sind erworbene Hautkrankheiten, die mit hypopigmentierten Flecken einhergehen können, wie Pityriasis alba, Pityriasis versicolor (s. S. 254), Sklerodermie (s. S. 166) und Lichen sclerosus (s. S. 116).

9.196

Keloid

Keloid (nach Verbrennung II. Grades) an der Hand eines 11jährigen Jungen: 4 × 6 cm große, feste, rötliche Brandnarbe mit gespannter, glänzender Haut und Einschränkung der Fingerbeweglichkeit (durch überschüssige Bildung von Bindegewebe im Korium). — Ein Keloid entwickelt sich bei Wundheilungen häufi-

ger in der Brustbeingegend, am Hals, im Gesicht und an der Ohrmuschel. Therapie: evtl. wiederholte Kortikosteroidinstillationen in den Herd, sonst Exzision und nachfolgende Hauttransplantation. Im Gegensatz zum Keloid bleiben die rasch wachsenden hypertrophischen Narben auf das Wundgebiet beschränkt.

9.197

Perniosis

Perniosis (Hautveränderungen durch mangelhafte Anpassungsfähigkeit an Temperaturschwankungen, besonders im Herbst und Frühjahr) bei 15jährigem Mädchen: zwei fünfmarkstückgroße, blaurote, teigige, juckende Schwellungen am Knie und an der

Außenseite des rechten Unterschenkels (Erythrocyanosis crurum puellarum). Plötzlicher Beginn und allmähliche Rückbildung im Verlauf von 2 Wochen. Bei Kindern im allgemeinen gute Prognose (selbstheilend).

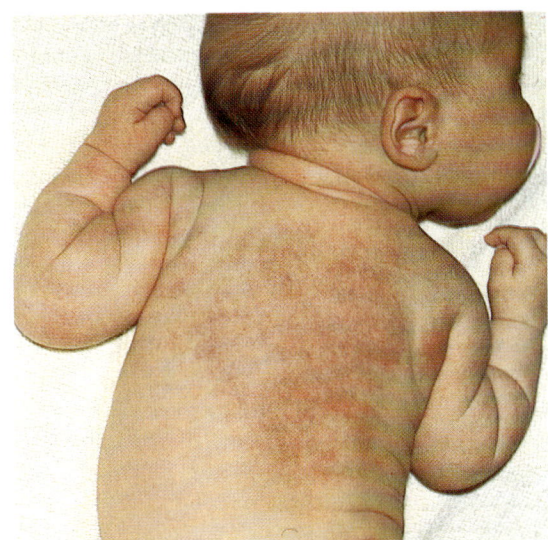

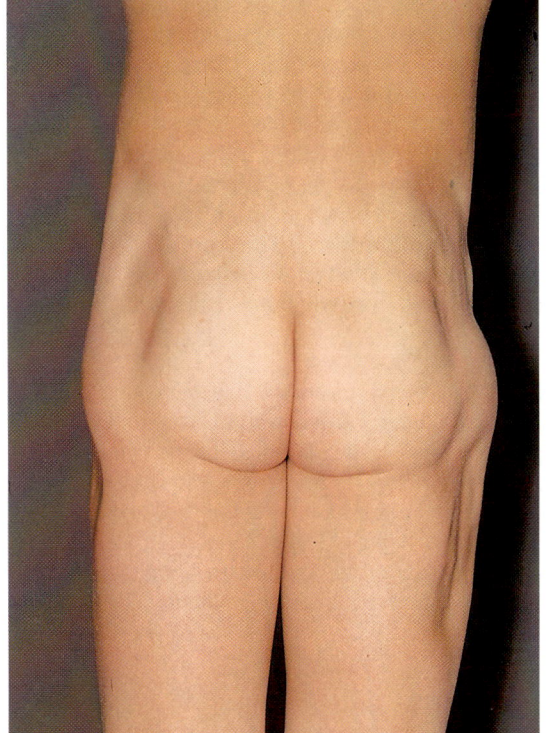

9.193 9.194

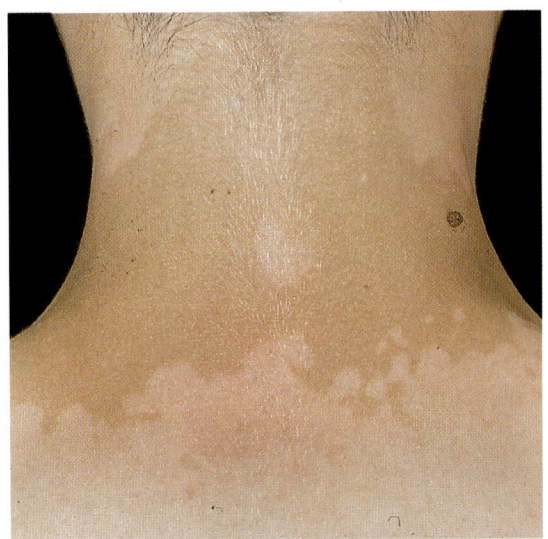

9.195

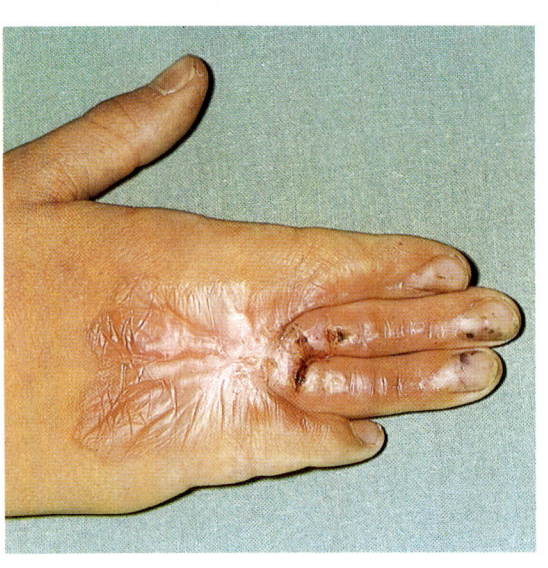

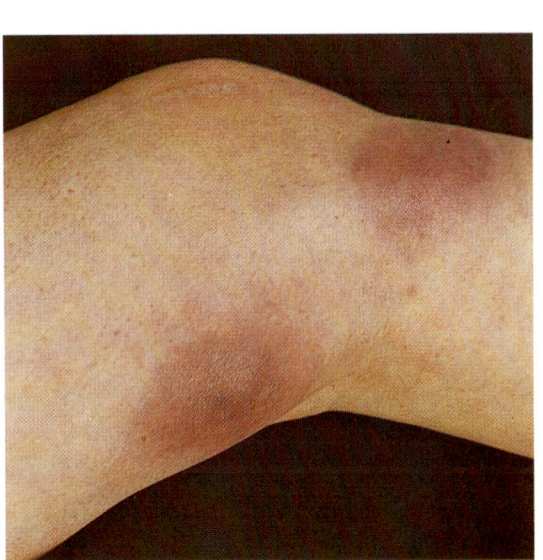

9.196 9.197

9.198

Benigne Acanthosis nigricans

Benigne Acanthosis nigricans bei einem 10jährigen Mädchen: samtartige Textur der Haut (verstärkte Erhebungen und Furchen) mit Überpigmentierung an den Schultern und im Nacken, außerdem in den Axillen, Leistenbeugen und an den Innenseiten der Oberschenkel und Knie. Keine Schleimhautbeteiligung. — Angeborene Anomalie. Autosomal irregulär dominante Vererbung. Die Haut ist anfangs trocken, rauh und stärker pigmentiert, später verdickt, von kleinen papillomatösen Erhebungen bedeckt und graubraun oder schwarz verfärbt. Die benigne Acanthosis nigricans kommt u. a. beim Seip-Lawrence- und Bloom-Syndrom vor. Sie ist **zu unterscheiden von** der malignen Acanthosis nigricans, die meist im höheren Alter bei Tumorleiden auftritt, und von der Pseudoacanthosis nigricans bei fettleibigen, dunkelhaarigen Adoleszenten (meist reversibel). Bei Morbus Addison ist die Hyperpigmentierung nicht mit Texturveränderungen der Haut verbunden. Ein Erythrasma, das ebenfalls bevorzugt in Gelenkbeugen und symmetrisch lokalisiert ist, erkennt man an der roten Fluoreszenz im Wood-Licht.

9.199   9.200

Pseudoxanthoma elasticum

Pseudoxanthoma elasticum bei einem 12jährigen Mädchen: In den Beugefalten am Hals sah man zahlreiche 1–3 mm große, flache, gelbliche (xanthomatöse) Papeln in linearer Anordnung, die später noch zunahmen und der Haut eine samtartige Textur gaben. Sie fanden sich außerdem in den Axillen, Leistenbeugen, Ellenbeugen und Kniekehlen (Prädilektionsstellen). Die Schleimhäute der Mundhöhle, des Rektums und der Vagina waren in diesem Fall nicht beteiligt. Es fehlten auch Sehstörungen, Durchblutungsstörungen der Beine, Hypertension und Darmblutungen. — Der Basisdefekt dieser Erbkrankheit, welche in 4 verschiedenen Formen vorkommt, ist unbekannt. In den elastischen Fasern der Haut und Blutgefäße kommt es zu degenerativen Veränderungen und Kalkablagerungen (generalisierte Elastorrhexis). Eine Therapie ist nicht bekannt. Die Diagnose kann durch eine Hautbiopsie gesichert werden.

9.201

Pseudoxanthoma elasticum

Pseudoxanthoma elasticum bei einem 18jährigen Mann: Am Augenhintergrund erkannte man charakteristische gelbliche, gefäßähnlich sich verzweigende Streifen (sog. angioid streaks durch Elastikadegeneration der Bruch-Membran). Auch in anderen Organen (Gehirn, Herz) und in den Extremitäten waren die Gefäße stark verändert, wodurch entsprechende klinische Symptome ausgelöst wurden. Daneben bestanden typische Hautveränderungen. Es handelte sich um den autosomal dominant vererbten Typ 1 der Krankheit mit ungünstiger Prognose.

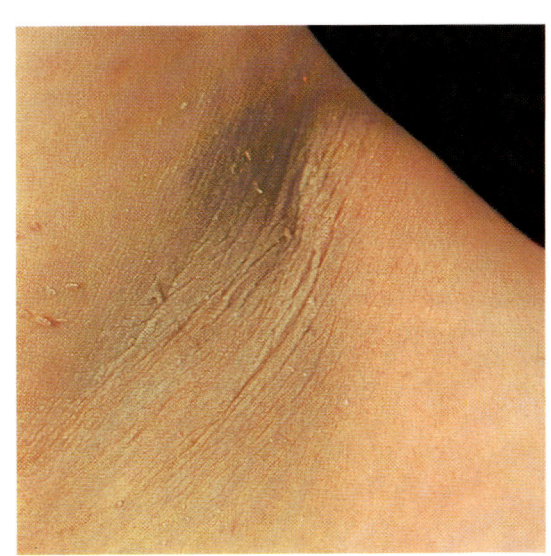
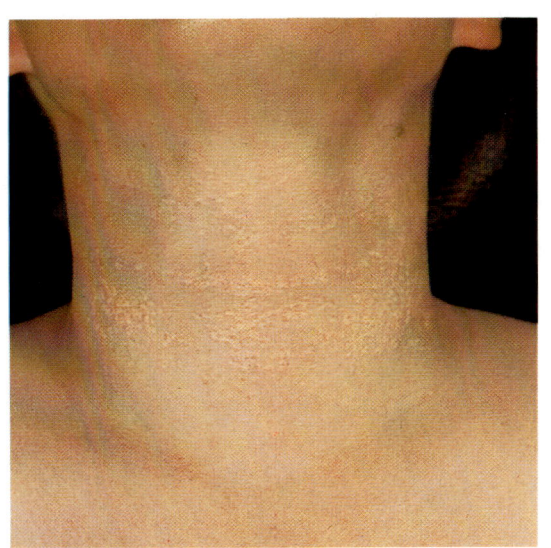

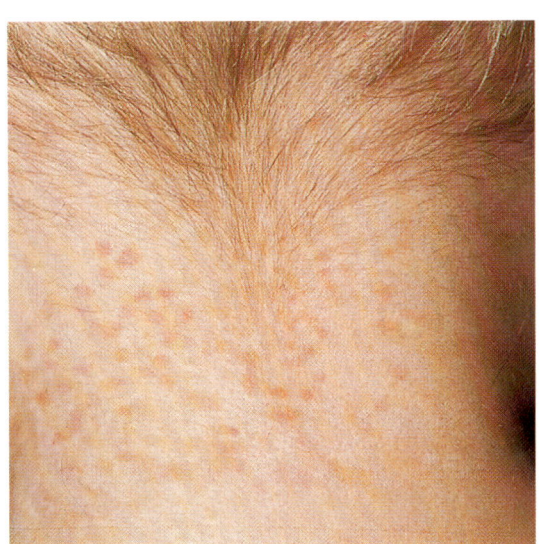
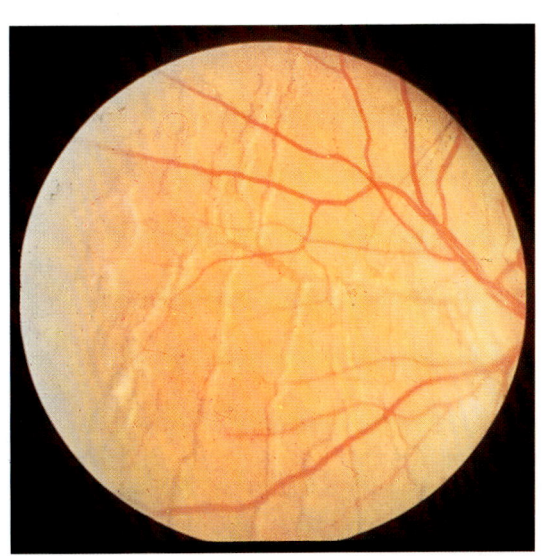

9.202

Erythema elevatum diutinum

Erythema elevatum diutinum bei einem 13jährigen Jungen: zahlreiche rote, teils rundliche, teils unregelmäßig begrenzte, knotige (erhabene) Infiltrate verschiedener Größe mit zentraler Delle an den Unterarmen, Händen und Beinen. Chronischer Verlauf. Wahrscheinlich allergisch bedingt. — **Differentialdiagnose:** Granuloma annulare, hypertrophischer Lichen ruber planus, Sarkoidose der Haut.

9.203

Erythema annulare centrifugum Darier

Erythema annulare centrifugum Darier bei einem 14jährigen Mädchen: zahlreiche erythematöse und ödematöse Hautbezirke verschiedener Größe, die zentral abblaßten und teils ringförmig, teils polyzyklisch begrenzt oder gyriert waren. Sie waren besonders an bedeckten Körperstellen lokalisiert, wo die Haut leicht schwitzte, und breiteten sich zentrifugal aus. — Ein Erythema annulare centrifugum (oder marginatum) entwickelt sich rasch und kann in wechselnder Ausprägung Wochen oder Monate bestehen bleiben. Es kommt beim rheumatischen Fieber in ungefähr 10% vor. Meist ist die Ursache unklar. Da der Rand der Erythemherde leicht schuppen kann, ist ein Erythema annulare centrifugum von einer Pilzinfektion der Haut abzugrenzen (mikroskopisch, kulturell).

9.204

Erythema annulare centrifugum Darier

Erythema annulare centrifugum Darier bei einem 10jährigen Jungen: mehrere relativ kurze Erythemstreifen an der linken Schulter, nicht juckend, leicht schuppend, später teils ring-, teils girlandenförmig aussehend.

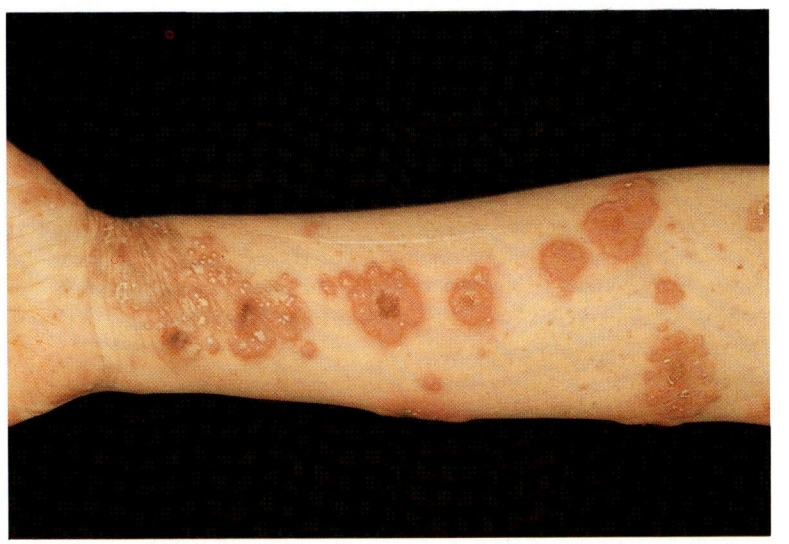

9.202

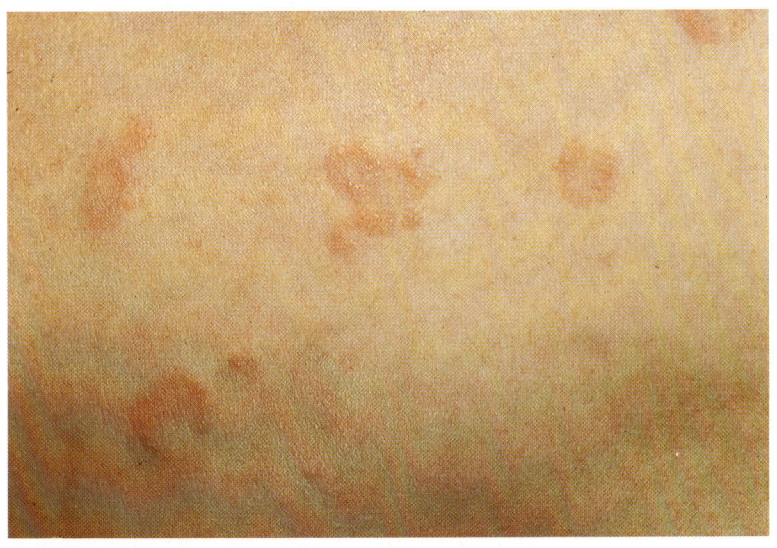

9.203

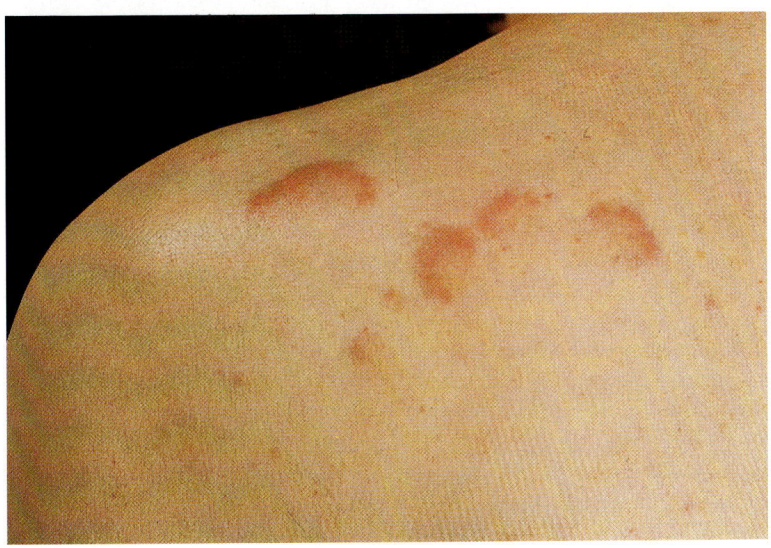

9.204

9.205

Leberzirrhose

Leberzirrhose bei Glykogenose Typ IV bei einem ijährigen Mädchen: Palmarerythem an beiden Händen (fleckige Rötung besonders über dem Thenar und Hypothenar sowie an den Fingerspitzen als Folge einer Vasodilatation und verstärkten Durchblutung). Glykogenose histologisch und durch Enzymbestimmung gesichert, Leberzirrhose mit portaler Hypertension autoptisch bestätigt.

9.206   9.207

Lesch-Nyhan-Syndrom

Lesch-Nyhan-Syndrom (kongenitale Hyperurikämie) bei einem 4jährigen Jungen: schon länger bestehende Bißverletzungen an der Unterlippe (Abb. 9.206) und durch wiederholte Bißverletzungen entstandene Verstümmelung der Finger mit stärkerer Verkürzung des rechten Zeigefingers durch Narbenkontraktur (Abb. 9.207). Außerdem hatte das Kind eine schwere geistige Retardierung, eine Zerebralparese, einen Minderwuchs und Autoaggressionen. Die Diagnose war durch den Nachweis der Hyperurikämie und des Enzymmangels in den Erythrozyten gesichert.

9.208

Juvenile Xanthogranulome

Juvenile Xanthogranulome bei einem 4 Monate alten Jungen: multiple unscharf begrenzte gelbbraune flache Knoten im Kopf-Hals-Bereich und am Stamm, die rasch aufgetreten waren und seit 1 Monat bestanden. Histologisch fanden sich granulomatöse Infiltrate mit Schaumzellen. Im weiteren Verlauf kam es zu einer spontanen Rückbildung der Herde. – Die juvenilen Xanthogranulome sind harmlos, aber wegen ihrer möglichen Assoziation mit einer Neurofibromatose von Bedeutung. **Differentialdiagnostisch** muß an spezifische Infiltrate bei akuten myeloischen Leukämien, an eine Langerhans-Zellhistiozytose (Histiocytosis X) und echte Xanthome gedacht werden.

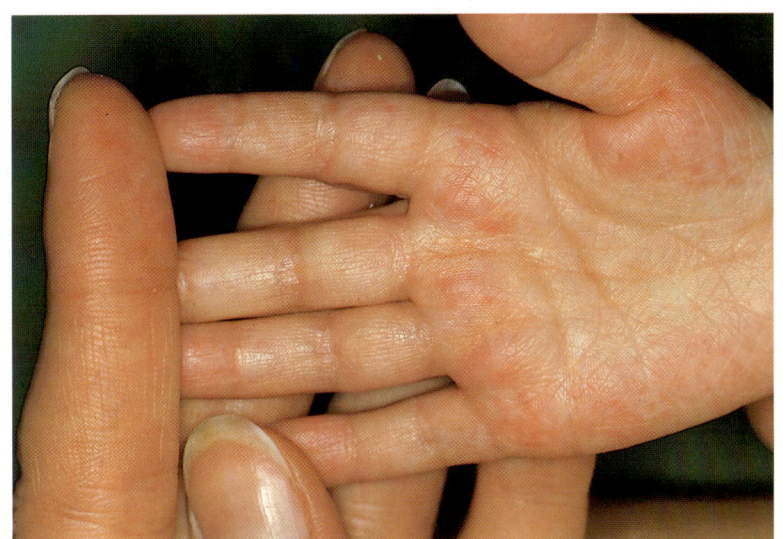

9.205

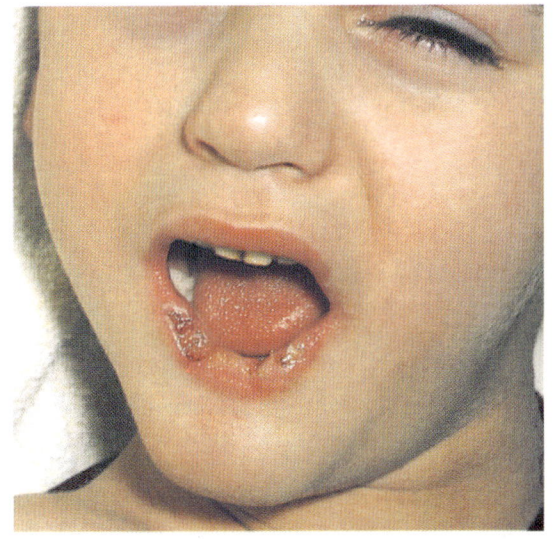 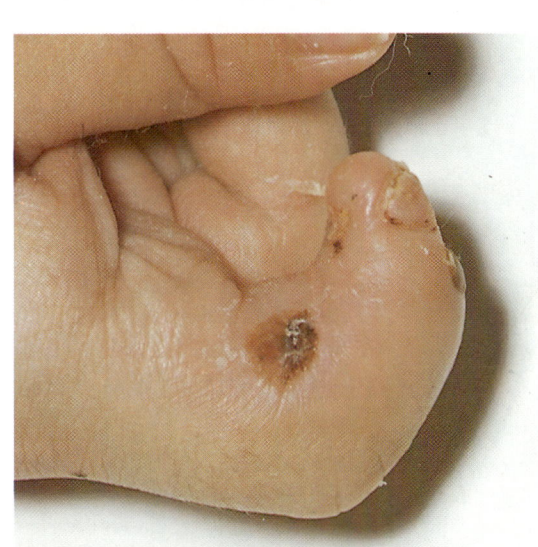

9.206   9.207

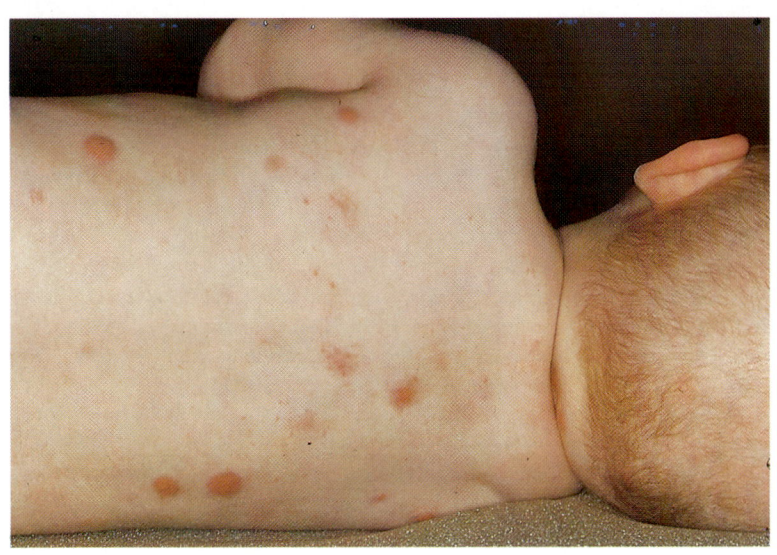

9.208

9.209

Atrophoderma vermiculatum

Atrophoderma vermiculatum (Keratosis pilaris mit nachfolgender Atrophie) bei einem 2 Tage alten Neugeborenen: streifiges Erythem und stecknadel- kopfgroße Hornpfröpfe auf der rechten Wange, die nach Abstoßung eine netzartige Hautatrophie hinter- ließen.

9.210

Keloid

Keloid am Hals eines 5jährigen Jungen: »spontan« entstandene, längliche, scharf abgesetzte, derbe, rote Erhabenheit mit kleinen seitlichen Ausläufern, wel- che die Halsbeweglichkeit einschränkte. — Als Ur- sache wird eine überschießende Reaktion des Binde- gewebes auf ein geringfügiges Trauma bei besonders disponierten Personen angenommen. Keloide kom- men häufiger auch im Bereich des Sternums oder der Ohren vor.

9.211

Christ-Siemens-Touraine-Syndrom

Christ-Siemens-Touraine-Syndrom (anhidrotische Ektodermaldysplasie) bei einem 9jährigen Jungen: Augenbrauen- und Wimpernhypoplasie, zart gefältel- te Augenliderhaut, Hypodontie (wenige konisch ge- formte Zähne), hierdurch Pseudoprogenie und etwas wulstige Lippen. Auffällige Diskrepanz zwischen dem hellen Kopfhaar und der dunklen Iris. Haut trocken. Keine Körperbehaarung. Es bestanden eine Hypohi- drose (durch Schweißdrüsenhypoplasie) mit Hitzeun- verträglichkeit und eine Talgdrüsenhypoplasie. Die körperliche und geistige Entwicklung des Jungen war normal. — Es gibt eine Vielzahl anderer Ektoder- malsyndrome (anhidrotische, hyperhidrotische und normhidrotische).

9.212

Cheilitis granulomatosa (Miescher)

Cheilitis granulomatosa (Miescher) bei einem 15jähri- gen Jungen: anfangs rezidivierende, dann ständig geschwollene Oberlippe (Makrocheilie) ohne Beteili- gung von Wangen, Kinn, Lidern und Stirn. In anderen Fällen können auch die Unterlippe und eine oder beide Wangen geschwollen sein. Anfangs sind die von Fieber begleiteten Schwellungen weich und kurzdauernd, später konstant und von fester Kon- sistenz (ohne Fieber). Nach Jahren ist eine spontane Rückbildung möglich. Zum Vollbild des Melkers- son-Rosenthal-Syndroms, bei dem eine Cheilitis gra- nulomatosa vorkommt, gehören rezidivierende Fazia- lislähmungen (wahrscheinlich durch ein entzündli- ches Ödem im Canalis nervi facialis bedingt) und eine Lingua plicata. Die dabei auftretenden Gesichts- schwellungen beruhen auf einer chronischen granu- lomatösen Entzündung ungeklärter Ätiologie. Es wer- den Beziehungen zur Boeck-Sarkoidose diskutiert. Die isoliert auftretende Cheilitis granulomatosa kann als Schwachform des Melkersson-Rosenthal-Syn- droms aufgefaßt werden. Sie kann mit einem angio- neurotischen Ödem verwechselt werden. — **Differen- tialdiagnose:** Eine konstante oder rezidivierende Lip- penschwellung gibt es auch beim Ascher-Syndrom (mit Doppellippenbildung infolge Schleimhautdupli- katur, Blepharochalasie und Struma). Bei der Cheilitis glandularis (durch atopisch gelegene Speicheldrüsen in den Lippen) ist meist die Unterlippe geschwollen und hat zahlreiche stecknadelkopfgroße Öffnungen, aus denen sich Speichel ausdrücken läßt.

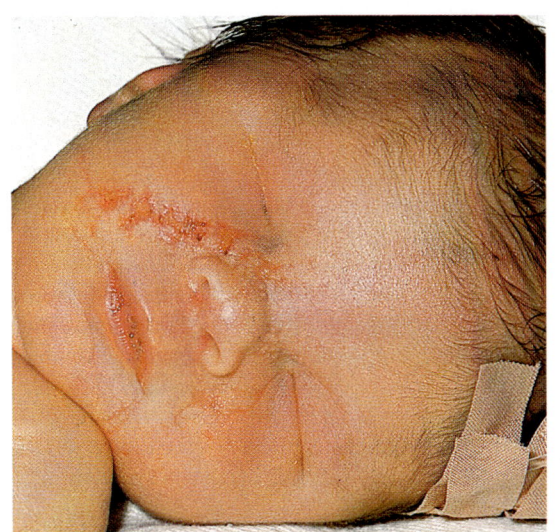
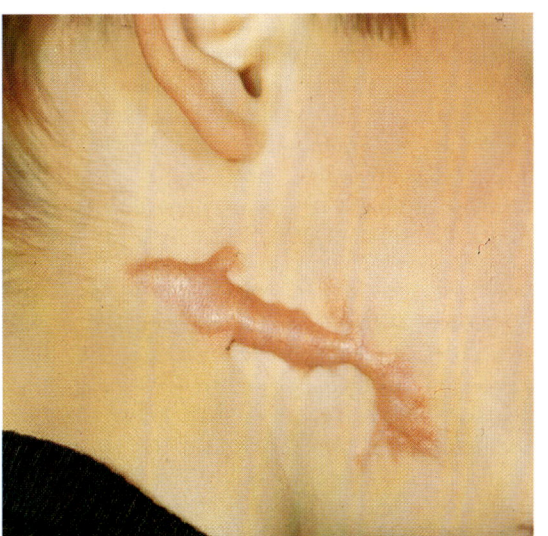

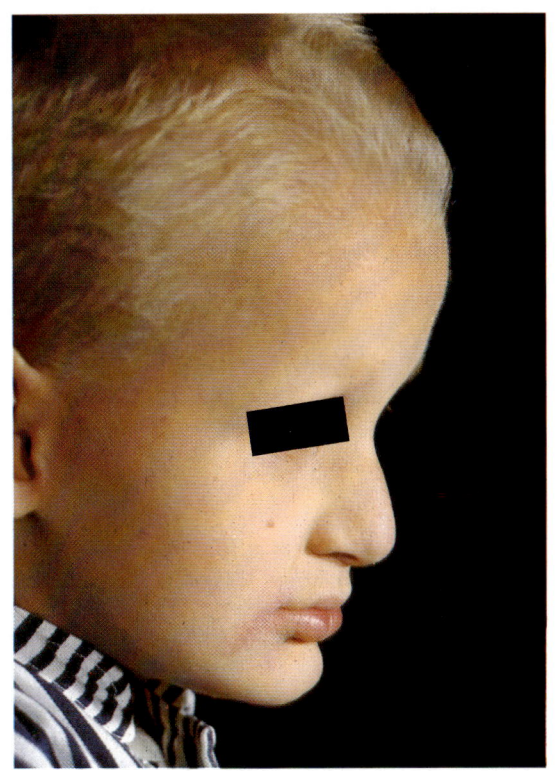
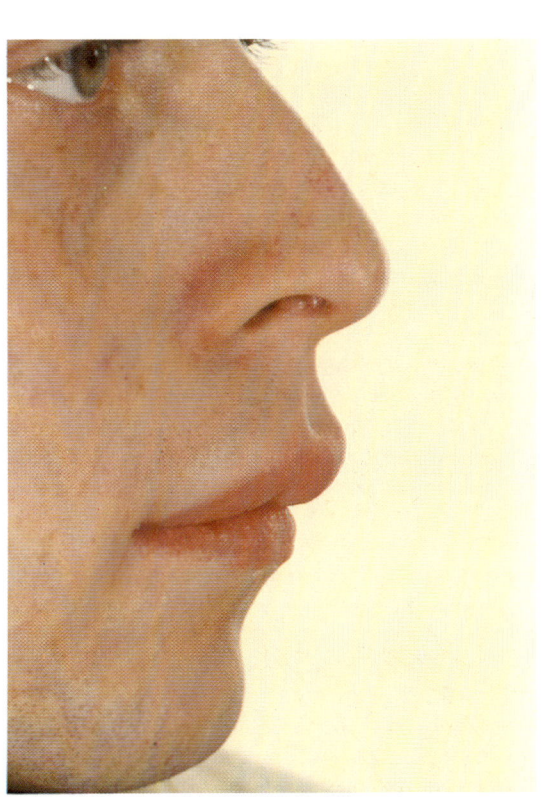

9.213
Panniculitis

Panniculitis (nach Kortikosteroidgabe wegen Blick-Nick-Salaam-Krämpfen) bei einem 9 Monate alten Mädchen: 2 × 3 cm große, unregelmäßig begrenzte, rötlich-livide Verhärtung der Haut (mehrere subkutane Knoten mit Rötung der darüberliegenden Haut) auf beiden Wangen, die zwei Wochen nach Beendigung einer Kortikosteroidbehandlung aufgetreten war und stark juckte. Es handelte sich um eine typische Entzündungsreaktion vor allem im Fettgewebe, die nach 3 Wochen ohne Narbenbildung spontan abheilte. – Die Knoten variieren in der Größe zwischen 0,5 und 4 cm und kommen häufig auch an den Armen und am Rumpf (an Stellen von Fettanhäufungen) vor. Eine Panniculitis kann im ersten Lebensjahr auch durch Kälte (vor allem im Gesicht) ausgelöst werden. Dabei entstehen wenige Stunden oder Tage nach der Kälteexposition erythematöse, indurierte Plaques, die bedingt sind durch Zellinfiltrationen und Fettanhäufungen (infolge Ruptur von Fettzellen) an der Grenze zwischen Korium und Subkutis. Eine Panniculitis kommt als Hauptsymptom beim Weber-Christian-Syndrom vor (sog. noduläre, nichteitrige Panniculitis). Die dabei an verschiedenen Stellen des Körpers lokalisierten, 1–6 cm großen, dunkelroten, schmerzhaften Knoten sind in Gruppen angeordnet, häufig von Fieber begleitet und verschwinden nach schubweisem Verlauf langsam im Laufe von mehreren Wochen unter Hinterlassung von Hautdellen (Fettgewebsatrophie). – **Differentialdiagnostisch** kommen (je nach Lokalisation) außerdem zahlreiche andere Krankheiten in Betracht, welche Granulome in der Subkutis hervorrufen, und die Gruppe der nodulären Vaskulitiden (z. B. Erythema nodosum, s. S. 160).

9.214
Erythema infectiosum

Erythema infectiosum bei einem 1½jährigen Mädchen: Seit 2 Wochen bestand in wechselnder Intensität ein schmetterlingförmiges Gesichtserythem (erysipelähnliche Rötung mit erhabenem Rand und Hitzegefühl ohne Schmerzen), begleitet von einem girlandenförmigen, makulopapulösen Exanthem am übrigen Körper, besonders an den Armen. Kein Fieber.

9.215
Adenoma sebaceum

Adenoma sebaceum (Morbus Pringle) und tuberöse Hirnsklerose bei einem 12jährigen Jungen, der seit dem 1. Lebensjahr an epileptischen Anfällen litt (zuerst BNS-Anfälle, dann Sturzanfälle). Die erst in der Adoleszenz aufgetretenen Hautveränderungen im Gesicht bestanden aus kleinen, teleangiektatischen Papeln von 1–3 mm Durchmesser und erstreckten sich von den Nasolabialfalten zu den Wangen und zum Kinn. In anderen Fällen sind die Papeln gelblich und z. T. größer. Sichtbare Symptome der tuberösen Sklerose waren die schon länger vorhandenen depigmentierten Hautnävi (in größerer Zahl) und ein subunguales Fibrom an der rechten Großzehe. Zum Krankheitsbild gehörten auch die leichte Minderbegabung und die im Gehirn, in der Netzhaut und den Nieren nachweisbaren tumorartigen Veränderungen. **Differentialdiagnostisch** ist das Adenoma sebaceum abzugrenzen von einer Acne vulgaris, die häufig erst in der Adoleszenz einsetzt und mit Komedonen und Pusteln einhergeht. Beim gutartigen Trichoepitheliom (Epithelioma adenoides cysticum), das meist in der Pubertät beginnt, finden sich auf den Wangen zahlreiche runde, hautfarbene Papeln, die bei Größenzunahme gelblich oder rötlich aussehen.

9.216
Generalisierter Lupus erythematodes

Generalisierter Lupus erythematodes bei einem 15jährigen Mädchen: ausgedehntes schmetterlingförmiges, scharf begrenztes, schuppendes Erythem auf beiden Wangen und einzelne erythematöse, unregelmäßig begrenzte Herde verschiedener Größe auf dem Nasenrücken und an der Stirnhaargrenze. Weitere Symptome waren länger anhaltendes Fieber, Beteiligung der Gelenke, Leber-Milz-Vergrößerung und generalisierte Lymphknotenschwellungen. Im Serum waren antinukleäre Antikörper (mit einem hohen Titer) und DNS-Antikörper nachweisbar und der Komplementgehalt erniedrigt. Immunhistologisch fand man im Hautschnitt Immunglobuline (besonders IgG) und Komplement (C1, C3) am dermoepidermalen Übergang.

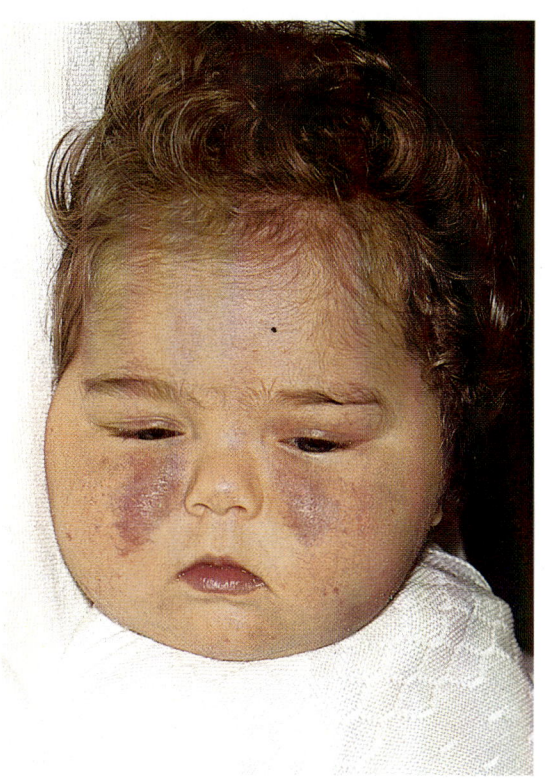 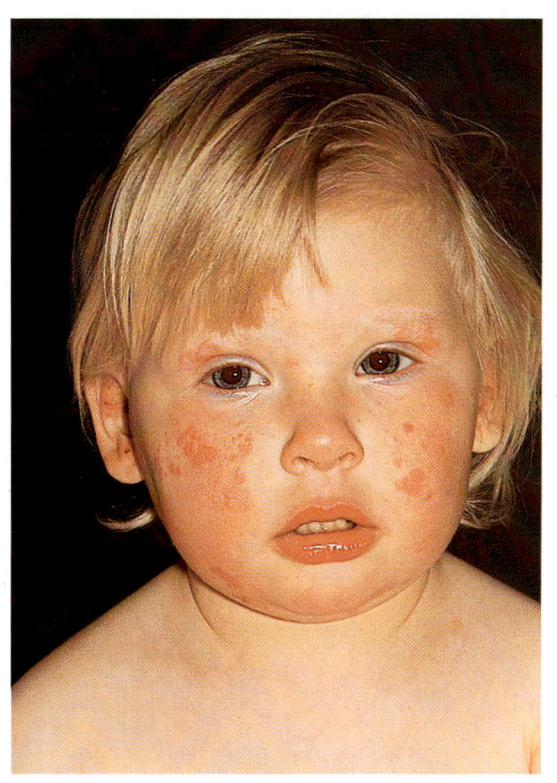

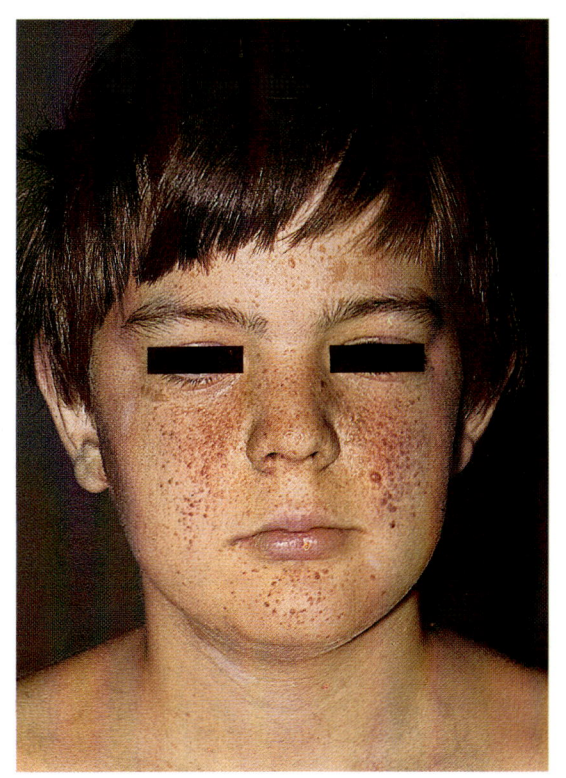 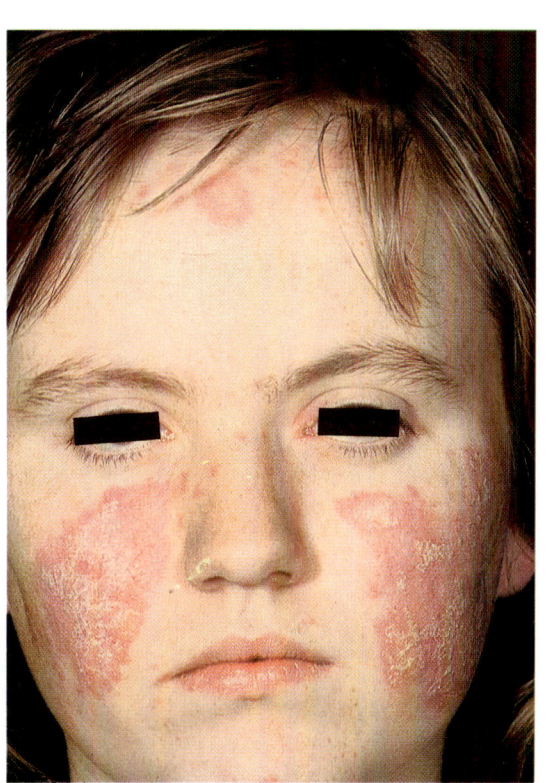

9.217

Gestieltes Ohranhängsel

Gestieltes Ohranhängsel bei 7 Tage altem Jungen: erbsengroßer, glatter, fester Tumor, der breit mit der Basis verwachsen war und Knorpel enthielt.

9.218

Mikrotie

Mikrotie (rudimentäre Ohrmuschel) und **Atresie des äußeren Gehörganges** rechts bei einem 2 Monate alten Mädchen, das außerdem einen Naevus flammeus an der Stirn (über der Nasenwurzel) hatte. Eine Spezialaufnahme des Felsenbeines zeigte, daß die Bogengänge und die Schnecke normal angelegt waren. Keine weiteren Fehlbildungen. Ursache der Ohrfehlbildung unbekannt.

9.219

Abstehende Ohren und angeborene Mikrozephalie

Abstehende Ohren und angeborene Mikrozephalie bei einem $1\frac{1}{4}$ jährigen Mädchen: schlecht modellierte, tief ansetzende Ohrmuscheln und relativ kleiner Hirnschädel (Kopfumfang bei termingerechter Geburt nur 28 cm). Keine weiteren Fehlbildungen. Geistige Entwicklung stark verzögert. Kein Hinweis auf pränatale Infektion oder Chromosomenaberration. Chirurgische Korrektur der abstehenden Ohren mit 3 Jahren: Nach vertikaler Inzision an der kranialen Oberfläche der Aurikel wurde der Knorpel soweit reseziert, daß die Fehlstellung korrigiert und eine neue Antihelix geschaffen wurde.

9.220

Ektodermale Dysplasie

Ektodermale Dysplasie (hypohidrotische Form) bei einem 10 Monate alten Jungen, der wegen unklarer Fieberschübe und Gedeihstörung in die Klinik kam. Charakteristisch waren die spärliche Kopf- und Körperbehaarung, das Fehlen der Wimpern, die dünne und trockene Haut mit durchscheinenden Hautvenen, die verminderte Schweißsekretion (nachgewiesen durch Pilokarpiniontophorese) und der herabgesetzte Tränenfluß. Röntgenologisch wurden nur 2 Schneidezähne nachgewiesen, während die übrigen Zähne nicht angelegt waren. Typische Symptome waren außerdem die dicken wulstigen Lippen, die Hyperpigmentation der Haut periorbital und der tiefe Ohransatz. Es bestanden eine chronische atrophische Rhinitis und eine intermittierende Heiserkeit (durch Hypoplasie muköser Drüsen im Respirationstrakt). Während mehrerer Krankenhausaufenthalte traten wiederholt plötzliche Temperatursteigerungen ohne infektiöse Ursache auf, die nach Abkühlungsmaßnahmen rasch zurückgingen und durch Wärmestau infolge Hypohidrose bedingt waren. Die Gedeihstörung (Milch wurde nicht vertragen) besserte sich durch eine Diät mit püriertem Fleisch. In der Familie der Mutter waren drei Angehörige ebenfalls an ektodermaler Dysplasie erkrankt. Es handelte sich offenbar um das klassische Ektodermalsyndrom (Christ-Siemens-Touraine-Syndrom). Andere an- oder **hypohidrotische Ektodermalsyndrome** sind z. B. das EEC-Syndrom, Goltz-Gorlin-Syndrom und dysmelische Ektodermalsyndrom.

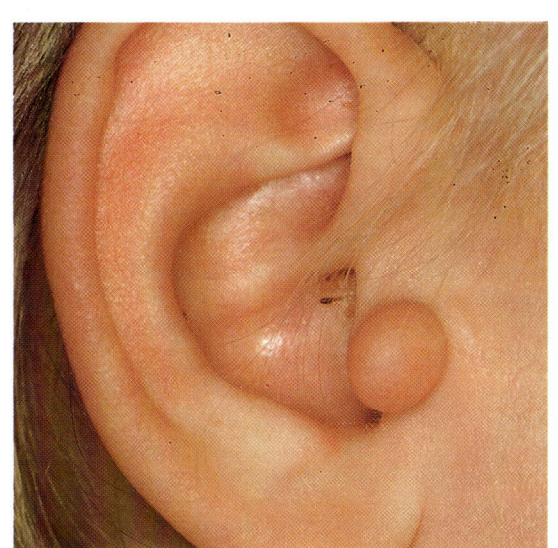

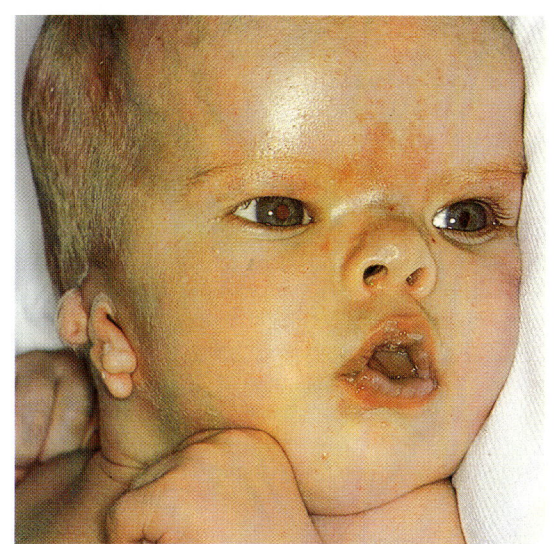

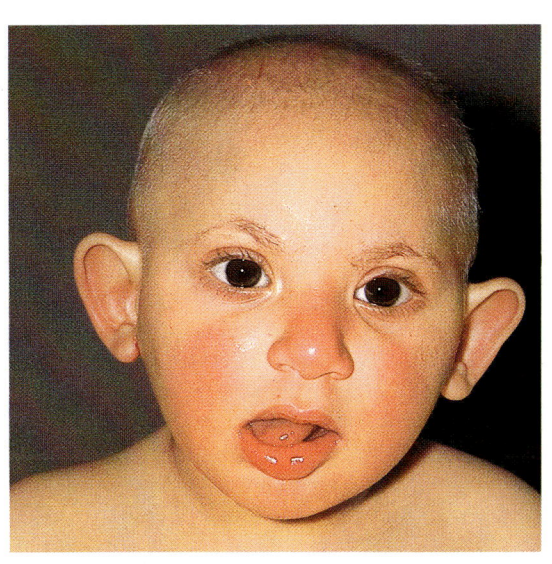

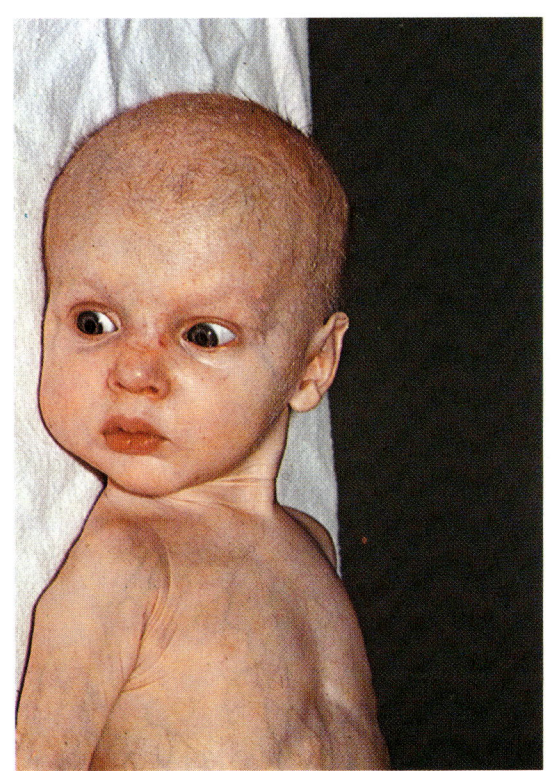

9.221

Alopecia areata

Alopecia areata (plötzlich aufgetretener, umschriebener Haarausfall) bei einem 6jährigen Mädchen: Haarfollikel an den kahlen Stellen noch erhalten. Folgende Ursachen wurden ausgeschlossen: Trichotillomanie (Haarausreißen, s. S. 278), Traumen (sog. Traktionsalopezie, z. B. durch Zöpfe, Pferdeschwanzfrisur, Kopfbänder, Haarbehandlung beim Friseur usw.), Tinea capitis (s. S. 254), andere Kopfhautinfektionen, schwere atopische oder seborrhoische Dermatitis u. a. Ohne Behandlung setzte nach 2–3 Monaten das Haarwachstum wieder ein, jedoch waren die nachgewachsenen Haare heller als die übrigen Haare. Später glich sich der Farbunterschied aus (typisch für heilende Alopecia areata). – Die Prognose der Alopecia areata ist verschieden je nach Entstehungsweise. In einem kleinen Teil der Fälle geht diese in eine Alopecia totalis über. Beim narbigen Haarausfall (irreversibel) sind die Follikel durch tiefgreifende Hautinfektionen, durch physikalische Schäden oder ulzerierende Malignome zerstört.

9.222

Alopecia areata

Alopecia areata (idiopathische Form) bei einem 6jährigen Jungen: Ophiasis (Haarausfall an den Rändern des behaarten Kopfes) auf sonst unveränderter Haut. Plötzlich entstanden. Ursache unklar. Trotz lokaler Kortikosteroidbehandlung (Okklusionsverband) keine Besserung. Im allgemeinen schlechte Prognose. Oft Übergang in Alopecia totalis.

9.223

Alopecia totalis

Alopecia totalis bei einem 2jährigen Jungen: in kurzer Zeit aufgetretener Haarausfall auf dem gesamten Kopf (einschließlich Augenbrauen, z. T. auch der Wimpern). Als Ursachen für einen diffusen Haarausfall waren ausgeschlossen: Gifte (z. B. Thallium), Medikamente (Zytostatika u. a.), Stoffwechselkrankheiten, endokrine Störungen, schwere Allgemeininfektionen, ZNS-Erkrankungen (Enzephalitis, Schädel-Hirn-Trauma) und Tumorleiden. Für eine angeborene Alopecia totalis, die auch bei einer Reihe von Syndromen vorkommt, bestand kein Anhalt. – Bei der **Alopecia universalis** fehlen nicht nur die Haare auf dem Kopf, sondern auch am übrigen Körper. Die Behandlung bei totaler und universeller Alopezie ist, wenn keine bestimmte Ursache gefunden wird, fast immer erfolglos. Wenn jedoch eine Grundkrankheit vorliegt, die behandelt wird, kann die Alopezie beseitigt werden, sofern die Haarfollikel nicht permanent geschädigt sind.

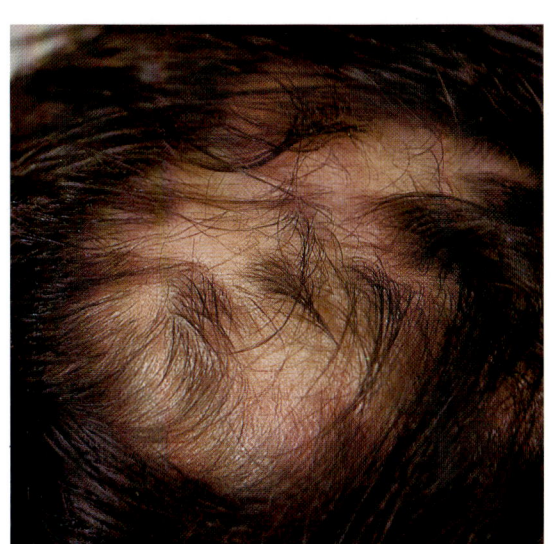 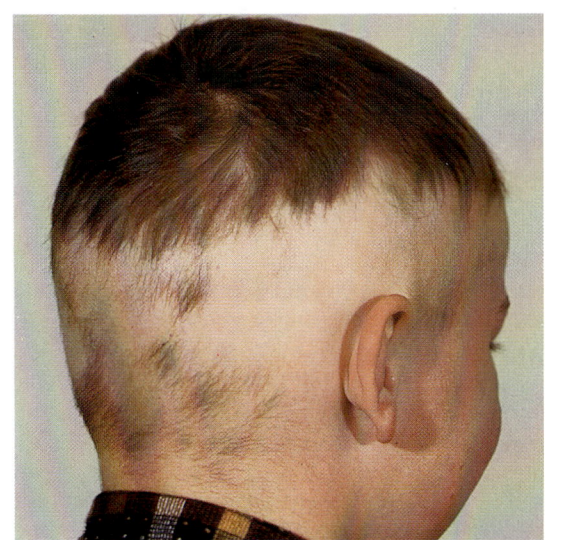

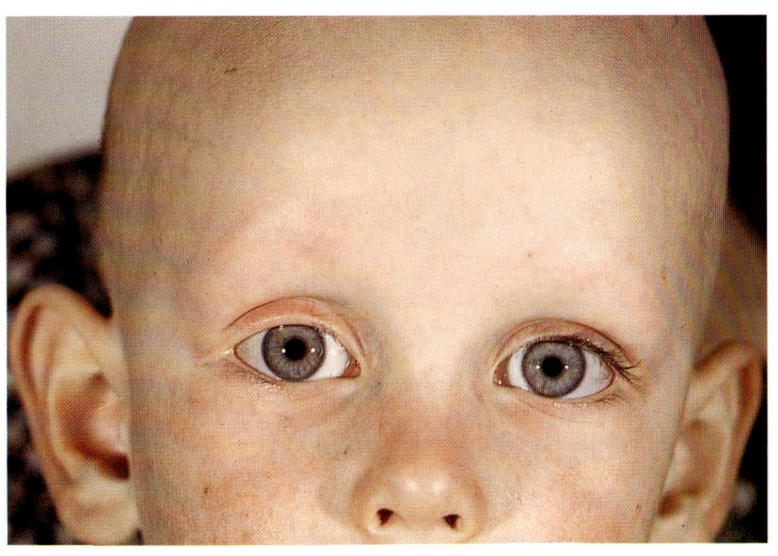

9.224 9.225
Trichotillomanie

Trichotillomanie bei einem 14jährigen Mädchen: Als Folge des zwanghaften Haarausreißens (Psychopathie) bestand auf dem Kopf eine diffuse Alopezie. Auch fehlten teilweise die Wimpern. Zur Sicherung der Diagnose kann eine Hautbiopsie notwendig sein, die nebeneinander normale und beschädigte Haarfollikel zeigt, außerdem parafollikuläre Hämorrhagien, z. T. Follikelatrophie und eine katagene Umwandlung des Haares. — **Differentialdiagnostisch** sind eine Tinea capitis und eine Alopecia areata anderer Genese auszuschließen. Bei länger fortgesetzter Trichotillomanie können die Haarfollikel irreversibel geschädigt werden. Es kann eine ständige Alopezie resultieren.

9.226
Partieller Albinismus

Partieller Albinismus (Poliosis circumscripta) bei einem 6jährigen Mädchen: weiße Stirnlocke seit Geburt (infolge Fehlens oder Verminderung von Melanozyten). In diesem Fall fand sich an der Stelle der Stirnlocke kein melaninfreier Hautbezirk (wie in den meisten Fällen). Pigmentfreie Hautflecken können bei partiellem Albinismus auch am Rumpf und an den Extremitäten (mit Ausnahme von Rücken, Händen und Füßen) vorkommen. Der Ausdruck »partiell« im Krankheitsnamen bezieht sich lediglich auf die Verteilung der Veränderungen. — **Differentialdiagnose:** Eine Poliosis (häufig im Bereich der Augenbrauen und Wimpern) kommt in 80% der Fälle beim Vogt-Koyanagi-Syndrom vor (mit akut auftretender Uveitis, Schwerhörigkeit und Vitiligo). Bei abheilender Alopecia areata sind die nachwachsenden Haare oft pigmentfrei. Eine Poliosis gibt es auch bei der tuberösen Hirnsklerose. Die Vitiligo, eine erworbene Pigmentierungsstörung der Haut, zeigt sich oft zuerst an sonnenexponierten Hautstellen. Die unregelmäßig begrenzten, weißen Flecken haben oft hyperpigmentierte Ränder. Auf dem behaarten Kopf sind die Haare in den Flecken meist normal pigmentiert; nur bei längerem Bestehen können sie entfärbt sein. Weiteres zur Differentialdiagnose siehe unter Vitiligo, S. 262, 306.

9.227
Partieller Albinismus

Partieller Albinismus (Poliosis circumscripta) bei Mutter und Kind: Einzige Anomalie war eine weiße Stirnlocke; daher lag kein Waardenburg-Syndrom vor (mit Akrozephalus, Gesichtsdysmorphie, Augen-, Zahnstellungs- und Genitalanomalien sowie Taubheit). Auch die isolierte Poliosis circumscripta wird (wie das Waardenburg-Syndrom) autosomal dominant vererbt.

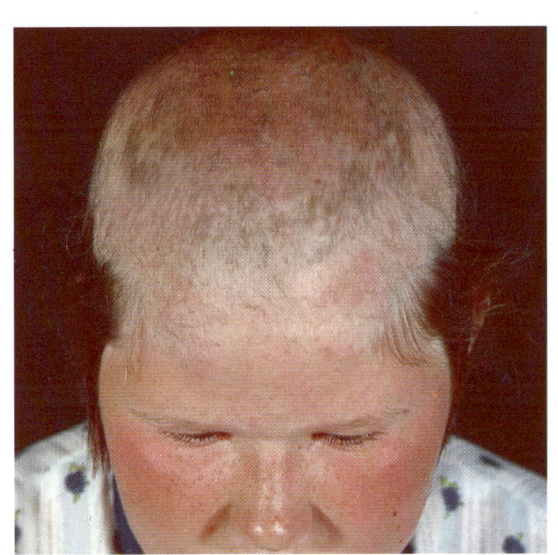 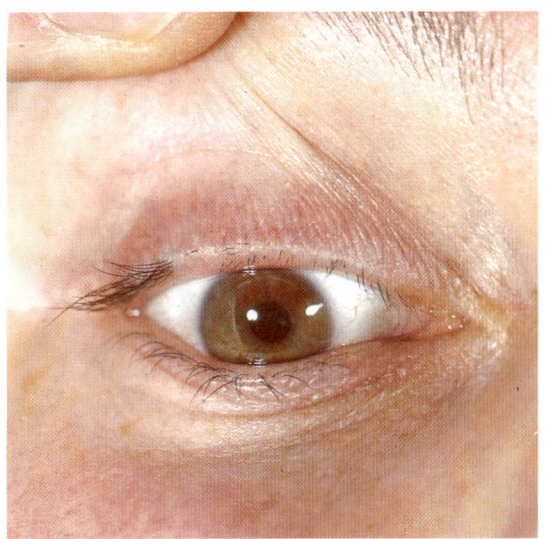

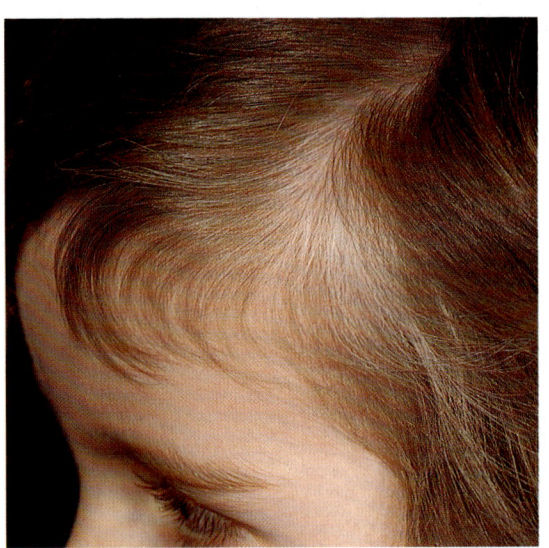 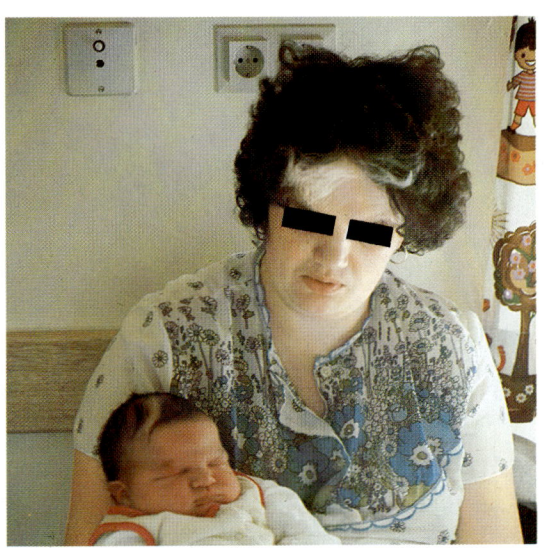

9.228

Verrucae vulgares

Verrucae vulgares neben den Fingernägeln eines 12jährigen Jungen: zahlreiche periungual gelegene, graugelbliche, schmerzende Papeln mit Hyperkeratose und rauher Oberfläche, die teilweise bereits den Nagel unterminiert hatten. Sie können an dieser Stelle das Nagelwachstum stören. Behandlung mit flüssigem Stickstoff. – Die virusbedingten Verrucae vulgares sind häufig auch an den Fingern, Handrücken, Knien, Ellenbogen und im Gesicht lokalisiert, ebenso die juvenilen Flachwarzen (Verrucae planae), welche kleiner (<3 mm), nur leicht erhaben und von roter oder brauner Farbe sind. Man erkennt die Flachwarzen oft daran, daß sie linear entlang einer Kratzspur angeordnet sind. Sie können sich auch durch Kämmen von der Stirnhaargrenze auf den behaarten Kopf ausbreiten. – **Differentialdiagnostisch** sind Warzen neben den Fingernägeln abzugrenzen von einem periungualen Fibrom (bei tuberöser Hirnsklerose).

9.229

Nagel-veränderungen bei Nägelbeißen

Nagelveränderungen bei einem 5jährigen Nägelbeißer: Neben den Nagelbeschädigungen sah man Verletzungen der Nagelhaut. – Als Komplikationen kommen vor Paronychien und Nagelwarzen. Das Nägelbeißen zeigt neben der zweifellos empfundenen Lustbefriedigung vorwiegend aggressive Züge. Es ist unter älteren Kindern weit verbreitet und kann zu einer bis ins Erwachsenenalter verbleibenden Gewohnheit werden. Als Ursachen für das Nägelbeißen kommen in erster Linie eine Unterdrückung der aggressiven Impulse und Antriebe des Kindes in Frage, die es auf diese Weise »unbewußt« kontrolliert. – Nagelbeschädigungen gibt es auch durch ständiges Reiben der Fingernägel mit den Fingerspitzen der anderen Hand sowie durch häufige Anwendung bestimmter Nagelkosmetika.

9.230

Herpetische Nagelgeschwüre

Herpetische Nagelgeschwüre bei einem 4jährigen Jungen mit akuter myeloischer Leukämie: ödematöse Schwellung und Rötung der Fingerkuppen mit Blasenbildung und Exulzeration (am Daumen links und am 2. und 3. Finger rechts). Aus dem Bläscheninhalt wurde Herpes-simplex-Virus angezüchtet. Der Junge, der immer noch am Daumen und an den Fingern lutschte, hatte gleichzeitig einen Herpes labialis, der zur Infektion der Finger führte.

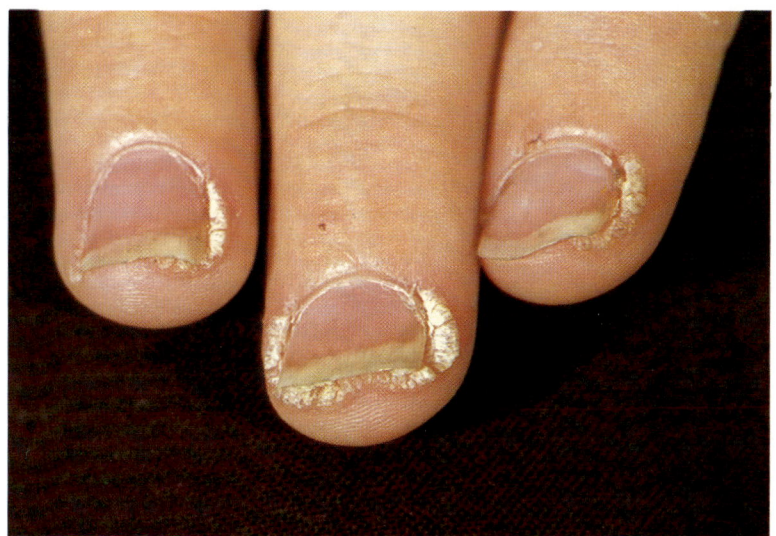

9.228

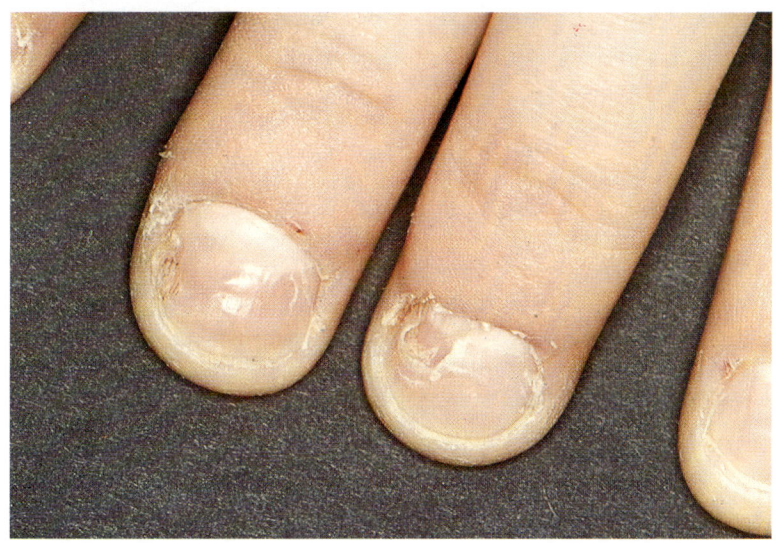

9.229

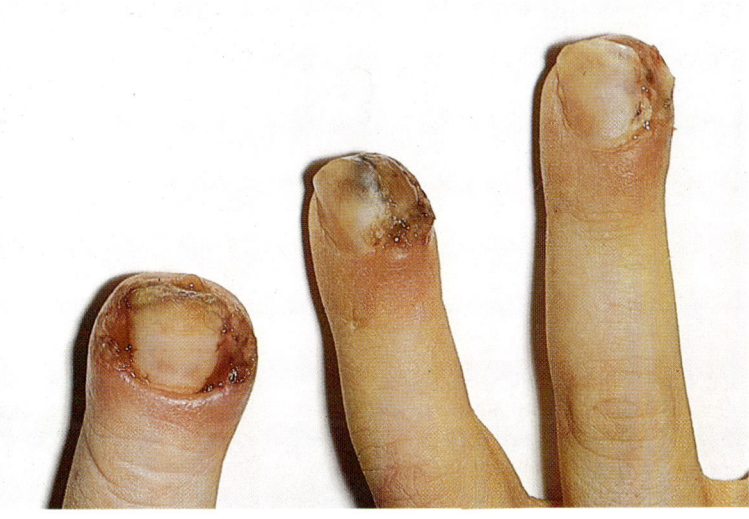

9.230

10.1 Leukämie

10.1.1
Akute myeloische Leukämie

Akute myeloische Leukämie bei einem 6jährigen Jungen: Protrusio bulbi links (infolge Myeloblastenwucherung in der Orbita). Der Junge war 3 Wochen vorher mit Fieber, einer Angina und erheblichen Halslymphknotenschwellungen erkrankt. Als eine Penicillin-Behandlung nicht anschlug und die Protrusio bulbi sichtbar wurde, erfolgte die Klinikeinweisung. Blutbild und Knochenmarkspunktat (positive Peroxidase- und Naphthol-AS-D-Chlorazetat-Esterasereaktion der Leukämiezellen) sprachen für akute myeloische Leukämie. Schlechtes Ansprechen auf die kombinierte Zytostatika-Therapie (keine Vollremission). Tod nach 2 Monaten an einer Septikämie. — Zur **Differentialdiagnose** der Protrusio bulbi: s. S. 282 u. 316.

10.1.2
Akute myeloische Leukämie

Akute myeloische Leukämie bei einem 13jährigen Jungen: Gingivaschwellung, z. T. mit Ulzerationen (durch leukämische Infiltrationen des gesamten Zahnfleisches). Gleichzeitig starke Vergrößerung der rechten Glandula submandibularis, die sich nach 2wöchiger intensiver Induktionstherapie mit Zytostatika wie die Zahnfleischveränderungen völlig zurückbildete. Zur **Differentialdiagnose** der Gingivaschwellung: s. S. 106 u. 148.

10.1.3
Akute lymphoblastische Leukämie

Akute lymphoblastische Leukämie bei einem 10jährigen Mädchen: petechiale (flohsticharartige) Blutungen am harten und weichen Gaumen (infolge Thrombozytenmangels). An der Haut fanden sich außer Petechien auch flächenhafte Blutungen. In diesem Fall waren die Haut- und Schleimhautblutungen Initialsymptome, die zur Diagnose führten.

10.1.4
Akute lymphoblastische Leukämie

Akute lymphoblastische Leukämie bei einem 10jährigen Jungen: große flächenhafte Hautblutung (Suffusion) am Unterschenkel (Thrombozytenzahl im Blut 1000/μl). An der übrigen Haut sah man außerdem Ekchymosen (kleine umschriebene flächenhafte Hautblutungen) und Petechien. Durch die Therapie vollständige Remission. Nach 5½ Jahren immer noch rezidivfrei.

10.1.5
Mees-Linien

Mees-Linien am Fingernagel eines 7½jährigen Jungen, der wegen einer starken lymphoblastischen Leukämie mehrere Wochen lang mit Zytostatika (u. a. mit Vincristin, Daunorubicin und Cyclophosphamid) behandelt worden war: Die an allen Finger- und Zehennägeln aufgetretenen weißen Querlinien sind typische und nicht seltene Nagelveränderungen während einer kombinierten Chemotherapie mit den oben genannten Mitteln. Es handelt sich dabei um eine toxische Schädigung der Nagelplatte.

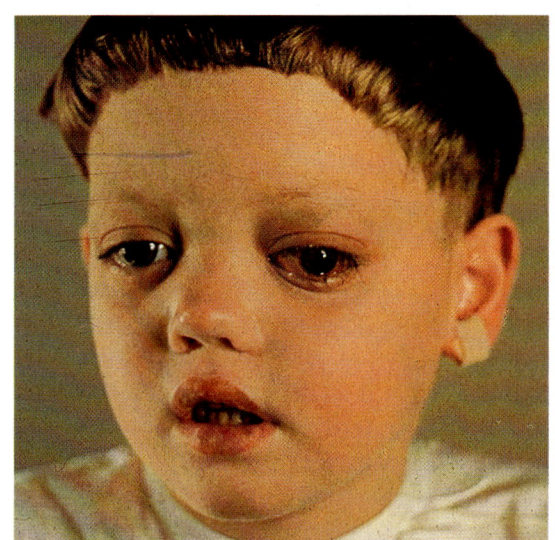 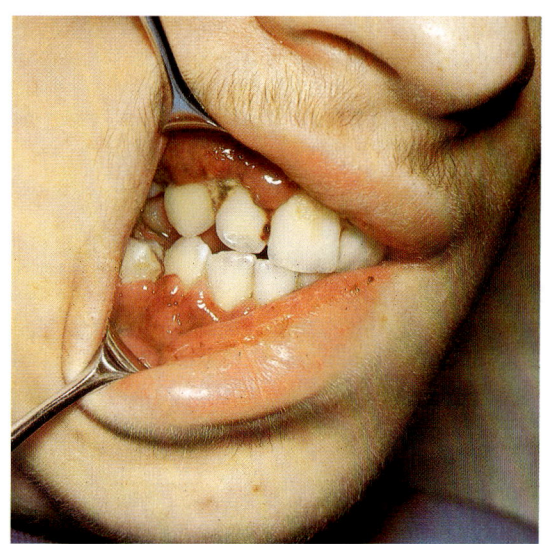

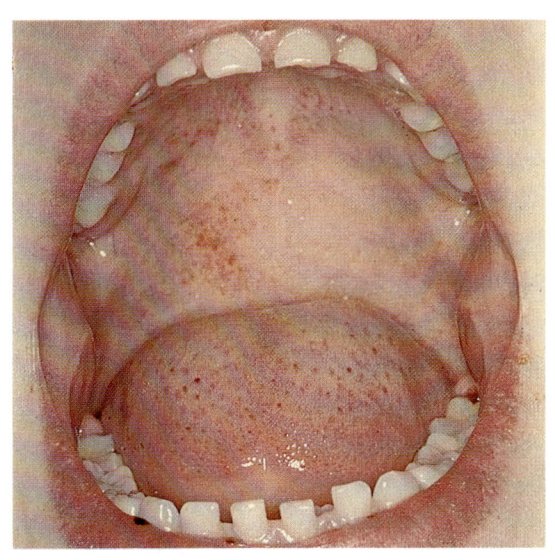 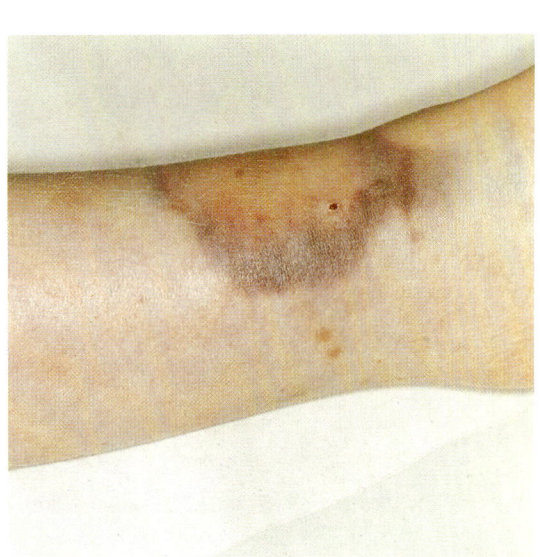

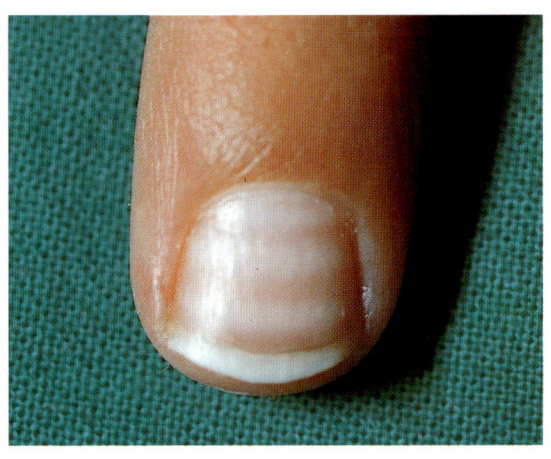

10.1.6
Akute myeloische Leukämie

Akute myeloische Leukämie bei einem 5jährigen Mädchen, bei dem als erstes Symptom Hautblutungen aufgefallen waren: Nach 5 Monate langer zytostatischer Behandlung (Teilremission) entwickelte sich eine starke Vorwölbung des Abdomens infolge hochgradigen Aszites (bei erheblicher Hepatosplenomegalie und schwerer Anämie). Proteingehalt des Serums stark erniedrigt. Trotz wiederholter Bluttransfusionen Tod durch unstillbare innere Blutungen.

10.1.7
Akute lymphoblastische Leukämie

Akute lymphoblastische Leukämie bei einem 7jährigen Jungen mit sog. chronischer hyperplastischer Candidiasis: Auf der Zunge fanden sich mehrere unregelmäßig begrenzte, feste, weiße Plaques, die man sehr schwer ablösen konnte. Kulturell und mikroskopisch wurde Candida albicans nachgewiesen. Solche leukoplakieähnlichen Herde gibt es nur bei Patienten mit hochgradiger Abwehrschwäche. Im Gegensatz hierzu sind die gewöhnlichen Soorbeläge in der Mundhöhle junger Säuglinge weicher; nach Abkratzen kommt es auf dem erythematösen Grund meist zu punktförmigen Blutungen.

10.1.8
Akute lymphoblastische Leukämie

Akute lymphoblastische Leukämie bei einem 10jährigen Jungen mit Hautsoor (Candida-Dermatitis) der Gesichtshaut: runder, mit Schuppen bedeckter, erythematöser Hautbezirk (juckend) von 2 cm Durchmesser, in dem sich mikroskopisch und kulturell Candida albicans nachweisen ließ. – Ein solcher Tinea-ähnlicher Herd im Gesicht kommt nur im Rahmen der sog. chronischen mukokutanen Candidiasis bei Tumorleiden (unter kombinierter Zytostatikatherapie) und bei Antikörpermangelsyndrom vor. Ähnliche Herde hatte der Junge auch auf dem behaarten Kopf und an anderen Hautpartien. Außerdem bestand ein ausgedehnter therapieresistenter Mundsoor.

10.1.9
Akute lymphoblastische Leukämie

Akute lymphoblastische Leukämie bei einem 7jährigen Mädchen mit Herpes zoster: An der rechten Hand sah man Gruppen von kleineren und größeren, mit seröser Flüssigkeit gefüllten Blasen, die z.T. exulzeriert und mit hämorrhagischen Krusten bedeckt waren. Vorangegangen war anhaltendes hohes Fieber (im Stadium einer intensiven Induktionstherapie der Leukämie). Innerhalb von wenigen Tagen waren an der Hand zunächst zahlreiche rote Papeln entstanden, die sich rasch in Bläschen umwandelten. Übrige Haut frei. Abheilung nach 2wöchigem Bestehen der Hautblasen ohne bakterielle Sekundärinfektion. Das Mädchen hatte bereits mit 3 Jahren Varizellen gehabt. – Herpes zoster wird heute als Zweiterkrankung durch Varizella-Zoster-Virus (nach früherer Varizellenerkrankung) aufgefaßt (bei Persistenz der Viren im Nervengewebe). Herpes zoster ist bei zytostatisch behandelten Malignompatienten relativ häufig (2–3%) und wegen der Gefahr einer Generalisierung besonders bei Patienten mit Lymphogranulomatose (Morbus Hodgkin) gefürchtet. Rezidive sind möglich.

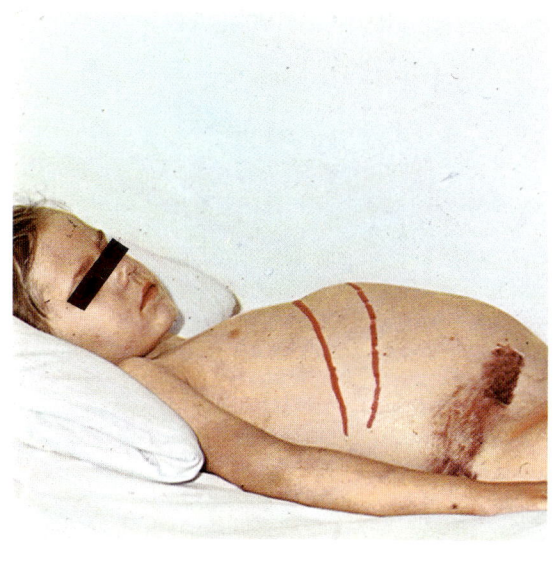

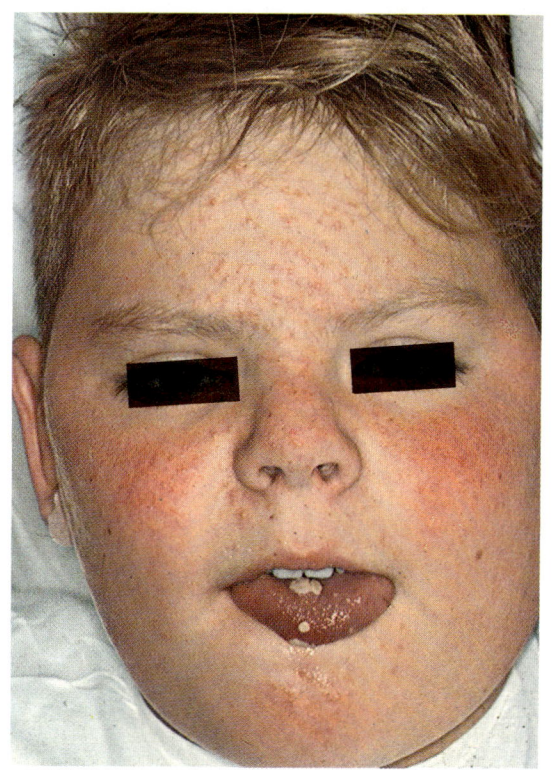

10.1.6   10.1.7

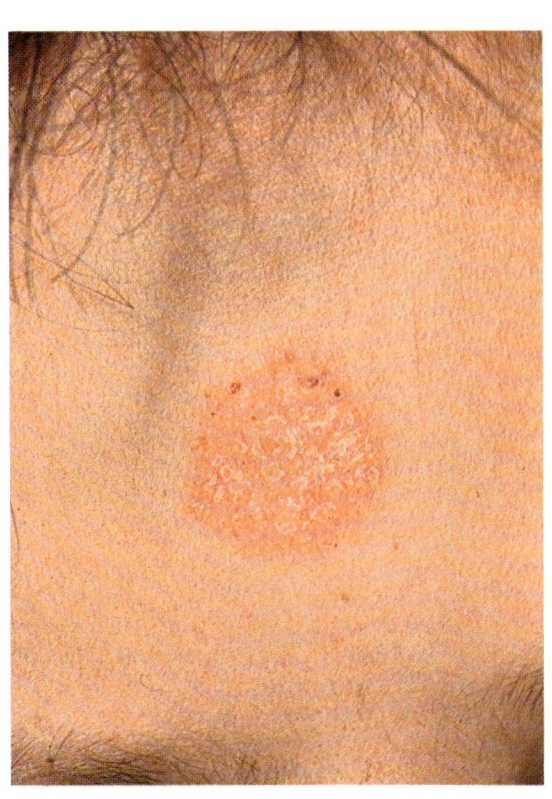

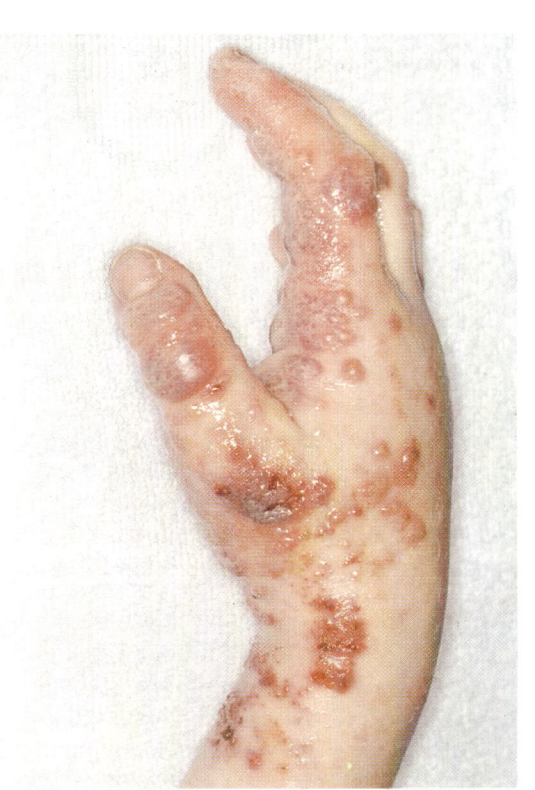

10.1.8   10.1.9

10.2 Blutungskrankheiten

10.2.1

Hämophilie A

Hämophilie A bei einem 11jährigen Jungen: hühnerei-großes Hämatom im Unterhautgewebe in der linken Hüfte (nach einem Mikrotrauma). An den Armen und Beinen fanden sich kleinere flächenhafte Hautblutungen.

10.2.2

Hämophilie A

Hämophilie A (Restaktivität von Faktor VIII < 1 %) bei einem 9jährigen Jungen mit Brillenhämatom und Sugillationen auf der Stirn. Häufig Gelenkblutungen (vor allem Kniegelenke). Therapie: Faktor-VIII-Konzentrate (auch als Heimselbstbehandlung). Bei Hämophilie können Blutungen am Auge außerdem in die Bindehaut, Iris, Chorioidea, Retina und in den Glaskörper stattfinden.

10.2.3

Hämophilie A

Hämophilie A mit Blutung in das linke Kniegelenk (Hämarthros) bei einem 14jährigen Jungen: fluktuierende Schwellung des linken Kniegelenkes mit Überwärmung, verstrichenen Gelenkkonturen und eingeschränkter Beugefähigkeit. Dabei Fieber bis 39° C. Nach Faktor-VIII-Gabe und vorübergehender Ruhigstellung Rückgang des Ergusses und Beginn krankengymnastischer Übungen. Danach Einleitung einer regelmäßigen Substitutionsbehandlung (zu Hause alle 2 Tage) zur Verhinderung weiterer Gelenkblutungen mit Versteifungsfolge. Zur **Differentialdiagnose** von Kniegelenkschwellungen: s. S. 158.

10.2.1

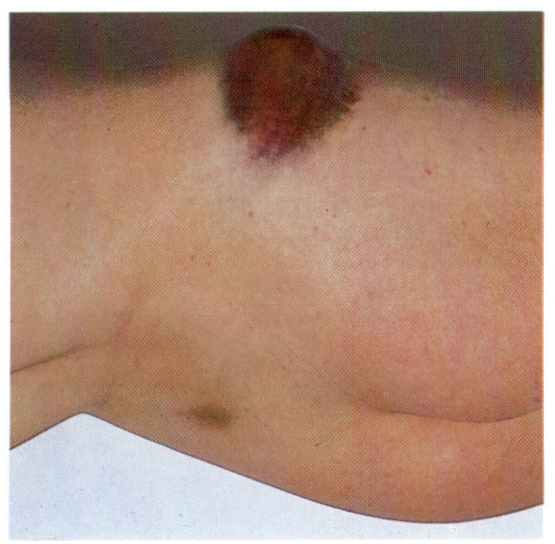

10.2.2   10.2.3

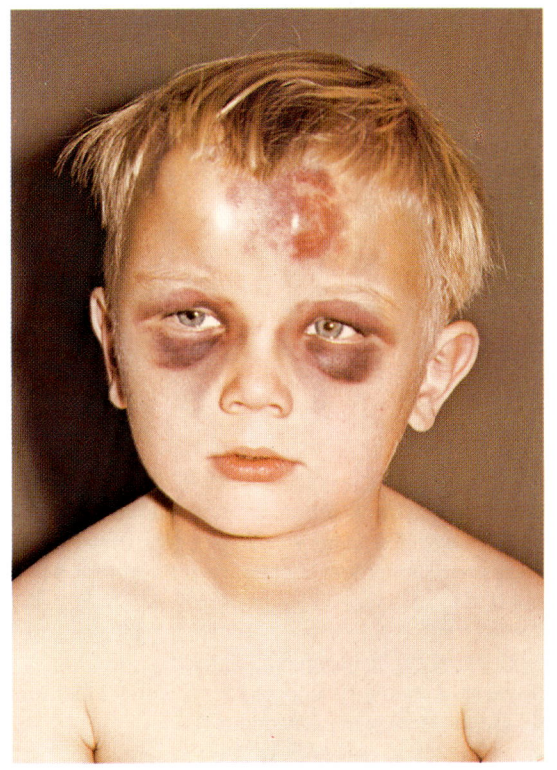

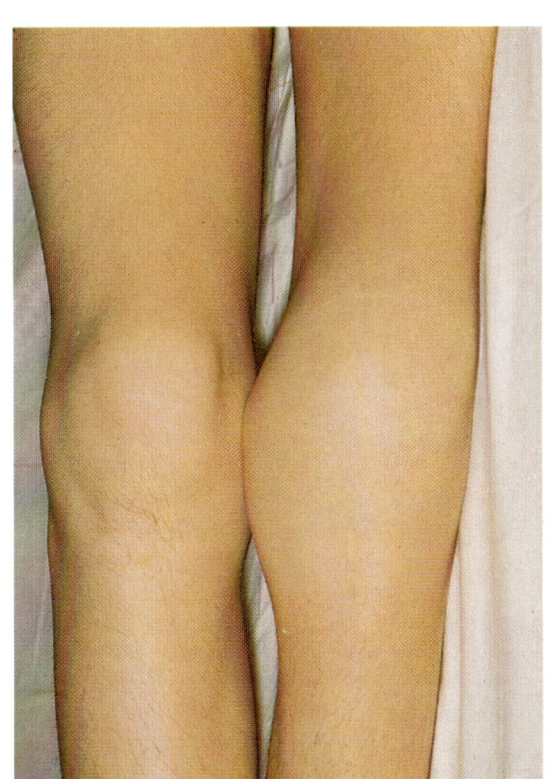

10.2.4 Waterhouse-Friderichsen-Syndrom

Waterhouse-Friderichsen-Syndrom bei Meningokokkensepsis eines 16jährigen Mädchens: flächenhafte Hautblutungen und Petechien am ganzen Körper, besonders an den Beinen, verbunden mit schwerem Schock (kalte Extremitäten, kaum fühlbarer Puls, Bewußtseinstrübung). Im Blutausstrich sah man in den Granulozyten gelagerte Diplokokken (Meningokokken). Die Gerinnungsteste zeigten eine schwere Verbrauchskoagulopathie an (Thrombozytopenie, Mangel an Fibrinogen, Prothrombin, Faktor V und VIII, außerdem Fibrinspaltprodukte). Bei Sepsis können flächenhafte Hautblutungen auch auf einer Hypoprothrombinämie (infolge Leberschädigung) beruhen. Bei gleichzeitigem Vorkommen von Petechien und Ekchymosen ist auch an eine septische Thrombozytopenie (ohne Verbrauchskoagulopathie) zu denken. Wenn nur Petechien gefunden werden, sind diese bei Sepsis durch eine toxische Gefäßwandschädigung bedingt.

10.2.5 Thrombozytopenische Purpura

Thrombozytopenische Purpura bei einem 3jährigen Mädchen mit allergischer Thrombozytopenie (1000/μl): punktförmige und flächenhafte Hautblutungen am ganzen Körper, besonders an Armen und Beinen. Die Hautblutungen waren plötzlich 10 Tage nach einer akuten Infektion der oberen Luftwege aufgetreten, die vom Hausarzt mit einem Sulfonamid behandelt worden war. Rumpel-Leede-Versuch positiv, Blutungszeit verlängert. Gerinnselretraktion vermindert. Knochenmarkpunktat: Megakaryozytenzahl erhöht. Heilung nach 6wöchiger Prednison-Behandlung. – **Differentialdiagnose:** Thrombozytopenische Hautblutungen kommen vor:

1. bei verminderter Megakaryozytenzahl im Knochenmark (beim Thrombozytopenie-Radiusaplasie-Syndrom, Fanconi-Syndrom, symptomatisch bei Leukämie, Panmyelopathie, Zytostatika-Therapie u. a.),
2. bei normaler Megakaryozytenzahl im Knochenmark (beim erblichen Wiskott-Aldrich-Syndrom),
3. bei normaler oder erhöhter Megakaryozytenzahl im Knochenmark (immunologisch entstanden als akute oder chronische Verlaufsform) und bei Verbrauchskoagulopathie durch disseminierte intravasale Gerinnung.

Gleichzeitiges Vorkommen von punktförmigen und flächenhaften Hautblutungen ist außerdem möglich bei Thrombozytenfunktionsstörungen, z. B. bei der erblichen Thrombasthenie Glanzmann und als erworbene Störung bei Urämie, Leberzirrhose u. a.

10.2.6 10.2.7 Anaphylaktoide Purpura Schoenlein-Henoch

Anaphylaktoide Purpura Schoenlein-Henoch bei einem 7jährigen Jungen: dicht stehende Petechien (punktförmige Hautblutungen) an der Streckseite der Oberschenkel und am Gesäß, in geringerem Maße an den Streckseiten der Unterarme und im Gesicht. Für eine allergische Vaskulitis sprachen die übrigen Symptome (Ödeme, Arthralgien, Darmschleimhaut- und Nierenblutungen) bei normalen Gerinnungstesten und Thrombozytenzahlen. – **Differentialdiagnose:** Eine vaskuläre Purpura (vorwiegend Petechien) gibt es manchmal bei schweren Allgemeininfektionen und bei Infektionskrankheiten (oft kombiniert mit Blutungen infolge Thrombozytopenie oder Gerinnungsstörungen), außerdem bei Periarteriitis nodosa, Skorbut (s. S. 354) und beim Schamberg-Syndrom (progrediente und rezidivierende pigmentierte Purpura). Beim Majocchi-Syndrom (kapillarektatische Purpura) findet man kleine Hämorrhagien im Bereich der Kapillarektasien (oft mit Ringbildung).

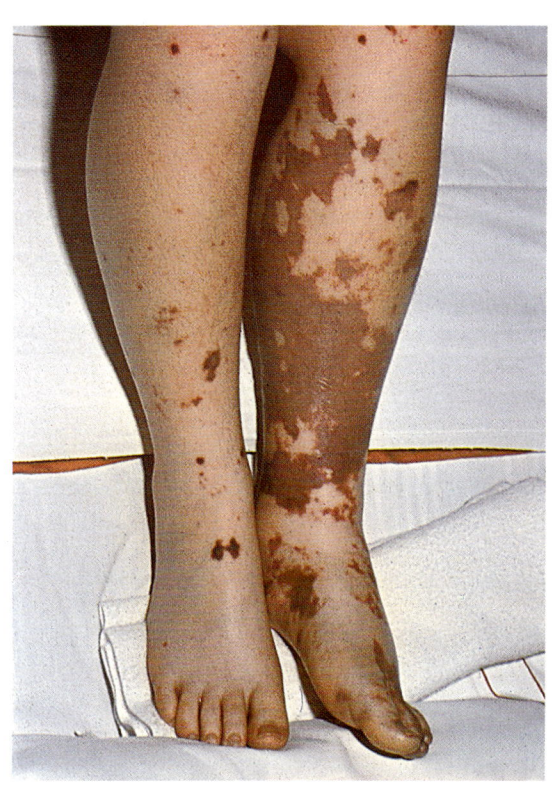
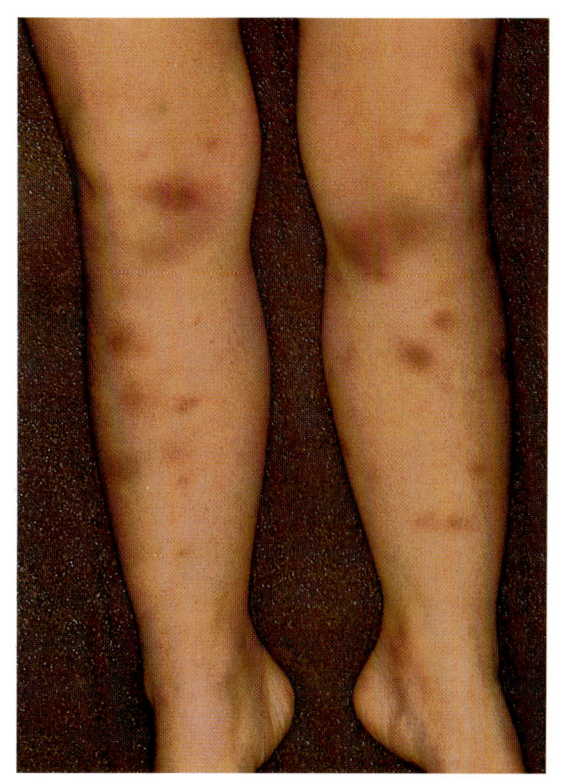

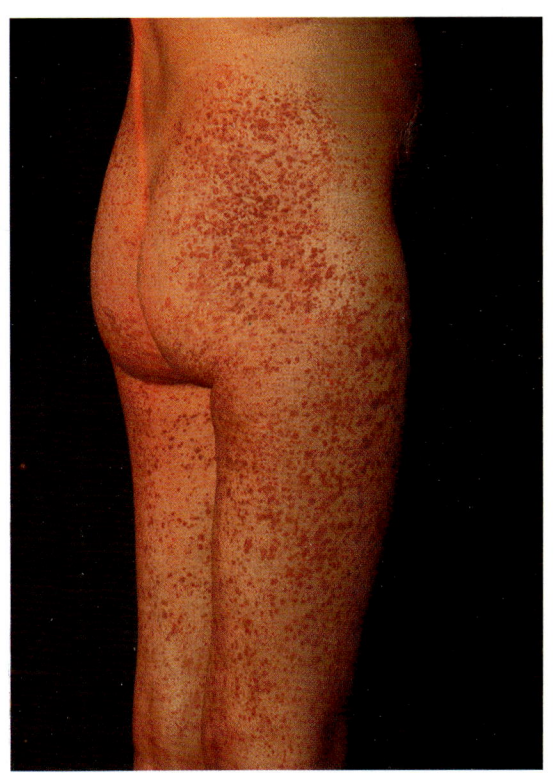
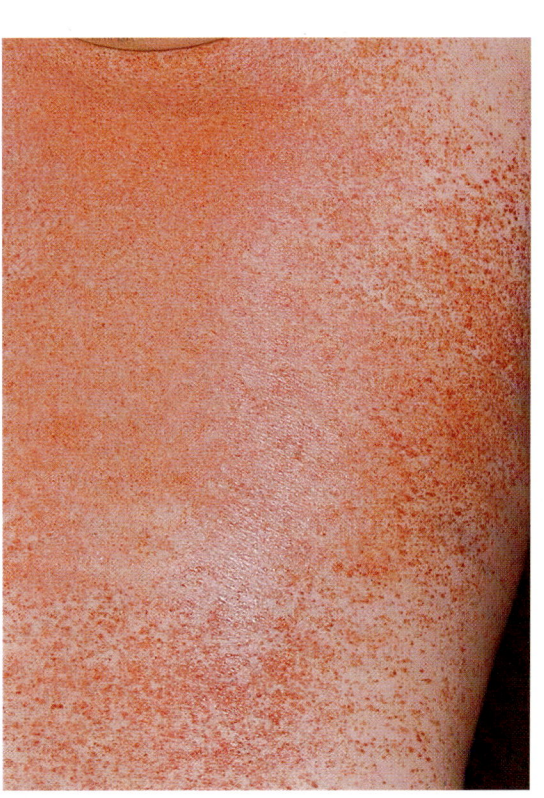

10.2.8
Anaphylaktoide Purpura Schoenlein-Henoch

Anaphylaktoide Purpura Schoenlein-Henoch bei einem 9jährigen Jungen, der 10 Tage vorher plötzlich an einer hochfieberhaften Streptokokken-Angina erkrankt war. Jetzt waren von einem Tag auf den anderen Gelenkschwellungen und -schmerzen, asymmetrisch verteilte Ödeme sowie petechiale Hautblutungen an den Beinen aufgetreten. Im Gesicht fiel eine ödematöse Schwellung des rechten Ober- und Unterlides auf. Am 4. Krankheitstag kolikartige Leibschmerzen und blutige Stühle (Purpura abdominalis). Rasche Besserung durch Gaben von Prednison, jedoch Rezidiv nach Aufhören der Behandlung. Heilung nach 4wöchiger Krankheitsdauer. — **Differentialdiagnostisch** kommen andere erworbene Vasopathien, z. B. infektiös-toxische Gefäßveränderungen bei schweren Infektionen, in Betracht. Hierzu gehören auch die hämorrhagischen Exantheme bei Masern, Scharlach und Varizellen sowie Krankheitszustände, die zugleich mit einer Verbrauchskoagulopathie einhergehen können (z. B. Purpura bei Meningokokkensepsis oder Schleimhautblutungen bei Diphtherie oder Typhus). Bei der Periarteriitis nodosa, die sich an den mittleren und kleineren Arterien abspielt, treten die gleichen Krankheitserscheinungen auf wie bei der anaphylaktoiden Purpura, meistens jedoch stärker, außerdem neurologische Symptome infolge einer Nervenbeteiligung in der Gefäßnachbarschaft (Parästhesien, Schmerzen, Muskelschwäche) und kardiale Symptome (Herzinfarkt, Herzinsuffizienz). Eine ZNS-Beteiligung führt zu Krämpfen und enzephalitischen Symptomen. Eine Hepatosplenomegalie fehlt selten. Die Krankheit geht meist tödlich aus.

10.2.9
Periarteriitis nodosa

Periarteriitis nodosa bei einem 14jährigen Jungen: petechiale Hautblutungen an den Armen und Beinen, vereinzelt auch im Gesicht und am Rumpf. Plötzlicher Krankheitsbeginn mit hohem Fieber und Muskelschmerzen. Später traten neurologische Symptome (Parästhesien) und eine Hämaturie hinzu. Im weiteren Verlauf stellte sich eine Koronararterienentzündung heraus, die zu Tachykardien, Myokardinfarkt und Herzinsuffizienz führte. Die bei Nierenbiopsie gefundenen histologischen Veränderungen sprachen im Zusammenhang mit den übrigen Befunden für eine Periarteriitis nodosa.

10.2.10   10.2.11
Anaphylaktoide Purpura Schoenlein-Henoch

Anaphylaktoide Purpura Schoenlein-Henoch (Kokardenpurpura) bei einem 11 Monate alten Jungen: im Gesicht flächenhafte Hautblutungen im Zentrum von Quaddeln, die teilweise von einem anämischen Hof umgeben waren und sich auch an anderen Stellen (besonders an der Streckseite der Extremitäten) fanden. Nach 5tägiger Behandlung mit Prednison Rückgang der Hautveränderungen (rechtes Bild), aber Rezidiv nach Unterbrechung der Therapie. Gleichzeitig bestand eine Bronchitis, die vor Auftreten der Kokardenpurpura mit Hustensaft behandelt worden war. Thrombozyten und Gerinnungsfaktoren im Blut normal.

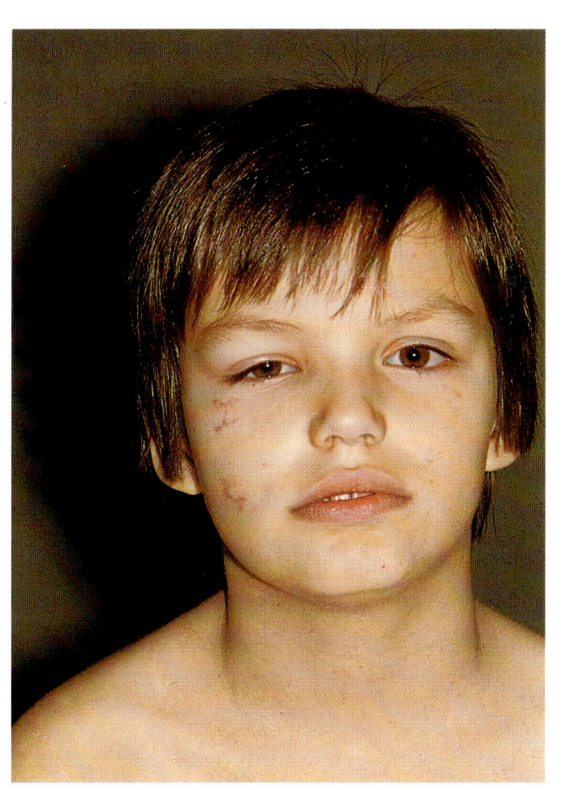

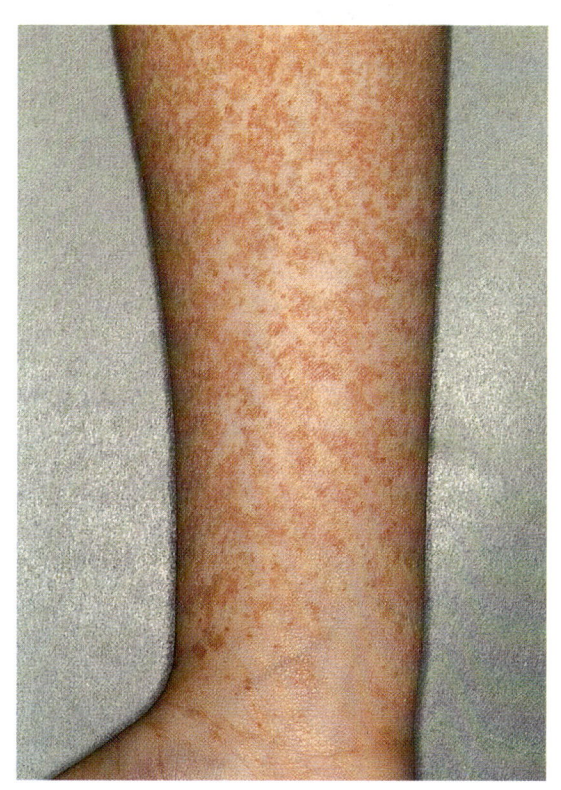

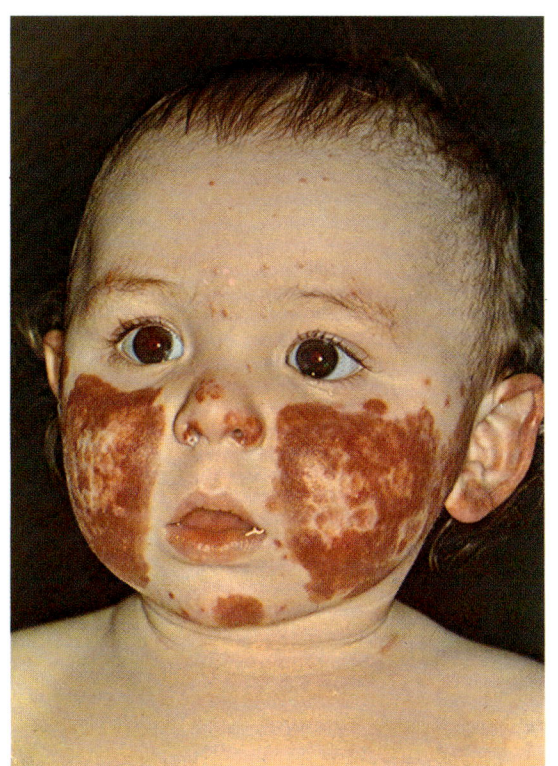

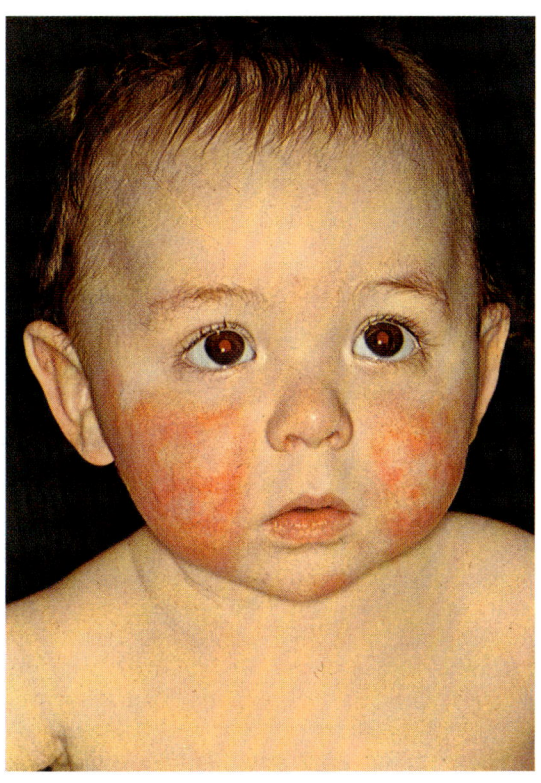

10.2.12
Periarteriitis nodosa

Periarteriitis nodosa mit Gangrän beider Vorderfüße bei einem 3 Monate alten Mädchen: Beginn mit hohem Fieber und livider Verfärbung der Hände und Füße, die sich kühl anfühlten. Periphere Pulse kaum tastbar. Vorübergehend bestanden eine Hypertension und schwere Herzinsuffizienz (Tachykardie, Lebervergrößerung) infolge Koronararterienbeteiligung. Erhebliche Leukozytose und BSG-Beschleunigung, Blutkulturen steril. Nach 1wöchigem Klinikaufenthalt beginnende Schwarzfärbung der Zehen, übergreifend auf den gesamten Vorfuß (trockene Gangrän). Die Herzinsuffizienz hatte sich unter entsprechender Behandlung gebessert, die Durchblutungsstörungen der Hände waren zurückgegangen. 1 Monat später

mußten beide Vor- und Mittelfüße amputiert werden. Nach Ausschluß anderer Krankheitsursachen (hormonbildende Tumoren, Endokarditis mit Embolie, Quecksilbervergiftung) wurde wegen Verdachts auf Periarteriitis nodosa eine Prednison-Behandlung begonnen, die intermittierend über Jahre fortgesetzt werden mußte, da bei Unterbrechung nach kurzer Zeit wieder Durchblutungsstörungen der Beine auftraten. − **Differentialdiagnose:** Eine Gangrän kann vorkommen bei Sepsis, Gasbrand, Purpura fulminans, arterieller Embolie (Endocarditis lenta), generalisiertem Lupus erythematodes, progressiver generalisierter Sklerodermie (systemischer Sklerose), Feerscher Krankheit u. a.

10.2.13
Purpura fulminans

Purpura fulminans bei einem 12jährigen Mädchen, die 2 Wochen nach einer Herpes-Virus-Stomatitis aufgetreten war: zunächst zahlreiche Ekchymosen und Hämatome an beiden Beinen und am Gesäß, später starke Schwellung und blaurote Verfärbung des gesamten rechten Beines mit Blasenbildung am Fuß, verbunden mit hohem Fieber, Thrombozytopenie und

Faktor-V-Erniedrigung im Blut. Schließlich markierten sich am rechten Fuß trockene Nekrosen der Zehen, der Fußsohle und des Fußrückens (Gangrän), welche eine Unterschenkelamputation erforderten. Übergang in Heilung und Versorgung mit einer Unterschenkelprothese.

10.2.14
Septische Gangrän

Septische Gangrän bei einem 14jährigen Mädchen: trockene Mumifikation (Schwarzfärbung) des rechten Fußes und distalen Unterschenkeldrittels im Verlauf einer Septikämie durch Clostridium welchii (ausgehend von einer nekrotisierenden Enteritis). Erreger

in der Blutkultur nachgewiesen. Auslösend für die Gangrän war eine schwere Thrombarteriitis im rechten Bein. Die Septikämie konnte durch intensive Antibiotikatherapie beherrscht werden. Das Bein mußte später in Oberschenkelhöhe amputiert werden.

10.2.15
Urticaria pigmentosa

Urticaria pigmentosa (bullöse Mastozytose) bei einem 2jährigen Mädchen: zahlreiche unscharf begrenzte, konfluierende, bräunliche Knoten und Blasen verschiedener Größe an beiden Unterschenkeln, die plötzlich (nach Einnahme von Azetylsalizylsäure wegen einer fieberhaften Infektion) aufgetreten waren und stark juckten. Das Darier-Zeichen war positiv

(Quaddelbildung bei Reiben). Die Diagnose einer Urticaria pigmentosa war bereits früher gestellt und durch Hautbiopsie bestätigt worden. Die Oberfläche der Hautläsionen an den Beinen hatte eine typische orangenschalenähnliche Textur. − **Differentialdiagnose:** s. S. 226.

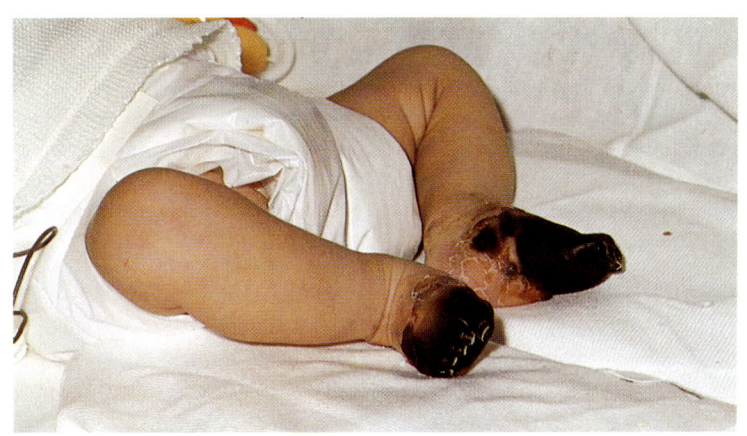

10.2.12

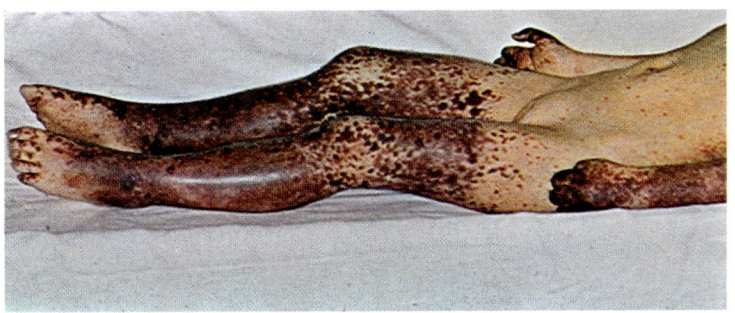

10.2.13

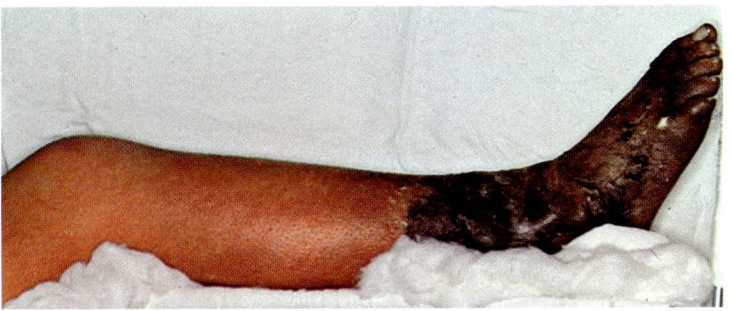

10.2.14

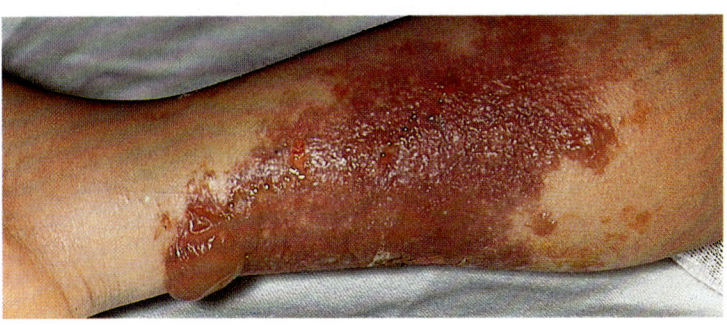

10.2.15

11.1
Naevus flammeus

Naevus flammeus (im Nacken als Unna-Nävus bezeichnet) bei einem 2 Monate alten Jungen: ausgedehnte fleckige Rötung an der Nackenhaargrenze, scharf begrenzt, von unregelmäßiger Gestalt, seit Geburt vorhanden. – Naevi flammei kommen im Nacken bei 40–70% aller Neugeborenen vor und sind eine harmlose Anomalie, die jedoch oft lebenslang bestehen bleibt, während die Naevi flammei auf den Lidern und an der Nasenwurzel meist in der frühen Kindheit verschwinden. Die sog. **Portweinnävi** (flache Hämangiome, Portweintyp der Naevi flammei) bilden sich wie die Nävi im Nacken im allgemeinen nicht zurück. Portweinnävi sind häufig asymmetrisch, überschreiten nicht die Mittellinie und finden sich überwiegend im Gesicht und an der oberen Rumpfhälfte.

11.2
Naevus flammeus

Einseitiger Naevus flammeus von Portwein-artiger Farbe (Portweinnävus, flaches Hämangiom) an der rechten Oberlippe bei einem 5 Wochen alten Jungen. Zunächst kein Hinweis auf entsprechende angiomatöse Veränderungen im Bereich der Meningen (wie beim Sturge-Weber-Syndrom).

11.3
Kavernöses Hämangiom

Großes kavernöses Hämangiom (strawberry nevus) bei einem 3 Monate alten Jungen, welches seit der Geburt beträchtlich gewachsen war, jetzt das linke Auge komprimiert und auf den behaarten Kopf übergegriffen hatte. Da eine Operation unmöglich war und eine Bestrahlung das Auge geschädigt hätte, verzichtete man zunächst auf eine Behandlung und wartete auf die spontane Rückbildung, welche gewöhnlich im ersten Lebensjahr beginnt.

11.4
Kasabach-Merritt-Syndrom

Kasabach-Merritt-Syndrom bei einem 3 Monate alten Jungen: riesiges kavernöses Hämangiom am linken Oberschenkel, das bereits auf das Skrotum und den Unterbauch übergegriffen hatte. Im Blut wurden eine schwere Thrombozytopenie und Zeichen der Verbrauchskoagulopathie festgestellt, außerdem Fragmentozyten (stark verformte Erythrozyten). Hautblutungen oder Blutungen in andere Organe waren bislang nicht aufgetreten. Nach einigen Tagen kam es zu einer spontanen Besserung (infolge thrombotischen Verschlusses der Blutgefäße im Hämangiom).

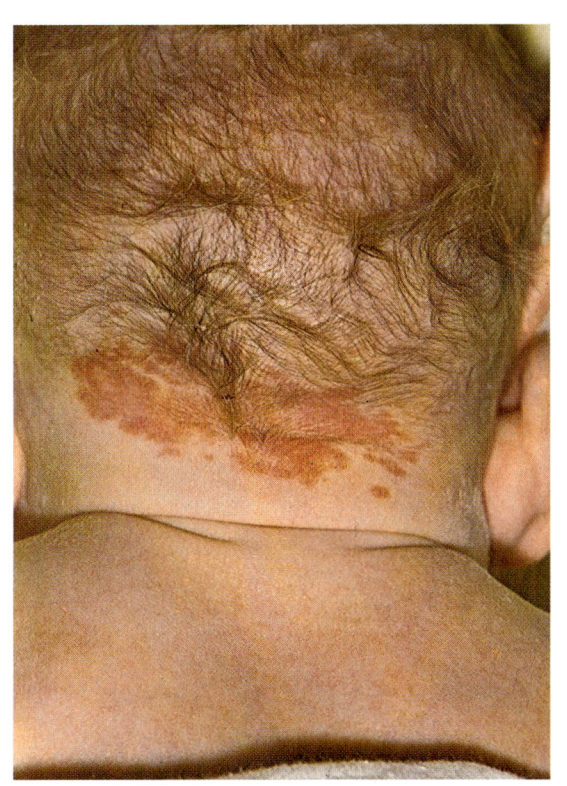
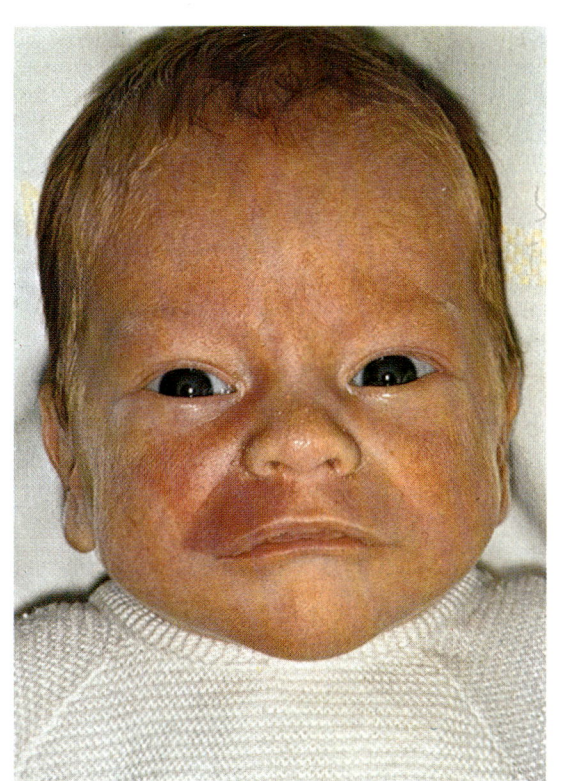

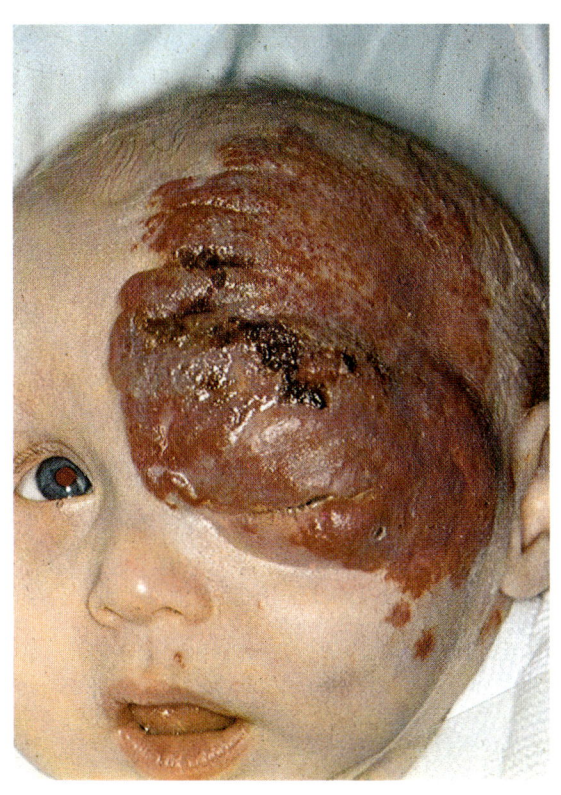
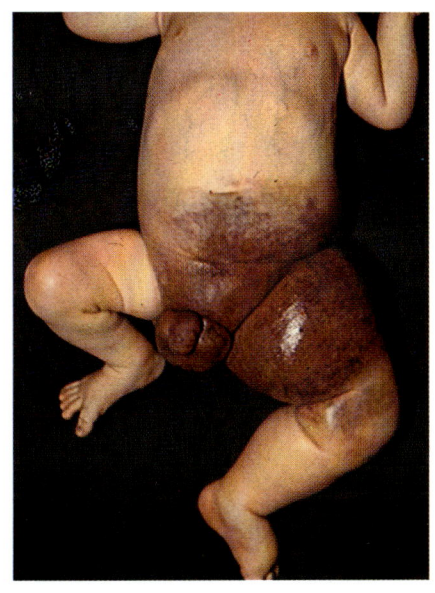

11.5 Sturge-Weber-Syndrom

Sturge-Weber-Syndrom (Trigeminus-Chorioidea-Großhirn-Angiomatose) bei einem 4jährigen Jungen: einseitige Naevi flammei im Ausbreitungsgebiet des 2. Astes des Nervus trigeminus. Mit 3 Monaten Operation wegen Glaukom links (als Folge von Chorioidea-Angiomen). Bislang keine zerebralen Symptome (Krampfanfälle, Hemiparese, röntgenologisch nachweisbare Verkalkungen). Geistige Entwicklung normal. – **Differentialdiagnose:** Es gibt auch oligosymptomatische Formen (z.B. Gesichtsnävus + Chorioidea-Angiome). Beim Fegeler-Syndrom findet man ebenfalls einen einseitigen Naevus flammeus im Trigeminusbereich (nicht angeboren, sondern nach einem Trauma der oberen Körperhälfte entstanden), mit leichter Schwellung der Stirn- und Wangengegend, Hyperästhesie des betroffenen Gesichtsbereiches, Adynamie und Schweregefühl in den gleichseitigen Extremitäten. Beim Bonnet-Dechaume-Blanc-Syndrom kommen an der Haut halbseitige Teleangiektasien oder hypertrophische Angiome vor (inkonstant); Hauptbefunde sind ein einseitiges Rankenangiom der Netzhaut und einseitige zerebrale arteriovenöse Aneurysmen. Das Van-Bogaert-Divry-Syndrom ist eine Kombination von genitaler Poikilodermie mit netzartiger Teleangiektasie (nicht einseitig), Netzhautangiomen und schweren Defekten des ZNS. Das Mafucci-Syndrom ist gekennzeichnet durch multiple kapilläre oder kavernöse Angiome der Haut und inneren Organe in Kombination mit multiplen Enchondromen und asymmetrischer Dyschondroplasie von Extremitätenknochen.

11.6 Sturge-Weber-Syndrom

Sturge-Weber-Syndrom mit Grand-mal-Epilepsie (seit 3. Lebensmonat) bei einem 14jährigen Jungen: Naevus flammeus in der linken Gesichtshälfte (an der Mittellinie aufhörend), außerdem am Rücken und Gesäß links. Gleichseitige Chorioidea-Angiome (ohne Glaukom). Starke geistige Retardierung. Gefäßverkalkungen im Bereich der Meningen (parietooccipital auf der Seite des Naevus flammeus) seit dem 11. Lebensjahr röntgenologisch erkennbar. Bis jetzt keine Hemiparese. Durch antiepileptische Behandlung anfallsfrei geworden. Der Gesichtsnävus nahm mit Älterwerden an Farbintensität ab.

11.7 Klippel-Trenaunay-Syndrom

Klippel-Trenaunay-Syndrom (partieller angiektatischer Riesenwuchs) bei einem 10jährigen Jungen: Riesenwuchs des gesamten linken Armes mit Vergrößerung des 3., 4. und 5. Fingers, dazu Naevi flammei an der Volarseite der Hand, am Oberarm und an der Schulter (nur links). Hauttemperatur am linken Arm erhöht, systolisch-diastolische Gefäßgeräusche am gesamten Arm und an der Hand, Schwirren im Ellenbogenbereich. Keine weiteren Fehlbildungen. Infolge der multiplen arteriovenösen Fisteln war das Herzminutenvolumen auf das Doppelte vermehrt, weshalb die Behandlung mit einem Herzglykosid notwendig war. – Zur **Differentialdiagnose** des partiellen Riesenwuchses: s. S. 74.

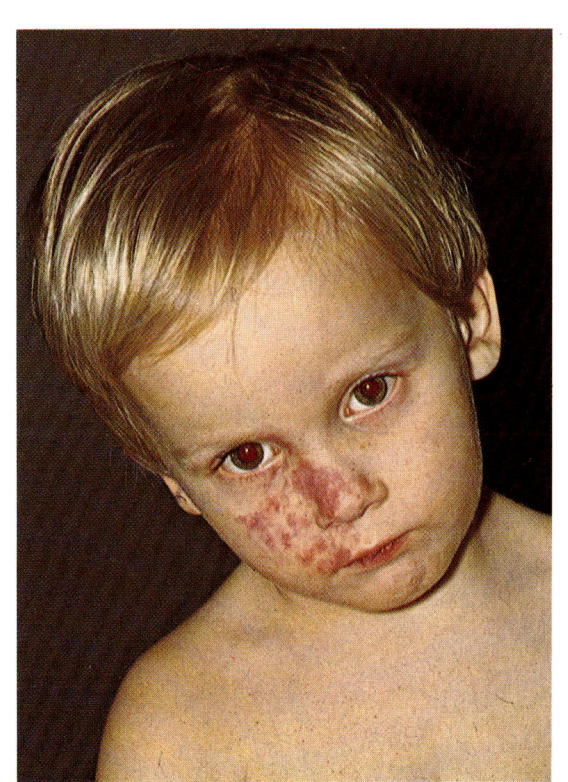
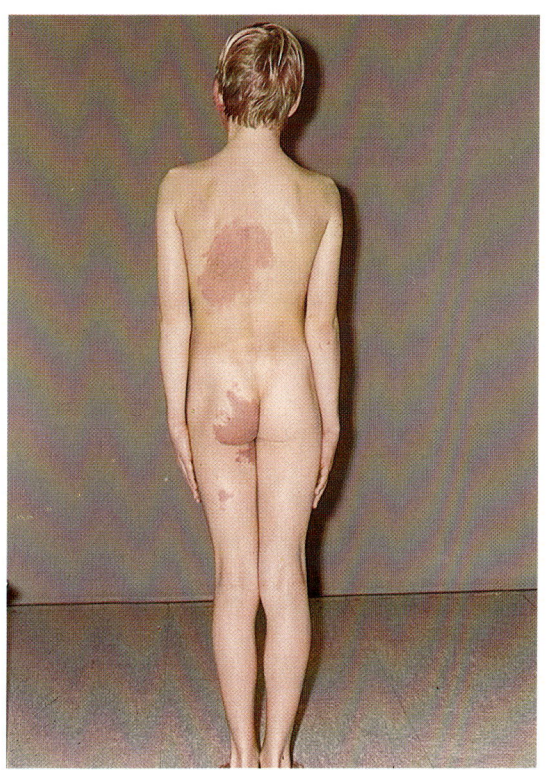

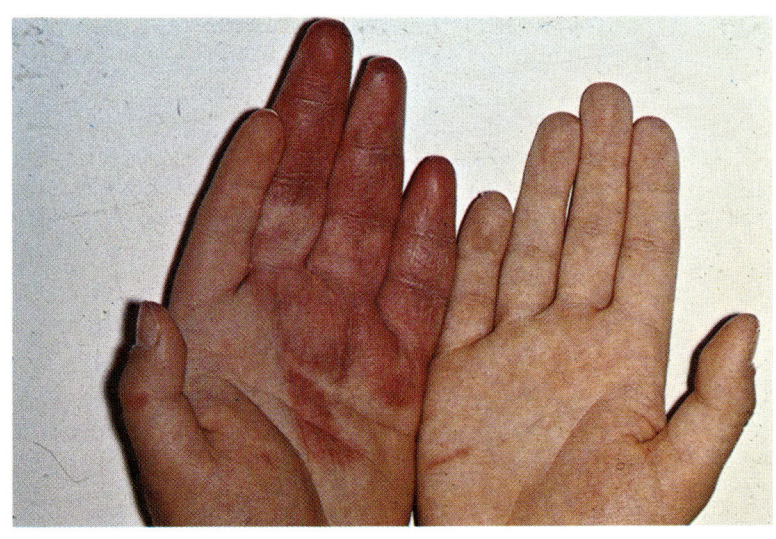

11.8 Lymphangiom

Lymphangiom bei einem 6 Tage alten Neugeborenen: Die gesamte linke Wange war diffus geschwollen, die Haut nicht gerötet. Kein Druckschmerz. Die weiche Schwellung war gut eindrückbar und wurde bei einer späteren Operation als umschriebenes Lymphangiom erkannt. – Umschriebene Lymphangiome kommen am häufigsten in der Axilla-, Schulter-, Hals-, Oberarm- und Dammgegend vor. Bei Lokalisation in der Zunge resultiert eine Makroglossie, in den Lippen eine Makrocheilie. Sie können ins Mediastinum hineinwachsen und die Trachea komprimieren. Zystische Lymphangiome, z.B. am Hals (Hygroma colli cysticum), können so groß sein, daß sie ein Geburtshindernis darstellen. Sie sollten alsbald operativ entfernt werden, da mit einer spontanen Rückbildung nicht zu rechnen ist. Bei vollständiger Entfernung sind Rezidive selten. Die Unterscheidung von tief gelegenen Hämangiomen, mit welchen Lymphangiome manchmal kombiniert sind, kann schwierig sein.

11.9 Angeborene Dermoidzyste

Angeborene Dermoidzyste bei einem 6 Wochen alten Säugling: kirschgroßer, kugeliger, gestielter Tumor mit glatter Oberfläche, der aus der rechten Nasenöffnung herausragte, vom Nasenseptum ausging und operativ entfernt wurde. Der histologische Befund entsprach dem einer angeborenen Dermoidzyste (s. S. 318). – Die meist in oder nahe der Mittellinie gelegenen Dermoidzysten können im Nasenbereich, an der Nasenwurzel, im Verlauf des Septums oder an der Nasenspitze lokalisiert sein und sich bis zum Knochen erstrecken. Nasale Dermoidzysten rezidivieren oft.

11.10 Oberflächliches kavernöses Hämangiom

Oberflächliches kavernöses Hämangiom (strawberry nevus) bei einem 1jährigen Kind: ausgedehnte, scharf begrenzte, blaurote, komprimierbare, weiche Schwellung mit höckriger Oberfläche auf der Nase, die seit Geburt bestand, jedoch in letzter Zeit erheblich gewachsen war. Nasenatmung nicht behindert. Zunächst keine Therapie (häufig spontane Rückbildung bis zum 5. Lebensjahr). Eine Prednison-Behandlung kann ein weiteres Wachstum verhindern oder den Tumor verkleinern, jedoch ist danach eine erneute Größenzunahme möglich.

11.11 Tiefes kavernöses Hämangiom

Tiefes kavernöses Hämangiom bei einem 4 Monate alten Mädchen: ausgedehnte hämangiomatöse Schwellung im Bereich des harten und weichen Gaumens, die bis zur rechten Orbita reichte. Nach einem Jahr allmähliche Rückbildung ohne Therapie.

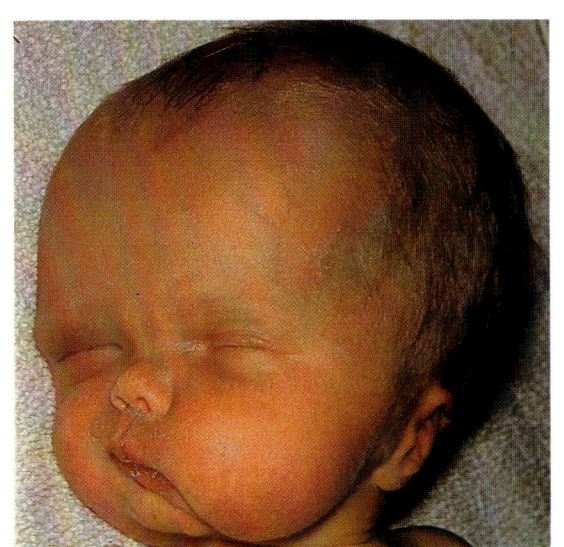
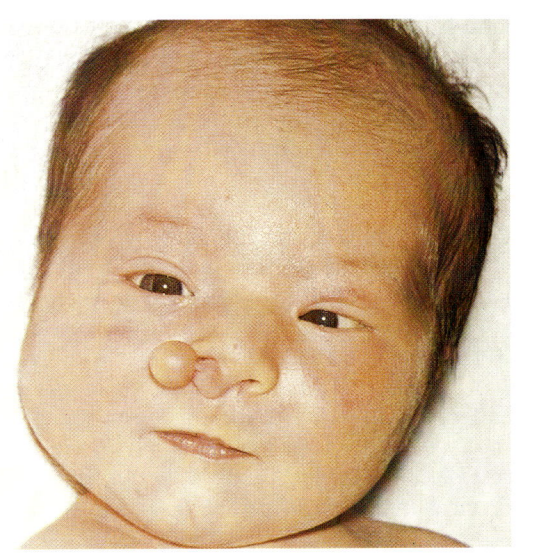

11.8   11.9

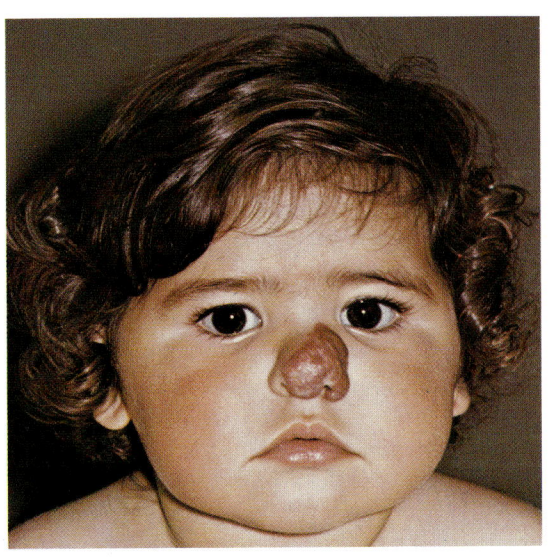
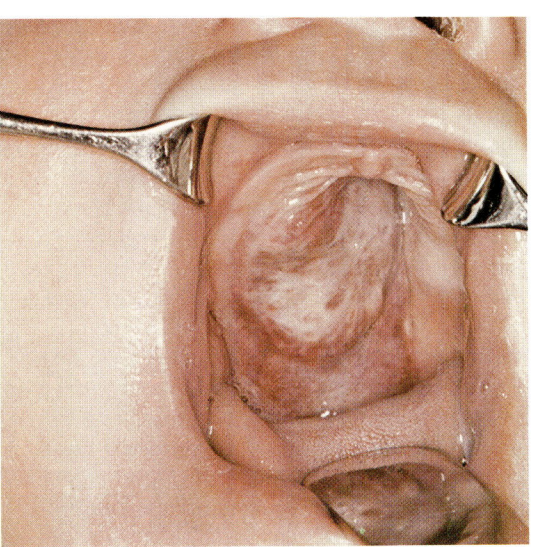

11.10   11.11

11.12
Lipom

Riesiges Lipom am Rücken eines 4jährigen Jungen, welches sich seit der Geburt erheblich vergrößert hatte: flächenhafte teigige Schwellung über beiden Schulterblättern und an der rechten Thoraxseite, die bis zum Beckenkamm herunterreichte. Zunächst war ein Lymphangiom angenommen worden. Bei der Operation stellte sich ein ausgedehntes subkutanes Lipom heraus (histologisch bestätigt), das zum größten Teil entfernt werden konnte und später nicht mehr wuchs.

11.13
Lymphangiohämangiom

Lymphangiohämangiom der rechten Schulter bei einem 2jährigen Jungen: faustgroße, weiche, indolente Schwellung, von der Umgebung unscharf abgegrenzt, von Geburt an vorhanden, jedoch im letzten Jahr größer geworden. Keine Bewegungseinschränkung des Armes. Therapie der Wahl ist die operative Entfernung, die technisch schwierig sein kann, da solche Lymphangiome oft infiltrativ in die Tiefe wachsen. Man unterscheidet die einfachen umschriebenen Lymphangiome, die in der Kutis, Subkutis oder in Schleimhäuten lokalisiert sind, von den tiefer gelegenen kavernösen Lymphangiomen (s. S. 298). Sonderformen sind das zystische Lymphangiom am Hals (s. S. 302) und das Lymphangiohämangiom (Hämangiolymphangiom), welches vaskuläre und lymphatische Anteile hat. Am häufigsten sind die zystischen und die kavernösen Lymphangiome. Bei Lokalisation im Mund, Pharynx und Mediastinum können sie die Atmung behindern.

11.14
Fibrodysplasia (Myositis) ossificans progressiva

Fibrodysplasia (Myositis) ossificans progressiva bei einem 6jährigen Jungen: zahlreiche knochenharte Schwellungen unter der Haut am Rücken paravertebral und im Bereich der rechten Skapula, die sich z. T. ventral bis zur vorderen Achselfalte hinzogen und dadurch die Armbeweglichkeit im rechten Schultergelenk einschränkten. Röntgenologisch waren im Bereich der Axillen und des Nackens sowie der Lendenwirbelsäule charakteristische Kalkspangen nachweisbar. Die Krankheit hatte ein Jahr vorher mit umschriebenen schmerzhaften Weichteilschwellungen am Rücken begonnen, welche nach kurzer Zeit in ausgedehntere harte Indurationen übergingen. Im weiteren Verlauf kam es durch Verkalkungen auch von Sehnen und Faszien zu Ankylosen zahlreicher Gelenke, außerdem zu einem Torticollis (infolge Verkalkung eines M. sternocleidomastoideus).

11.15
Fibrodysplasia (Myositis) ossificans progressiva

Fibrodysplasia (Myositis) ossificans progressiva (Münchmeyer-Syndrom) bei demselben 6jährigen Jungen: kurze Großzehe und Hallux valgus beiderseits (infolge Verkürzung des ersten Metatarsale) als häufige ossäre Anomalie bei progressiver Fibrodysplasia ossificans (zusammen mit Brachydaktylie des Daumens). Andere angeborene Anomalien sind u. a. Hypogenitalismus, Taubheit und Fehlen von Zähnen. Der Verlauf konnte über 7 Jahre verfolgt werden. In dieser Zeit nahm die Bindegewebsdysplasie besonders am Rücken schubweise zu und führte bei Fortschreiten in kaudaler Richtung durch die Verknöcherung zu starken Bewegungseinschränkungen der Arme und der Wirbelsäule.

Differentialdiagnose:
1. umschriebene Myositis ossificans nach Traumen (nur im Verletzungsbereich oder als neurodystrophische Störung bei Schädel-Hirn- oder Rückenmarksverletzungen),
2. Calcinosis circumscripta oder universalis (s. S. 196),
3. Lipoidkalzinose Teutschländer (zuerst Cholesterinspeicherung, dann Kalkeinlagerung, schließlich Granulombildung in Muskeln, Sehnen, Faszien und Schleimbeuteln mit schubweisem Verlauf),
4. chronische Dermatomyositis bzw. Polymyositis (Wagner-Unverricht-Syndrom) mit Verkalkungsvorgängen im Spätstadium.

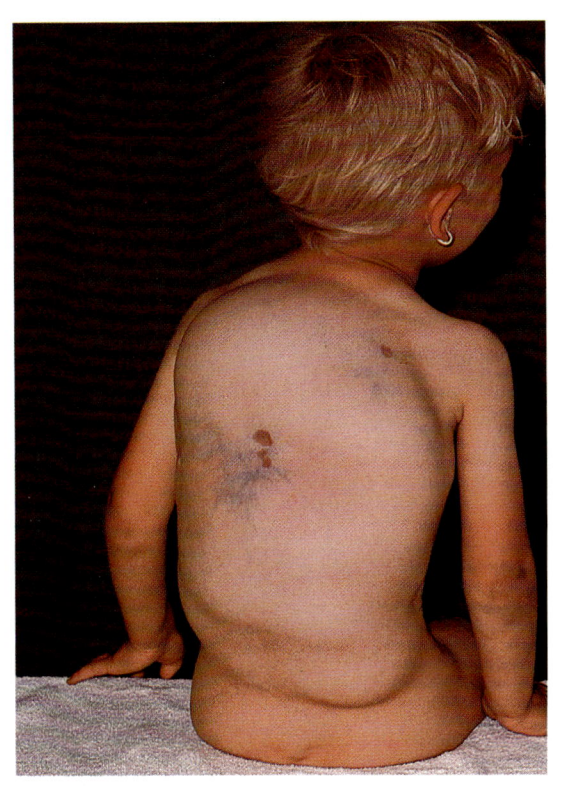
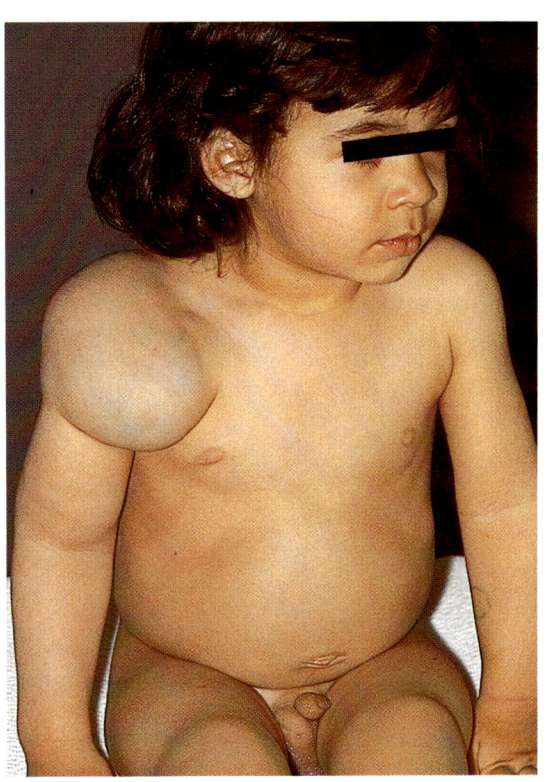

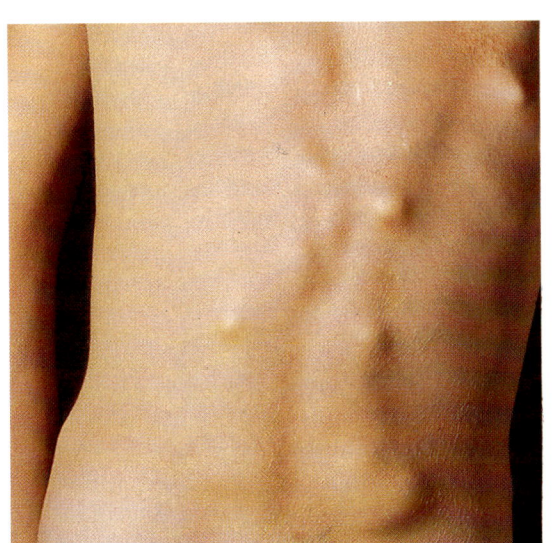
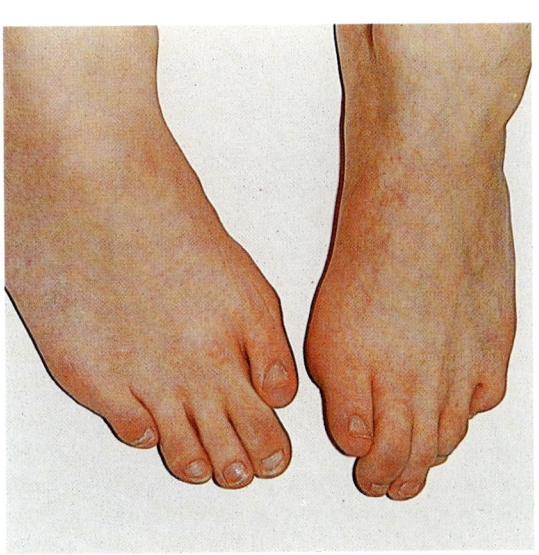

11.16
Zystisches Lymphangiom

Zystisches Lymphangiom am Hals (Hygroma colli) bei einem 2 Monate alten Jungen: apfelgroße, gut abgegrenzte, prall elastische, nichtschmerzhafte Schwellung, die seit Geburt bestand und zunächst nicht wuchs. Bei der Operation fand man einen multizystischen Tumor mit dünnen, durchscheinenden Wänden, der eine bernsteingelbe Flüssigkeit enthielt. Da eine vollständige Entfernung gelang, kam es nicht zu einem Rezidiv. – Zystische Lymphangiome können auch in der Axilla, Kniekehle, Leistenbeuge oder retroperitoneal lokalisiert sein. Sie sind **differentialdiagnostisch** abzugrenzen von den kavernösen und den einfachen (oberflächlichen) Lymphangiomen (s. S. 298) und bei Lokalisation am Hals von Thyreoglossus- und Kiemengangszysten (s. S. 196), Dermoidzysten, Lipomen, malignen Lymphomen und tuberkulöser Lymphadenitis.

11.17
Non-Hodgkin-Lymphom

Non-Hodgkin-Lymphom bei einem 9jährigen Mädchen: seit 9 Wochen bestehende starke Halslymphknotenschwellung ohne Schmerzen, kein Fieber, Leber und Milz nicht vergrößert, Blutbild normal. Lymphknotenbiopsie: Non-Hodgkin-Lymphom, das ins Knochenmark metastasiert war (laut Knochenmarkbefund). Bereits nach 2wöchiger zytostatischer Behandlung waren die vergrößerten Halslymphknoten nicht mehr palpabel.

11.18
HIV-Infektion

HIV-Infektion bei schwerer Hämophilie A bei einem 11jährigen Jungen: hühnereigroße indolente Anschwellung der zervikalen Lymphknoten links und rechts (bei serologisch nachgewiesener HIV-Infektion). Der Junge hatte seit dem 1. Lebensjahr immer wieder Faktor-VIII-Konzentrat benötigt. – Eine chronische Lymphadenopathie bei HIV-seropositiven Hämophilie-Patienten, die Faktor-VIII-Konzentrate erhalten haben, kann auch auf einer anderen Virusinfektion (durch Epstein-Barr-Virus, Hepatitis-B-Virus oder Zytomegalie-Virus) beruhen. Die histologische Untersuchung eines biopsierten Lymphknotens ist für eine HIV-Infektion nicht charakteristisch.

11.19
Thyreoglossusgangzyste

Thyreoglossusgangzyste (mediane Halszyste) bei einem 6jährigen Jungen: pflaumengroße weiche Schwellung in der Mittellinie des Halses zwischen Zungenbein und Schildknorpel, die schon länger bestand, aber in letzter Zeit zugenommen hatte und Schluckbeschwerden hervorrief. Eine Fistelöffnung (Rest eines offen gebliebenen Ductus thyreoglossus) war nicht erkennbar. Die Zyste wurde operativ entfernt. Eine Thyreoglossusgangzyste, die mit dickem Schleim gefüllt ist, kann entstehen, wenn die Fistel in der Haut blind endet oder obliteriert. **Differentialdiagnostisch** kommen eine Vergrößerung des Schilddrüsenmittellappens, ein Schilddrüsentumor und eine Dermoidzyste in Frage.

11.20
Perimandibularabszeß

Perimandibularabszeß bei einem 12jährigen Jungen: diffuse Rötung und schmerzhafte Schwellung mit Fluktuation submandibulär links. Plötzlich entstanden. Inzision und Eiterentleerung. Als Erreger wurden aerobe und anaerobe Streptokokken angezüchtet. Ausgangsherd war eine Zahnwurzelentzündung, die ebenfalls operativ behandelt wurde.

11.21
Chronische Lymphadenitis colli

Chronische Lymphadenitis colli durch Mycobacterium scrofulaceum (atypische Mykobakterien) bei einem 4jährigen Mädchen: taubeneigroße indolente Lymphknotenschwellung mit Hautrötung submental und kirschgroße, nichtschmerzende, gut verschiebliche Lymphknotenvergrößerung präaurikulär links, später fluktuierend und fistelnd. Nach vollständiger Exstirpation rasche Heilung. Histologisch Epitheloidzellgranulome und käsige Nekrosen. Angezüchtete Mykobakterien gegen mehrere Tuberkulostatika resistent (INH, Streptomycin, Rifampicin, Pyrazinamid, Ethambutol). Hautprobe mit Tuberkulin von humanen Tuberkelbakterien positiv (Kreuzreaktion).

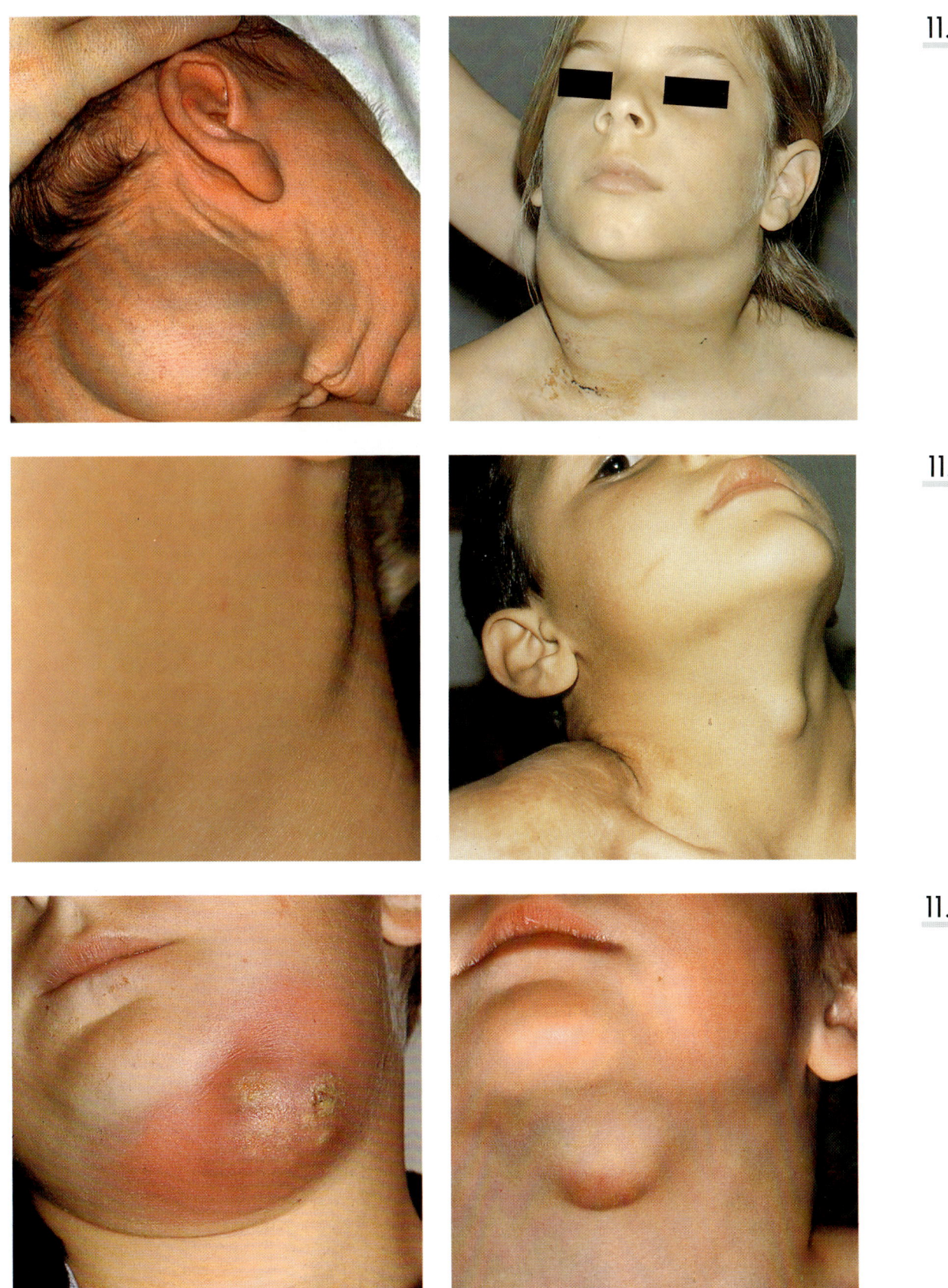

11.22

Tiefes kavernöses Hämangiom

Tiefes kavernöses Hämangiom der Haut von Mandarinengröße und weicher Konsistenz (über dem Knochen gut verschieblich, nicht pulsierend) bei einem 4 Tage alten Neugeborenen auf der rechten Stirnhälfte. Die Schädelaufnahme vor der Operation zeigte keinen Knochendefekt (Ausschluß einer Enzephalozele und kranialen Meningozele, die allerdings in der Regel median liegen). Histologische Untersuchung nach Tumorentfernung (wegen Verdachts eines Malignoms) ergab die Diagnose eines kavernösen Hämangioms. — **Differentialdiagnose:** Hämangioperizytom (in der Regel bei älteren Kindern), Angiosarkom und Hämangioendotheliom (beide können sehr selten aus einem Hämangiom entstehen).

11.23

Benignes Teratom

Benignes Teratom am Hals eines 3 Monate alten Jungen: faustgroße, scharf begrenzte, derbe Schwellung in der vorderen Halspartie, welche seit Geburt bestand und nach operativer Entfernung als benignes Teratom erkannt wurde. Im Serum war α_1-Fetoprotein nicht vermehrt (wie bei $2/3$ aller malignen Teratome). Röntgenologisch nachgewiesenen Kalkschatten entsprachen im Tumorgewebe vorkommende Zähne (wie häufig bei adulten Teratomen). — Teratome liegen meistens nahe der Körperachse (median) und sind im 1. Lebensjahr am häufigsten sakrokokzygeal, im Kleinkindesalter im Hoden und im Schulalter im Ovar lokalisiert. Sie kommen außerdem vor im vorderen Mediastinum, retroperitoneal, am Schädel und Hals. Andere Lokalisationen sind selten.

11.24a 11.24b

Steißbeinteratom

Scheinbar gutartiges Steißbeinteratom vor Operation (4. Lebenstag) und nach operativer Entfernung (20. Lebenstag), das mit der Wirbelsäule in Verbindung stand und operativ entfernt wurde (ohne Steißbeinresektion). Nach 1 Monat plötzlich Harnverhaltung und Nachweis eines doppelfaustgroßen Tumors im kleinen Becken, der beide Ureteren komprimiert hatte. Die Operation und histologische Untersuchung ergaben ein präsakral gelegenes malignes Teratom, das offenbar von nicht entfernten Resten des zuerst entfernten Teratoms ausgegangen war. Nach Tumorentfernung, Bestrahlungsserie und Zytostatikabehandlung war das Kind für mindestens 2 Jahre erscheinungsfrei (Beobachtung noch nicht abgeschlossen). Steißbeinteratome sind z. T. gutartig, z. T. bösartig, wobei das Lebensalter eine Rolle spielt: Vor dem 4. Lebensmonat beträgt die Malignitätsrate 6%, zwischen dem 4. Lebensmonat und 5. Lebensjahr 50%. Die **Unterscheidung** von anderen Tumoren in der Sakrokokzygealregion, wie einem Lipom, Neuroblastom, Ganglioneurom, papillären Ependymom, zystischen Lymphangiom und Hämangiom, kann schwierig sein. Meningo- oder Meningomyelozelen in dieser Gegend lassen sich daran erkennen, daß sie sich beim Schreien des Kindes vorwölben.

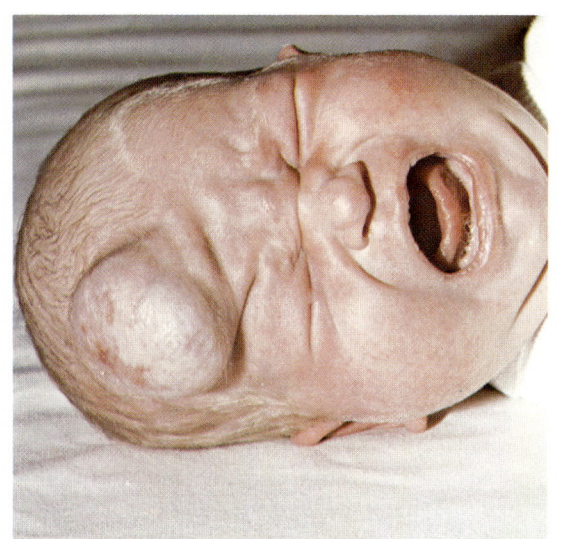 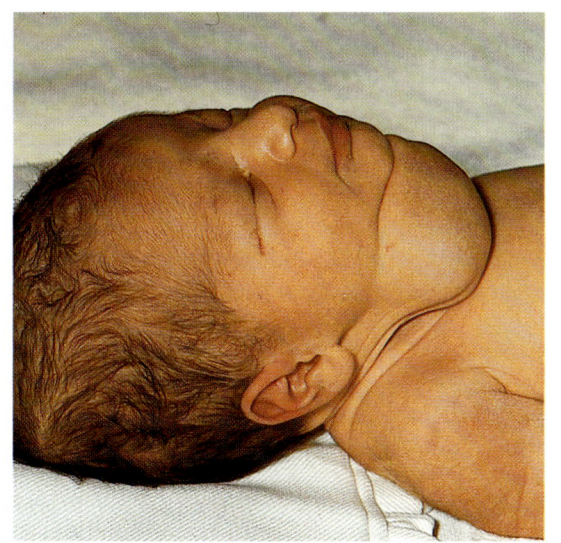

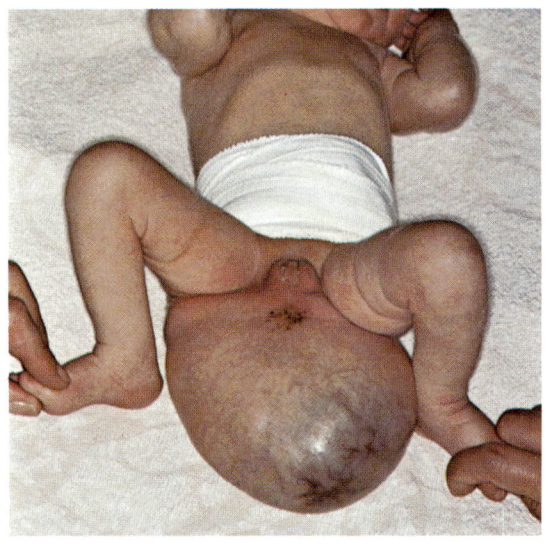 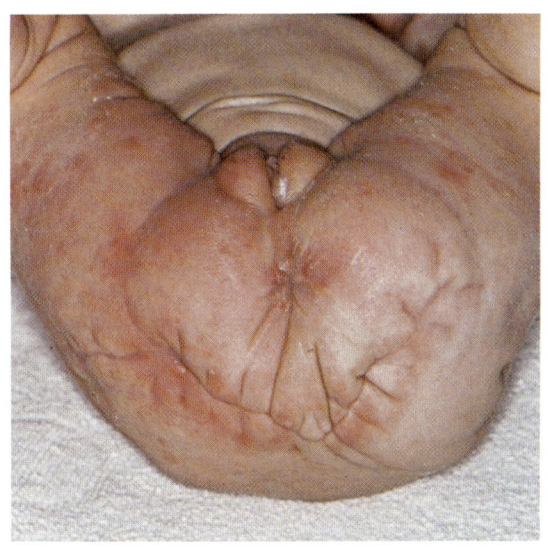

11.25

Tuberöse Hirnsklerose

Tuberöse Hirnsklerose bei einem 3½jährigen Mädchen: multiple depigmentierte Hautnävi am Oberarm. Außerdem fanden sich ein Adenoma sebaceum im Gesicht und chagrinlederartige Hautveränderungen am Bein. Computertomographie: Geschwulstartige Hirnrindenknoten im Bereich des linken Seitenventrikeldaches. Die Klinikaufnahme erfolgte wegen BNS-Anfällen, die im Alter von 5 Monaten begonnen hatten. – Die meist ovalen oder länglichen weißen Flecken von 1–3 cm Länge werden am leichtesten im Wood-Licht erkannt und sind vorzugsweise am Rumpf und an den Gliedern lokalisiert. Die depigmentierten Hautnävi sind bei tuberöser Hirnsklerose ein zuverlässiges Zeichen, da sie oft schon bei Geburt vorhanden sind und bei Säuglingen mit Krämpfen auf die mögliche Ursache hinweisen. Auch Café-au-lait-Flecke und Fibrome (häufig an der Gingiva) können vorkommen, jedoch sind die Café-au-lait-Flecke nicht so zahlreich wie bei der Neurofibromatose von Recklinghausen.

11.26

Vitiligo

Vitiligo (erworbener fleckförmiger Pigmentmangel der Haut) als Nebenbefund bei einem 3 Wochen alten Säugling, der wegen Bronchopneumonie in die Klinik kam: zahlreiche unregelmäßig und scharf begrenzte, weiße Hautflecken verschiedener Größe am Rücken (hier ohne verstärkte Randpigmentierung). – Die Ursache ist meist unbekannt; erbliche Faktoren spielen eine Rolle. In der betroffenen Haut fehlen Pigment und Melanozyten völlig. Die Therapie ist unbefriedigend. – **Differentialdiagnose:** s. S. 262.

11.27

Tuberöse Hirnsklerose

Tuberöse Hirnsklerose bei einem 14½jährigen Jungen: subunguales Fibrom (sog. Koenen-Tumor) mit konsekutiver Nageldystrophie am 4. Finger rechts. Außerdem bestanden depigmentierte Hautnävi, eine multifokale Epilepsie (im 1. Lebensjahr BNS-Anfälle) und ein hochgradiger Intelligenzdefekt mit Erethie. – Sub- oder periunguale Fibrome entwickeln sich erst während der Pubertät. Sie sind glatt, fest, fleischfarben, 5–10 mm lang und häufig multipel.

11.28

Tuberöse Hirnsklerose

Tuberöse Hirnsklerose bei einem 10jährigen Mädchen: chagrinlederartige Hautveränderungen am Rücken und in der Sakralgegend (mehrere in Gruppen stehende, linsengroße, unregelmäßig begrenzte, gelbliche, weiche Hautverdickungen mit orangenschalenähnlicher Textur), die bei gleichzeitigem Vorkommen von depigmentierten Hautnävi manchmal eine Frühdiagnose gestatten.

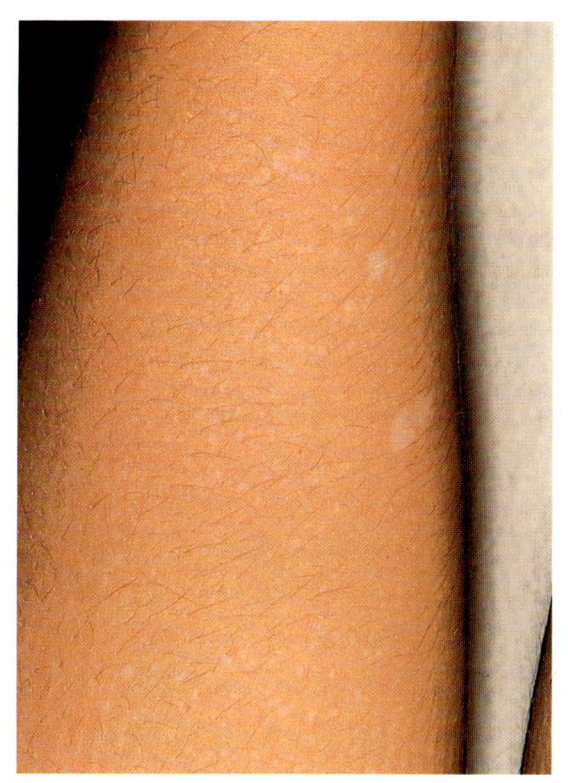

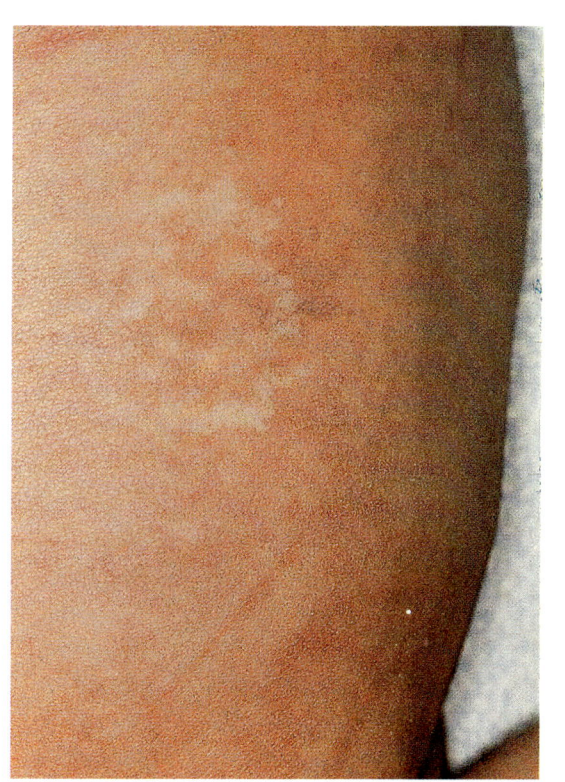

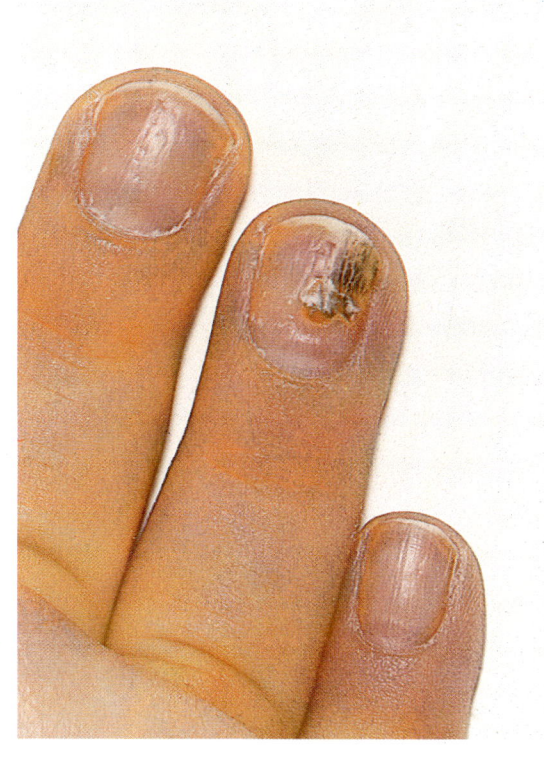

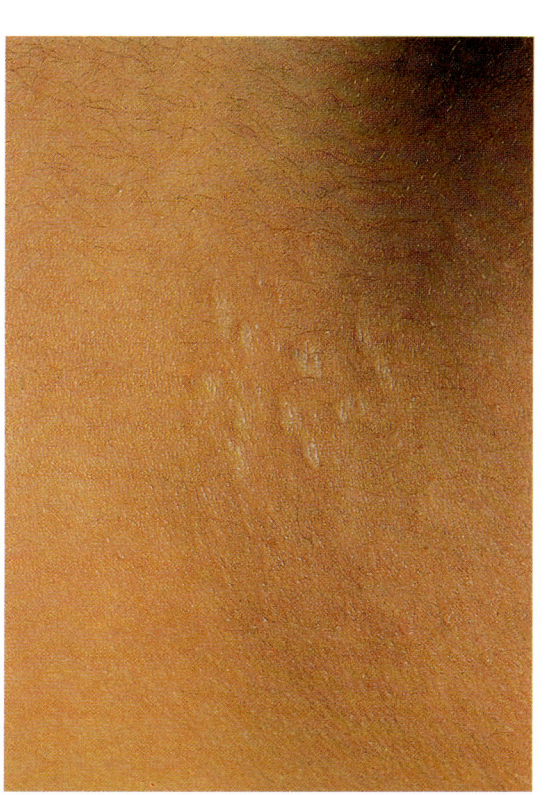

11.29–11.32

Akute Graft-versus-Host-(GvH-) Reaktion

Akute Graft-versus-Host-(GvH-)Reaktion bei einem 13jährigen Jungen (2 Monate nach einer allogenen Knochenmarktransplantation wegen aplastischer Anämie): generalisiertes erythematöses makulopapulöses Exanthem mit feiner Schuppung (Abb. 11.29 u. 11.30), später mit groblamellöser Schuppung (Abb. 11.31) und Nagelablösung (Abb. 11.32). Keine Blasenbildung. Gleichzeitig bestand eine akute GvH-Reaktion der Leber (mit Übelkeit, Erbrechen, Schmerzen in der Lebergegend und abnormen Leberwerten). Nach 4wöchiger stationärer Behandlung Entlassung in gebessertem Zustand. Später vollständige Heilung. – Die akute GvH-Reaktion der Haut ist zu unterscheiden von einem **Arzneimittelexanthem** und einem **Virusexanthem**. Auf eine akute GvH-Reaktion der Haut können ein Druckschmerz an den Handtellern und Fußsohlen sowie ein leichtes Hautödem periungual und an den Ohrmuscheln hinweisen. Typisch für eine GvH-Reaktion sind die histologischen Veränderungen (Hautbiopsie erforderlich). In einem fortgeschrittenen Stadium treten bullöse Veränderungen auf (besonderes an Druckstellen). Eine **chronische GvH-Reaktion der Haut** kann nach dem 40. Tag nach Knochenmarktransplantation beginnen und äußert sich entweder in violetten lichenoiden Papeln oder in Morphea-ähnlichen Sklerodermie-Herden mit Schuppung, die konfluieren und die Gelenkbeweglichkeit einschränken können.

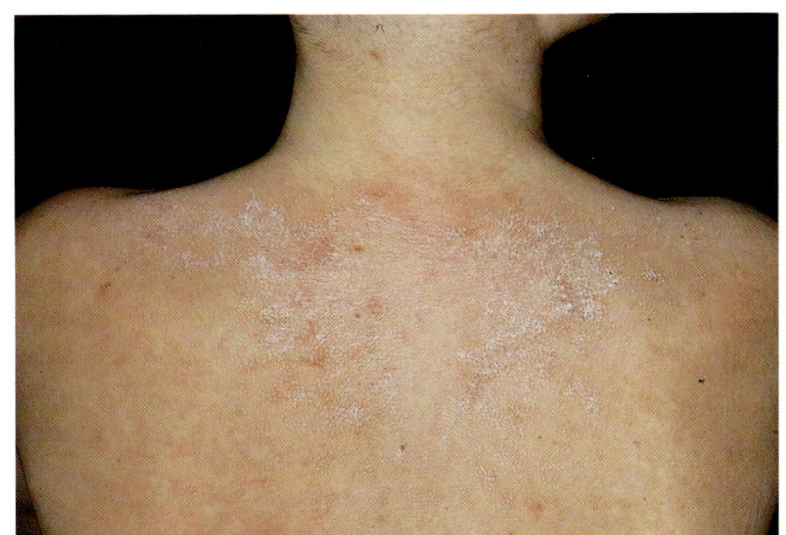

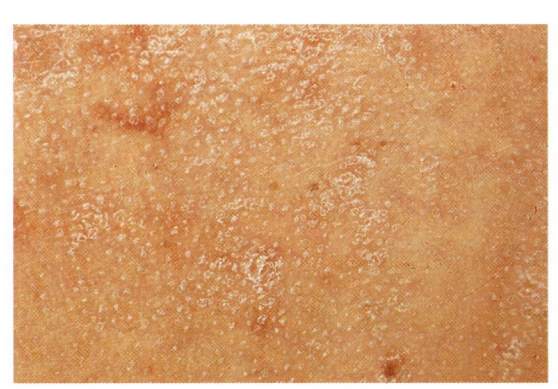 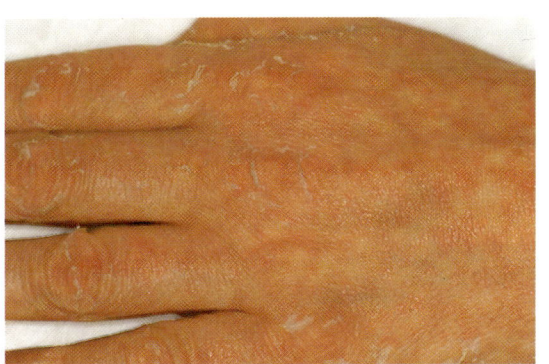

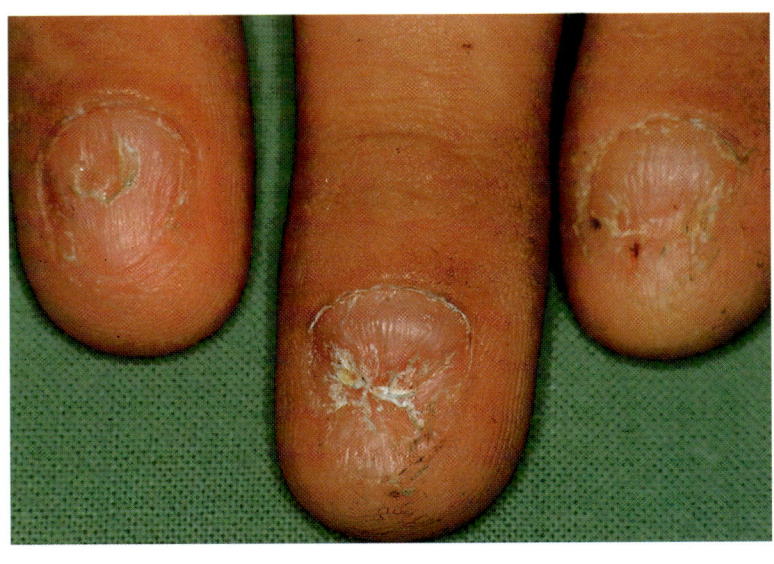

11.33 11.34

Neurofibromatose von Recklinghausen

Neurofibromatose von Recklinghausen bei einem 13jährigen Mädchen: zahlreiche Café-au-lait-Flecke verschiedener Größe (unregelmäßig begrenzt) am Rumpf sowie viele kutane Neurofibrome an den Beinen (Beginn mit etwa 11 Monaten). Subkutan gelegene Fibrome waren als weiche Knoten entlang größerer peripherer Nerven palpabel. Außerdem bestand eine erhebliche Größenzunahme des gesamten rechten Beines, beruhend auf einem großen, infiltrativ wachsenden Tumor (plexiformen Neurom). — Die Café-au-lait-Flecke sind durch Hyperpigmentation basaler Epidermiszellen bedingt und kommen bei dieser Krankheit in etwa 90% vor. Sie entwickeln sich jedoch erst während der ersten Lebensjahre. Da sie auch bei gesunden Kindern vorkommen können, gilt nur eine Zahl von > 6 Café-au-lait-Flecken (> 1,5 cm Durchmesser) als diagnostisch bedeutsam (besonders bei gleichzeitigem Vorkommen von sommersprossenartigen Pigmentflecken in der Axilla). Café-au-lait-Flecke können auch bei tuberöser Hirnsklerose (s. S. 306) gefunden werden. — Die kutanen Neurofibrome sind weiche, rötliche, zunächst sessile, später gestielte Knoten, die beträchtliche Größe erreichen können. Sie sind oft in großer Zahl vorhanden. Die Mundschleimhaut ist in 5–10% beteiligt; papillomatöse Wucherungen sind auch an Gaumen, Zunge und Lippen möglich.

11.35

Neurofibromatose von Recklinghausen

Neurofibromatose von Recklinghausen bei einem 4jährigen Jungen: kirschgroßes, subkutan gelegenes Fibrom am rechten Oberschenkel. Außerdem fanden sich zahlreiche Café-au-lait-Flecke am Körper und multiple, linsengroße, perlschnurartig aufgereihte, subkutane Knötchen am Hals. Mutter und eine Schwester ebenfalls erkrankt (autosomal dominante Vererbung).

11.35

Neurofibromatose von Recklinghausen

Neurofibromatose von Recklinghausen bei einem 15jährigen Mädchen: riesiges, infiltrierend wachsendes, braun pigmentiertes, sog. plexiformes Neurom an der vorderen Thoraxwand und am linken Oberarm, daneben viele kutane Neurofibrome am gesamten Rumpf und mehrere Café-au-lait-Flecke an den Extremitäten. Histologisch sah man in dem Neurom reichlich lockeres Bindegewebe mit Schwannschen Zellen und einigen Mastzellen, wodurch die klinische Diagnose bestätigt wurde. — Eine sarkomatöse Entartung von Neurofibromen kommt im weiteren Verlauf bei ungefähr 5% der Patienten vor. Außerdem werden Phäochromozytome und bestimmte Hirngeschwülste häufig beobachtet.

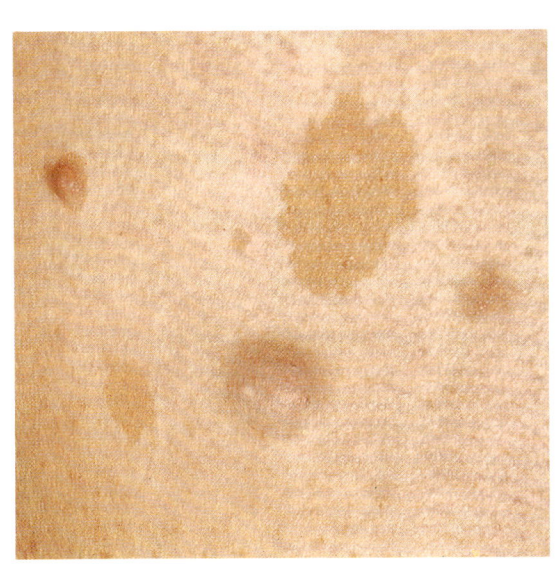 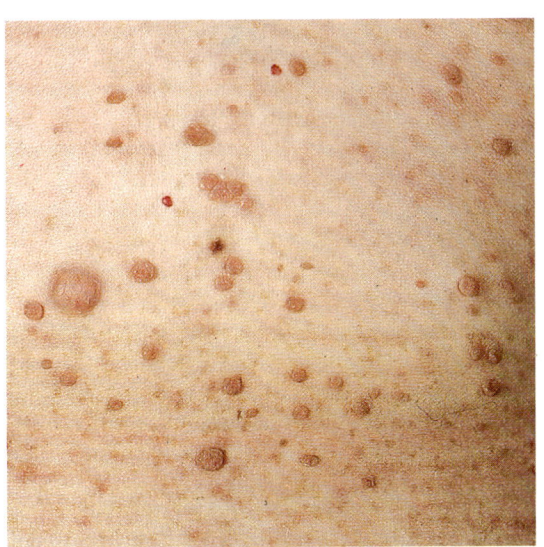

11.33 11.34

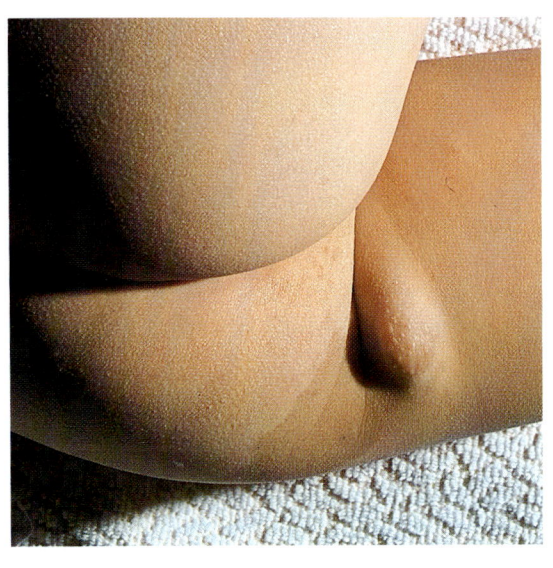 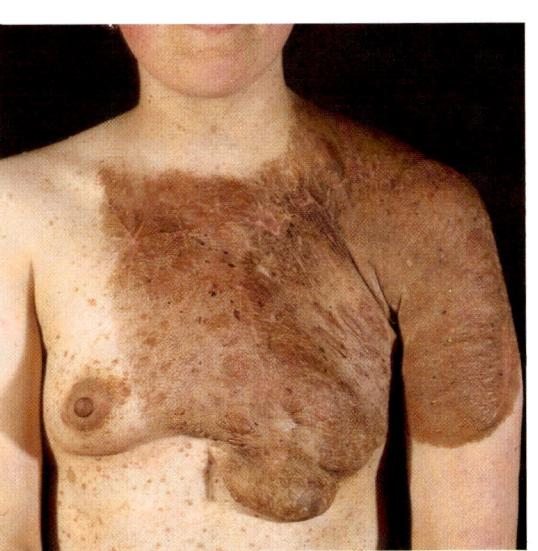

11.35 11.36

11.37

Muköse Retentionszyste

Muköse Retentionszyste am Zahnfleisch des Oberkiefers rechts bei einem 4 Wochen alten Mädchen: solitäre, kirschgroße, zystische Vorwölbung der Schleimhaut, die mit klarer Flüssigkeit gefüllt war und durch Verschluß des Ausführungsganges einer mukösen Drüse in der Mundschleimhaut entstanden war. Therapie: operative Entfernung. — Die Retentionszysten von Schleimdrüsen heißen auch Mukozelen, die Retentionszysten der Glandula sublingualis Ranulae (wegen ihrer Ähnlichkeit mit der aufgeblasenen Kehlblase des Frosches). — **Differentialdiagnose** (bei Lokalisation am Zahnfleisch): follikuläre (dentogene) Zysten, dysontogenetische Zysten, Epulis (s.u.), zentrale Riesenzellgeschwulst, sog. Schokoladenzyste (epithellose juvenile Knochenzyste) u.a.

11.38

Ranulae

Ranulae bei einem 2 Wochen alten Mädchen: Am Mundboden (unter der Zunge) befanden sich zwei bohnengroße, gut abgegrenzte, prall elastische, bläulich schimmernde Schleimretentionszysten, die mit den Ausführungsgängen der submandibulären Speicheldrüsen in Verbindung standen. Therapie: chirurgische Entfernung. Ranulae können die Zunge verdrängen, leicht platzen und sich sekundär entzünden. — **Differentialdiagnose:** Epidermoidzyste (Teratom) in der Mitte des Mundbodens.

11.39

Epulis congenita

Epulis congenita (tumorähnliches Wachstum des Zahnfleisches) bei einem 4 Tage alten Mädchen: pflaumengroßer, vom Zahnfleisch ausgehender, gestielter Tumor von fester Konsistenz. Später operativ entfernt. Rezidive nach Resektion sind möglich. Die Genese der angeborenen Epulis ist unklar und wahrscheinlich nicht einheitlich. Früher glaubte man, daß es sich um ein »Myeloblastenmyom« oder ein granuläres Neurom (gutartig) handelt. Die im späteren Leben auftretende Epulis hat eine andere, verschiedenartige Ätiologie.

11.40

Epulis

Epulis bei einem 2 Tage alten Neugeborenen: kleinapfelgroßer derber Tumor, der durch einen bleistiftdicken Stiel mit der unteren Zahnleiste verbunden war und aus dem Mund heraushing. Am gleichen Tag operative Entfernung (Diagnose durch histologische Untersuchung bestätigt). Kein Rezidiv.

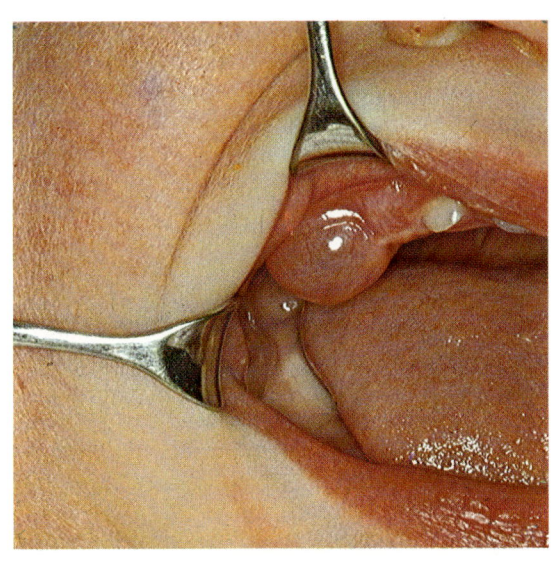
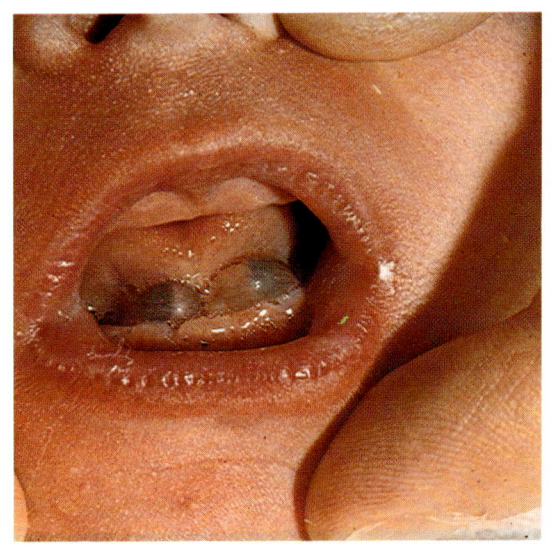

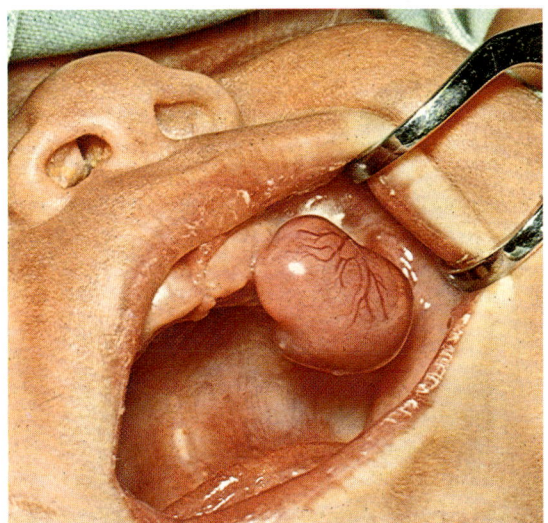
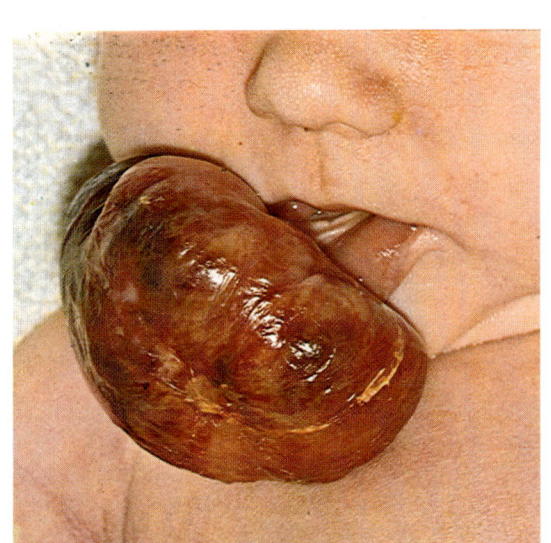

11.41 Neurofibrosarkom

Neurofibrosarkom bei einem 15jährigen Mädchen, das die Symptome einer Neurofibromatose von Recklinghausen hatte: Die rechte Halsseite war diffus geschwollen, der Tumor mit dem darunterliegenden Gewebe fest verwachsen. Bei der Operation gelang nur eine teilweise Resektion. Die histologische Untersuchung ergab ein Neurofibrosarkom. — Bei Neurofibromatose ist stets an die Möglichkeit einer sarkomatösen Entartung zu denken (besonders bei rascher Vergrößerung eines Knotens, Auftreten von Schmerzen oder einer Ulzeration).

11.42 Mukoepidermoid-karzinom der Parotis

Mukoepidermoidkarzinom der Parotis bei einem 16jährigen Jungen: Im Bereich der linken Parotisdrüse tastete man einen derben, nicht schmerzhaften Tumor, der schwer gegen die Umgebung abzugrenzen war. Die regionären Lymphknoten waren nicht geschwollen. Der Tumor wurde in toto entfernt. Ein Rezidiv oder Metastasen traten nicht auf. Histologisch kann man bei den Mukoepidermoidtumoren gut differenzierte und wenig differenzierte Unterformen unterscheiden. Mukoepidermoidtumoren können lokal invasiv wachsen, metastasieren jedoch selten. —

Differentialdiagnose: Eine einseitige, länger bestehende Schwellung in der Parotisgegend kann durch andere Parotistumoren, in erster Linie Parotismischtumoren (pleomorphe Adenome), außerdem Hämangiome und Lymphangiome, bedingt sein. Bei Obstruktion des Ausführungsganges durch einen Speichelstein läßt sich röntgenologisch meist ein Kalkschatten nachweisen. Bei der sog. rekurrierenden Parotitis, die ein- oder doppelseitig sein kann, fehlen oft Schmerzen. Sie heilt in der Regel nach mehreren Rezidiven ohne spezielle Therapie.

11.43 Horner-Syndrom

Horner-Syndrom bei einem 3 Monate alten Mädchen: Ptosis, Myosis und Enophthalmus links (seit Geburt). Keine Heterochromie der homolateralen Iris. Im Alter von $2^1/_2$ Monaten wurde ein wachsender Tumor an der linken Halsseite festgestellt. Homovanillin-Mandelsäure und Vanillin-Mandelsäure im Serum stark vermehrt. Tumorentfernung und kombinierte Zytostatikatherapie. Die histologische Untersuchung bestätigte die Diagnose eines vom Grenzstrang ausgehenden Neuroblastoms im Halsbereich (mit Lymphknotenmetastasen). Vollständige Heilung.

11.44 Mumps

Mumps mit diffuser, weicher Parotisschwellung ohne Rötung, zunächst rechts, später auch links bei einem 15jährigen Mädchen, das über Schmerzen beim Kauen und Trockenheit im Mund klagte. Konzentration der Serum- und Harnamylase erhöht (kein Beweis für Mitbeteiligung der Pankreasdrüse), Mumps-KBR in der 2. Krankheitswoche positiv (Untersuchung wegen Auftretens einer Meningitis als Mumpskomplikation). — **Differentialdiagnose:**
1. Lymphadenitis cervicalis und praeauricularis: typischer Palpationsbefund;
2. eitrige Parotitis: Rötung, starke Schmerzen, Eiterentleerung aus dem Ausführungsgang durch Druck auf die Parotis;
3. rekurrierende Parotitis: Ätiologie unbekannt, vielleicht allergisch bedingt, ein- oder doppelseitig, wenig schmerzhaft, in der Regel selbstheilend;
4. Speichelstein: intermittierende Drüsenschwellung, oft röntgenologisch als Kalkschatten nachweisbar;
5. Tumoren der Parotis: chronische, fast immer einseitige Schwellung durch Hämangiome, Lymphangiome, Parotismischtumoren u.a.;
6. Mikulicz-Syndrom (bei Leukämie).

11.45 Subperiostaler Abszeß bei Mastoiditis

Subperiostaler Abszeß bei Mastoiditis bei einem 6jährigen Jungen: schmerzhafte Schwellung hinter der rechten Ohrmuschel, die nach vorn und unten verdrängt war. Der Junge war 10 Tage vorher mit einem fieberhaften Infekt der oberen Luftwege erkrankt und in der Annahme einer viralen Genese nicht antibiotisch behandelt worden. Nach 4 Tagen entleerte sich aus dem rechten Gehörgang Eiter, der von einer Otitis media purulenta herrührte. Da der Junge nicht mehr fieberte, erfolgte auch jetzt keine antibiotische Behandlung. Bei der Antrotomie fand man pneumokokkenhaltigen Eiter. Der weitere Verlauf war komplikationslos. — **Differentialdiagnose:** Eine entzündliche Schwellung hinter dem Ohr kann auf einer Lymphknotenschwellung infolge Gehörgangsfurunkel, diffuser Otitis externa oder Kopfhautverletzung bzw. -entzündung beruhen.

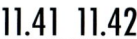

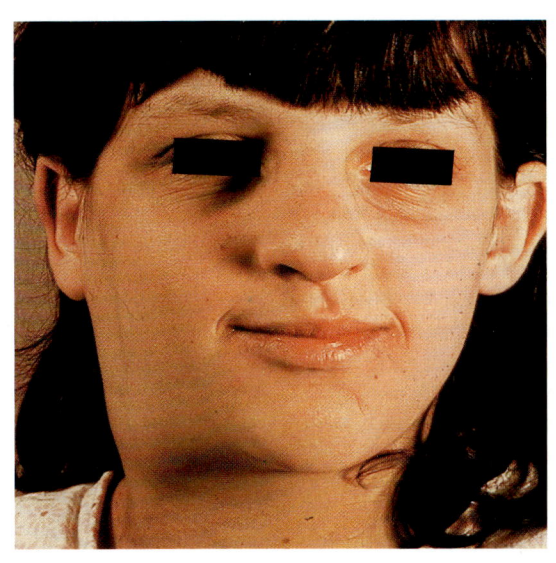
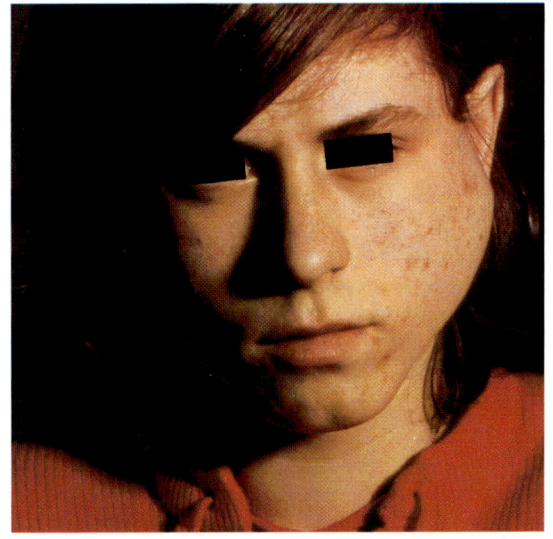

11.41 11.42

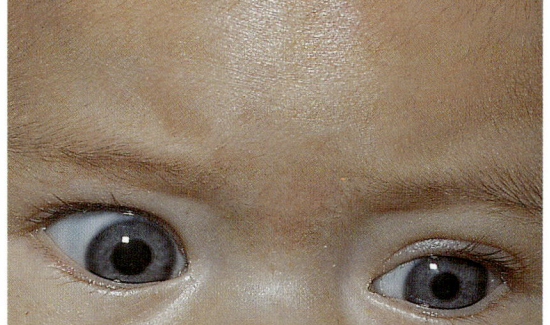

11.43

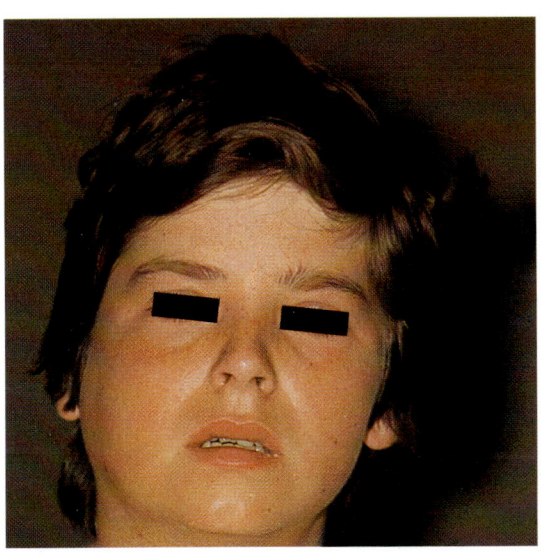
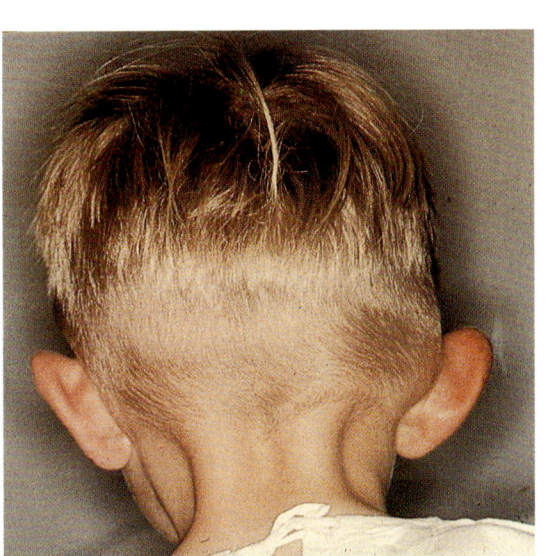

11.44 11.45

11.46
Retinoblastom

Retinoblastom links (Zustand nach Enukleation des linken Auges) bei einem 2jährigen Jungen, der zuerst wegen akuter tumorbedingter Drucksteigerung im linken Auge in augenärztliche Behandlung gekommen war. Jetzt fand sich eine ausgedehnte Tumorinfiltration in die lateralen Weichteile der linken Orbita und der linken Wange mit Metastasierung in die linke Parotis, in Leber, Lymphknoten und Wirbelkörper. Das rechte Auge war nicht befallen. Trotz Operation, bei der nur eine unvollständige Entfernung möglich war, mit nachfolgender Bestrahlung und Zytostatikatherapie verstarb das Kind 5 Wochen später. – Ein Retinoblastom kann schon bei Geburt vorhanden sein; es manifestiert sich aber gewöhnlich erst im 1. oder 2. Lebensjahr. Einseitige Retinoblastome sind selten hereditär, während doppelseitige Retinoblastome häufig autosomal dominant vererbt werden. Bei erblichem Retinoblastom können sich noch andere Malignome entwickeln (z.B. ein Pinealoblastom oder ein osteogenes Sarkom). – **Differentialdiagnose:** Als Orbitatumoren im Kindesalter kommen außerdem in Frage leukämische Infiltrate, Teratom, Rhabdomyosarkom, Optikustumoren, maligne Lymphome, Angiome, Hämangiome, andere Gefäßanomalien (z.B. arteriovenöse Shunts), Orbitatumoren bei Neurofibromatose und tuberöser Hirnsklerose, Langerhans-Zellhistiozytose (Histiocytosis X), Orbitalzyste, Meningozele, Enzephalozele u.a. – Über Pseudogliom: s. S. 318.

11.47
Neuroblastom

Neuroblastom bei einem 1jährigen Kind: Protrusio bulbi und Brillenhämatom (periorbitale Ekchymosen) durch retrobulbär gelegene Metastasen (epidural), die in die Orbitae sowie Keilbein- und Kieferhöhlen eingewachsen waren (Nachweis durch Computertomographie der Orbita). Ein Horner-Syndrom (s. S. 314) und Opsoklonien (ständig schleudernde Augenbewegungen) fehlten. Leber und zahlreiche Lymphknoten (am Hals und in der Leistenbeuge) waren stark vergrößert (infolge Metastasierung). Röntgenologisch konnten ausgedehnte Knochenmetastasen (besonders in den großen Röhrenknochen) nachgewiesen werden. Der Primärtumor wurde erst bei der Autopsie in der rechten Nebenniere gefunden.

11.48
Brillenhämatom

Brillenhämatom (infolge eines röntgenologisch nachgewiesenen Schädelbasisbruches) bei einem 5jährigen Jungen: Ober- und Unterlider beiderseits bläulich verfärbt (durch Austritt von Blut aus dem Frakturspalt). Eine Orbitafraktur, welche ebenfalls zu Brillenhämatom führen kann, wurde ausgeschlossen. – **Differentialdiagnose:** Ein in die Orbita metastasiertes Neuroblastom erzeugt (ein- oder doppelseitig) Lidhämatome (mit Protrusio bulbi). Blutungen in die Lider und Bindehaut können auch durch andere Orbitatumoren hervorgerufen werden.

11.49
Mißhandlung

Verdacht auf Mißhandlung: multiple Hämatome im Gesicht und am Körper bei einem 3jährigen Mädchen, das in schlechtem Pflegezustand in die Klinik kam. Gerinnungseigenschaften und Thrombozytengehalt des Blutes normal. Kein Nachweis von Knochenfrakturen oder einem Subduralhämatom. Keine Krankheitsursache für die Hautblutungen erkennbar. Entlassung des Kindes nach Überprüfung der häuslichen Verhältnisse durch das Gesundheitsamt unter der Verdachtsdiagnose »Mißhandlung«.

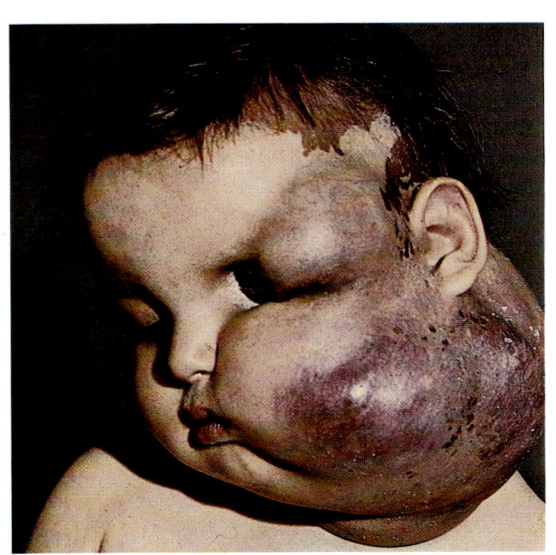 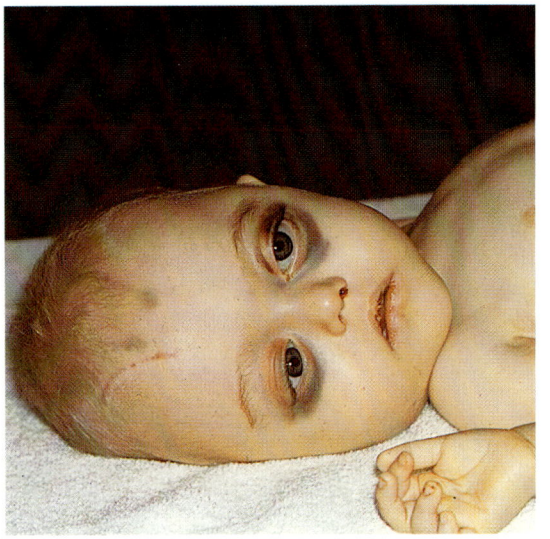

11.46 11.47

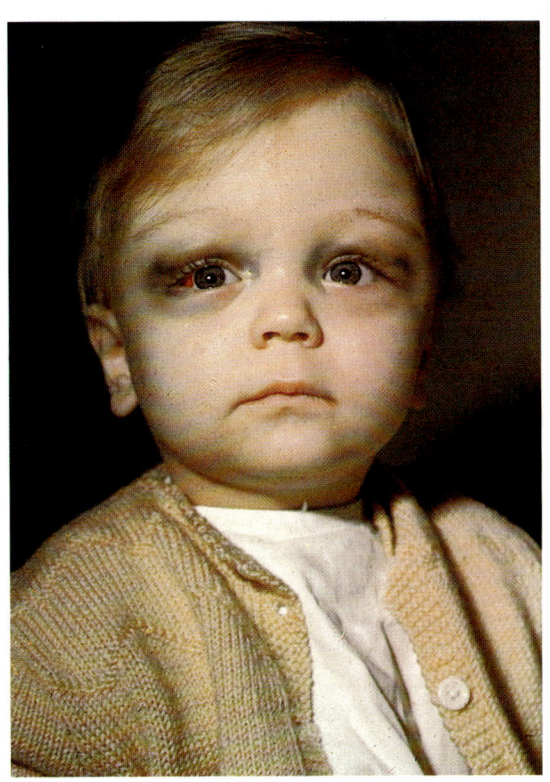 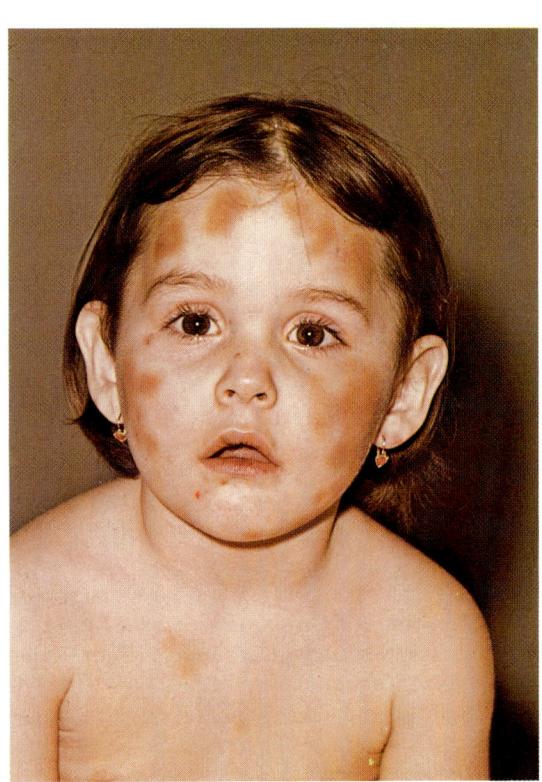

11.48 11.49

11.50

Pseudogliom

Pseudogliom (Pseudoretinoblastom) links bei einem 2jährigen Kind: Bei Lichteinfall sah man durch die Pupille anstelle eines roten Reflexes eine umschriebene gelbweiße Trübung im Glaskörper, welche auf einer geburtstraumatischen Netzhaut- und Glaskörperblutung beruhte. — **Differentialdiagnose:** Retinoblastom, andere intraokuläre Tumoren und andere Ursachen eines sog. Pseudoglioms (z.B. Frühgeborenen-Retino-pathie, Persistenz des primären Glaskörpers, eitriges oder organisiertes Glaskörperexsudat, Vaskularisation des Glaskörpers nach schwerer fetaler Uveitis, diverse Retinaveränderungen). Eine Leukokorie (weiße Pupille) kann auch bedingt sein durch Katarakt, Retinaablösung (verschiedene Ursachen), schwere chorioretinale Degeneration u.a.

11.51

Kavernöses Hämangiom

Tiefes kavernöses Hämangiom des rechten Unterlides bei einem 6 Monate alten Mädchen: ausgedehnte, unscharf begrenzte, weiche Schwellung des gesamten Unterlides mit livider Verfärbung der Lidhaut. — **Differentialdiagnose:** Lymphangiom und Lipom des Augenlides sowie Liddermoid (Dermoidzyste).

11.52

Dermoidzyste

Angeborene Dermoidzyste bei einem 14jährigen Mädchen: bohnengroße, unscharf begrenzte, weiche Schwellung im lateralen Augenwinkel (unterhalb der Augenbraue). Nach operativer Entfernung als Dermoidzyste erkannt (histologisch: verhorntes Plattenepithel und Haarfollikel mit Haaren und Talgdrüsen). — **Differentialdiagnose:** Epidermiszyste, Lipom, Lymphangiom und tiefes Hämangiom.

11.53

Retinoblastom

Retinoblastom bei einem 10 Monate alten Mädchen: Heterochromie der Iris (linke Iris grünlich, rechte Iris blau gefärbt), Linse noch klar, Glaskörperraum links von einem gefäßführenden Tumor ausgefüllt, der an einem gelblich-weißen Schimmer in der Pupille erkennbar war. Dieser weiße Reflex in der Pupille wird auch als Leukokorie bezeichnet. Der Mutter des Kindes war ein Schielen des linken Auges aufgefallen (Folge des schlechten Sehens). Der Augeninnendruck war noch normal, und es bestand kein Buphthalmus. Da ein Retinoblastom im 1. Lebensjahr oft in beiden Augen vorkommt, wurde das rechte Auge ebenfalls untersucht. Dabei fand sich im Bereich des unteren Gefäßbogens ein kleines Retinoblastom von 4 Papillendurchmessern und 4 mm Höhe, das noch nicht in den Glaskörper durchgebrochen war. Die Chromosomenanalyse ergab eine Deletion am langen Arm des Chromosoms 13 (Sitz des Tumor-Suppressor-Gens). Das linke Auge mußte enukleiert werden. Der Tumor war noch nicht in die Chorioidea oder in den Nervus opticus eingedrungen. Die Strahlentherapie führte zu einer vollständigen Rückbildung des Tumors. — **Differentialdiagnostisch** müssen bei Leukokorie vom Augenarzt neben einer angeborenen Katarakt eine exsudative Retinitis mit Blutungen (Coats-Krankheit), Frühgeborenen-Retinopathie, eine persistierende Hyperplasie des primären Glaskörpers, Retina-Dysplasie, Endophthalmitis durch Nematoden (Toxocariasis) u. a. ausgeschlossen werden.

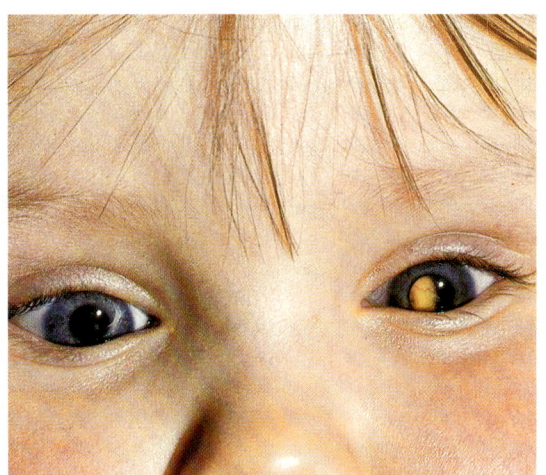
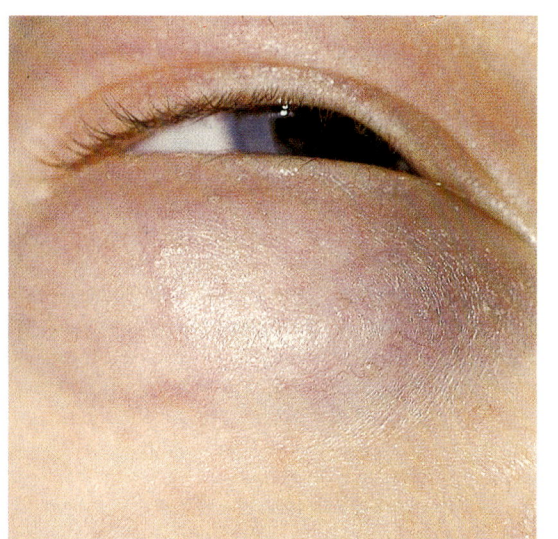

11.50 11.51

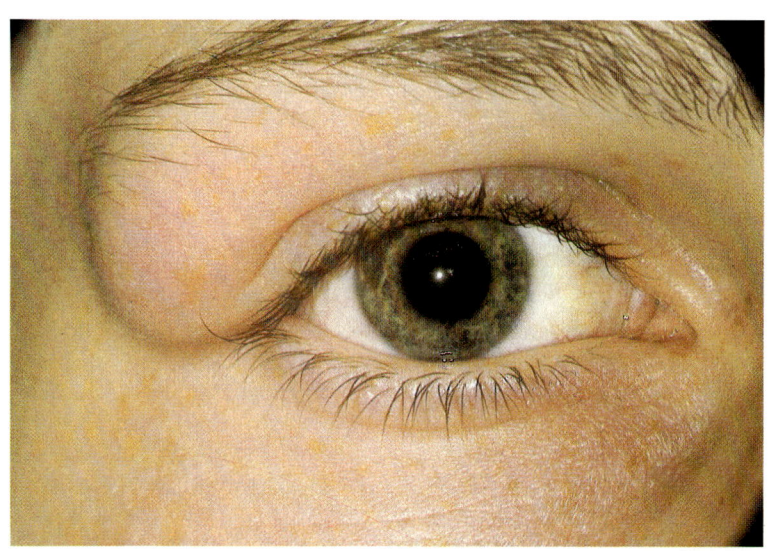

11.52

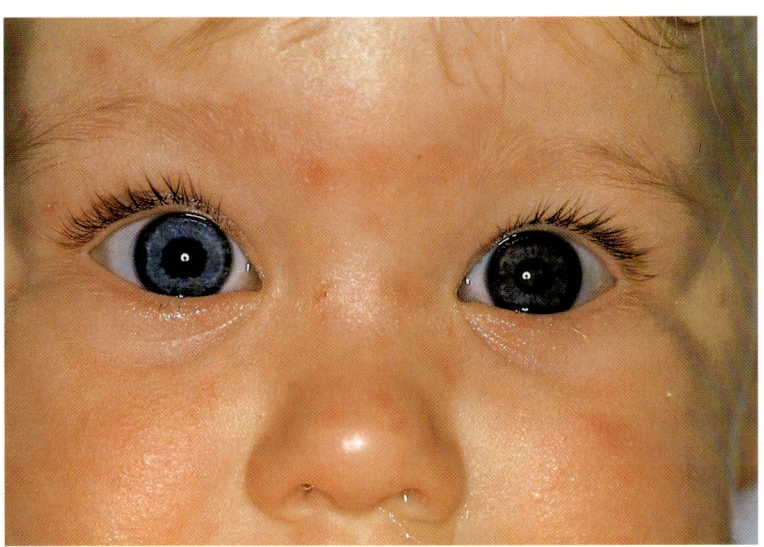

11.53

12.1 Anophthalmie

Anophthalmie mit Blepharophimose beiderseits bei einem 6 Wochen alten Jungen, bei dem sich später eine hochgradige Mikrozephalie und geistige Retardierung sowie Tetraspastik entwickelten. Hinter den engen Lidspalten fand sich lediglich Bindehaut; rudimentäre Bulbi waren nicht zu erkennen. Später wurde das Kind mit Augenprothesen versorgt. Eine Ursache ließ sich nicht nachweisen. – Bei Anophthalmie (meist doppelseitig) ist die Orbita verkleinert; die Lider sind geschlossen und konkav. Vorkommen als isolierte Fehlbildung oder im Rahmen des Pätau-Syndroms (s. S. 84). Die Unterscheidung von einer ausgeprägten Mikrophthalmie ist durch MRT (Magnet-Resonanz-Tomographie) möglich.

12.2 Röteln-embryopathie

Rötelnembryopathie mit Katarakt und Glaukom beiderseits, außerdem Hornhautstromatrübungen bei einem 5 Wochen alten Jungen, dessen Mutter im 2. Schwangerschaftsmonat mit Rötelnvirus infiziert worden war. Nach der Geburt war das Kind durch ein lautes systolisch-diastolisches Geräusch und eine Lebervergrößerung aufgefallen. Die Rötelnätiologie wurde gesichert durch typische Röntgenveränderungen an der proximalen Tibiametaphyse (irreguläre sklerotische Verdichtungen und longitudinale streifenförmige Aufhellungen ohne Periostreaktion) sowie durch den Nachweis von rötelnspezifischem Immunglobulin M im kindlichen und mütterlichen Serum. Im Alter von 6 Wochen wurde ein offener Ductus Botalli unterbunden, der bereits zu einer leichten pulmonalen Hypertension geführt hatte. – Bei Rötelninfektion in einer frühen Phase der Gravidität entwickelt sich oft ein Totalstar (in 75% doppelseitig). Auch andere Starformen sind möglich. Die Linsentrübung ist oft kombiniert mit einer abgelaufenen Retinitis, welche zu Retinapigmentationen führt, und mit einer fetalen Uveitis, welche Irisatrophie und angeborenes Glaukom hervorruft. Andere Augenanomalien bei Rötelnembryopathie sind Mikrophthalmie, Hornhauttrübungen, Strabismus und Nystagmus. Andere pränatale Infektionen, welche (sekundär) eine Katarakt verursachen können, sind angeborene Zytomegalie und Toxoplasmose. – Zur **Differentialdiagnose** der angeborenen Katarakte: s. S. 214, des angeborenen Glaukoms: s. S. 332 u. 328.

12.3 Amaurose

Angeborene Amaurose beiderseits bei einem 8 Monate alten Mädchen, das keine weiteren Symptome hatte: okulodigitales Phänomen (Augenreiben mit den Fingern), lichtstarre Pupillen, amaurotischer Nystagmus. Ursache unklar. Keine ähnlichen Augenerkrankungen in der Familie. – Häufige Ursachen für angeborene Blindheit sind Mikrophthalmie, Hornhauttrübungen, dichte Linsentrübungen, atrophische chorioretinale Narben, Makulakolobome, schwere Hypoplasie des Sehnerven. Bei der rezessiv vererbten **kongenitalen Amaurose Leber** sieht man trotz schon bestehender Blindheit die degenerativen Retinaveränderungen nicht sofort nach der Geburt, sondern diese entwickeln sich erst später. Eine Frühdiagnose ist mit der Elektroretinographie möglich. Oft bestehen eine Mikrozephalie, EEG-Veränderungen und andere ZNS-Anomalien.

12.4 Einseitige Mikrophthalmie

Einseitige Mikrophthalmie bei einem 3 Wochen alten Jungen: Bulbus und Orbita rechts verkleinert (seit Geburt). Isolierte Fehlbildung. Ursache unbekannt. – Eine Mikrophthalmie kommt häufiger doppelseitig vor und ist oft mit anderen Augenanomalien kombiniert (Hyperopie, Sphärophakie, Mikrophakie, Katarakt, Kolobome von Iris und Aderhaut). Die Glaukomneigung ist bedingt durch die Enge oder Fehlbildung des Kammerwinkels. Mikrophthalmie kann die Folge einer pränatalen Infektion (Röteln, Toxoplasmose, Zytomegalie), eines embryofetalen Alkoholsyndroms oder einer Thalidomid-Embryopathie sein. Bestimmte Chromosomenaberrationen sind häufig mit einer Mikrophthalmie kombiniert (Pätau-Syndrom, s. S. 84 und Katzenaugensyndrom). Bei folgenden Fehlbildungssyndromen wird Mikrophthalmie beobachtet:

1. Aicardi-Syndrom (mit Balkenmangel),
2. Kryptophthalmiesyndrome (Fehlen von Augenlidern, Bulbus von Haut bedeckt),
3. Ektodermalsyndrome (z.B. Hallermann-Streiff-Syndrom, okulodentodigitales Syndrom),
4. Fanconi-Syndrom (mit Panzytopenie),
5. Gruber-(Meckel-)Syndrom (mit Mikrozephalie oder Polydaktylie),
6. Sjögren-Syndrom (mit angeborener Katarakt und Oligophrenie) u. a.

Bei der geschlechtsgebunden erblichen Norrieschen Krankheit gibt es einen kongenitalen bilateralen Pseudotumor der Retina mit Blindheit, welcher später zu einer Phthisis bulbi führt.

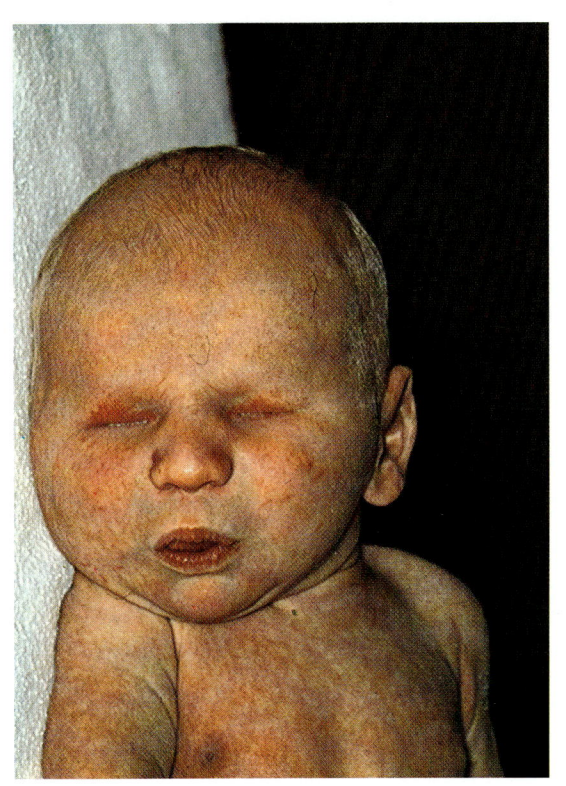

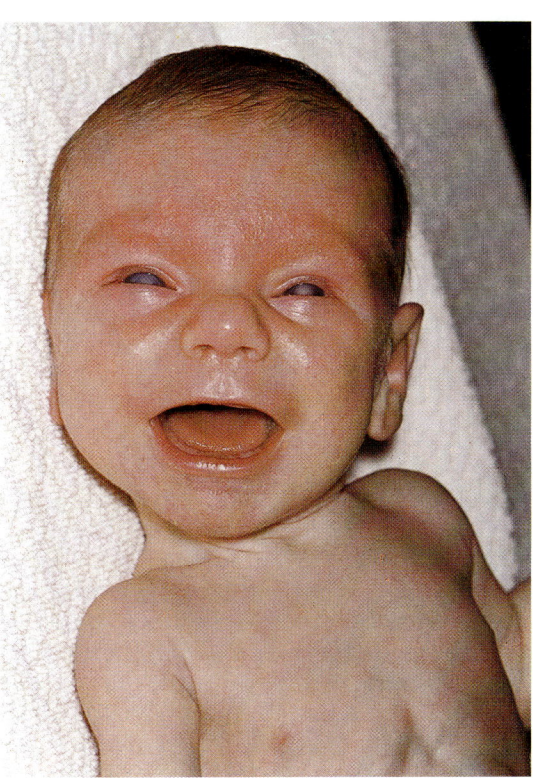

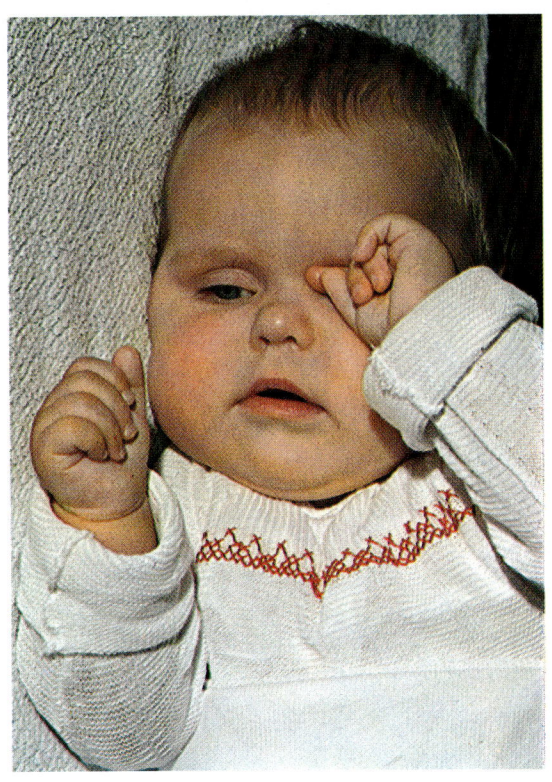

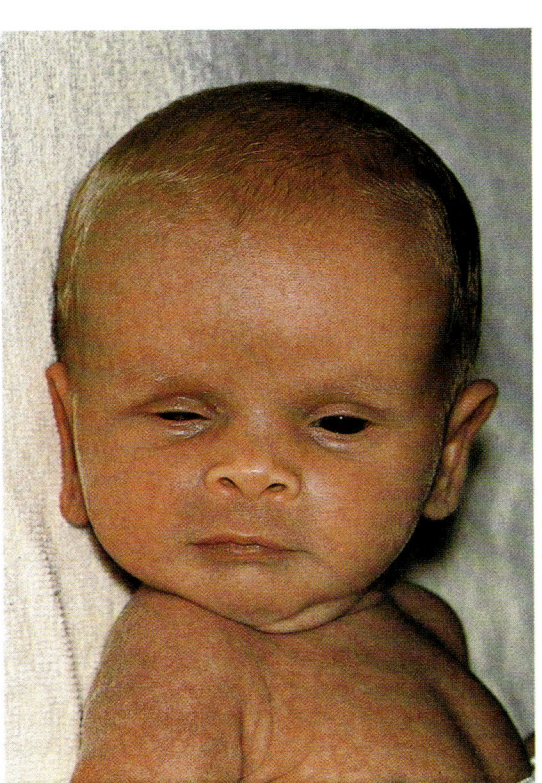

12.5
Angeborenes Iriskolobom

Angeborenes Iriskolobom bei einem 10 Monate alten Mädchen: durch fetale Verschlußstörung des Augenbechers entstandene Spaltbildung der rechten Iris mit Birnenform der Pupille (Fehlen eines Sektors der Iris). — Ein Iriskolobom kann mit einem Kolobom des Fundus und Nervus opticus kombiniert sein. Es kommt auch bei bestimmten Syndromen vor (z. B. beim Aniridie-Wilms-Tumorsyndrom in Verbindung mit einer Deletion am kurzen Arm des Chromosoms 11) und kann vererbt werden.

12.6
Marcus-Gunn-Phänomen

Marcus-Gunn-Phänomen (Kiefer-Lid-Phänomen) bei einem 6 Monate alten Mädchen: bei Kau- und Schluckbewegungen auftretende synchrone rhythmische Hebung des linken ptotischen Oberlides aufgrund einer kongenitalen Fehlinnervation. Die Hebung des ptotischen Oberlides erfolgte regelmäßig, wenn der Kiefer zur entgegengesetzten Seite bewegt wurde. Das Emporschnellen des gesenkten Lides kann auch durch leises Sprechen, Gähnen und Zungeherausstrecken ausgelöst werden. — Das Marcus-Gunn-Phänomen (meist einseitig) kann mit einer Amblyopie, Anisometropie, M.-elevator- oder M.-superior-rectus-Lähmung assoziiert sein. Es tritt gewöhnlich sporadisch auf, kann aber auch autosomal dominant vererbt werden.

12.7
Partielles Ankyloblepharon und Mikrophthalmie

Partielles Ankyloblepharon und Mikrophthalmie bei einem 2 Monate alten Mädchen: beide Lidspalten seit Geburt verkürzt (durch teilweise Verwachsung der Lidränder zwischen Ober- und Unterlid) bei zu kleinem Bulbus. Entsteht durch ausbleibende Öffnung der Lidspalten während der Fetalzeit. Es gibt auch eine angeborene Blepharophimose (Lidspaltenverkürzung), die dominant oder rezessiv vererbt wird.

12.8
Duane-II-Syndrom

Angeborenes Duane-II-Syndrom (Pseudointernusparese) bei einem 6jährigen Mädchen: Einschränkung der Adduktion des rechten Auges bei intakter Abduktion (dadurch geringe Divergenz) mit Lidspaltenverengung und Retraktion des Bulbus beim Adduktionsversuch (auch als Retraktionssyndrom bezeichnet). Zur Kompensation drehte das Mädchen den Kopf meist nach links (zur nichtbetroffenen Seite), um binokulares Sehen zu erreichen. Das EMG zeigte eine Mitinnervation des M. rectus externus bei Adduktion, was zur Adduktionshemmung und Retraktion des Bulbus führte. — Beim **Duane-I-Syndrom** (Pseudoabduzensparese) ist die Abduktion eingeschränkt oder fehlt, die Lidspalte in Adduktion ebenfalls verengt und der Bulbus retrahiert. Bei Abduktion erweiterte sich die Lidspalte. In Ruhestellung tritt leichtes Konvergenzschielen auf. Ursache ist ein Innervationsausfall des M. rectus externus bei Abduktion und paradoxe Aktivität bei Adduktion (im EMG nachweisbar). — Beim **Duane-III-Syndrom** sind sowohl Abduktion als auch Adduktion eingeschränkt. — Das Duane-Syndrom betrifft häufiger das linke als das rechte Auge, kann aber auch bilateral und asymmetrisch auftreten. Mädchen sind häufiger betroffen als Jungen. Etwa 1% aller schielenden Kinder haben dieses Syndrom. Andere Augenanomalien können gleichzeitig bestehen. In ausgeprägten Fällen ist eine chirurgische Behandlung notwendig.

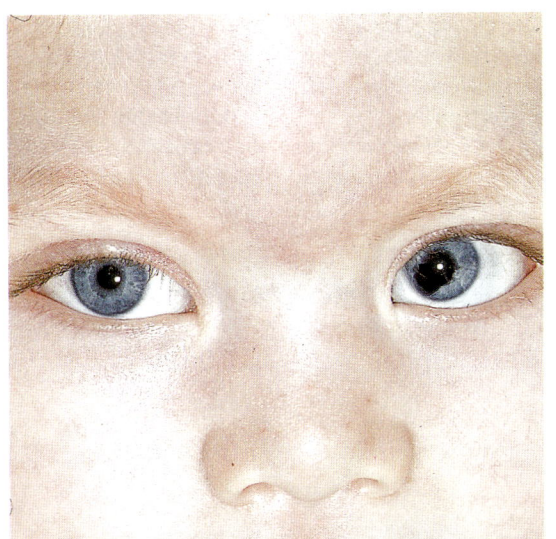

12.5

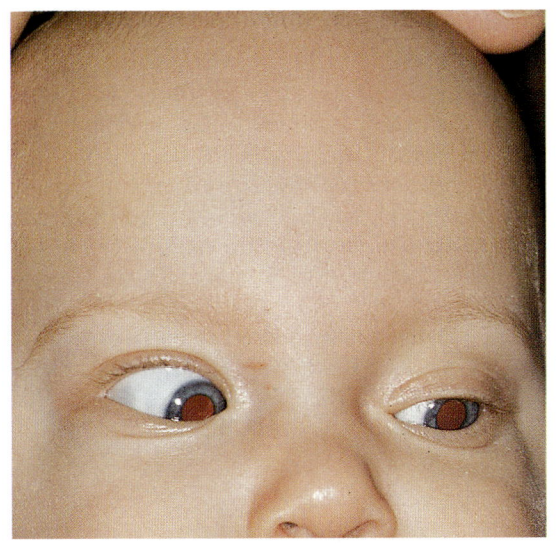

12.6

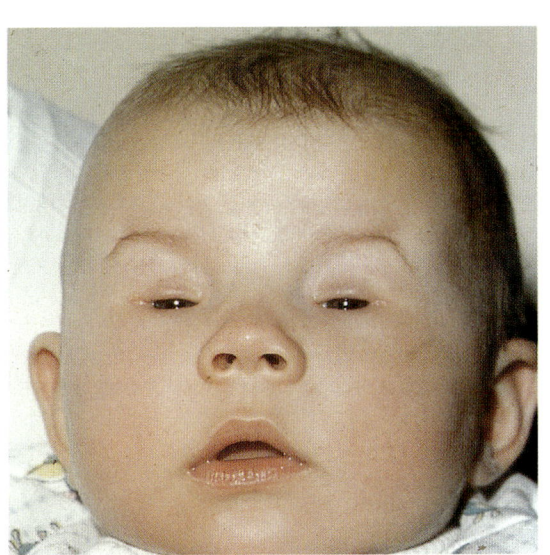

12.7

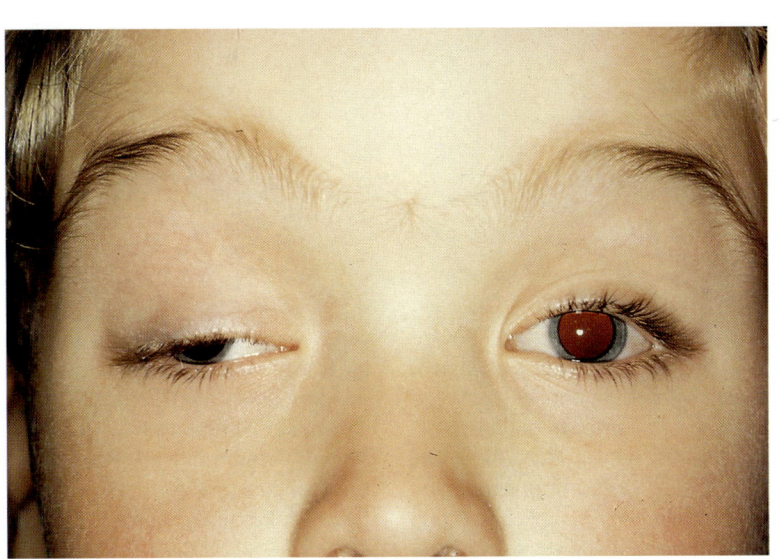

12.8

12.9

Reste der Pupillarmembran

Reste der Pupillarmembran bei einem 7 Tage alten Jungen: mehrere zarte Gewebsstränge, welche von der Iriskrause zur vorderen Linsenkapsel zogen. Das Sehen wurde hierdurch nicht beeinträchtigt. — Verschiedene Grade der Persistenz der Pupillarmembran sind möglich. Geringe Reste sind bei Neugeborenen häufig, größere Reste, welche das Sehen behindern, selten und können mit einem vorderen Polstar kombiniert sein. Reste der Pupillarmembran sind zu **unterscheiden von** hinteren Synechien, welche von entzündlichen Prozessen im vorderen Augenabschnitt stammen.

12.10

Partielle Aniridie

Partielle Aniridie beiderseits bei einem 7jährigen Mädchen, das eine beträchtliche Sehschwäche und Photophobie hatte: Der Bereich, in dem die Iris fehlte, sah wie die Pupille schwarz aus. Assoziierte Anomalien, wie Glaukom, Katarakt, Hypoplasie der Makula und des Sehnerven, fanden sich nicht. Ein Wilms-Tumor, bei welchem Aniridie häufiger vorkommt, wurde durch Sonographie ausgeschlossen. Therapeutisch wurden dunkle Kontaktgläser mit stenopäischem Loch verordnet. — Die Aniridie ist nie ganz vollständig und gewöhnlich doppelseitig. Die isoliert vorkommende Aniridie wird autosomal dominant vererbt (Häufigkeit 1 : 100 000). Es gibt auch eine erbliche Aniridie, die zusammen mit anderen Anomalien beobachtet wird (z. B. Mikrozephalie, Nieren- oder Genitalfehlbildungen, Hemihypertrophie). Beim Wilms-Tumor-Aniridie-Syndrom findet man eine Deletion des kurzen Armes des Chromosoms 11.

12.11

Louis-Bar-Syndrom

Louis-Bar-Syndrom (Ataxia teleangiectatica) bei einem 10jährigen Mädchen, das seit dem 2. Lebensjahr an zunehmender Ataxie litt: prominente geschlängelte Teleangiektasien in der Conjunctiva bulbi beiderseits, außerdem Teleangiektasien an den Ober- und Unterlidern, an den Ohrmuscheln und am linken Oberarm. Außer einer erheblichen Rumpf- und Gangataxie bestanden extrapyramidale Bewegungsstörungen, Nystagmus, Dysarthrie und Demenz. IgA und IgE im Serum waren vermindert. — **Differentialdiagnose** der konjunktivalen Teleangiektasien: Naevus flammeus der Konjunktiva, Fabry-Krankheit (diffuse Angiokeratome mit erweiterten und geschlängelten Konjunktivalgefäßen), Lymphangiektasien der Konjunktiva, Konjunktivitis u. a.

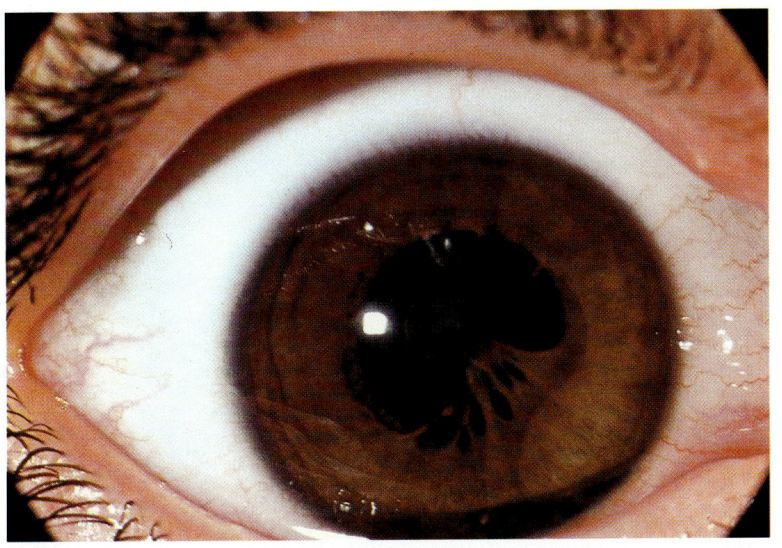

12.9

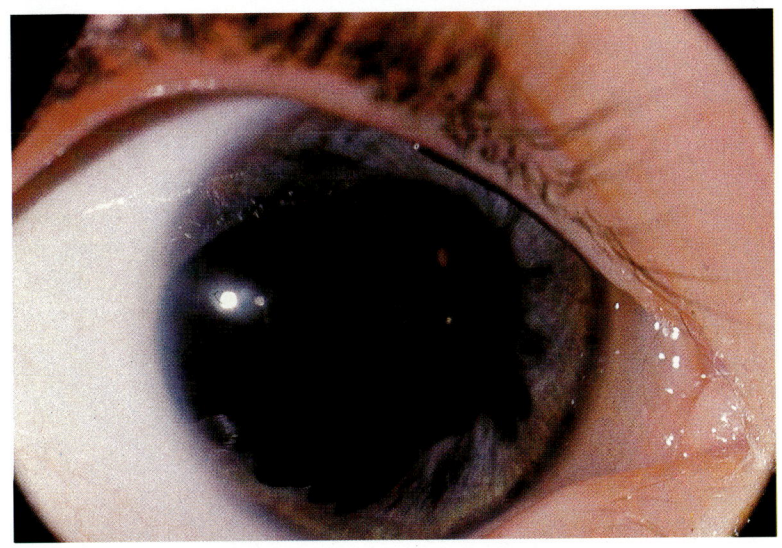

12.10

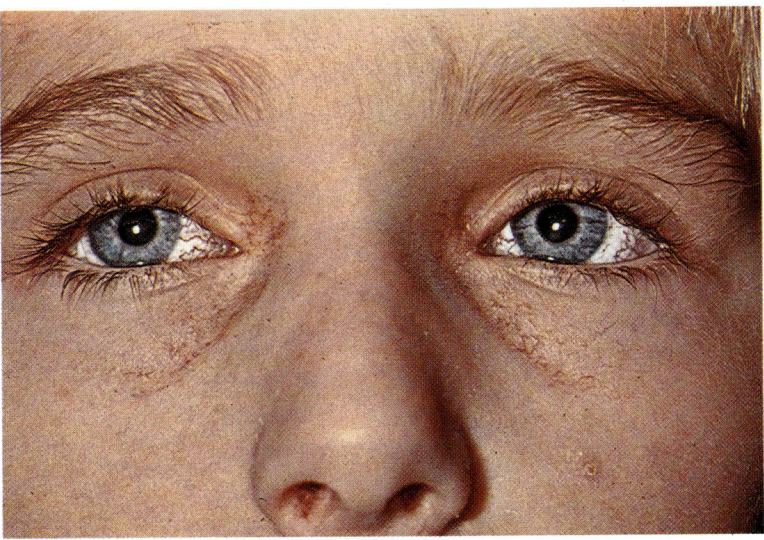

12.11

12.12

Pigmentflecken auf der Iris

Kleine Pigmentflecken auf der Iris beiderseits bei einem 8jährigen Jungen (offenbar ohne Krankheitswert). Kleinere oder größere Irisflecken (Anhäufung von Melanozyten) haben 50–60% aller Menschen.

Obwohl sie seit Geburt vorhanden sind, werden sie in der Pubertät deutlicher (durch Aktivierung der Melanozyten im Organismus).

12.13

Naevus pigmentosus

Naevus pigmentosus bei einem 12jährigen Jungen: kleiner, flacher, gelblicher Nävus limbusnahe im Lidspaltenbereich des rechten Auges. — Die häufig vorkommenden Pigmentnävi auf der Conjunctiva bulbae sind gewöhnlich kleine, leicht erhabene, hellgelb bis braunschwarz gefärbte Läsionen, die meist erst in der frühen Kindheit bemerkt werden und in der Pubertät an Größe und Pigmentierung zunehmen können. Sie liegen außer am Limbusrand manchmal auch auf der Karunkel oder am Lidrand. Eine maligne Entartung ist selten.

12.14

Linsenluxation

Linsenluxation bei Marfan-Syndrom einer 20jährigen Frau: In der unteren Pupillenhälfte sind die Zonulafasern zu erkennen, die vom Ziliarkörper ausgehen und am Linsenäquator ansetzen. — Bei Sehverschlechterung muß die Linse operativ entfernt und durch eine extraokulare Kontaktlinse oder eine intraokulare Kunstlinse aus Plexiglas ersetzt werden.

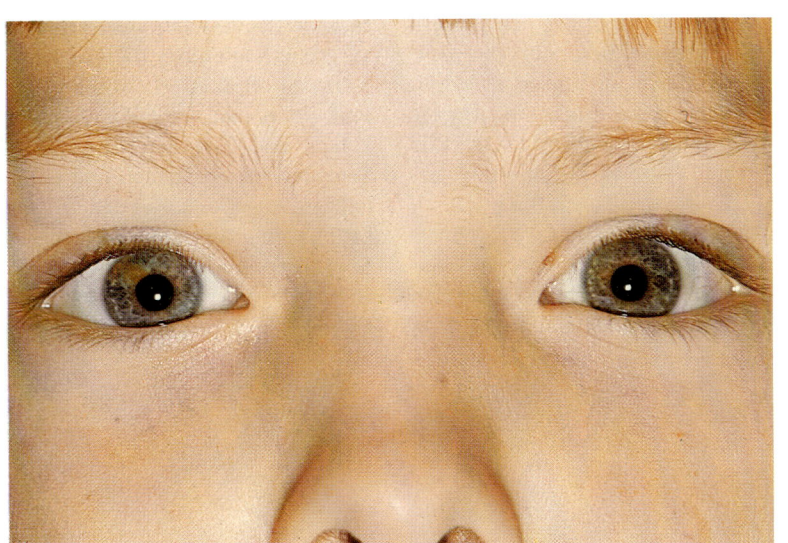

12.12

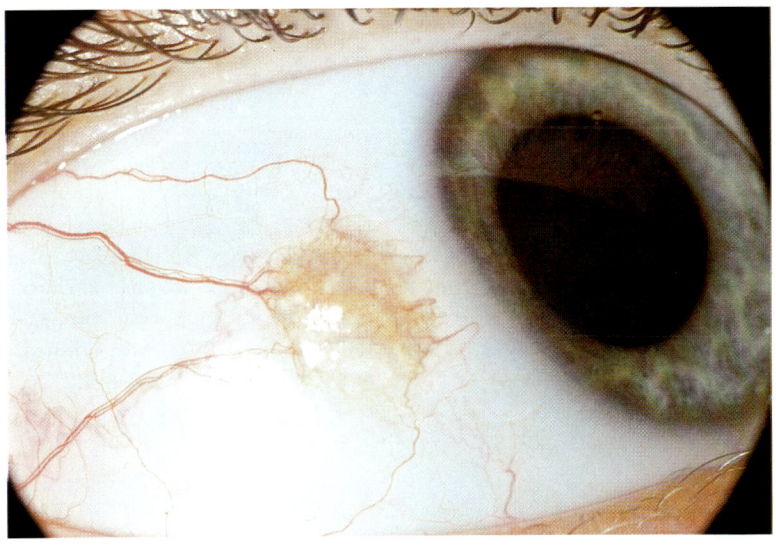

12.13

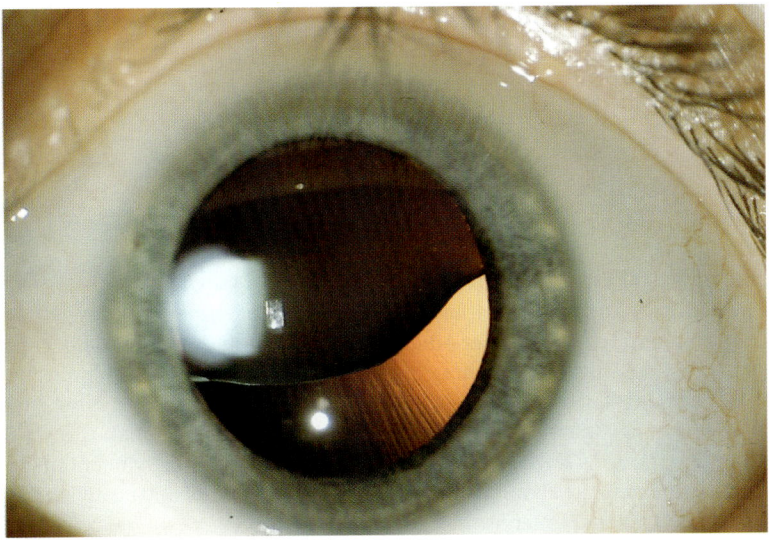

12.14

12.15 Hydrophthalmus

Hydrophthalmus (Bulbusvergrößerung) bei einem 4jährigen Jungen: Vergrößerung besonders des rechten Augapfels und der Hornhaut infolge frühkindlicher Steigerung des Augeninnendruckes (Glaukom). Das Glaukom hatte sich durch häufiges Tränen und Lichtscheu sowie eine Visusverschlechterung bemerkbar gemacht. Eine Hornhauttrübung (durch Ödem) und Haab-Streifen (Brüche in der Descemet-Membran) fehlten (erst bei fortgeschrittenem Glaukom nachweisbar). Ursache des primären infantilen Glaukoms war eine Kammerwinkelfehlbildung (Trabekulodysgenesie). – **Differentialdiagnostisch** ist bei vergrößertem Bulbus z.B. an eine kongenitale Megalokornea zu denken, wobei der Augeninnendruck aber normal ist. Ein sekundäres infantiles Glaukom kommt bei assoziierten Augenfehlbildungen, bestimmten metabolischen und entzündlichen Erkrankungen, Augentumoren und Traumen vor, außerdem bei Phakomatosen (z. B. Neurofibromatose von Recklinghausen) und beim Rubinstein-Taybi-Syndrom (s. S. 54).

12.16 Ektopie der Pupillen

Ektopie der Pupillen (Korektopie) bei einem 4jährigen Jungen: angeborene Verlagerung beider Pupillen nach medial (hier in Kombination mit einer Ectopia lentis). Ursache der Ectopia lentis kann ein ungleichmäßiges Wachstum des Augenbechers oder eine Strangbildung zwischen Pupillarrand und Glaskörperraum sein. Bei längerem Bestehen einer Ectopia lentis et pupillae kann durch völlige Luxation der Linse in die vordere Augenkammer ein Sekundärglaukom entstehen (z. B. beim Weill-Marchesani-Syndrom). Die einfache Pupillenektopie (ohne Linsenektopie) hat keine krankhafte Bedeutung.

12.17 Albinismus oculi

Albinismus oculi bei einem 15jährigen Jungen: Iris hellblau (vergißmeinnichtblau), am Rande rot (Durchscheinen des Fundus), Wimpern schwarz (da der Albinismus bei dem Jungen auf die Augäpfel beschränkt war). Bei seitlicher Beleuchtung leuchtete die Pupille rot auf, weil das Licht nicht nur durch die Pupille, sondern auch von den Seiten her ins Auge eindringen konnte. Beim Augenspiegeln sah man die Blutgefäße der Aderhaut auf dem weiß-gelben Untergrund der Sklera. Der Junge war sehr lichtscheu und mußte ständig eine Sonnenbrille tragen. Der Visus war vermindert (infolge Hypoplasie der Macula). – Der Pigmentmangel betrifft bei Albinismus sowohl die Uvea als auch die Retina. Einen Albinismus haben auch Patienten mit einem Chédiak-Higashi-Syndrom, bei dem ein Defekt der T-Zellimmunität und eine Granulozytenfunktionsstörung bestehen.

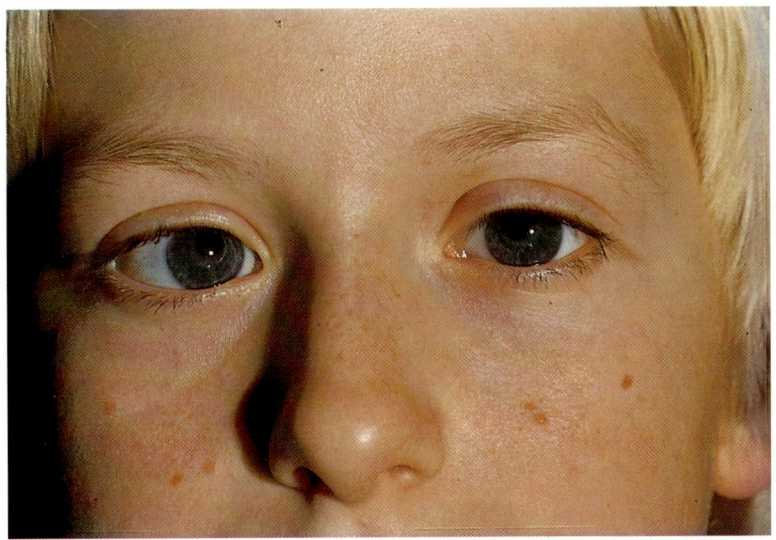

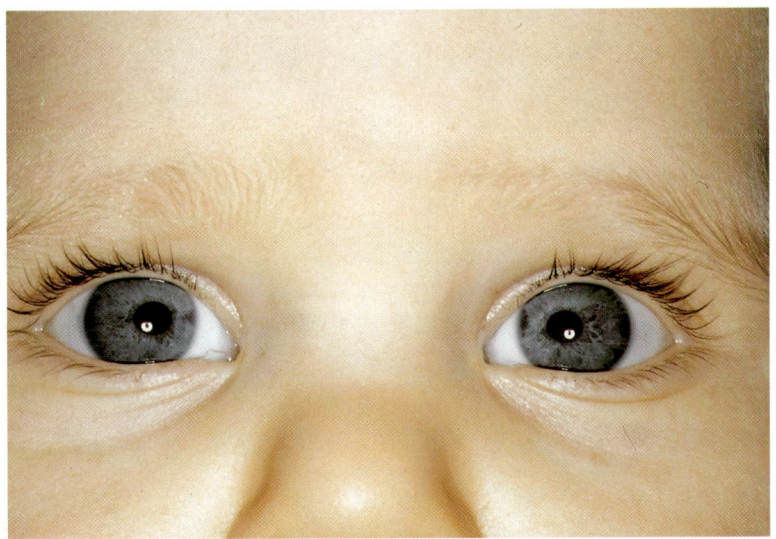

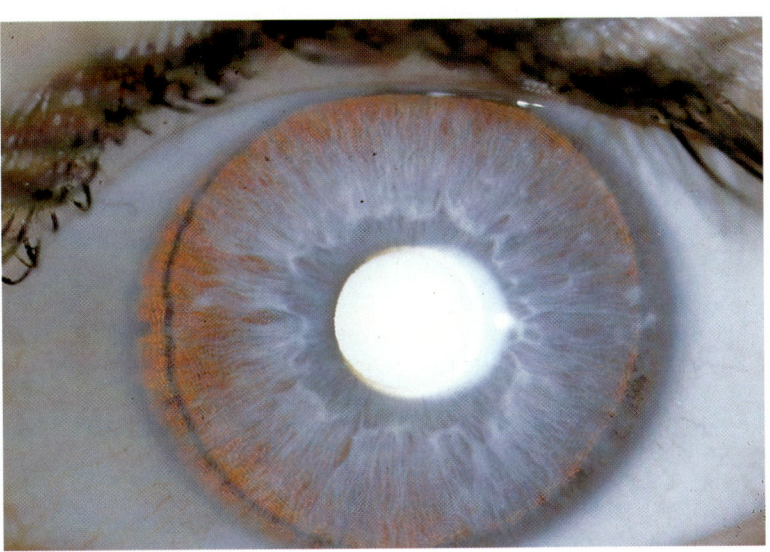

12.18

Ektropium

Angeborenes Ektropium (Auswärtskehrung des Lidrandes) bei einem 10 Monate alten Jungen: hierdurch starke Rötung der Konjunktiva des Unterlides. Da das Tränenpünktchen nach außen gewendet war, kam es oft zu Tränenträufeln (Epiphora). Bei längerem Bestehen entwickelt sich meist eine Keratitis, und die Bindehaut des Unterlides kann durch Austrocknung keratinisieren. Die Ursache war hier eine mangelhafte Entwicklung des lateralen Lidwinkels (Lidwinkelligamentes). Der Junge war mit 6 Monaten wegen einer beidseitigen Lippen-Kieferspalte operiert worden. In anderen Fällen entsteht ein Ektropium durch Narbenbildung (nach Entzündungen, Verbrennungen oder Traumen), manchmal auch bei einer Fazialislähmung (infolge Schwäche des Ringmuskels). Auch beim angeborenen Ektropium ist eine operative Behandlung möglich.

12.19

Angeborene Oberlidkolobome

Angeborene Oberlidkolobome bei 6 Monate altem Jungen: dreieckförmige Defekte mit Basis am freien Lidrand an der nasalen Hälfte der Oberlider beidseits mit Fehlen der Wimpern (hier ohne weitere Augenfehlbildungen). – Angeborene Unterlidkolobome (meist in der Nähe des inneren Lidwinkels) kommen isoliert oder bei bestimmten Syndromen vor, z. B. bei mandibulofazialer Dysostose (s. Abb. 2.41) oder beim Goldenhar-Syndrom (s. Abb. 2.55). – Erworbene Lidkolobome entstehen meist traumatisch und kommen auch im temporalen Liddrittel vor.

12.20   12.21

Megalokornea

Megalokornea bei einem 3 Monate alten Mädchen: Hornhautdurchmesser beiderseits 15 mm (normal 10,5–12,5 mm). Augeninnendruck nicht erhöht. Die angeborene (nicht fortschreitende) Korneavergrößerung führt zu Refraktionsveränderungen und dadurch oft zu Sehstörungen. Sie ist **differentialdiagnostisch** zu unterscheiden von der fortschreitenden Hornhautvergrößerung bei angeborenem Glaukom, welches sich meist durch Photophobie, Tränen der Augen und Hornhauttrübungen äußert. Ein Glaukom erfordert immer sofortige Gegenmaßnahmen. Ein Keratokonus (kegelförmige Vorwölbung der Hornhautmitte) oder Keratoglobus (kugelförmige Vorwölbung der Hornhaut) beginnt meist erst in der Adoleszenz und kann zu einem Nachlassen der Sehleistung führen.

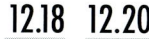

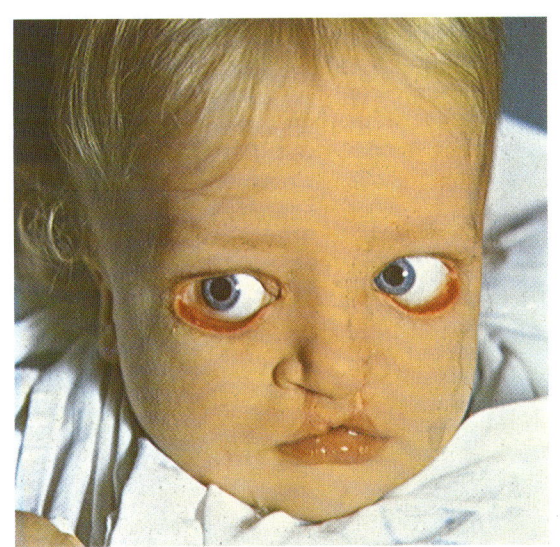

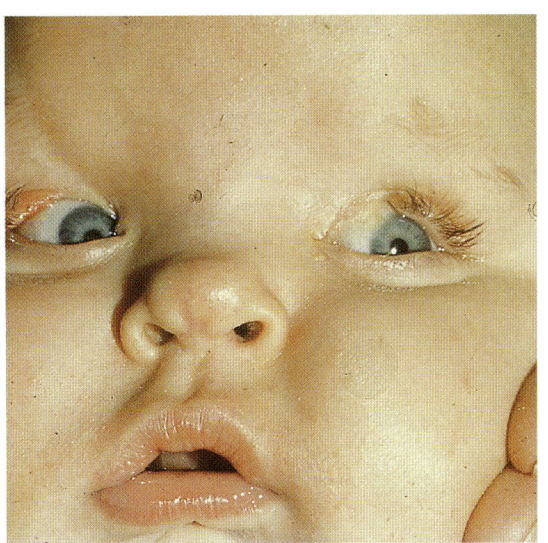

12.18   12.20

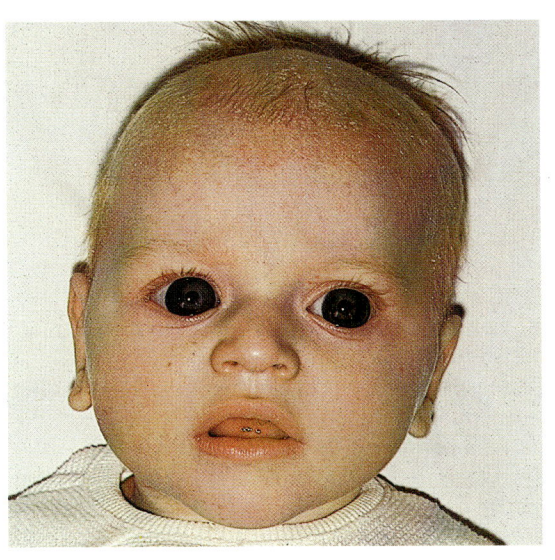

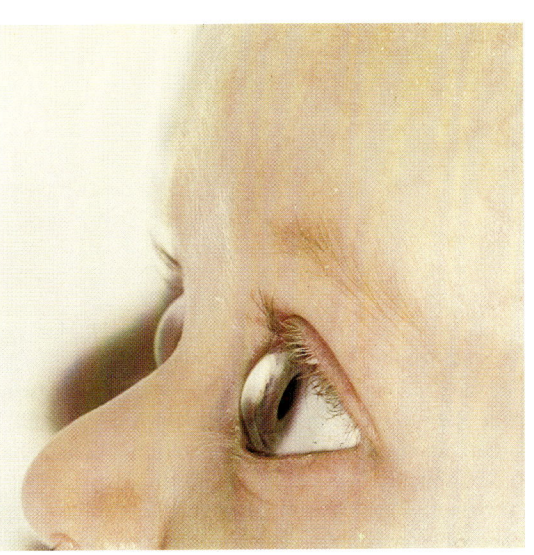

12.19   12.21

12.22
Osteopetrosis

Osteopetrosis (Marmorknochenkrankheit) bei einem 3 Monate alten Jungen: Exophthalmus (vorstehende Augen und erweiterte Lidspalten) beiderseits, später Erblindung und Hirnnervenlähmungen (durch Kompression der Schädelöffnungen). Das Ausmaß des Exophthalmus ließ sich durch Gebrauch des Exophthalmometers objektivieren. In diesem Fall lag die rasch fortschreitende, autosomal rezessiv ver- erbte Form der Krankheit vor. – **Differentialdiagnose** des bilateralen Exophthalmus (welcher zunächst einseitig sein kann): endokrine Ophthalmopathie, doppelseitige intraorbitale Prozesse sowie Sinus- cavernosus-Thrombose. Ein Pseudoexophthalmus liegt vor bei starker Lidretraktion (z. B. bei Hyper- thyreose) oder bei zu flachen Orbitae (z. B. beim Down-Syndrom).

12.23
Hydrophthalmus

Einseitiger Hydrophthalmus (Bulbusvergrößerung durch infantiles Sekundärglaukom) bei Sturge- Weber-Syndrom (Trigeminus-Chorioidea-Großhirn- Angiomatose) eines 7 Tage alten Mädchens: Das linke gerötete Auge war größer und fühlte sich härter an als das rechte. Die weite Pupille reagierte nur schwach auf Licht. Die Fundoskopie deckte ein kavernöses Hämangiom der linken Chorioidea auf (homolateral zu einem Naevus flammeus im Gesicht). Nach unverzüglicher Goniotomie Normalisierung des Augendruckes. Wegen Rezidivs Iridenkleisis, später Enukleation des Auges im Alter von 1 Jahr und Versor- gung mit Lochprothese. – Ein Glaukom führt nur im frühen Kindesalter zur Bulbusvergrößerung (später nicht mehr möglich). Tränen der Augen, Photophobie und Blepharospasmus sind oft die ersten Symptome des infantilen Glaukoms, welche den Eltern auffal- len. – **Differentialdiagnose:** Auch andere Phakomato- sen und Hamartome können zu einem sekundären infantilen Glaukom führen, z. B. die Neurofibromato- se von Recklinghausen, die Angiomatosis von Hippel und die okulodermale Melanozytose. Über weitere Ursachen eines Sekundärglaukoms: s. S. 328.

12.24
Osteogenesis imperfecta

Osteogenesis imperfecta (Typ I) bei einem 3 Monate alten Mädchen: Die blauen Skleren entstehen durch eine hierbei vorkommende Skleraverdünnung (wie beim Marfan-Syndrom und Ehlers-Danlos-Syndrom), so daß die Uvea stärker durchscheint. – Zusätzliche Augenanomalien können Hornhauttrübungen, Weit- sichtigkeit, Keratokonus und Megalokornea sein. Blaue Skleren können in den ersten Lebenswochen physiologisch sein, da die Hornhaut in diesem Alter noch relativ dünn und transparent ist. Für eine Osteogenesis imperfecta sprechen das klinische Bild (wiederholte Frakturen, Skelettdeformitäten), die starke Überbeweglichkeit der Gelenke (besonders der Hände, Füße und Knie) sowie die typischen Röntgenbefunde der Knochen.

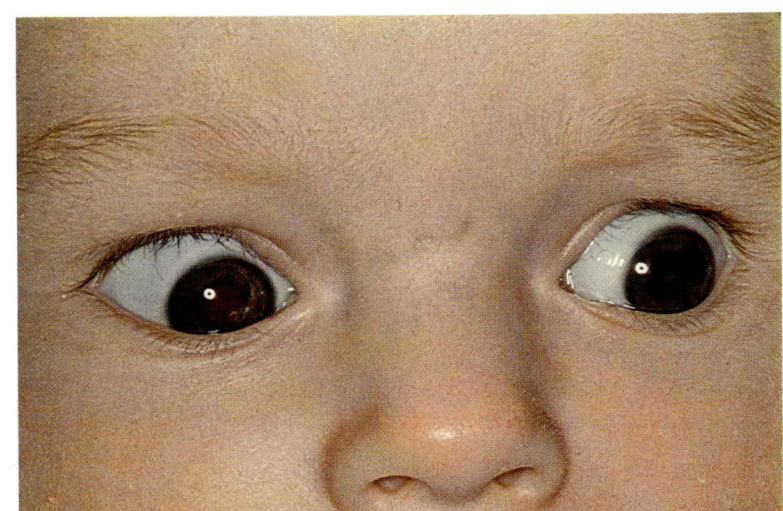

12.22

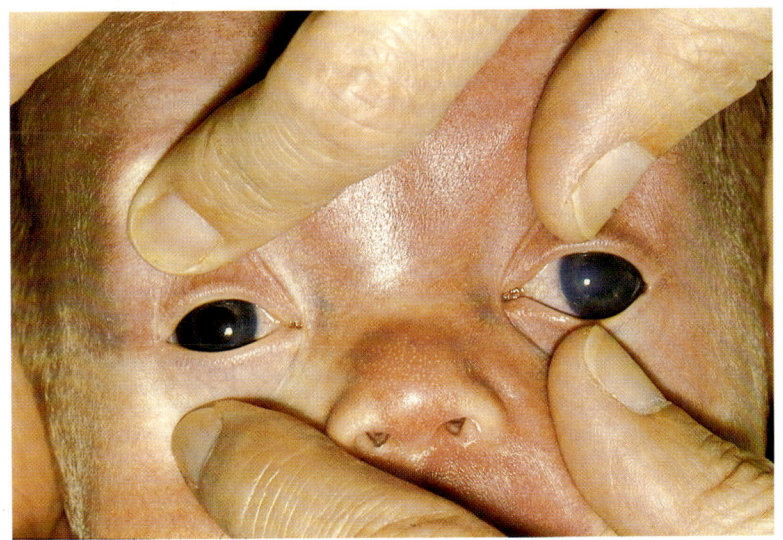

12.23

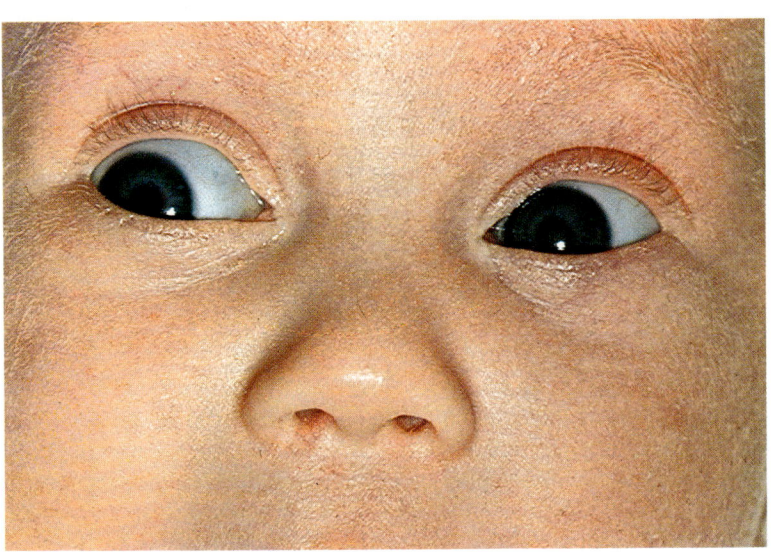

12.24

12.25

Hyposphagma

Hyposphagma (subkonjunktivale Blutung) bei einem 4jährigen Jungen, der an einer akuten lymphoblastischen Leukämie litt: ausgedehnte Hämorrhagien unter die Conjunctiva bulbi beiderseits, außerdem präretinale Blutungen (am hinteren Augenpol) und viele Ekchymosen der Haut (Thrombozyten im Blut $3000/\mu l$).

12.26

Retinopathia proliferans

Retinopathia proliferans bei einem 4jährigen Mädchen: proliferative bindegewebige Netzhaut- und Glaskörperveränderungen nach einem stumpfen Trauma. Infolge der sich schlecht resorbierenden Blutung hatten sich grau-weiß-gelbliche Narbenstränge gebildet, welche die Netzhaut zipfelförmig von der Unterlage ablösten.

12.27

Kavernöses Hämangiom

Tiefes kavernöses Hämangiom im linken Oberlid bei einem 1jährigen Jungen: ausgedehnter, durch die Haut bläulich durchscheinender, teilweise die Hautoberfläche überragender und geröteter, unscharf begrenzter Blutschwamm, der seit Geburt bestand und in letzter Zeit stärker gewachsen war. Lidbeweglichkeit und Sehen waren hierdurch deutlich behindert. – **Differentialdiagnose** der tiefen Lidhämangiome: Lymphangiom, Lipom, Dermoid, Teratom, plexiformes Neurofibrom u. a.

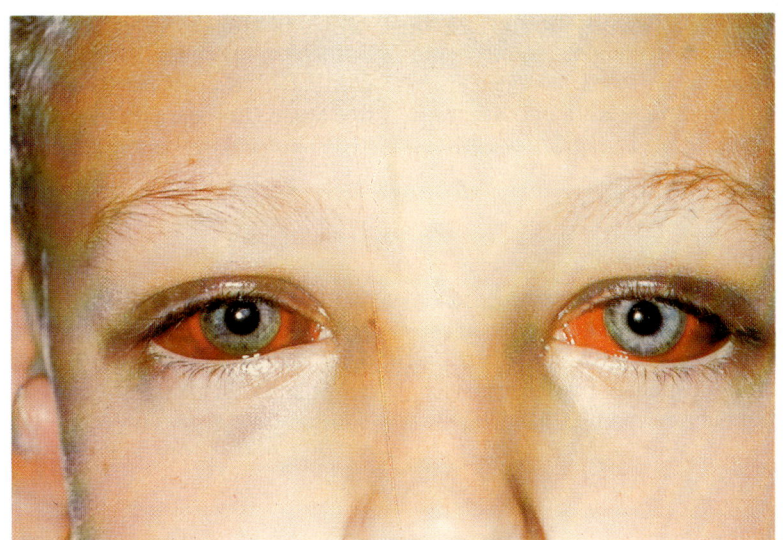

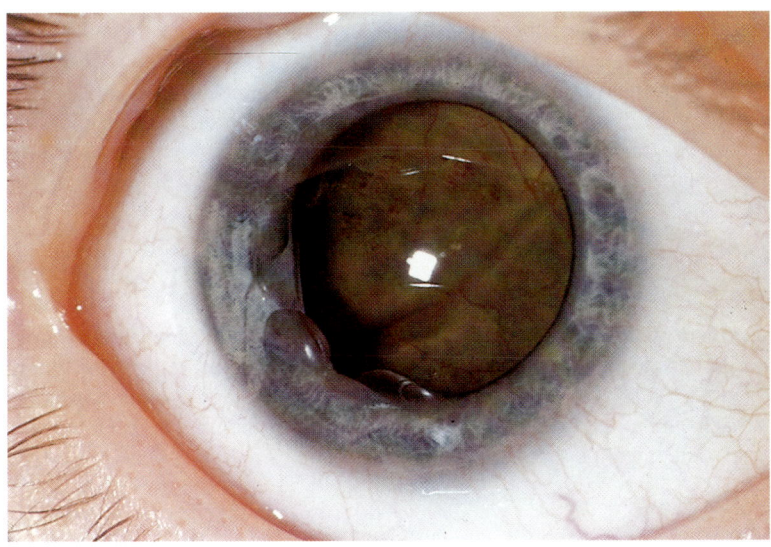

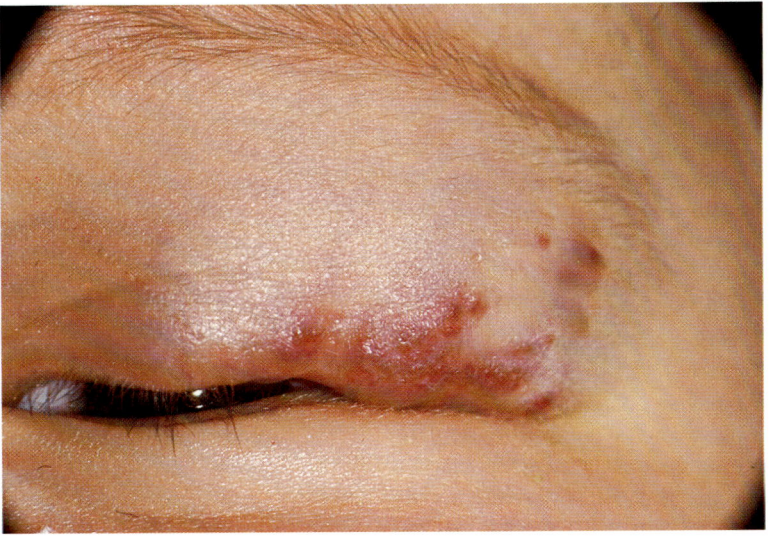

12.28
Hordeolum externum

Hordeolum externum bei einem 15jährigen Jungen: plötzlich aufgetretene, umschriebene, schmerzhafte Rötung und Schwellung am unteren Lidrand mit Eiteransammlung im Zentrum (nach Eröffnung Nachweis von Staphylococcus aureus). Es handelte sich hier um eine Entzündung der Zeis-Drüsen. — Bei einem **Hordeolum internum** sind die Meibom-Drüsen im Lid entzündet. Dann ist der Abszeß größer, liegt tiefer und bricht entweder durch die Haut nach außen oder in den Konjunktivalsack durch.

12.29
Chalazion

Chalazion bei einem 12jährigen Mädchen: schon länger bestehender hagelkorngroßer fester nichtschmerzender Knoten im Unterlid (innerhalb des Tarsus). Darüber liegende Lidhaut frei verschieblich. Keine akuten Entzündungszeichen. Es handelte sich hier um eine chronische granulomatöse Entzündung der Meibom-Drüsen (durch Sekretstauung entstanden). — Wenn warme Kompressen nicht zur Rückbildung führen, ist ein chirurgischer Eingriff indiziert.

12.30
Blepharitis ulcerosa

Blepharitis ulcerosa bei einem 12jährigen Mädchen: obere und untere Lidränder gerötet und verdickt, kleine Ulzerationen von Krusten bedeckt. Als Erreger wurde Streptococcus pyogenes nachgewiesen. — Bei angulärer Blepharitis sind oft Moraxellen die Ursache. Es gibt auch bakterielle Sekundärinfektionen (häufig durch Staphylokokken) bei Lidekzem oder bei chronischer seborrhoischer Lidentzündung. Eine Lidentzündung kann außerdem durch Läuse oder Milben hervorgerufen werden. Virusinfektionen (Herpes simplex, Herpes zoster, Molluscum contagiosum, Papovaviren) können ebenfalls zu einer Blepharitis führen.

12.31
Unterlidabszeß

Unterlidabszeß bei einem 9jährigen Jungen: starke Rötung und Schwellung im äußeren Drittel des rechten Unterlides mit beginnender Fluktuation. — Entstehung häufig nach einem Trauma oder durch Fortleitung von einer Osteomyelitis des Orbitalrandes oder einer eitrigen Entzündung der Nasennebenhöhlen, selten hämatogen bei einer Sepsis. Es besteht die Gefahr einer Orbitalphlegmone und einer septischen Thrombose der Orbitalvenen.

12.32
Akute Dakryoadenitis

Akute Dakryoadenitis bei einem 12jährigen Jungen: schmerzhafte Rötung und Schwellung des Oberlides (im äußeren Drittel). S-förmige Lidspalte (Paragraphenform). Bei Anheben des Oberlides und Blick nach unten innen wurde die vergrößerte Tränendrüse temporal oben sichtbar. Außerdem fanden sich eine Chemosis und ein Ödem der Konjunktiva in der Umgebung der Tränendrüse und eine Anschwellung der präaurikulären Lymphknoten. Die Entstehung der Dakryoadenitis bei dem Jungen war unklar. Bekannt ist das Vorkommen einer Tränendrüsenentzündung bei Mumps und die Entstehung durch fortgeleitete Infektion bei Entzündungen in der Nachbarschaft sowie durch aszendierende Infektion aus dem Bindehautsack.

12.33
Bakterielle Panophthalmie

Bakterielle Panophthalmie (Endophthalmitis) bei einem 3jährigen Jungen: nach einer perforierenden Augenverletzung entstandene schmerzhafte entzündliche Schwellung des gesamten linken Auges mit starker Entzündung der Lider und des periorbitalen Gewebes. Außerdem bestanden eine starke konjunktivale Injektion und Schwellung (Chemosis). Das Kind wurde durch hochdosierte Antibiotika-Therapie geheilt.

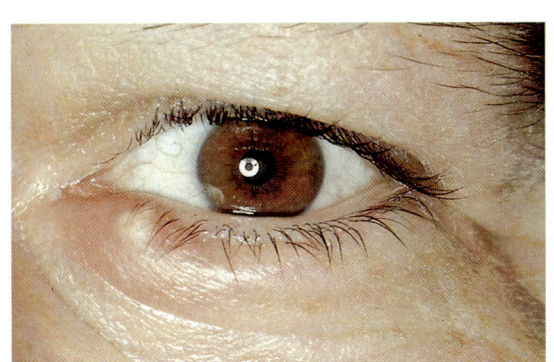 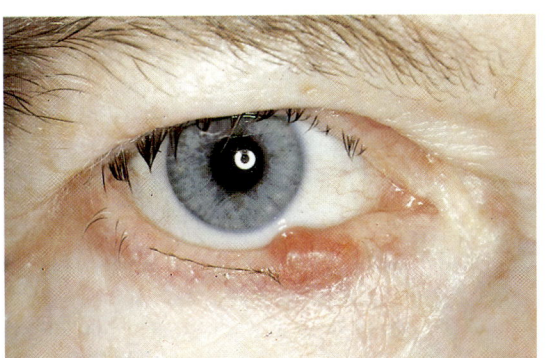

12.28 12.29

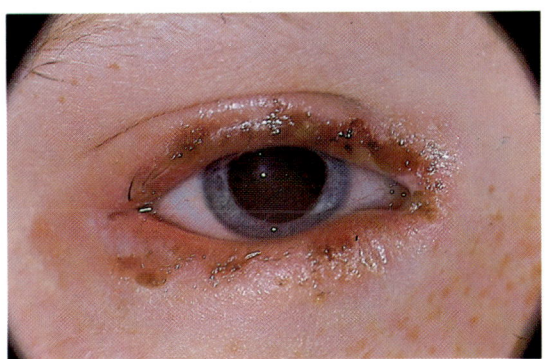 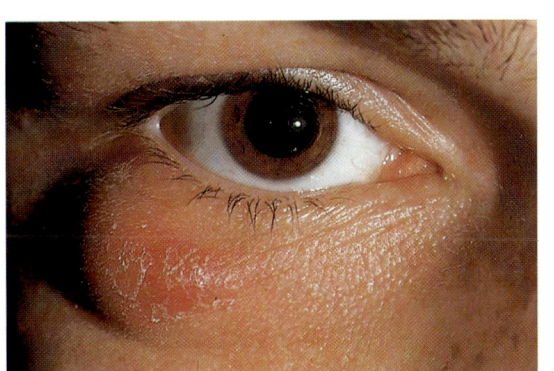

12.30 12.31

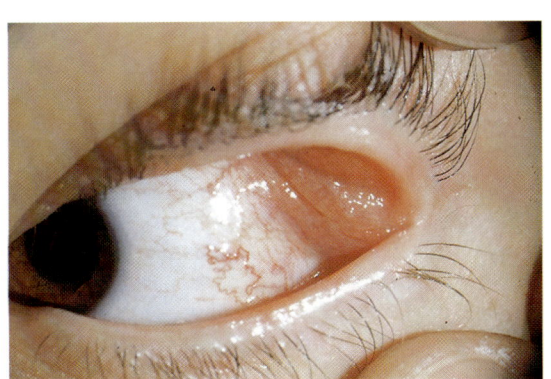 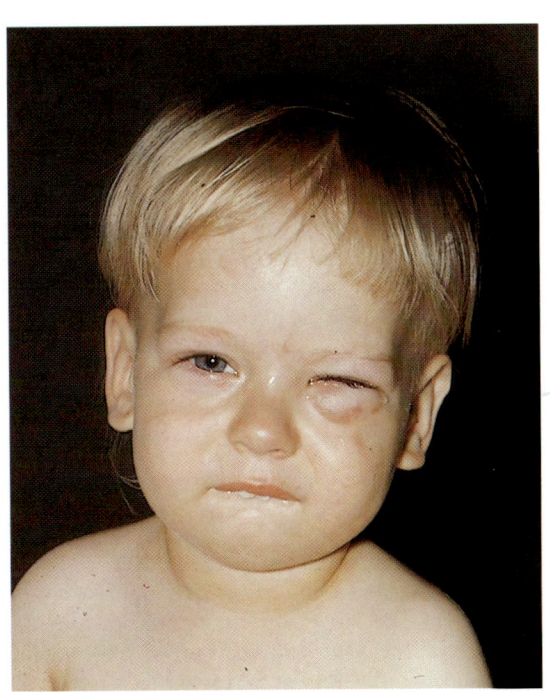

12.32 12.33

12.34 Ophthalmia neonatorum

Ophthalmia neonatorum durch Gonokokken (Gonoblennorrhoe): starke Lidschwellung und Eitersekretion links mit Hornhautbeteiligung (Gefahr der Korneaperforation und Erblindung). Erkrankungsbeginn am 2. Lebenstag. Übertragung bei der Geburt (vorher nicht erkannte Gonorrhoe der Mutter). Entstanden trotz Credé-Prophylaxe (Einträufeln von Argentum-nitricum-Lösung in den Konjunktivalsack). Im Eiterausstrich mikroskopisch und kulturell reichlich gramnegative Diplokokken. Therapie: Cefuroxim i. v., täglich 60 mg/kg für 7 Tage, außerdem Spülungen, Umschläge, Gentamicinaugentropfen. – Die Gonoblennorrhoe ist zu **unterscheiden von** der eitrigen Neugeborenenkonjunktivitis durch andere Erreger (Staphylokokken, Pseudomonas, Haemophilus u. a.) und vom sog. Silberkatarrh (chemische Konjunktivitis durch Argentum nitricum, Eiter steril). Ursache einer bakteriellen Konjunktivitis des Neugeborenen kann auch ein angeborener Verschluß des Tränennasenganges sein (meist einseitig). Die Einschlußblennorrhoe des Neugeborenen, welche durch Chlamydia trachomatis hervorgerufen wird, beginnt erst am 5.–7. Tag nach der Geburt und kann zu einer wochen- oder monatelangen Schleimeitersekretion führen (Erregernachweis mikroskopisch und kulturell). Herpes-simplex-Virusinfektionen der Konjunktiven sind bei Neugeborenen selten (in 10% begleitet von einer dendritischen Keratitis).

12.35 Orbitalphlegmone

Orbitalphlegmone bei einem 12jährigen Mädchen: Protrusio bulbi, Lidrötung und -schwellung links sowie Beweglichkeitseinschränkung des Augapfels. Starke Schmerzen und hohes Fieber. Ausgang von einer Sinusitis ethmoidalis (röntgenologisch nachgewiesen). Therapie: hochdosiert Cefotaxim + Gentamicin. Wegen des raschen Rückganges war ein operatives Vorgehen nicht mehr notwendig. – Pathogenetisch kommen außerdem in Frage: eine fortgeleitete Entzündung bei eitriger Blepharitis, Dakryozystitis, Oberkieferosteomyelitis oder Sinusitis maxillaris sowie eine hämatogene Entstehung (bei Septikämie).– **Differentialdiagnose:** Tränensackphlegmone, Erysipel des Lides, Sinus-cavernosus-Thrombophlebitis. Eine Orbitabeteiligung läßt sich durch Magnet-Resonanz-Tomographie sicher nachweisen und wird auch angewandt, um ein Rhabdomyosarkom auszuschließen.

12.36 Orbitalphlegmone

Orbitalphlegmone (durch Oberkieferosteomyelitis) bei einem 3 Monate alten Jungen: Die Entzündung des peri- und intraorbitalen Gewebes äußerte sich in starker Lidschwellung und -rötung, eingeschränkter Bulbusbeweglichkeit und schweren Allgemeinerscheinungen. Die hochdosierte Antibiotikatherapie und chirurgische Intervention (zur Drainage der subperiostalen und intraorbitalen Eiteransammlung) führten zur Heilung. – Drohende Komplikationen sind Beteiligung des Sehnerven (Gefahr des Sehverlustes), Sinus-cavernosus-Thrombophlebitis, Meningitis, Subduralempyem oder Hirnabszeß.

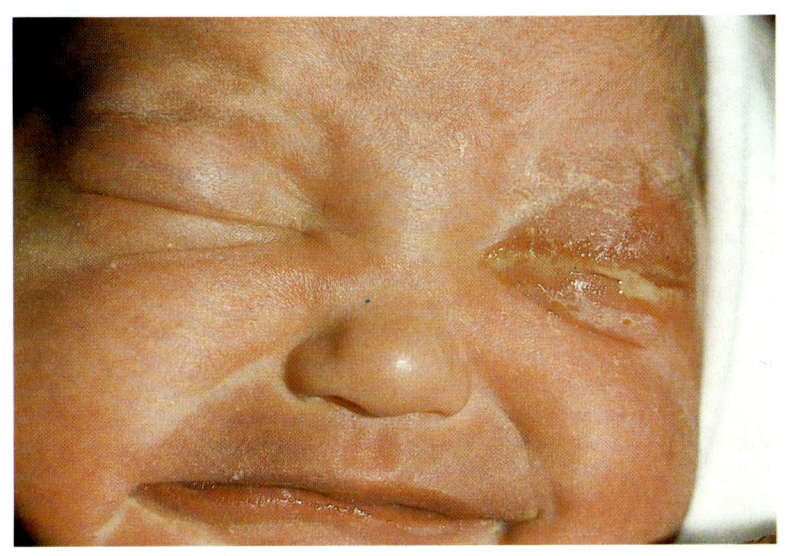

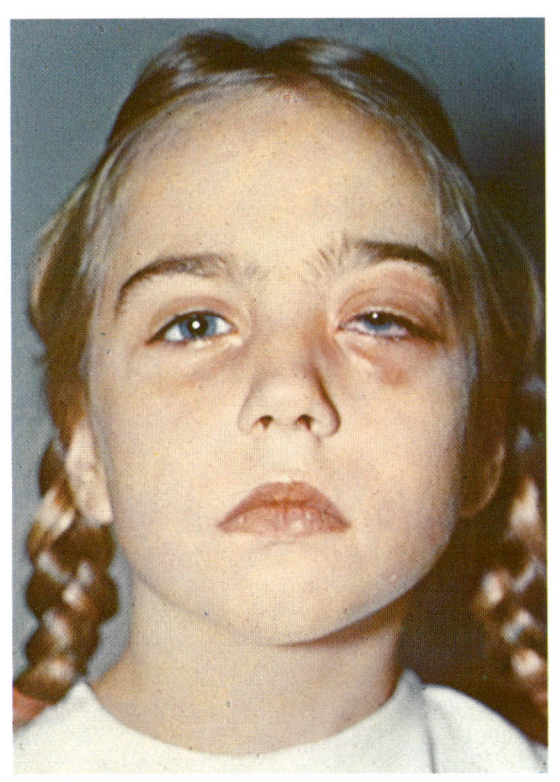 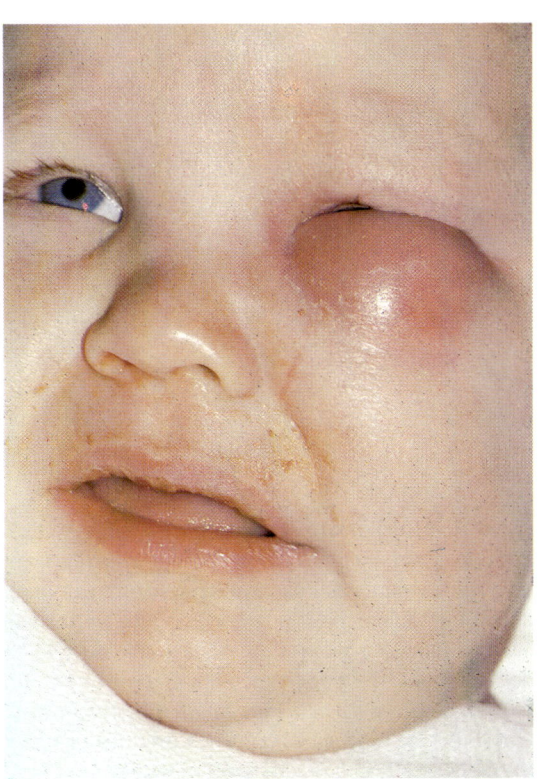

12.37
Unterlidphlegmone

Unterlidphlegmone (periorbitale Zellgewebsentzündung) bei einem 4jährigen Mädchen: starke schmerzhafte Rötung und fluktuierende Schwellung des gesamten rechten Unterlides mit Verengerung der Lidspalte und Übergreifen der Entzündung auf die Wange. Keine Einschränkung der Bulbusbeweglichkeit und keine Protrusio bulbi (Abgrenzung zu Orbitalphlegmone). Eine Orbitainfiltration und ein subperiostaler Abszeß wurden durch bildgebende Verfahren ausgeschlossen, ebenso eine Sinusitis (als Ausgangsherd). Rasche Abheilung nach Penicillinbehandlung (Erregernachweis: Streptococcus pyogenes). Eine Inzision war nicht erforderlich. — Ein **Lidabszeß** ist eine umschriebene (abgekapselte) Eiteransammlung in der Lidhaut, die bei starkem kollateralen Ödem von einer Lidphlegmone klinisch schwer zu unterscheiden ist.

12.38
Angeborene Dakryostenose

Angeborene Dakryostenose (durch Verschluß der Mündung des Ductus nasolacrimalis in den unteren Nasengang bei fehlender Öffnung der Hasner-Klappe) bei einem 5 Monate alten Jungen: Schleim-Eiter-Absonderung in den Konjunktivalsack links (hier ohne wesentliche Entzündung der Bindehäute). Bei sekundärer Infektion Übergang in eine Dakryozystitis (mit Rötung und Schwellung des medialen Lidwinkels), in einen Tränensackabszeß oder in eine Dakryophlegmone möglich. — **Differentialdiagnose** der angeborenen Dakryostenose: infantiles Glaukom, primäre infektiöse Konjunktivitis, Keratitis, Uveitis und Augenlidanomalien mit sekundärer Entzündung.

12.39
Chlamydia-trachomatis-Konjunktivitis

Chlamydia-trachomatis-Konjunktivitis (sog. Einschlußblennorrhoe) bei einem 10 Tage alten Jungen: linksseitige akute follikuläre Bindehautentzündung mit Rötung und Schwellung der Konjunktiven sowie Schleim-Eiter-Absonderung ohne Miterkrankung der Hornhaut, die 7 Tage nach der Geburt begonnen hatte. Erregernachweis im Immunfluoreszenztest und in der Zellkultur positiv. — **Differentialdiagnose:** Gonoblennorrhoe (kürzere Inkubationszeit, stärkere Eiterbildung, Miterkrankung der Hornhaut, die ohne antibiotische Behandlung innerhalb von 24 Stunden perforieren kann), sog. Silberkatarrh (chemische Konjunktivitis nach Credé-Prophylaxe mit Argentum nitricum) und angeborene Dakryostenose (Schleim-Eiter-Ansammlung im Bindehautsack ohne konjunktivale Injektion bei Stenose der ableitenden Tränenwege).

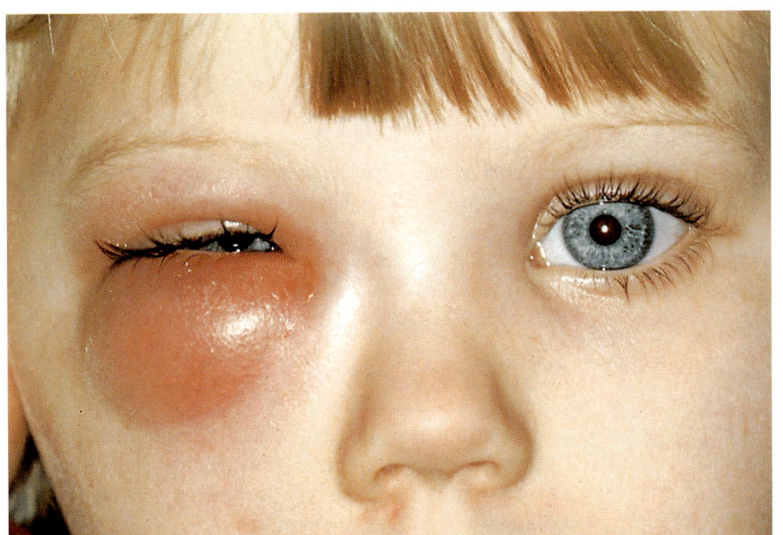

12.37

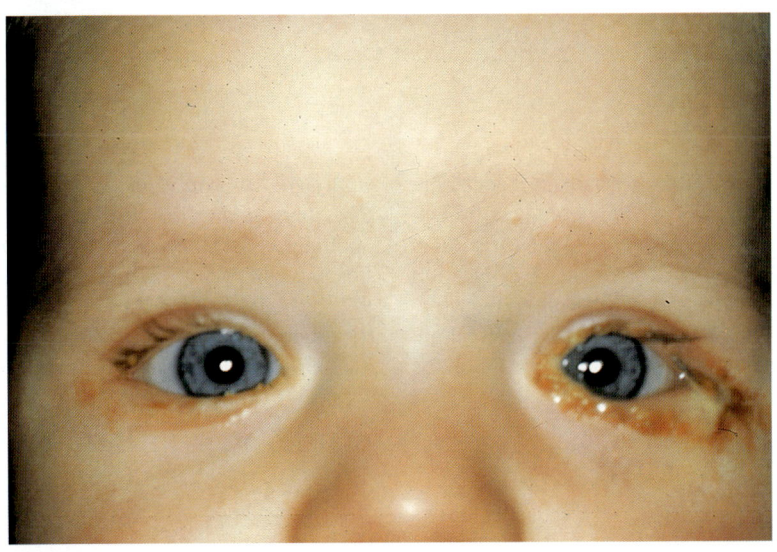

12.38

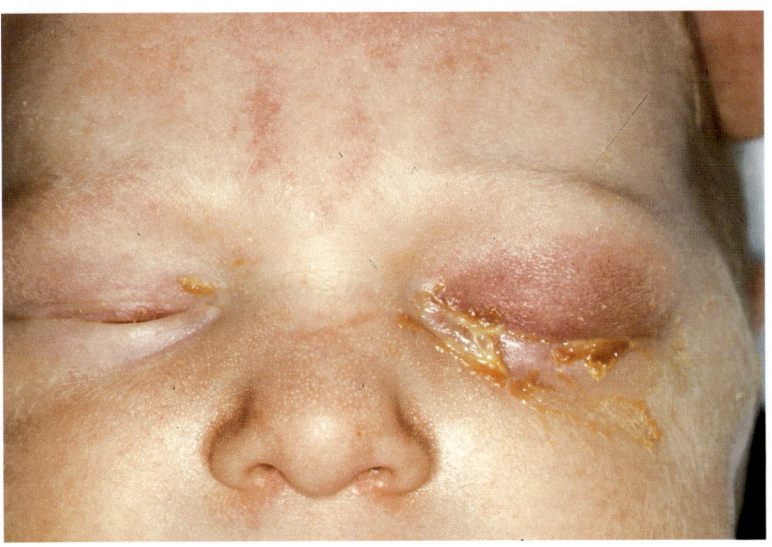

12.39

12.40
Tay-Sachs-Krankheit

Tay-Sachs-Krankheit (GM$_2$-Gangliosidose) bei einem 7 Monate alten Jungen: kirschroter Fleck im Bereich der Makula in einem Frühstadium der Krankheit. Die rötlich-braune Foveagegend war von einem scheibenförmigen hellen Hof umgeben, der durch Einlagerung von Gangliosiden in der Netzhaut entstanden war. Später kam es bei dem Jungen zu einer Optikusatrophie (mit Erblindung) und einer grauweißen Ver-

färbung der gesamten Retina. — Ein **kirschroter Makulafleck** kann auch bei anderen lysosomalen Speicherkrankheiten auftreten, z. B. bei der Niemann-Pickschen Krankheit, der GM$_1$-Gangliosidose und der Mukolipidose Typ I. Ein kirschroter Fleck der Makula wird außerdem bei Netzhautödemen in der Makulagegend beobachtet (z. B. bei Chorioretinitis und retinaler Durchblutungsstörung).

12.41
Zystinose

Zystinose bei einem 2jährigen Jungen: Ablagerungen von weißlich-glitzernden Zystinkristallen in der Hornhaut (bei Untersuchung mit der Spaltlampe sichtbar). Die Ablagerung von Zystinkristallen in oberflächlichen Hornhautschichten erklärte die

bestehende Photophobie. Am Augenhintergrund sah man feine Pigmentverschiebungen in der Retina. Der Zystingehalt in den Leukozyten des Kindes war stark erhöht.

12.42
Neurofibromatose von Recklinghausen

Neurofibromatose von Recklinghausen bei einem 13jährigen Mädchen: größerer Pigmentnävus (neben mehreren kleinen Pigmentnävi) in der Iris (sog. Lisch-Knoten bei Neurofibromatose Typ I selten fehlend). Das Mädchen war durch 7 größere Pigmentflecken an der Haut (Café-au-lait-Flecke) aufgefallen. Außerdem fanden sich in der Kutis und Subkutis

zahlreiche Neurofibrome. — Pigmentnävi in der Iris, die manchmal nur bei Untersuchung mit der Spaltlampe sichtbar sind, können auf eine Neurofibromatose (Typ I) hinweisen. Meist hat ein Elternteil die gleiche Krankheit (autosomal dominante Vererbung); allerdings können die Symptome innerhalb einer Familie stark variieren.

12.43
Retinoblastom

Retinoblastom bei einem 2jährigen Jungen: Durch die Pupille des linken Auges erkannte man die von der Netzhaut ausgehende Geschwulstmasse. Der weiße Reflex in der Pupille kam dadurch zustande, daß die

Geschwulst weit nach vorn gerückt war und bei einfallendem Tageslicht sichtbar wurde. Das rechte Auge war nicht befallen. Das Kind konnte durch Enukleation des linkes Auges geheilt werden.

12.44
Optikusgliom

Optikusgliom bei einem 3jährigen Jungen: nicht pulsierender Exophthalmus links mit Verdrängung des Bulbus nach unten. Der vom Sehnerv ausgehende intraorbital gelegene Tumor war durch die Pupille sichtbar und hatte links zum Visusverlust geführt. Die Röntgenaufnahme zeigte eine Erweiterung des Foramen nervi optici links. Durch Computertomographie wurde eine Beteiligung des Chiasma ausgeschlossen. Für eine Neurofibromatose von Reckling-

hausen, die zu einem Optikusgliom führen kann, bestand kein Anhalt. — Andere Tumoren, die beim Kind einen **Exophthalmus** (ein- oder beidseitig) hervorrufen können, sind ein Rhabdomyosarkom oder Neuroblastom, ein Neurinom oder Spongioblastom des Nervus opticus, ein Hämangiom, Lipom, Lymphangiom (retrobulbär) u.a. Außerdem gibt es den endokrinen, entzündlichen und traumatischen Exophthalmus.

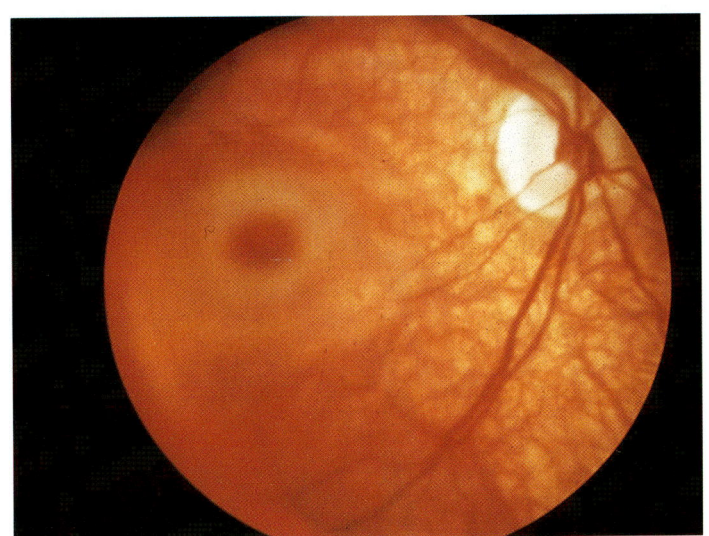

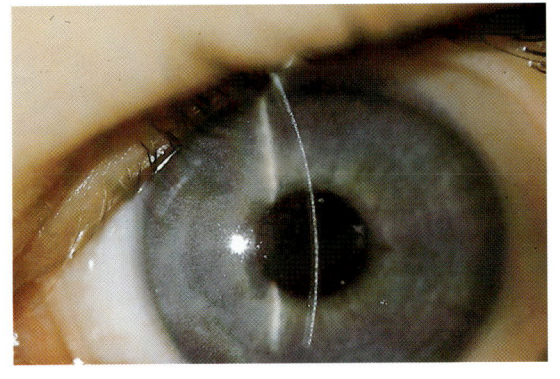 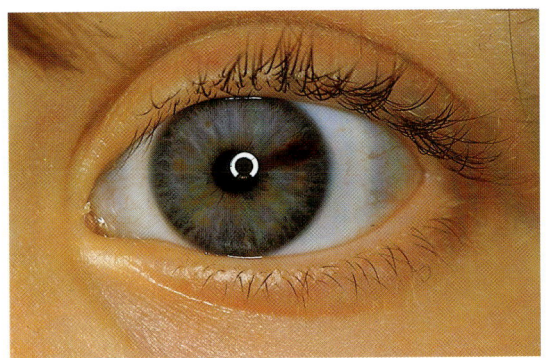

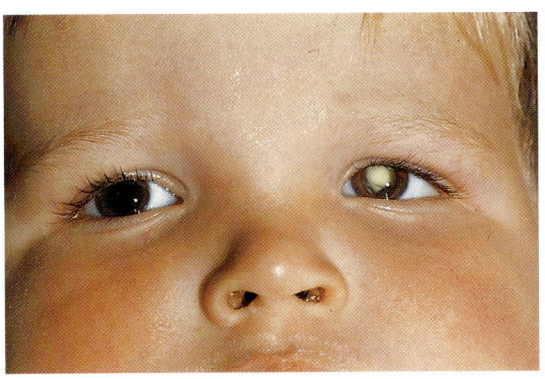 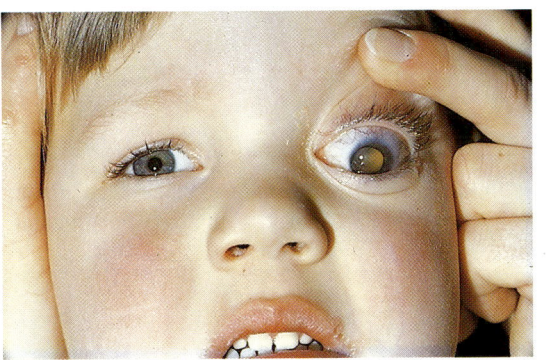

12.45   12.46

Neurofibromatose
von Reckling-
hausen (Typ II)

Neurofibromatose von Recklinghausen (Typ II) bei einem 30jährigen Mann: zentrale subkapsuläre Linsentrübung rechts (Katarakt, Abb. 12.45) und semitransparente epiretinale Membran über der ganzen Makula mit einem Loch temporal der Fovea links (Abb. 12.46).

12.47

Neurofibromatose
von Reckling-
hausen (Typ II)

Neurofibromatose von Recklinghausen (Typ II) bei einem 16jährigen Mädchen: Hamartom der Netzhaut und des retinalen Pigmentepithels rechts. Lisch-Knoten (Hamartome) der Iris kommen nur beim Typ I vor.

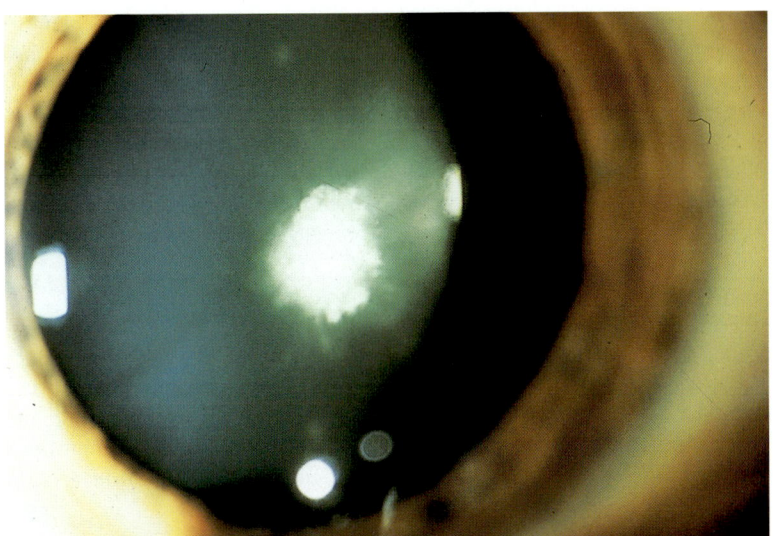

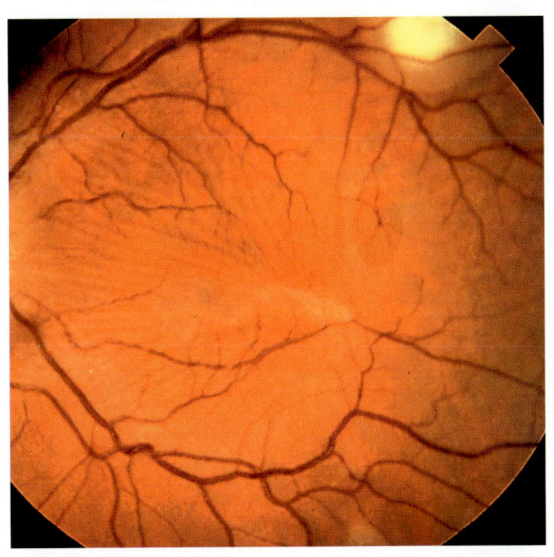

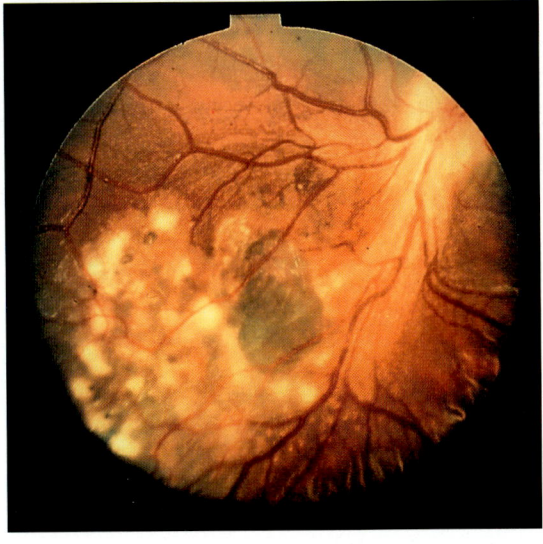

13.1

Fettsucht

Einfache Fettsucht bei einem 14jährigen Mädchen: starke Fettansammlungen am Rumpf und an den Extremitäten (Übergewicht 40 kg, bezogen auf die Körperlänge; Überlänge 10 cm). Durch Reduktionsdiät in der Klinik 15 kg Gewichtsabnahme (in 6 Wochen). Menarche mit 12 Jahren, sekundäre Geschlechtsmerkmale voll entwickelt. Beide Eltern ebenfalls stark adipös. Daneben gleichaltriges Mädchen mit Normalgewicht und Normallänge. – **Differentialdiagnostisch** ist an eine Fettsucht beim sehr seltenen Fröhlich-, Cushing-, Prader-Willi- und beim Bardet-Biedl-Syndrom zu denken, die mit Kleinwuchs und weiteren Symptomen einhergehen. Bei Hypothyreose ist das Übergewicht vor allem durch das Myxödem bedingt, während die begleitende Fettsucht (infolge Senkung des Grundumsatzes und verminderten Kalorienverbrauchs) geringgradig ist.

13.2

Prader-Willi-Syndrom

Prader-Willi-Syndrom (dysgenitaler Minderwuchs mit Adipositas) bei einem 14jährigen Jungen: allgemeine Fettsucht mit Hypogenitalismus und Kryptorchismus. Unterlänge 12 cm. Minderbegabung (der Junge besuchte eine Förderschule für Lernbehinderte). In der Neugeborenenperiode hatte das Kind eine typische Muskelhypotonie mit Asphyxieneigung. Mit 16 Jahren kam es (wie häufig dabei) zur Manifestation eines Diabetes mellitus. Bei dem Jungen wurden eine Deletion am väterlichen Chromosom 15q11–q13 und ein normales mütterliches Chromosom 15 nachgewiesen.

13.3

Fettsucht

Hochgradige Adipositas bei einem 12jährigen Jungen: rote Dehnungsstreifen der Bauchhaut (Striae distensae).

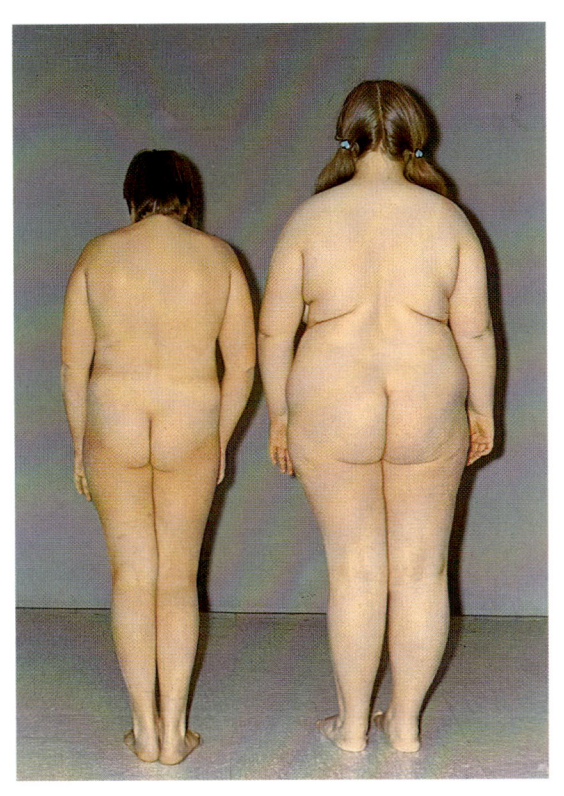

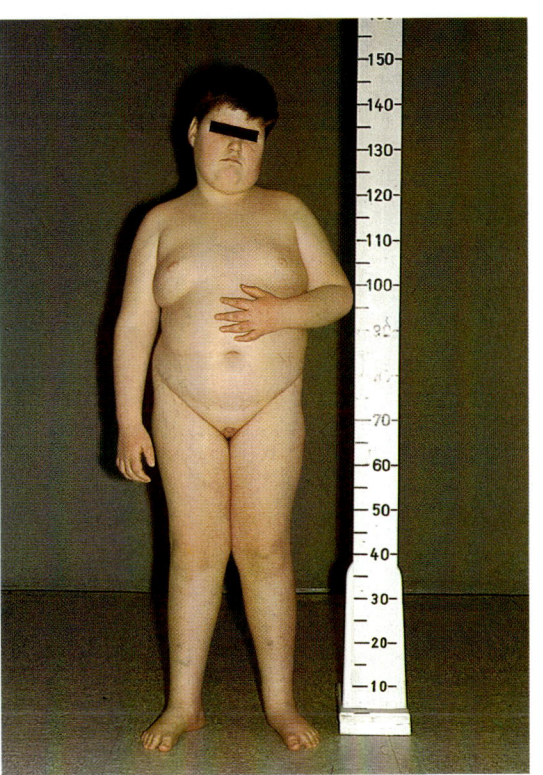

13.1   13.2

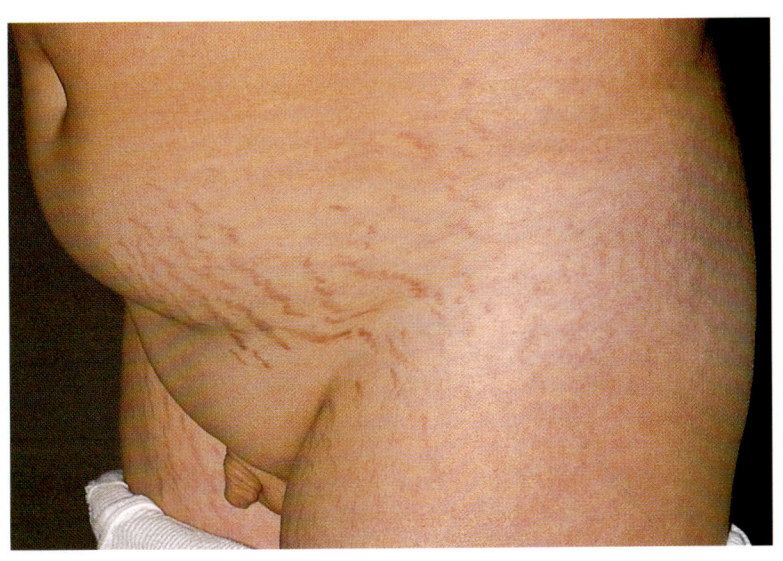

13.3

13.4 Generalisierte Lipodystrophie

Generalisierte Lipodystrophie (Lipoatrophie) bei einem 13 Monate alten Jungen mit hochgradigem Mangel an subkutanem Fettgewebe und deutlichem Hervortreten der Muskulatur (von Geburt an). Außerdem Makrozephalie, greisenhafter Gesichtsausdruck, geringe Kopfbehaarung. Statische und geistige Entwicklung stark verzögert. Ernährung schwierig (nur durch Magensonde möglich). Tod im Alter von 15 Monaten durch Bronchopneumonie. Autopsie: allgemeiner Fettgewebsschwund. — **Differentialdiagnose:** Berardinelli-Seip-Syndrom (totale Lipatrophie mit Hochwuchs und Hypertrichose), Miescher-Syndrom (mit Acanthosis nigricans und Diabetes mellitus), erworbene generalisierte Lipodystrophie, partielle Lipodystrophien.

13.5 Abmagerungssyndrom

Abmagerungssyndrom unklarer Ätiologie bei einem 6 Jahre alten Mädchen: starker Mangel an subkutanem Fettgewebe und Skelettmuskulatur. Unterlänge von 15 cm, Hyperpigmentierung der Haut, Cutis laxa, hochgradige statische und geistige Retardierung. Die Symptomatik bestand seit den ersten Lebensmonaten und nahm seitdem kontinuierlich zu. Ursache unbekannt (trotz eingehender Diagnostik). Tod mit 8 Jahren außerhalb der Klinik. — **Differentialdiagnose:** Kachexie als Folge organischer Leiden (chronische Infektion, Malignom usw.) und psychiatrischer Krankheiten, Nebenniereninsuffizienz (Morbus Addison), Hypophyseninsuffizienz (Panhypopituitarismus), bei älteren Kindern auch Anorexia nervosa.

13.6 Juvenile generalisierte Fibromatose

Juvenile generalisierte Fibromatose bei einem 10jährigen Jungen: schwere Kachexie (7 kg Untergewicht). Zustand nach Probelaparotomie mit Feststellung einer hochgradigen intra- und retroperitonealen Fibromatose, welche die Darmpassage stark behindert und beide Ureter ummauert und verdrängt hatte. Außerdem bestand eine beträchtliche Fibromatose im Mediastinum, der Pleura, des Peri- und Endokards. Die Folgen waren generalisierte Ödeme, Aszites, Harnstoffretention und Herzinsuffizienz. Nach vorübergehender Besserung unter symptomatischer Behandlung zunehmende Verschlechterung und Tod durch Herzversagen 5 Monate nach Krankheitsbeginn. — Beim Ormond-Syndrom besteht lediglich eine retroperitoneale Fibrose mit progredienter Kompression und Stenose der Ureteren am Übergang vom mittleren zum unteren Drittel (ein- oder doppelseitig), die zu Hydronephrose und in schweren Fällen zu Urämie führt. Es ist aber auch eine Beteiligung der Bauchhöhle, der Brusthöhle und des Mediastinums möglich.

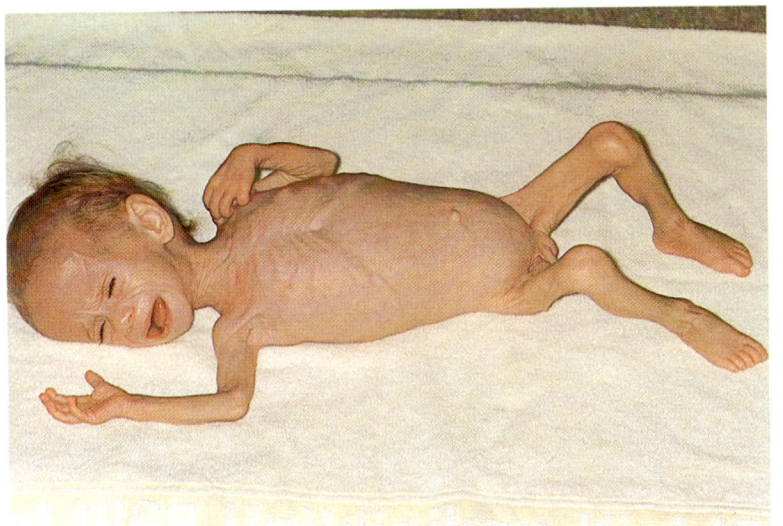

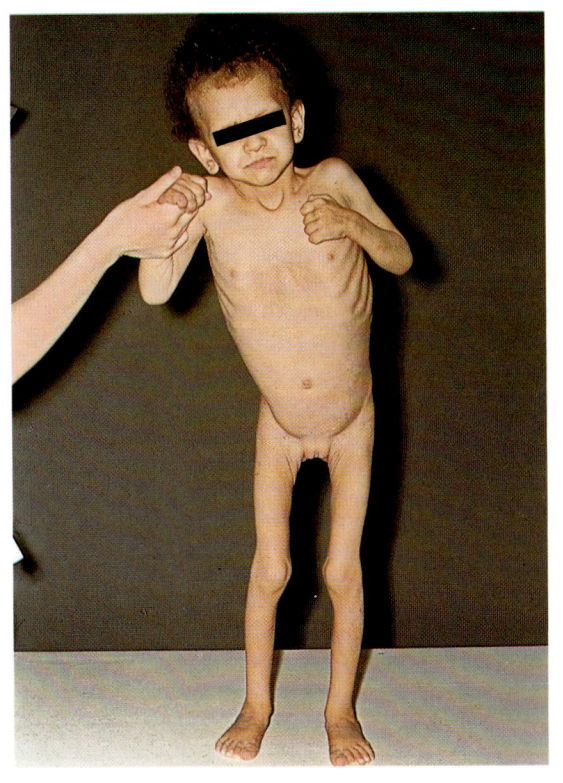
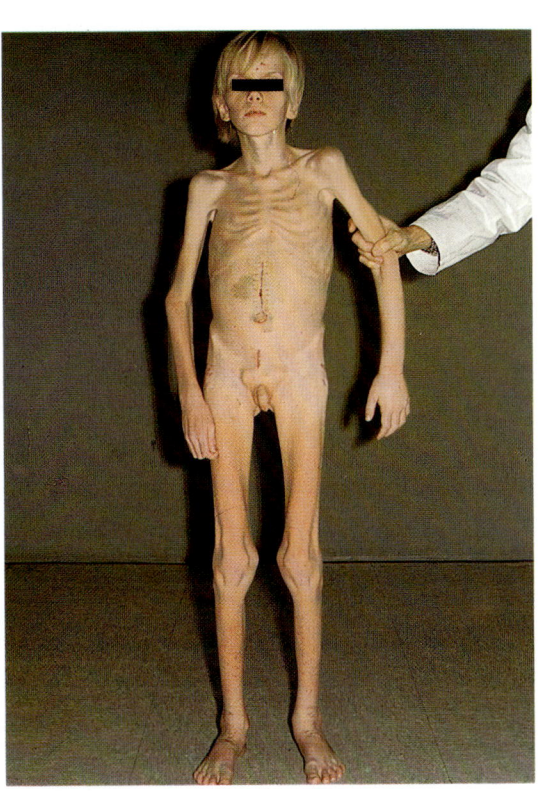

13.7

Rachitis tarda

Rachitis tarda (durch Vitamin-D-Mangel) bei einem 2¼jährigen Jungen: Epiphysenauftreibung am Handgelenk bei Minderwuchs (Unterlänge 14 cm) und verzögerter statischer Entwicklung (lief noch nicht). Doppelhöcker an den Malleoli, außerdem rachitischer Rosenkranz und lateral-konvexe Verbiegung der Tibien. Unter 3wöchiger Behandlung mit täglich 5000 E Vitamin D_3 Normalisierung der Hypokalziämie und Hypophosphatämie sowie ausreichende Kalkeinlagerung in die Knochen.

13.8

Vitamin-D-Mangel-Rachitis

Vitamin-D-Mangel-Rachitis bei einem 10 Monate alten Jungen: Sitzkyphose der unteren Brustwirbelsäule. Beim Stehen zeigte sich eine Lordose der Lendenwirbelsäule. Die Gelenke waren überstreckbar (infolge Bänderschlaffheit). Therapie: Vitamin-D-Substitution, krankengymnastische Übungsbehandlung zur Muskelkräftigung, häufige Bauchlagerung.

13.9

Rachitis tarda

Rachitis tarda (durch Vitamin-D-Mangel) bei einem 14 Monate alten Mädchen: Coxa vara und Genua vara beiderseits.

13.10

Rachitis tarda

Rachitis tarda (durch Vitamin-D-Mangel) bei einem 13jährigen türkischen Mädchen: starke Beinverbiegungen und erheblicher Minderwuchs (Unterlänge 26 cm). Zustand nach Spontanfraktur der rechten Tibia und der 7. und 9. Rippe links. Vitamin-D-Mangel milieubedingt (schlechte Ernährung, ständiger Aufenthalt in dunklen Räumen aus Furcht vor Entdeckung wegen illegaler Einwanderung). Promptes Ansprechen auf die Vitamin-D-Behandlung (in üblichen Tagesdosen). Später wurde eine korrigierende Operation zur Vermeidung einer Varusgonarthrose durchgeführt.

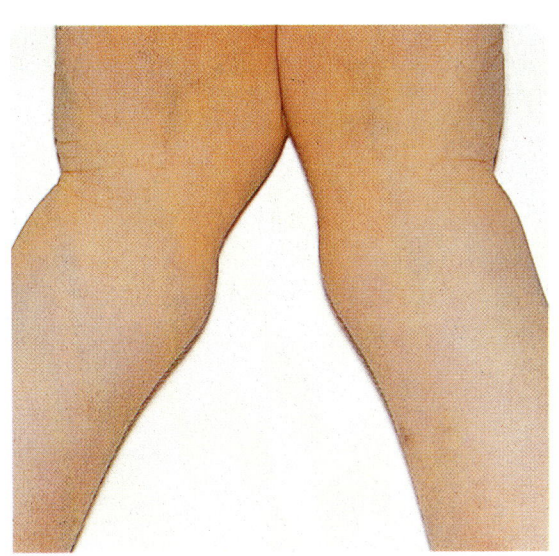

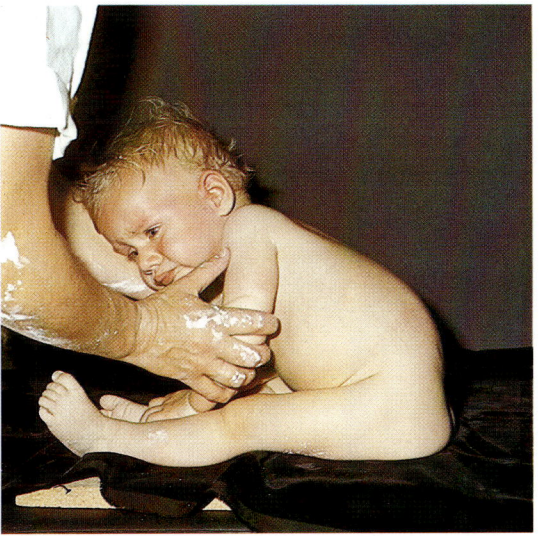

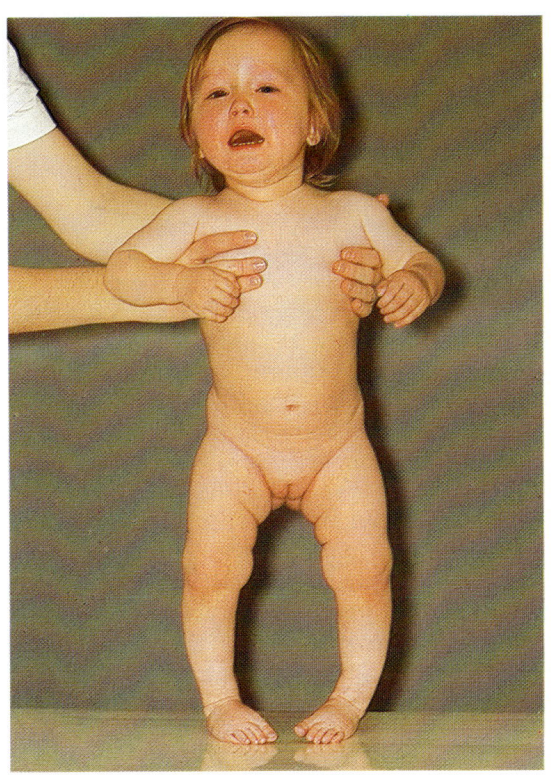

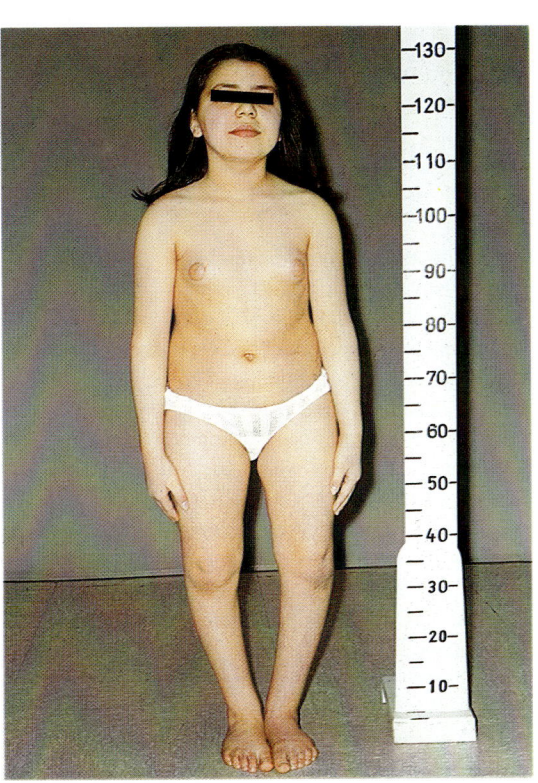

13.11
Vitamin-D-Mangel-Rachitis

Vitamin-D-Mangel-Rachitis bei einem 14 Monate alten Jungen, bei dem regelmäßige prophylaktische Gaben von Vitamin D unterblieben waren: rachitischer Rosenkranz (Auftreibung der Knorpel-Knochen-Grenze an den Rippen). Statomotorische Entwicklung verzögert. Diagnose röntgenologisch und biochemisch gesichert (Verminderung von 25-Hydroxycholecalciferol im Serum).

13.12   13.13
Pseudohypopara-thyreoidismus

Pseudohypoparathyreoidismus (Typ Ia, hereditäre Osteodystrophie Albright) bei einem 11jährigen Mädchen: Brachydaktylie und Verkürzung der Metakarpalia (hier besonders des Os metacarpale V beiderseits mit entsprechendem Fehlen des Knöchels beim Faustschluß) und der Metatarsalia (hier besonders des Os metatarsale IV links). Zunächst wegen Minderwuchses und geistiger Entwicklungsverzögerung aufgefallen. Bei ärztlicher Untersuchung Hypokalziämie und Hyperphosphatämie festgestellt. Weitere Untersuchungen ergaben erhöhte Parathormonspiegel im Plasma sowie Endorganresistenz der Nieren und des Skeletts auf Parathormonzufuhr (ungenügende Zunahme der zyklischen AMP- und Phosphat-Ausscheidung im Urin und mangelnder Kalziumanstieg im Serum). Keine tetanischen Anfälle, aber Trousseausches und Chvosteksches Zeichen positiv. Besserung der Laborbefunde durch Behandlung mit hohen Vitamin-D-Dosen und Kalziumgaben. — **Differentialdiagnose:** Beim Turner-Syndrom wird in etwa 50% der Fälle eine Verkürzung der Metacarpalia V und/oder Metatarsalia IV beobachtet. Beim brachymetakarpalen Minderwuchssyndrom (Pseudo-Pseudo-Hypoparathyreoidismus) findet man neben dem Minderwuchs ebenfalls eine Verkürzung der Metakarpal- und Metatarsalknochen (besonders III, IV und V); daneben bestehen Adipositas, Normokalziämie, bei Mädchen z.T. chromatinnegatives Kerngeschlecht und Gonadenfehlbildungen. Eine Verkürzung des 5. Fingers gibt es auch beim Russel-Silver-Syndrom (primordialer Minderwuchs mit Körperasymmetrie) und bei den sog. Brachydaktyliesyndromen. Brachydaktylie kann sowohl isoliert als auch als Teilerscheinung anderer Syndrome auftreten (z.B. beim Poland-Marchesanie-, Biemond-, Brailsford-, H.B.G.-Syndrom).

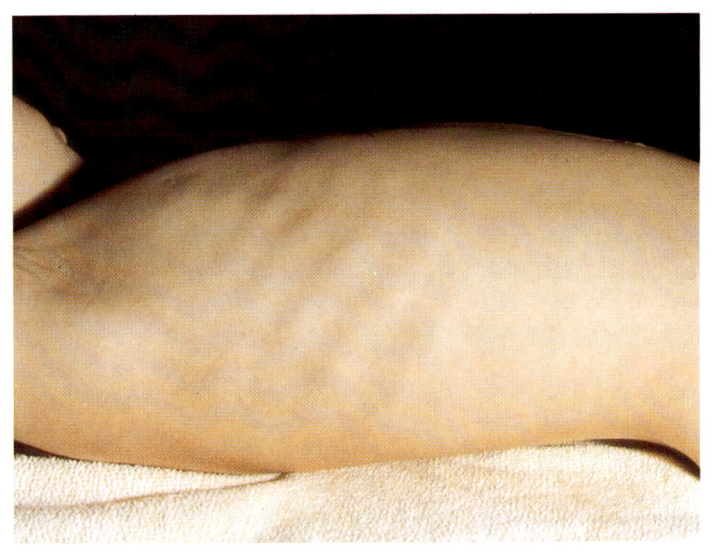

13.11

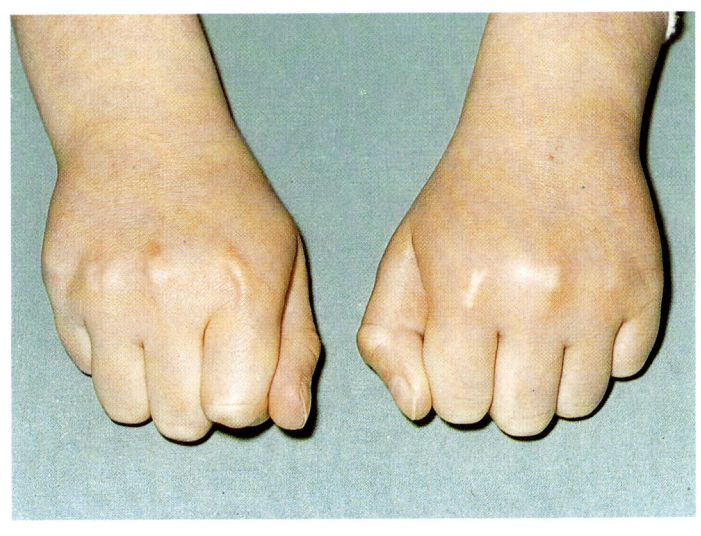

13.12

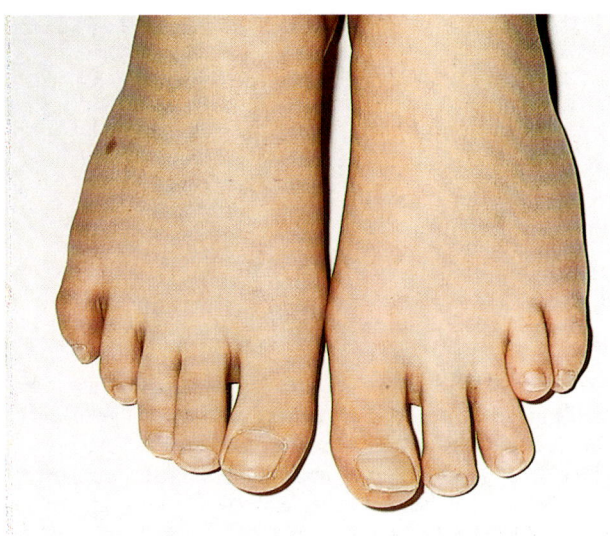

13.13

13.14   13.15

Säuglingsskorbut

Säuglingsskorbut (Möller-Barlow-Krankheit) bei einem 11 Monate alten Mädchen: skorbutischer Rosenkranz und Hampelmannphänomen (Beine in Knie und Hüfte halb gebeugt und außenrotiert) infolge Fehlernährung (Vitamin-C-Mangel). Die Arm- und Beinbewegungen waren sehr schmerzhaft (Scheinlähmung) durch subperiostale Hämatome, die röntgenologisch nachweisbar waren. Haut- und Schleim-hautblutungen, auch Hämaturie und Melaena, welche bei Skorbut häufig vorkommen, fehlten. Rumpel-Leede-Test positiv. Vitamin-C-Gehalt im Plasma und in den Leukozyten stark vermindert. Heilung durch Vitamin-C-Gaben. — **Differentialdiagnose** (je nach Symptomatik): Arthritis, Osteomyelitis, Rachitis, angeborene Lues, Purpura verschiedener Genese.

13.16

Skorbut

Skorbut (C-Avitaminose) bei einem 12 Monate alten Jungen, der mit sog. »Sterilmilch« (Vitamin-C-frei) ernährt worden war und nie Gemüse und Obst erhalten hatte: Zahnfleisch dunkelrot und geschwollen (durch Schleimhautblutungen), außerdem Froschstellung beider Beine (Hampelmannphänomen), die nur unter großen Schmerzen bewegt werden konnten (infolge subperiostaler Hämatome), und skorbutischer Rosenkranz. Diagnose röntgenologisch und durch Vitamin-C-Bestimmung im Blut und Harn (nach Testdosis) gesichert.

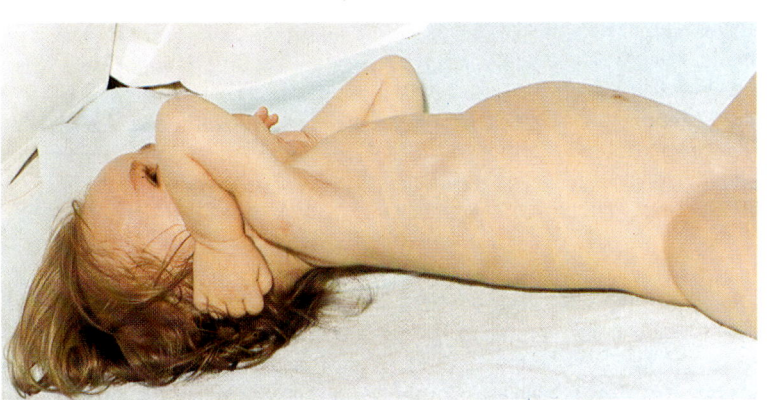

13.14

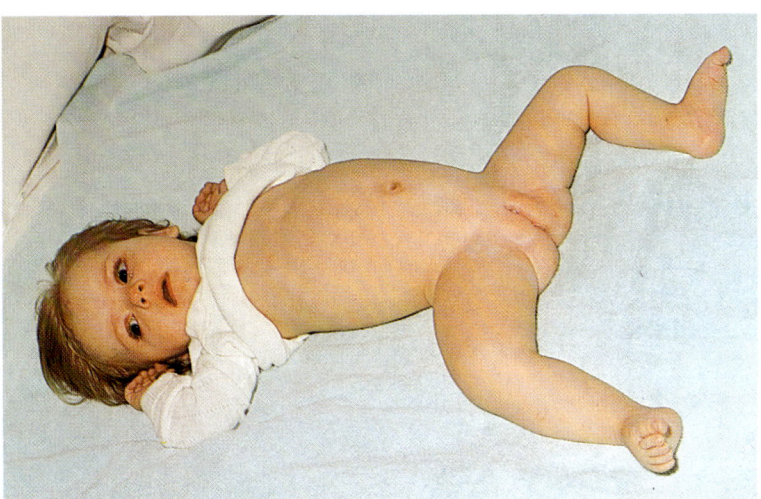

13.15

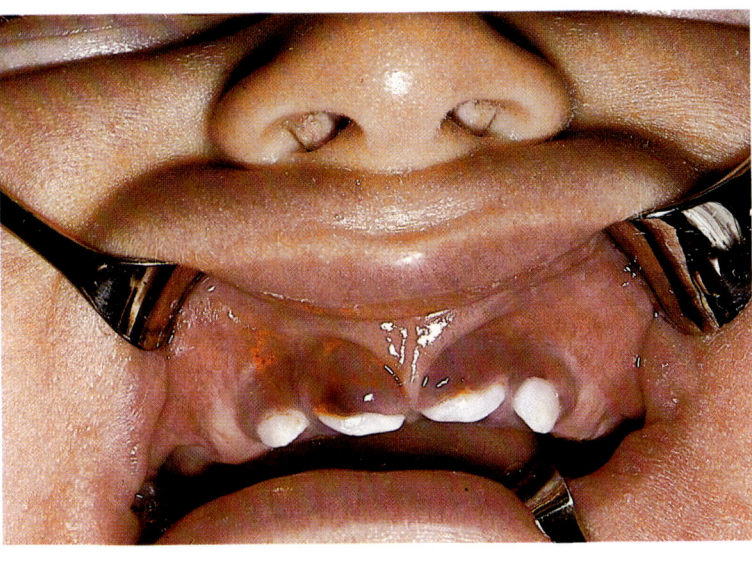

13.16

13.17 Pfaundler-Hurler-Krankheit

Pfaundler-Hurler-Krankheit (Mukopolysaccharidose Typ I-H) bei einem 10jährigen Jungen: vergrößerte Gesichtszüge, wulstige Lippen, dicke Zunge, kräftige Augenbrauen, relativ großer Kopf. Es bestanden außerdem ein disproportionierter Minderwuchs, eine Leber- und Milzvergrößerung, Hornhauttrübungen und eine erhebliche geistige Retardierung. In den Leukozyten war die Aktivität der α-L-Iduronidase stark vermindert, im Harn die Ausscheidung von Dermatan- und Heparansulfat stark vermehrt. – **Differentialdiagnose:** andere Typen einer Mukopolysaccharidose und angeborene Hypothyreose (siehe auch Differentialdiagnose der Makroglossie: S. 82).

13.18 Erythropoetische Protoporphyrie

Erythropoetische Protoporphyrie bei einem 8jährigen Jungen, der durch Sonnenlicht an exponierten Stellen regelmäßig ein starkes Erythem mit Juckreiz bekam: An den Wangen sah man mehrere kleine, eingezogene (atrophische) Narben, welche die Folge einer chronischen Dermatitis nach wiederholtem Sonnenbrand waren. Protoporphyrine waren im Plasma und in den Erythrozyten in hoher Konzentration nachweisbar. – **Differentialdiagnose** der Lichtüberempfindlichkeit: s. S. 186, bei urtikariellen Symptomen der Protoporphyrie auch gegen Strahlenurtikaria (physikalische Urtikaria).

13.19 Hunter-Krankheit

Hunter-Krankheit (Mukopolysaccharidose Typ II) bei einem 7jährigen Jungen: verdickte Lippen und kräftige Augenbrauen, vergröberte Gesichtszüge, keine Hornhauttrübungen. Leber und Milz stark vergrößert. Beide Ellenbogen- und Kniegelenke waren teilweise versteift. Das relativ späte Auftreten von Minderwuchs, Schwerhörigkeit, geistiger Retardierung und typischen Knochenveränderungen im 3. Lebensjahr paßt zum Typ II einer Mukopolysaccharidose, die langsamer fortschreitet als der Typ I (Pfaundler-Hurler-Krankheit). Die Diagnose wurde durch die Untersuchung von kultivierten Fibroblasten bestätigt (Mangel an Sulfoiduronatsulfatase). Zum Unterschied vom Typ I-H der Hunter-Krankheit sind die Symptome beim Typ I-S milder, und es fehlt die geistige Retardierung.

13.20 Mukopolysaccharidose Typ III

Mukopolysaccharidose Typ III (Sanfillipo) bei einem 12jährigen Jungen: leicht vergröberte Gesichtszüge mit verdickter Haut und kräftigen Augenbrauen. Keine Hornhauttrübungen. Leber und Milz waren leicht vergrößert. Außerdem bestanden Gelenkversteifungen, eine schwere Gangstörung und typische Skelettveränderungen (aber leichter als bei der Pfaundler-Hurler-Krankheit). Die klinische Diagnose wurde durch die starke Ausscheidung von Heparansulfat im Urin und den Nachweis des Enzymdefektes bestätigt. In den folgenden Jahren entwickelte sich eine schwere Demenz und vollständige Gehunfähigkeit.

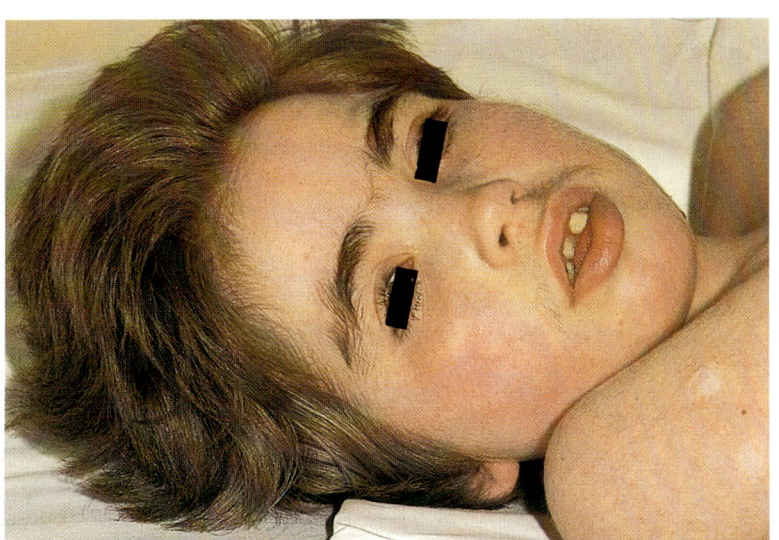

13.17

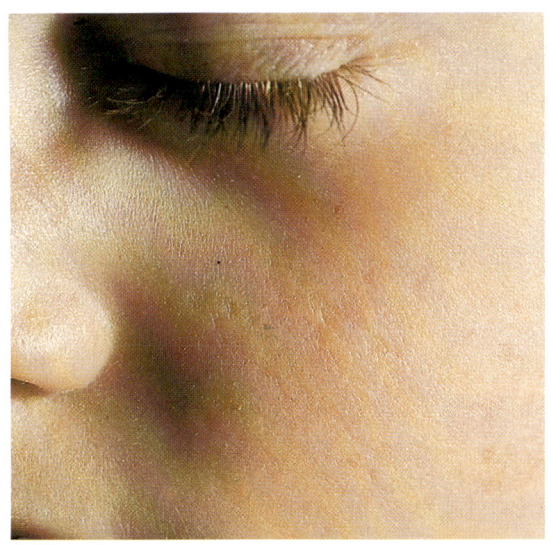
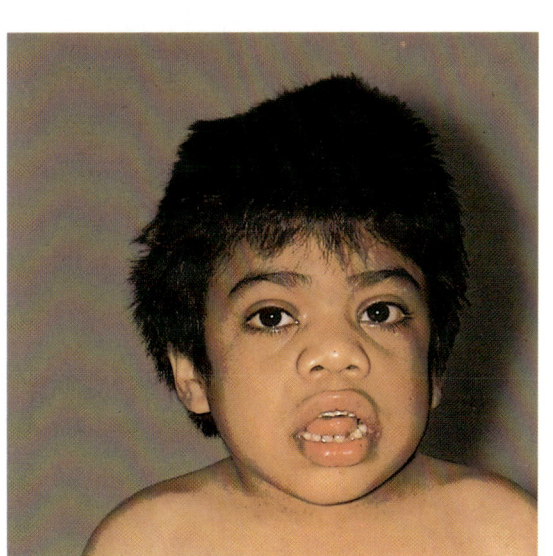

13.18 13.19

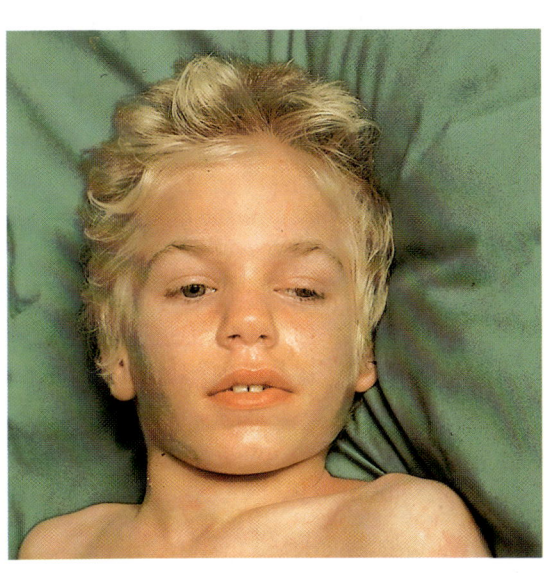

13.20

13.21 13.22
Mukopolysaccharidose Typ II (Hunter)

Mukopolysaccharidose Typ II (Hunter) bei einem 5jährigen Jungen: typische Fazies (vergröberte Gesichtszüge, breite, niedrige Nase, weiter Augenabstand, wulstige Lippen, große Zunge)(Abb. 13.21), mit Makrozephalus, kurzem Hals, Minderwuchs, tatzenförmigen Händen (Abb. 13.22), Schwerhörigkeit, Demenz. Keine Hornhauttrübungen. Hepatosplenomegalie. Im Urin vermehrte Ausscheidung von Dermatan- und Heparansulfat, in Fibroblastenkulturen Iduronatsulfatase vermindert. Rasch progredienter Verlauf. — **Unterscheidung** von anderen Typen einer Mukopolysaccharidose durch den Enzymnachweis, insbesondere von der Hurler-Krankheit durch das Fehlen von Hornhauttrübungen.

13.23 13.24
Mukolipidose I

Mukolipidose I (Sialidose) bei einem 12jährigen Jungen, der bereits im 1. Lebensjahr durch verzögerte psychomotorische Entwicklung und mit 1½ Jahren durch Auftreten einer Thoraxdeformität aufgefallen war: relativ kurzer Rumpf und Hals, Vorwölbung der vorderen Thoraxwand, lange Extremitäten und Hände. Gelenkbeweglichkeit nicht wesentlich eingeschränkt. Vergröberte Gesichtszüge, eingesunkene Nasenwurzel und verbreiterte Nasenspitze, Innenohrschwerhörigkeit, kirschroter Fleck im Bereich der Makula, später auch zarte Hornhauttrübungen. Leber gering, Milz nicht vergrößert. Ausscheidung Sialidinsäure-haltiger Oligosaccharide im Harn. Lymphozytenvakuolisierung. Im Knochenmark Speicherzellen mit granulären Einschlüssen. Röntgenologisch Knochenveränderungen ähnlich Hurler-Krankheit. In Fibroblastenkulturen Mangel einer Glukoprotein-Sialidase nachgewiesen. — **Differentialdiagnose:** Bei Nachweis eines kirschroten Fleckes am Augenhintergrund ist an Lipidosen, wie amaurotische Idiotien und Morbus Niemann-Pick, zu denken, bei Auftreten ähnlicher Knochenveränderungen an verschiedene Typen einer Mukopolysaccharidose.

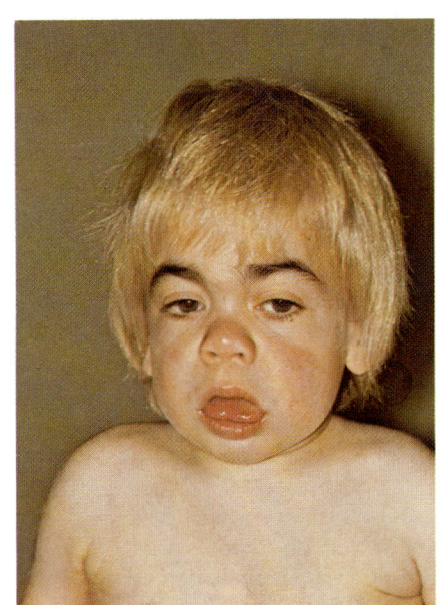
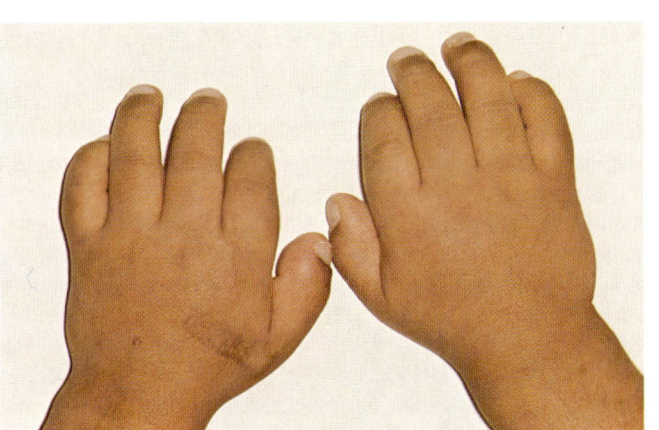

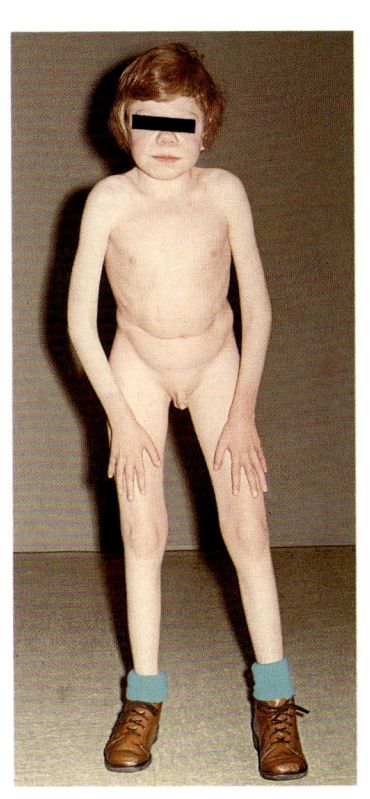
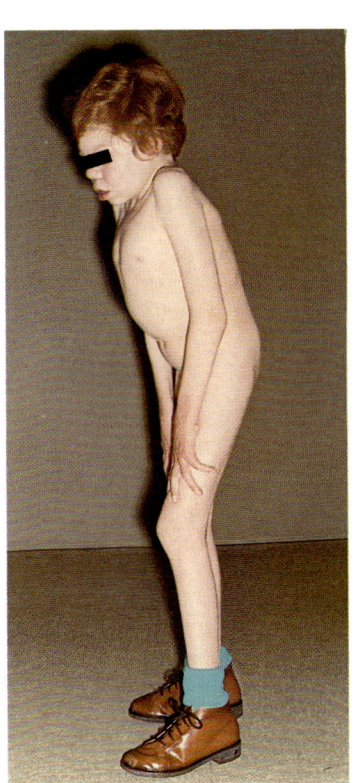

13.25 Familiäre Hypercholesterinämie

Familiäre Hypercholesterinämie (Hyperlipoproteinämie Typ IIa nach Fredrickson) bei einem 14jährigen Mädchen: Arcus lipoides (Cholesterinablagerungen als grauer Ring am Rande der Kornea). Im nichtgetrübten Serum waren Cholesterin und LDL (Low Density Lipoprotein) stark vermehrt. Triglyzeride normal. Vater mit 30 Jahren an Herzinfarkt gestorben. Der sehr hohe Cholesteringehalt des Serums (700–1000 mg/dl) deutete auf Homozygotie hin (schlechte Prognose, vorzeitige Atherosklerose, Herzinfarkte im jüngeren Erwachsenenalter). Daher Behandlung mit cholesterinarmer Diät (die aber mehrfach ungesättigte Fettsäuren enthalten sollte), orale Gaben von Cholestyramin (Bindung von Gallensäuren im Darm) und Nikotinsäure.

13.26 Familiärer Lipoprotein-Lipasemangel

Familiärer Lipoprotein-Lipasemangel (Hyperlipoproteinämie Typ I) bei einem 15jährigen Jungen: tuberöse Xanthome (rötlich-gelbe, über der Unterlage verschiebliche Knoten verschiedener Größe an der Streckseite des rechten Ellenbogens, seit dem 3. Lebensjahr bestehend). Ähnliche Xanthome fanden sich auch an den Knien und Fersen. In dem milchig getrübten Serum war der Triglyzeridgehalt stark erhöht (abhängig vom Fettgehalt der Mahlzeiten), während der Cholesteringehalt an der oberen Normgrenze lag. Die Lipoproteinelektrophorese zeigte eine breite Chylomikronenbande. Nach i. v. Injektion von Heparin kam es infolge Fehlens der Lipoproteinlipase nicht zur Klärung des Serums. Der Junge kam wegen zunächst unklarer anfallsweiser Bauchschmerzen, die oft von Fieber und Leukozytose begleitet waren, in die Klinik und hatte eine leichte Leber-Milz-Vergrößerung. In anderen Fällen sind Xanthome auch im Gesicht und an den Schleimhäuten (besonders im Mund) lokalisiert. Xanthome können bei dieser Krankheit auch papulös oder nodulär sein. Sie sind oft auf der Streckseite der Extremitäten (in Gelenknähe) zu finden. – **Differentialdiagnose** der Xanthome: In Verbindung mit einer Hypercholesterinämie kommen Xanthome im Kindesalter bei der familiären Hypercholesterinämie, bei biliärer Leberzirrhose, Diabetes mellitus, Seip-Lawrence-Syndrom vor, außerdem bei nephrotischem Syndrom, chronischem Nierenversagen und Myxödem. Xanthome ohne Hypercholesterinämie gibt es bei der Letterer-Siwe-Krankheit (Langerhans-Zellhistiozytose) und bei der Niemann-Pick-Krankheit. Xanthoma disseminatum und juvenile Xanthogranulome sind nicht mit einer Hypercholesterinämie verbunden. Bei der Wolman-Krankheit handelt es sich um eine primäre familiäre Xanthomatose mit starker Hepatosplenomegalie und mit Nebennierenverkalkungen, bei der in den inneren Organen Cholesterinester gespeichert werden.

13.27 Xanthelasma

Xanthelasma bei einem 35jährigen Mann: bohnengroße, flache, gelbliche Induration der Haut (durch Cholesterineinlagerung). Der Cholesteringehalt im Serum war ständig erhöht. Das Grundleiden war eine primäre biliäre Leberzirrhose. – Als Xanthelasmen bezeichnet man meist plane Xanthome, welche am Augenlid lokalisiert sind. Sie kommen meist doppelseitig vor und sind weiche, gelbe, samtartig gefältelte Knoten oder Plaques, die sich beträchtlich ausdehnen können. Xanthelasmen kommen auch bei gesunden Personen vor (selten vor dem 20. Lebensjahr). Stets sind eine Hyperlipoproteinämie und ein Diabetes mellitus auszuschließen.

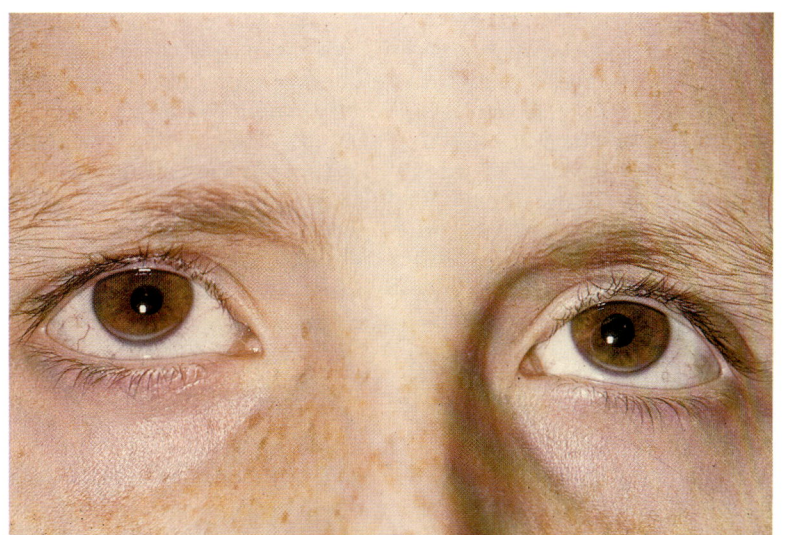

13.25

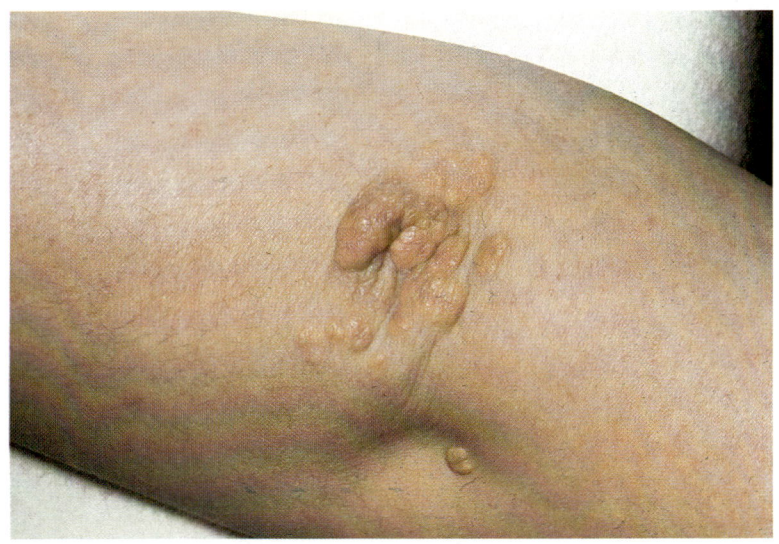

13.26

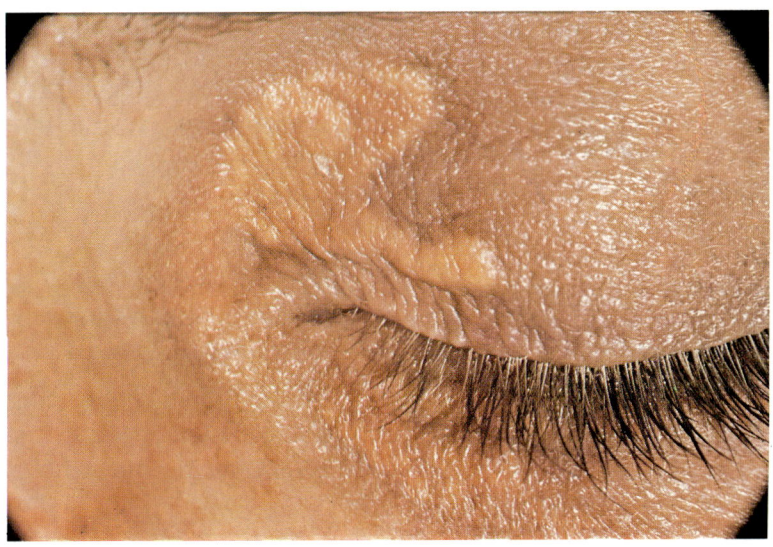

13.27

13.28

Hepatolentikuläre Degeneration

Hepatolentikuläre Degeneration (Wilson-Pseudosklerose) bei einem 17jährigen Jungen: Kayser-Fleischer-Kornealring (blau-grün-gelblicher Ring am oberen und unteren Hornhautrand), der im Beginn nur mit der Spaltlampe nachweisbar war. Die Diagnose einer hepatolentikulären Degeneration wurde zuerst mit 11 Jahren gestellt, als der Junge wegen einer schon länger bestehenden Lebervergrößerung mit Ikterus in die Klinik kam und im Serum ein stark erniedrigter Zäruloplasminspiegel festgestellt wurde. Im Leberbiopsat war der Kupfergehalt stark erhöht. – Der Kayser-Fleischer-Kornealring in den peripheren Hornhautabschnitten ist gewöhnlich 1–3 mm breit und kann rot, olivgrün oder gelblich aussehen. Er kann sich unter der üblichen Therapie der Wilson-Krankheit wieder zurückbilden. Rotbraune Hornhautverfärbungen gibt es außerdem bei Kupferarbeitern und nach längerer Kupfermedikation sowie bei Eindringen von kupferhaltigen Fremdkörpern. Ferritinablagerungen in der Kornea gesunder Menschen bezeichnet man als Hudson-Stähli-Linien. Andere Schwermetalle, die in der Hornhaut abgelagert werden können, sind Gold (bei systemischer Behandlung), Eisen (intraokuläres Blut, Fremdkörper) und Silber (lokale Anwendung).

13.29

Hepatolentikuläre Degeneration

Hepatolentikuläre Degeneration bei einem 7jährigen Jungen: Aufgrund der Kupferspeicherung in den Geweben war nicht nur ein Kayser-Fleischer-Kornealring sichtbar, sondern auch eine graubraune Hyperpigmentierung der Haut und der Mundschleimhaut (hier besonders deutlich am Zahnfleisch und an der Lippenschleimhaut). – **Differentialdiagnose:** Metallintoxikationen (z. B. sog. Bleisaum), fleckige Zahnfleischhyperpigmentierungen bei Afrikanern, Hyperpigmentierung der Wangenschleimhaut bei Morbus Addison (s.S. 376), der Lippenschleimhaut bei Peutz-Jeghers-Syndrom, sog. Amalgamtätowierung und Tintenstifttätowierung der Gingiva u.a.

13.30

Menkes-Syndrom

Menkes-Syndrom (Kinky-hair-Syndrom) bei einem 6 Monate alten Jungen: Kopfhaare kurz, brüchig, depigmentiert und struppig (wie gezwirnt). Zäruloplasmin und Kupfer im Serum stark erniedrigt.

13.31a u. b

Menkes-Syndrom

Menkes-Syndrom (Kinky-hair-Syndrom) bei einem 9 Monate alten Jungen: spärliche Kopfhaare, die brüchig und teilweise depigmentiert waren und struppig (wie gezwirnt) aussahen. Unter dem Mikroskop erschien das Haar gedreht und brüchig (Pili torti, s. S. 258). Das Kind war wegen wiederholter Krampfanfälle in die Klinik gekommen und durch die Haarbeschaffenheit aufgefallen. Der Zäruloplasmin- und Kupfergehalt im Serum waren stark erniedrigt. Röntgenologisch zeigten die langen Röhrenknochen Veränderungen wie bei einem Säuglingsskorbut. Das Kind war in seiner statischen und geistigen Entwicklung zurückgeblieben. Die ersten Haare waren noch normal gewesen, während die nachwachsenden Haare verändert waren. Es handelt sich um eine X-gebunden rezessiv vererbte Störung im Kupferstoffwechsel, welche zu einer schweren Hirndegeneration führt.

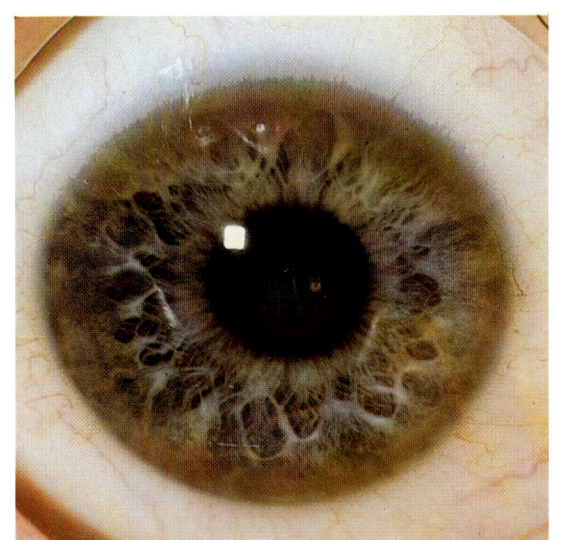 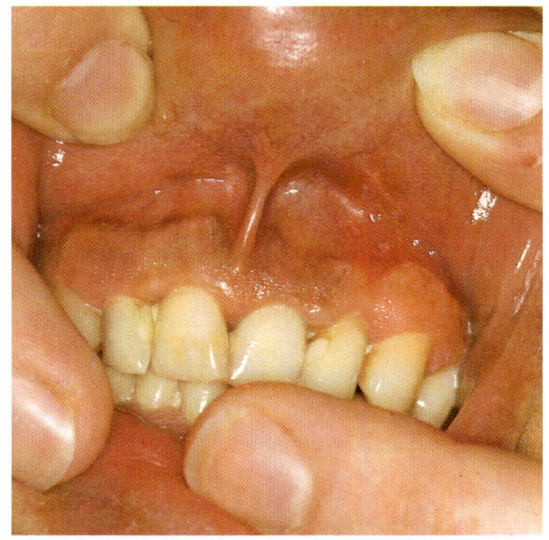

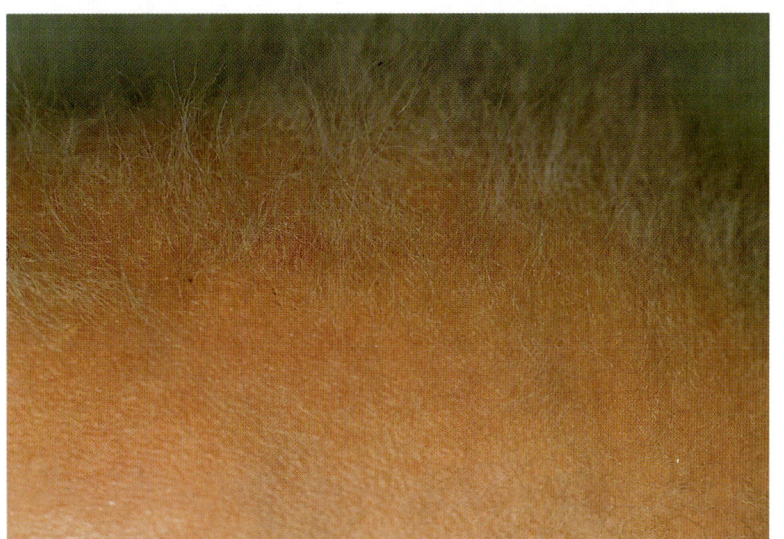

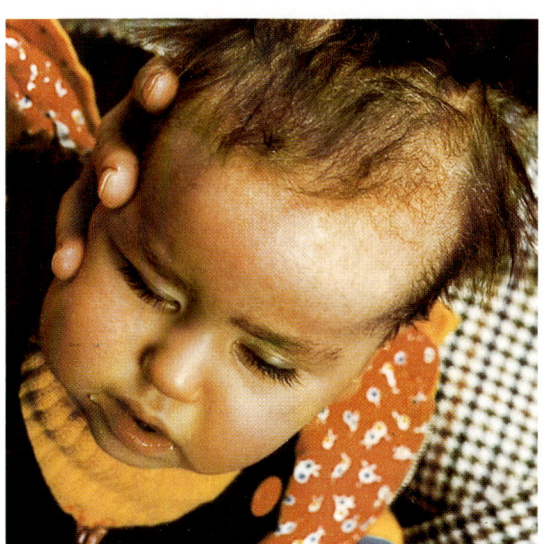 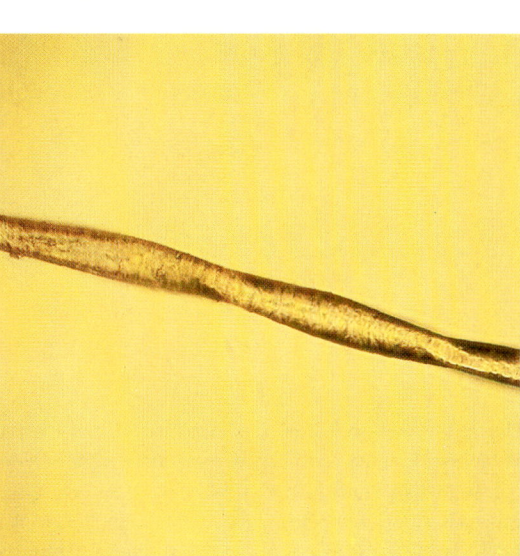

13.32 13.33

Acrodermatitis enteropathica

Acrodermatitis enteropathica bei einem 10 Monate alten Mädchen: ausgedehnte, scharf begrenzte, gerötete Hautbezirke, die teils von Krusten, teils von Schuppen bedeckt und in der Umgebung des Mundes, am Naseneingang, im Anogenitalbereich, an den Knien, Unterschenkeln und Akren (Zehen, Fingern) lokalisiert waren. Auffallend waren die streng symmetrische Verteilung der Hautveränderungen und die Bevorzugung der Akren. Auch die Schleimhäute im Mund und Darm waren entzündet. Anfangs waren die Hauterscheinungen vesikulobullös gewesen. Haar-

ausfall und Nageldystrophien, die bei Acrodermatitis enteropathica vorkommen, fehlten bislang. Es waren wiederholt Durchfälle aufgetreten. Der Zinkgehalt im Serum war stark erniedrigt. Durch regelmäßige orale Zinkzufuhr wurden alle Symptome beseitigt und ein Rezidiv verhindert. – **Differentialdiagnostisch** waren die Effloreszenzen (Blasen, Schuppen oder Krusten) abzugrenzen von einer Epidermolysis bullosa bzw. Psoriasis bzw. Impetigo. Sekundäre Candida-Infektionen sind bei Acrodermatitis enteropathica häufig.

13.34

Dermatitis seborrhoides

Dermatitis seborrhoides bei einem 7 Monate alten Mädchen: kleinere und größere erythematöse Herde, die teilweise konfluierten und besonders am Rand mit Schuppen bedeckt waren. Nicht juckend. Am stärksten war die Entzündung im Anogenitalbereich,

an den Beinen und im Gesicht. Die Hauterkrankung hatte in den ersten Lebenswochen begonnen und war trotz intensiver Behandlung häufig rezidiviert. – Zur **Differentialdiagnose:** s. S. 178.

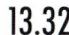

13.32

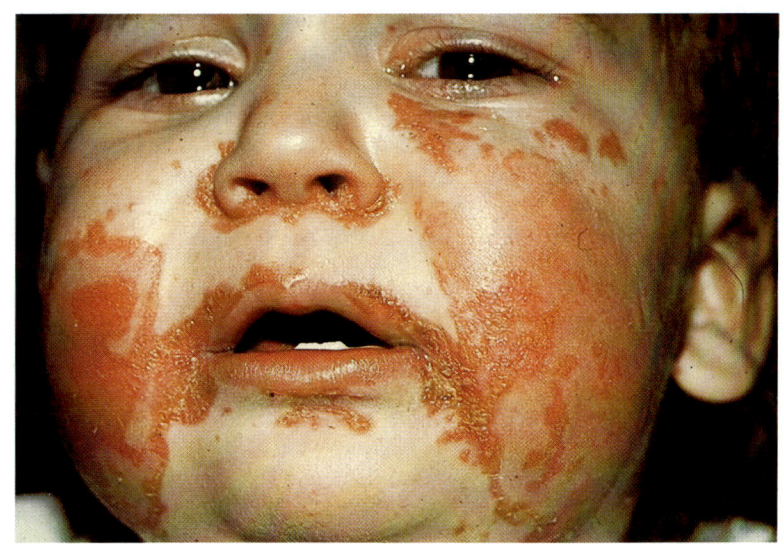

13.33 13.34

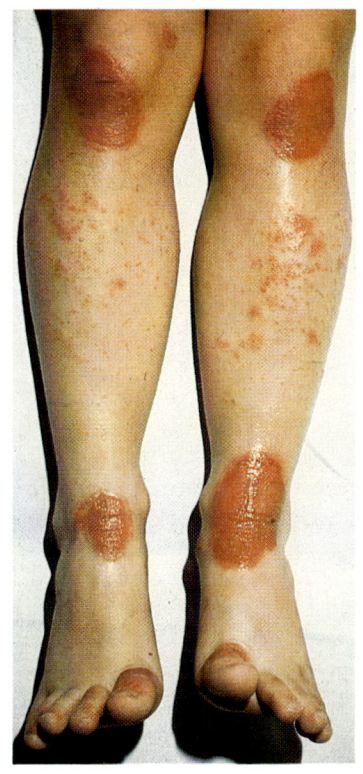

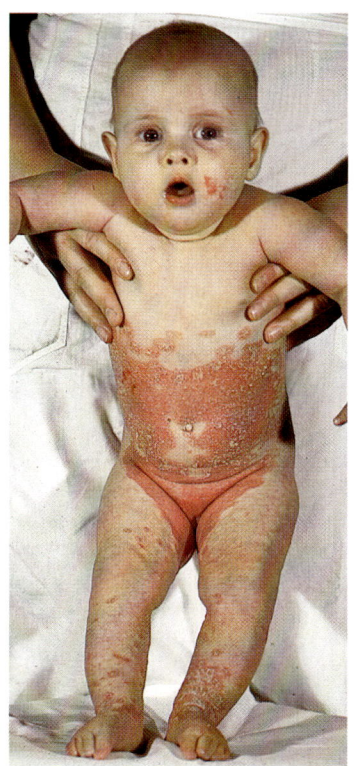

13.35   13.36

Langerhans-Zellhistiozytose

Langerhans-Zellhistiozytose (Hand-Schüller-Christian-Syndrom) bei einem 3jährigen Jungen: zahlreiche makulöse, papulöse und noduläre, rotbraune Effloreszenzen im Gesicht, am Hals, in den Achselhöhlen und Leistenbeugen, die z. T. von Schuppen und Krusten bedeckt waren. Die Klinikeinweisung erfolgte wegen Polydipsie und Polyurie, welche auf einen Diabetes insipidus hinwiesen (infolge Schädigung des Hypophysenhinterlappens durch einen Herd in der Sella turcica). Auf der Röntgenaufnahme des Schädels waren zahlreiche osteolytische Herde zu erkennen (Landkartenschädel). Eine Hautbiopsie ergab die typischen histologischen Veränderungen mit Schaumzellen (sog. Lipoidgranulomatose). — **Differentialdiagnose** der Hautveränderungen: in erster Linie seborrhoische Dermatitis.

13.37   13.38

Langerhans-Zellhistiozytose

Langerhans-Zellhistiozytose (Letterer-Siwe-Syndrom) bei einem 9 Monate alten Jungen: viele dichtstehende, makulopapulöse Effloreszenzen am Rumpf sowie ausgedehntes, nichtschuppendes Erythem in der unteren Gesichtshälfte. Es fehlten Petechien oder Ekchymosen, die sonst bei dieser Krankheit häufig vorkommen. Das Kind war 2 Wochen vorher plötzlich mit hohem Fieber und Atemnot erkrankt. Auffällig waren eine Leber-Milz-Vergrößerung und generalisierte Lymphknotenschwellungen. Die Röntgenaufnahme zeigte über der ganzen Lunge granuläre Verdichtungen, wie sie beim Letterer-Siwe-Syndrom vorkommen. Im Knochenmarkpunktat waren reichlich proliferierende Histiozyten nachweisbar. — **Differentialdiagnose:** Da die papulösen Effloreszenzen oft schuppen, ist eine Verwechslung mit seborrhoischer Dermatitis möglich. Wegen der manchmal vorhandenen Gingivarötung und -schwellung und der Mundschleimhautulzerationen ist eine Differentialdiagnose wie bei Gingivostomatitis (s. S. 106 u. 148) anzustellen.

13.35 13.36

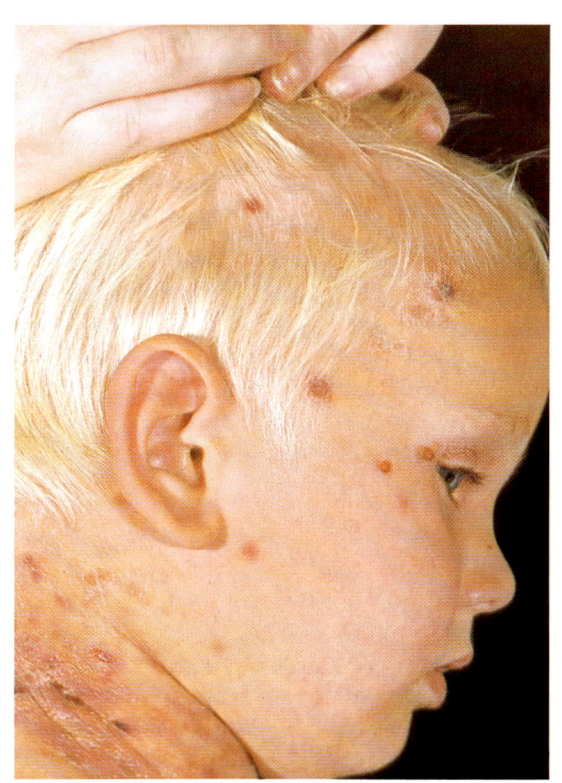
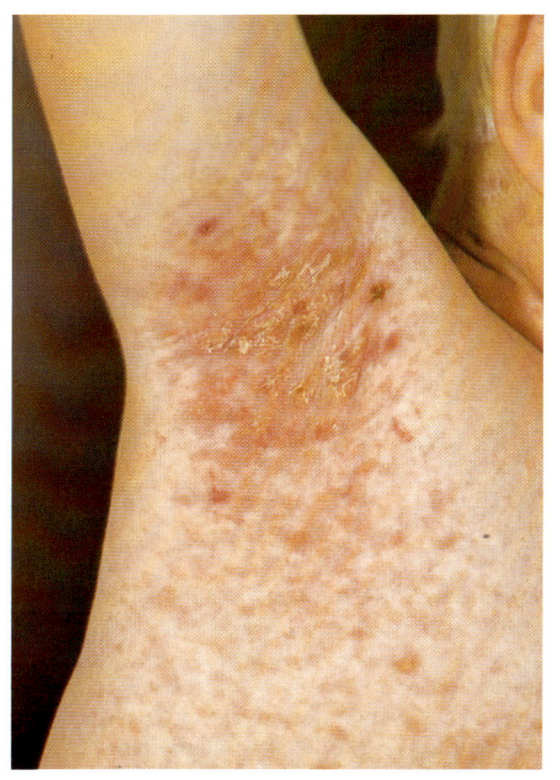

13.37 13.38

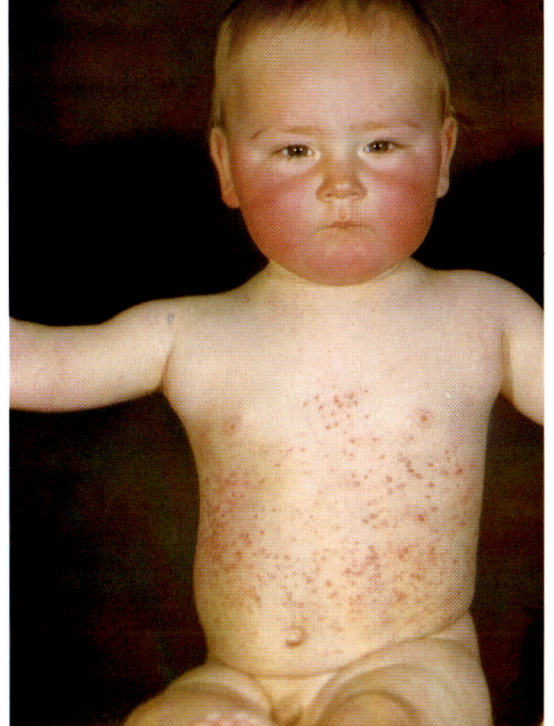
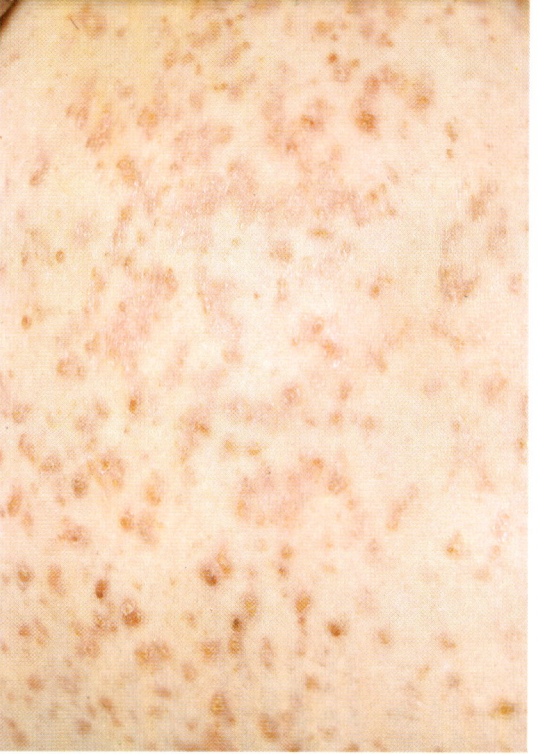

13.39

Langerhans-Zellhistiozytose

Langerhans-Zellhistiozytose (eosinophiles Granulom) bei einem 15jährigen Mädchen: mehrere in Gruppen stehende, zunächst gelbe, dann durch Hämorrhagien rötlich verfärbte Papeln verschiedener Größe an der vorderen Brustkorbwand. Die Diagnose eines eosinophilen Granuloms war gestellt worden, als eine wegen Schmerzen im Oberschenkel angefertigte Röntgenaufnahme die typischen ovalen Osteolysen zeigte. Eine Therapie war nicht erforderlich (Spontanheilungen der lokalisierten Form nach 1-2 Jahren sind häufig).

13.40

Langerhans-Zellhistiozytose

Langerhans-Zellhistiozytose (Hand-Schüller-Christian-Syndrom) bei einem 6jährigen Mädchen: zahlreiche gelbliche, leicht schuppende Papeln auf beiden Oberlidern, außerdem auf dem behaarten Kopf, am Rumpf und an den Oberschenkeln. Ein Exophthalmus, welcher nur in einem Teil der Fälle vorkommt, fehlte auch bei diesem Kind. Die Röntgenaufnahme des Schädels zeigte multiple osteolytische Herde (Landkartenschädel). Ein Diabetes insipidus (in etwa 50% nachweisbar) entwickelte sich erst einige Monate später und wurde mit DDAVP behandelt. Die kombinierte Zytostatikatherapie führte zur Heilung.

13.41

Langerhans-Zellhistiozytose

Langerhans-Zellhistiozytose (Hand-Schüller-Christian-Syndrom) bei einem 8jährigen Jungen: längliche, rotgelbe, xanthomatöse Plaques auf der Conjunctiva bulbi (im medialen Lidwinkel). — Schleimhautläsionen gibt es bei der Histiozytose auch in der Mundhöhle (als Gingivahypertrophie und nekrotisierende Gingivitis bzw. Stomatitis). Die Hauterscheinungen sind sehr verschiedenartig: seborrhoeähnliche Effloreszenzen an der Kopfhaut und im Gehörgang, perianale Dermatitis, makulopapulöse Exantheme, z. T. mit Blasenbildung, Intertrigo, Xanthome, Petechien und Ekchymosen.

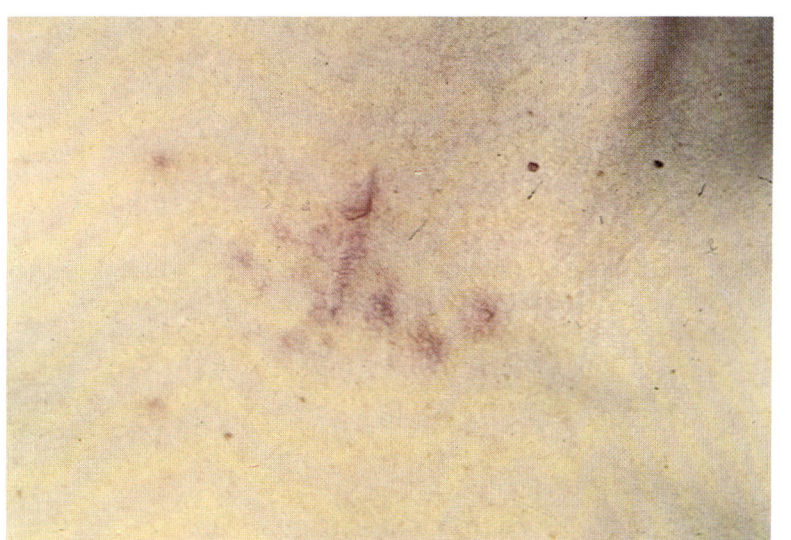

13.39

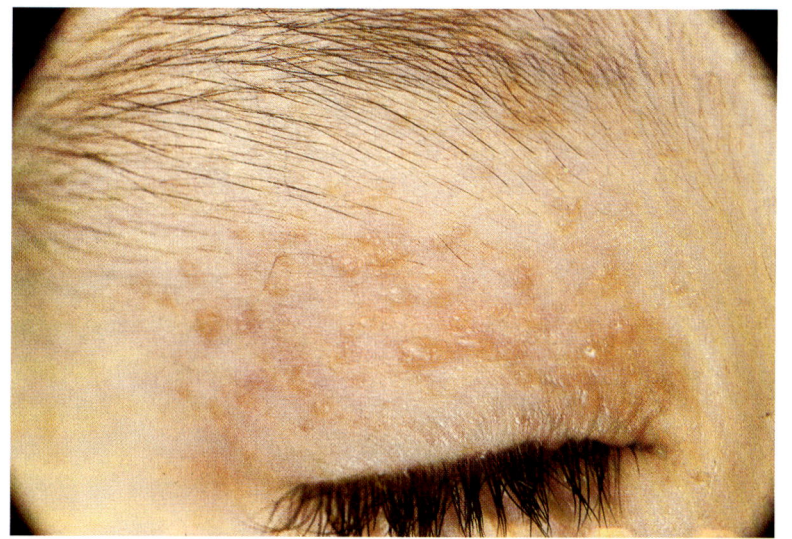

13.40

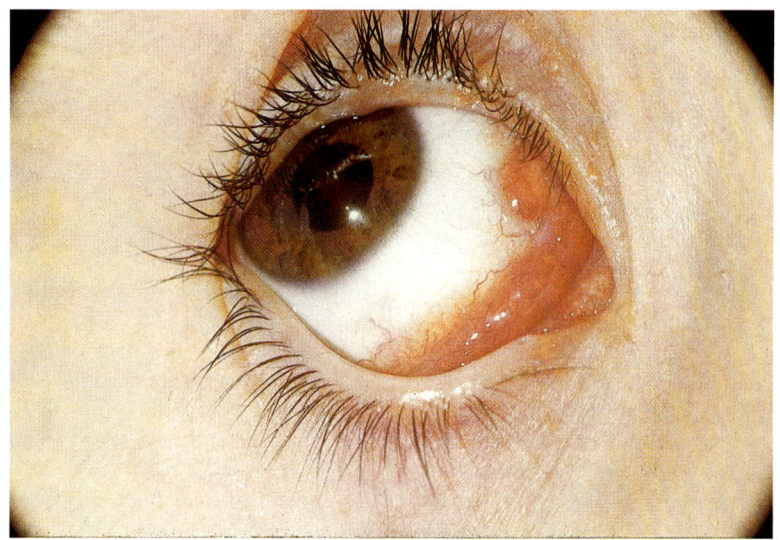

13.41

14.1 14.2

Angeborene primäre Hypothyreose

Angeborene primäre Hypothyreose (zu spät erkannt) bei einem 4jährigen Mädchen. Damals war eine TSH-Bestimmung im Blut von allen Neugeborenen noch nicht üblich. Bereits im 1. Lebensjahr waren den Eltern eine Bewegungsarmut des Kindes, Trinkschwäche, Obstipation und verzögerte statische Entwicklung aufgefallen. Jetzt hatte das Mädchen einen erheblichen Minderwuchs (10 cm Unterlänge), struppige Haare, eine eingezogene Nasenwurzel, Hypomimie sowie myxödematöse Schwellungen im Gesicht und auf den Handrücken, jedoch keine stärkere Intelligenzminderung. Im Blut waren T_3 und T_4 stark erniedrigt, TSH stark erhöht. Das Kind sprach auf die Substitutionsbehandlung gut an. — **Differentialdiagnostisch** ist bei älteren Kindern eine erworbene Hypothyreose (z. B. durch Thyreoiditis) abzugrenzen. Bei sekundärer Hypothyreose (z. B. durch ein Kraniopharyngeom) ist TSH im Plasma erniedrigt.

14.3

Angeborene Struma und transitorische Hypothyreose

Angeborene Struma und transitorische Hypothyreose bei einem 6 Wochen alten Mädchen, dessen Mutter in der Schwangerschaft wegen Asthma bronchiale Kalium jodatum als Mukolytikum eingenommen hatte. Die intrauterine Jodzufuhr hatte bei dem Kind zu einer erheblichen Schilddrüsenvergrößerung ohne Atemstörungen (Stridor) und zu einer vorübergehenden Störung der Schilddrüsenhormonsynthese geführt. Nach der Geburt war die Jodausscheidung im Urin erhöht. Unter Behandlung mit Thyroxin bildeten sich alle Symptome allmählich zurück. — Eine angeborene Struma kann auch bei starkem Mangel eines zur Schilddrüsenhormonsynthese benötigten Enzyms vorkommen, weil dann bereits intrauterin das fetale TSH die Schilddrüse zu vermehrtem Wachstum anregt. Eine angeborene Struma kommt außerdem bei Jodmangel oder Thyreostatika-Einnahme in der Schwangerschaft vor.

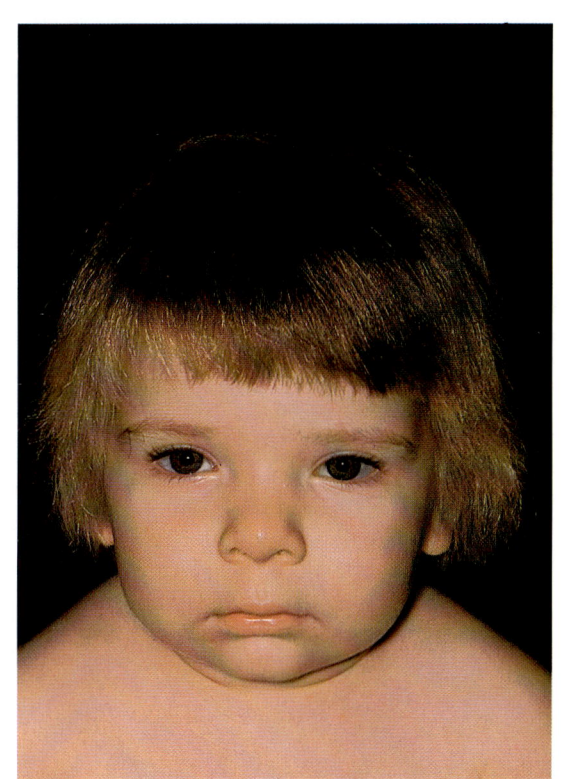

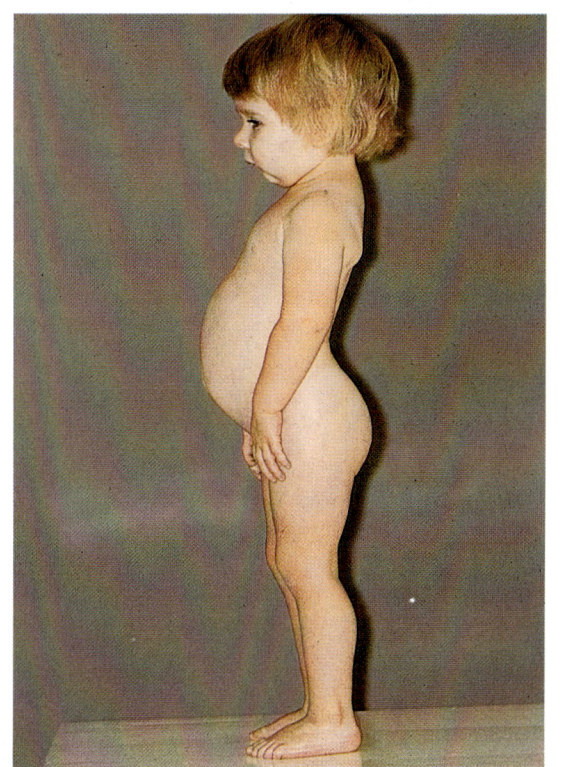

14.1   14.2

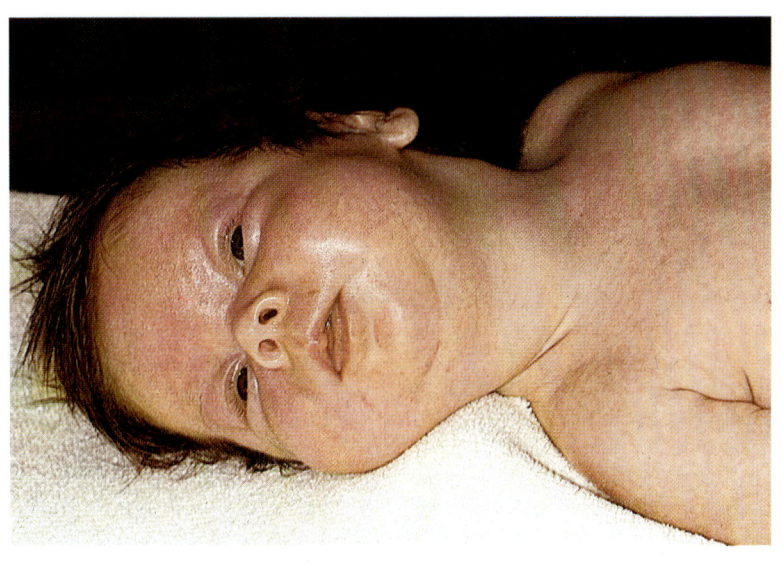

14.3

14.4
Primäre Hypothyreose

Primäre Hypothyreose bei einem 1jährigen Mädchen: grobe Gesichtszüge, Makroglossie, wulstige Lippen, myxödematöse Schwellungen, besonders im Gesicht, in der Supraklavikulargegend, an den Handrücken und äußeren Genitalien (keine Dellenbildung auf Fingerdruck), sowie erheblicher Minderwuchs (Körperlänge 2 cm unter der 3er-Perzentile). Statische Entwicklung verzögert. Im Plasma TSH (thyreotropes Hypophysenhormon) stark erhöht, T_3 (Trijodthyronin) und T_4 (Thyroxin) erniedrigt. Szintigraphisch (Technetium-Scan) stellte sich Schilddrüsengewebe submandibulär links dar, jedoch nicht an typischer Stelle. Die Feinnadelbiopsie des submandibulär gelegenen Knotens (zum Ausschluß einer Malignität) ergab normales Schilddrüsengewebe. Durch Dauerbehandlung mit Thyroxin symptomenfrei geworden.

14.5
Hyperthyreose

Hyperthyreose bei einem 10jährigen Mädchen: diffuse Struma, Glanzaugen und Exophthalmus, 21 cm Überlänge, Sinustachykardie, feuchte Haut. Bei Blickhebung Steigerung des intraokulären Druckes und fehlendes Stirnrunzeln (Ausbleiben der normalen Kontraktion des M. frontalis). Wegen rascher Ermüdbarkeit und systolischen Herzgeräusches zunächst Verdacht auf ein Vitium cordis und Klinikeinweisung. T_3 und T_4 stark erhöht, unter Behandlung mit Propylthiouracil normalisiert. Völliger Rückgang der Beschwerden. – Andere Augensymptome sind seltener Lidschlag (Stellwag), Konvergenzschwäche (Moebius), Zurückbleiben des Oberlides bei Blicksenkung (Graefe), Tremor der geschlossenen Lider (Rosenbach). – Zur **Differentialdiagnose** des Exophthalmus: s. S. 332.

14.6
Juvenile euthyreote Struma

Juvenile euthyreote Struma bei einem 15jährigen Mädchen: diffuse symmetrische Schilddrüsenvergrößerung, die in der Pubertät begonnen und in den letzten Monaten erheblich zugenommen hatte. Thyroxin- und TSH-Spiegel im Plasma nicht erhöht oder erniedrigt. Keine Autoantikörper gegen Schilddrüsengewebe nachweisbar. Therapie mit Schilddrüsenhormon zur Verhinderung einer weiteren Größenzunahme der Struma. – Pathogenese: Die familiäre Häufung der juvenilen euthyreoten Struma macht eine genetisch bedingte Einschränkung der Enzymleistung als primäre Ursache wahrscheinlich. Die endemische Häufung der juvenilen Struma in Jodmangelgebieten Süddeutschlands und eine Vermeidung durch generelle Kochsalzjodierung in der Schweiz sprechen für einen Jodmangel als zusätzliche Ursache. Offenbar spielen auch Wachstumsfaktoren, wie der Insulin-ähnliche Wachstumsfaktor IGF I und der epidermale Wachstumsfaktor EGF, eine wichtige Rolle.

14.7
Juvenile euthyreote Struma

Juvenile euthyreote Struma bei einem 14jährigen Mädchen, bei dem seit 1 Jahr eine Schwellung am Halse (besonders rechts) aufgefallen war: diffuse Schilddrüsenvergrößerung mit $2{,}5 \times 1{,}5$ cm großem derben Knoten im Bereich des rechten Schilddrüsenlappens. Keine klinischen Zeichen für Hypo- oder Hyperthyreose (T_3, T_4 und TSH im Plasma normal). Homogene Speicherung des verabreichten Nuklids im Schilddrüsenszintigramm. Im Punktat des vergrößerten Schilddrüsenlappens ließen sich mikroskopisch weder ein Karzinom noch eine Thyreoiditis nachweisen. Rückgang der Struma durch regelmäßige Thyroxingaben (zur Prophylaxe einer weiteren Adenombildung). Die juvenile euthyreote Struma kann asymmetrisch oder nodulär sein. Bei stärkerer Knotenbildung sind immer eine Szintigraphie und Nadelbiopsie zum Ausschluß eines Schilddrüsenkarzinoms notwendig.

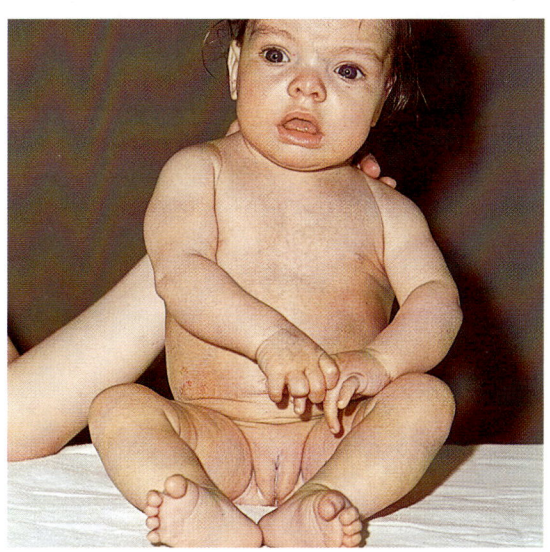

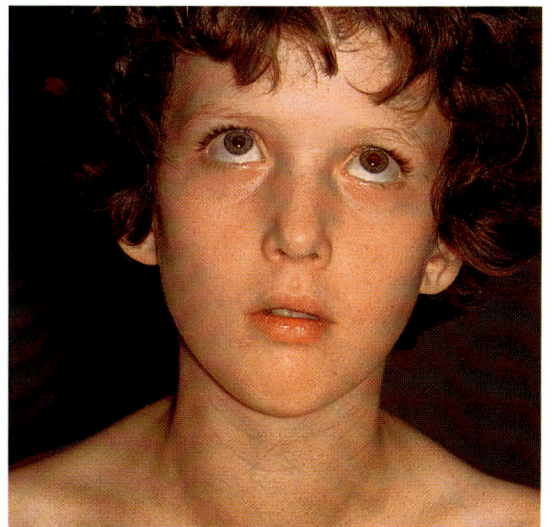

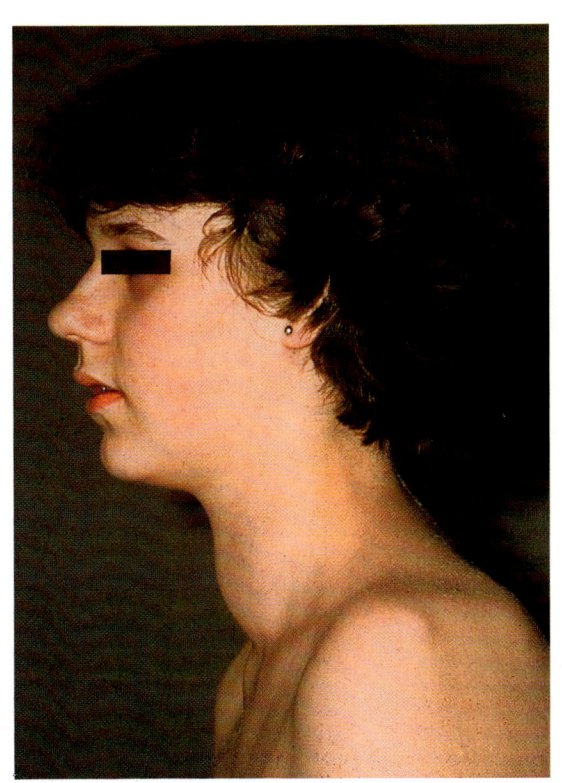

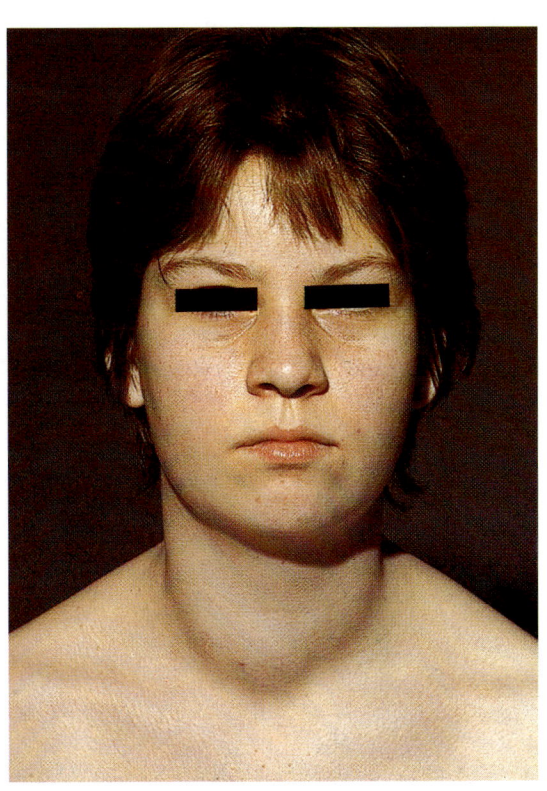

14.8

Cushingoid

Cushingoid durch längere Kortikosteroidbehandlung wegen nephrotischen Syndroms bei einem 6jährigen Jungen: Vollmondgesicht und Stammfettsucht (bei 12 cm Unterlänge). Gleiches Bild wie beim Cushing-Syndrom (durch Nebennierenrindentumor oder -hyperplasie).

14.9

Cushingoid

Cushingoid beim gleichen Kind mit Hautatrophie und roten Dehnungsstreifen (Striae distensae) an den Oberschenkeln.

14.10 14.11

Cushingoid

Cushingoid durch längere Kortikosteroidbehandlung wegen rheumatoider Arthritis mit Herzbeteiligung bei einem 4jährigen Jungen: typisches Gesicht, Hypertrichose und Büffelnacken. Blutdruck 170/90.

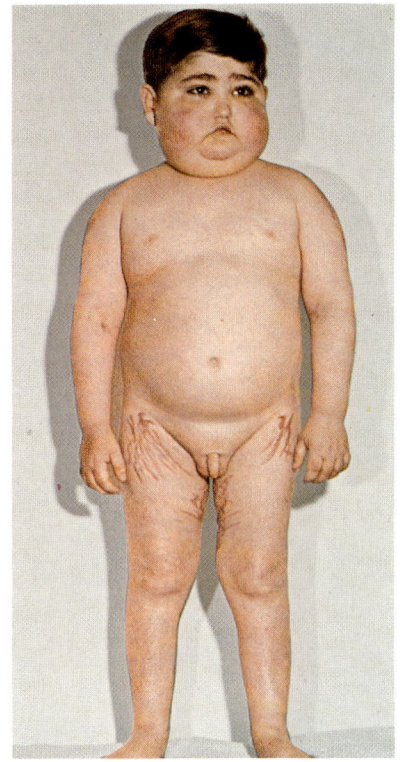

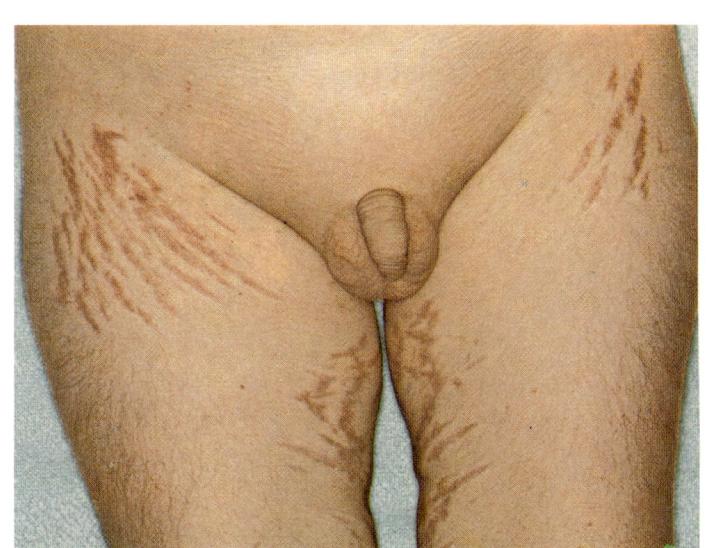

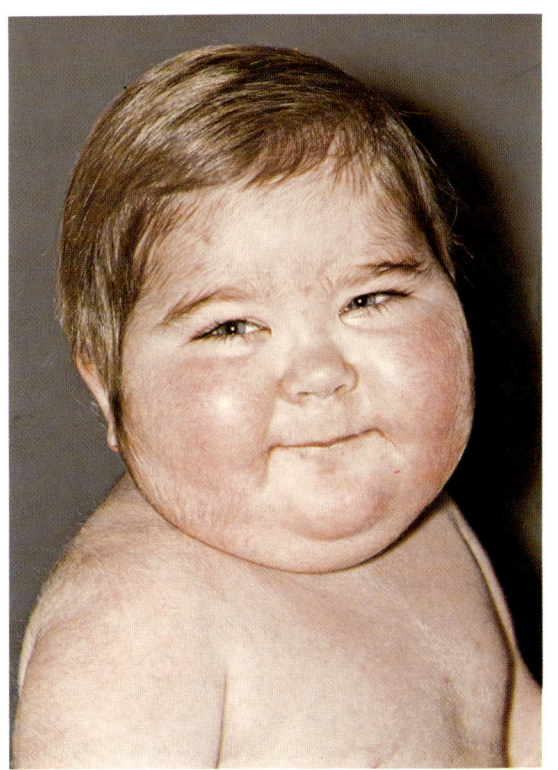

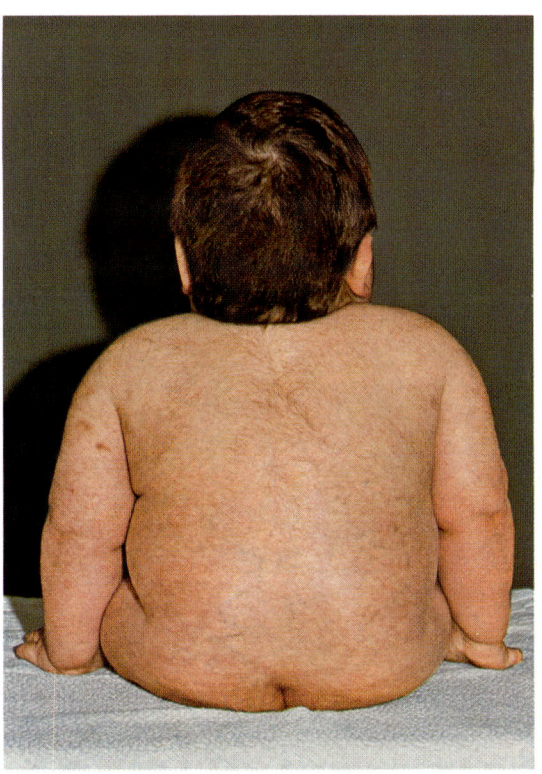

14.12   14.13   14.14

Morbus Addison

Morbus Addison (primäre Nebennierenrindeninsuffizienz) bei einem 10jährigen Jungen: auffallende Pigmentation der Haut und Schleimhäute (durch vermehrte Bildung von melanozytenstimulierendem Hormon der Hypophyse), besonders deutlich im Gesicht, an den Handlinien, über den Gelenken, in der Anogenitalregion, an den Mamillen und am Nabel. In der Mundschleimhaut und am Zahnfleisch sah man bräunliche Pigmentflecken. Der Junge war schon längere Zeit leicht ermüdbar und kam jetzt wegen plötzlich aufgetretenen Durchfalls und Erbrechens (mit Schocksymptomen) in die Klinik. Die Laboruntersuchung ergab das gleichzeitige Vorkommen einer Hyponatriämie, Hyperkaliämie und Hypoglykämie (typisch für eine Addison-Krise). Der Kortisolspiegel im Plasma war sehr niedrig.

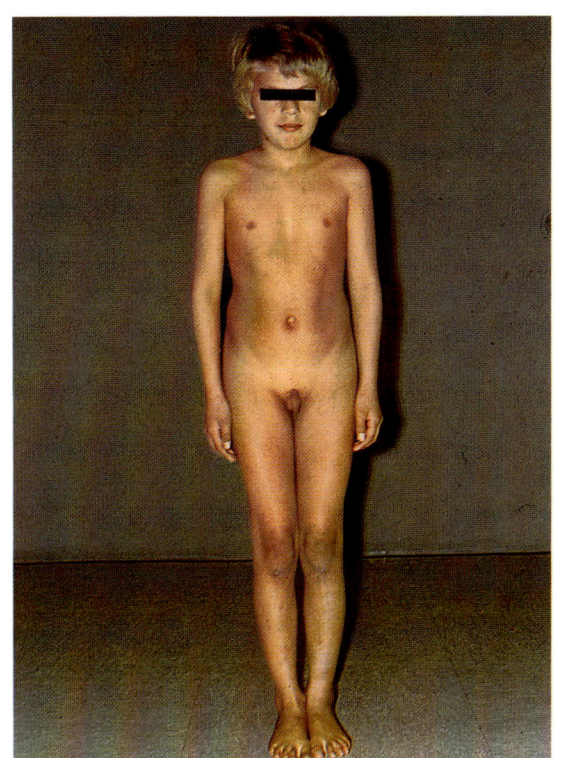

14.12

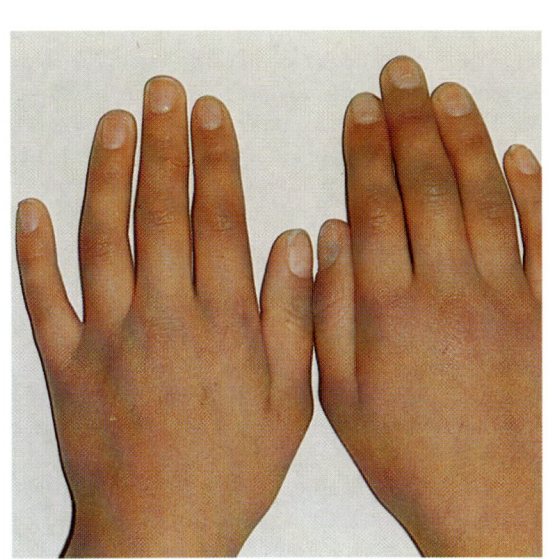

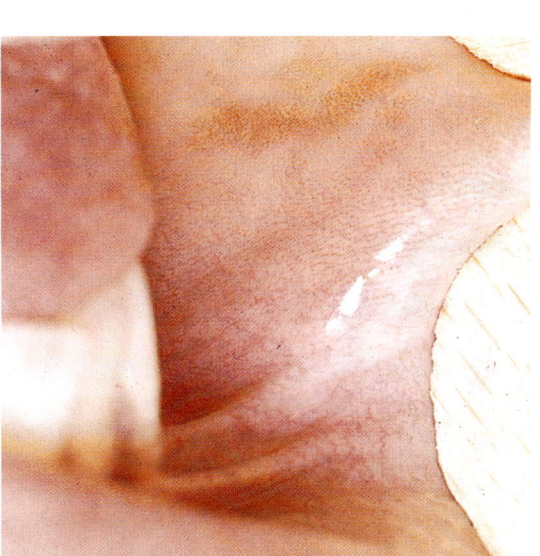

14.13   14.14

14.15
Angeborenes adrenogenitales Syndrom

Angeborenes adrenogenitales Syndrom (ohne Salzverlust) bei einem 14jährigen Jungen: Unterlänge von 17 cm (bezogen auf den Altersdurchschnitt). Sekundäre Geschlechtsmerkmale voll entwickelt. Die Röntgenaufnahme der Hand zeigte einen vorzeitigen Verschluß der Epiphysenfugen, bedingt durch verfrühte Vermännlichung (als Folge der Androgenüberproduktion in den Nebennieren). Im Blut war 17-OH-Progesteron stark vermehrt (durch den angeborenen 21-Hydroxylase-Mangel). In diesem Fall war die Diagnose zu spät gestellt und daher keine Dauerbehandlung mit Kortisol durchgeführt worden. — Eine Frühdiagnose kann bei Jungen mit angeborenem adrenogenitalen Syndrom (ohne Salzverlust) gestellt werden, wenn bei den üblichen Vorsorgeuntersuchungen die anfangs erhöhte Wachstumsgeschwindigkeit bemerkt wird oder wenn verfrüht die Zeichen der männlichen Pubertät auftreten.

14.16
Angeborenes adrenogenitales Syndrom

Angeborenes adrenogenitales Syndrom (AGS) bei einem 7 Monate alten Mädchen, das trotz frühzeitiger kontinuierlicher Behandlung im Alter von 9 Monaten plötzlich in einer schweren Salzverlustkrise (ausgelöst durch eine hochfieberhafte Infektion) starb. Die Klitoris war von Geburt an stark vergrößert, die großen Labien erschienen skrotumartig gefältelt, und die vordere Vagina mündete mit der Urethra gemeinsam in einen Sinus urogenitalis. Bei der Sektion fand sich eine mäßige gyriforme Nebennierenrindenhyperplasie (neben einer schweren Enterokolitis). — **Differentialdiagnose** der Klitorishypertrophie: verschiedene Enzymdefekte der Steroidbiosynthese, Nebennierenrindenkarzinom oder -adenom, Verabreichung vermännlichender Hormone oder Medikamente in der Gravidität, androgenproduzierender Ovarial- oder Nebennierenrindentumor der Schwangeren, bestimmte Syndrome (z. B. Wiedemann-Beckwith-Syndrom) und idiopathische Form (Ursache ungeklärt).

14.17
Erworbenes adrenogenitales Syndrom

Erworbenes adrenogenitales Syndrom (AGS) infolge Nebennierenadenom links bei einem 8jährigen Mädchen mit virilisiertem Genitale (starke Klitorishypertrophie). Keine vorzeitige Brustdrüsenentwicklung. Schon seit 1 Jahr bestanden eine abnorme Scham- und Achselbehaarung, eine tiefe Stimme und eine Acne vulgaris. Im Urin war die 17-Ketosteroidausscheidung stark vermehrt. Im linken Oberbauch war ein faustgroßer Tumor tastbar, der vollständig operativ entfernt werden konnte. Danach war eine medikamentöse Behandlung nicht erforderlich. Die Stimme wurde heller, und die Akne verschwand. Die anhaltende Klitorishypertrophie konnte später operativ korrigiert werden.

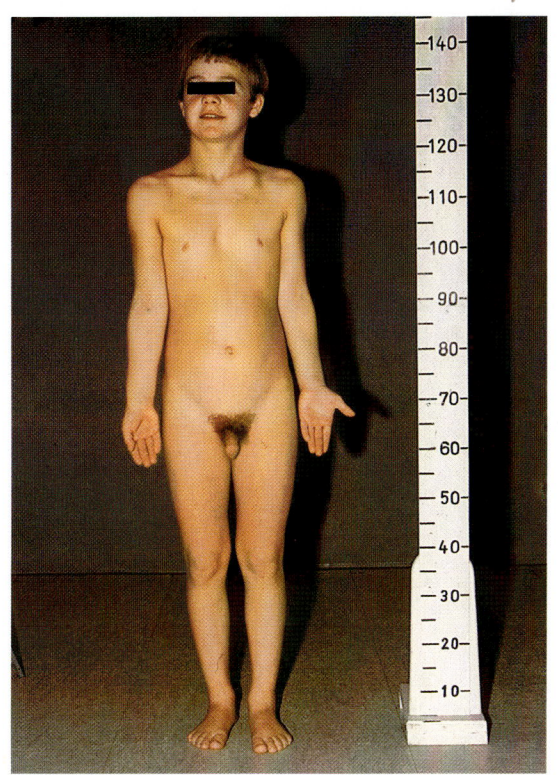

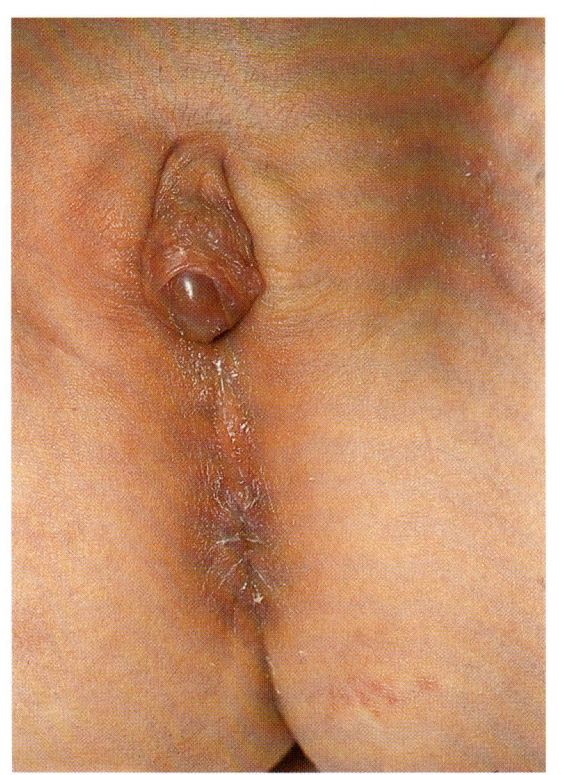
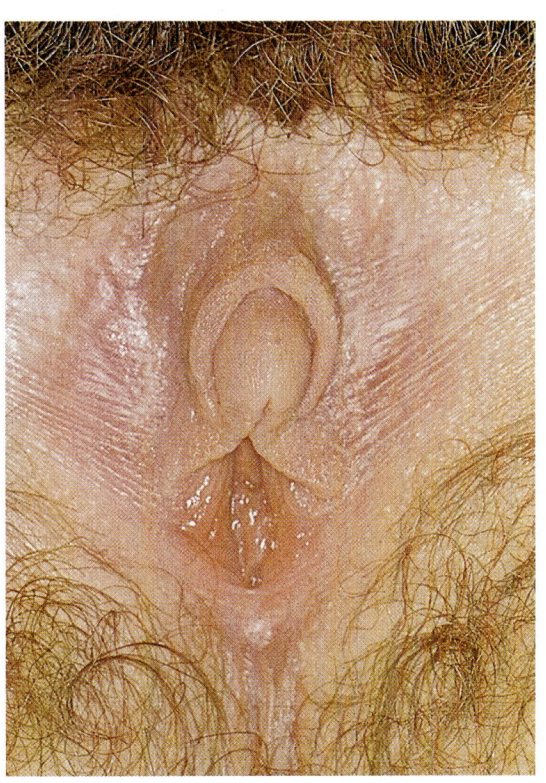

14.18

Bardet-Biedl-Syndrom

Bardet-Biedl-Syndrom bei einem 14jährigen Jungen: Hypogenitalismus (Penishypoplasie) bei normaler Ausbildung der sekundären Geschlechtsmerkmale. Außerdem bestanden ein Kleinwuchs, eine Polydaktylie, Retinitis pigmentosa und Minderbegabung sowie Adipositas. – **Differentialdiagnose** des Hypogenitalismus: Laurence-Moon-Syndrom, Prader-Willi-Syndrom, Fanconi-Anämie, hypophysärer Minderwuchs u.a.

14.19

Echter Hermaphroditismus

Echter Hermaphroditismus bei einem 6 Monate alten Kind: intersexuelles Genitale. Karyotyp 46, XX. Wie sich später herausstellte, war auf der einen Seite ein Ovar, auf der anderen Seite ein Hoden vorhanden.

14.20

Männlicher Pseudohermaphroditismus

Männlicher Pseudohermaphroditismus bei einem 4 Monate alten Jungen: unzureichende Virilisierung des äußeren Genitales (Unterentwicklung von Penis und Skrotum). Hoden vorhanden, Kerngeschlecht männlich. Da der Androstendionspiegel im Blut erhöht, der Testosteronspiegel erniedrigt war, lag anscheinend ein 17-ß-Hydroxysteroiddehydrogenase-Mangel vor. **Differentialdiagnose:** andere Steroidsynthesedefekte.

14.21

Weiblicher Pseudohermaphroditismus

Weiblicher Pseudohermaphroditismus (Maskulinisierung des äußeren Genitales) bei einem 2 Monate alten Mädchen: Klitorishypertrophie, dorsale Verschmelzung der großen Labien und Sinus urogenitalis (gemeinsame Mündung von Urethra und Vagina) als Folge einer Östrogen- und Progesteronbehandlung in der mütterlichen Gravidität (wegen drohenden Abortes). – **Differentialdiagnostisch** war eine heterosexuelle Scheinfrühreife (Pseudopubertas praecox) bei angeborenem adrenogenitalen Syndrom (durch 21-Hydroxylase-Mangel) abzugrenzen.

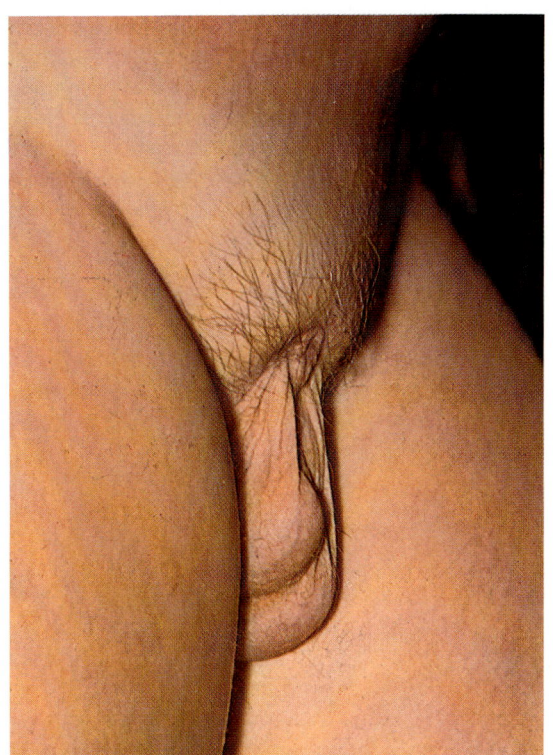
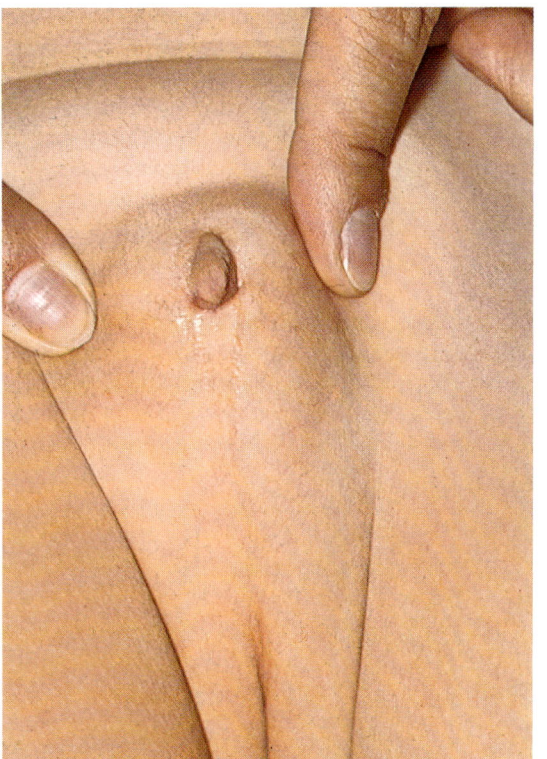

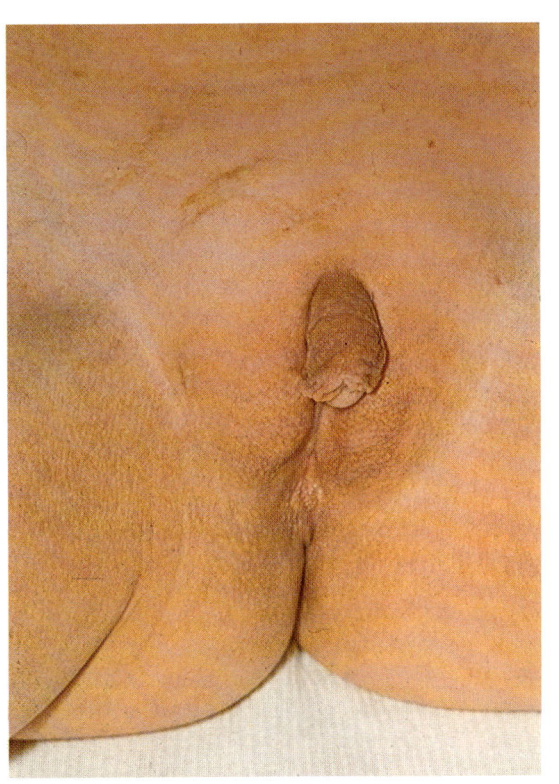
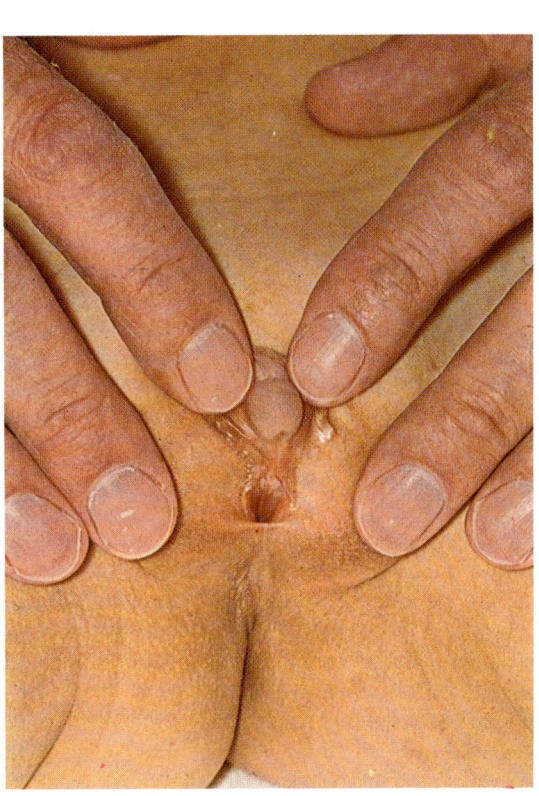

14.22
Prämature Thelarche

Prämature Thelarche (Brustdrüsenentwicklung) bei einem einjährigen Mädchen von normaler Körperlänge. Äußeres und inneres Genitale altersgemäß, keine abnorme Achselbehaarung. Vaginalabstrich: Zylinderepithel (in diesem Alter normal). FSH und LH im Plasma zeitweise leicht erhöht (nach Stimulation mit LHRH stärkerer Anstieg als normal), jedoch keine sonstigen Hinweise auf Hypothalamuserkrankung oder extrakranielle Tumoren, die gonadotropinähnliche Substanzen bilden (z. B. Chorionepitheliom im Ovar). Die Verlaufsbeobachtung ergab spontane Rückbildung der Brustdrüsenvergrößerung im Laufe eines Jahres (benigne Form der prämaturen Thelarche). Ursache ist wahrscheinlich eine leichte Störung der Funktion der Hypothalamus-Hypophysen-Ovarien-Achse.

14.23
Pubertas praecox

Pubertas praecox (idiopathische Form) mit Penis- und Hodenvergrößerung sowie Pubesbehaarung bei einem 2jährigen Jungen. Weitere Symptome: Überlänge (16 cm über Altersnorm), athletischer Habitus, tiefe Stimme. Im Plasma FSH und LH weit über der Altersnorm, Handskelettentwicklung stark beschleunigt. Nach Ausschluß eines Tumors und von bestimmten ZNS-Erkrankungen als Ursache der Pubertas praecox kommt eine Behandlung mit einem LHRH-Analogon in Frage.

14.24
Klinefelter-Syndrom

Klinefelter-Syndrom bei einem 15jährigen Jungen: Brustdrüsenvergrößerung (links stärker als rechts) und ausbleibende Entwicklung der sekundären Geschlechtsmerkmale führten zur Diagnose (Karyotyp 46, XXY). Auf der linken Seite fehlte ein Hoden; auf der rechten Seite befand sich im Scrotum ein hypoplastischer Hoden.

14.25
Pubertäts-gynäkomastie

Pubertätsgynäkomastie bei einem 13jährigen Jungen: leichte Brustdrüsenvergrößerung (rechts stärker als links) ohne Krankheitsbedeutung (spontane Rückbildung nach 2 Jahren). – Die Pubertätsgynäkomastie, die in leichter Form in bis zu 60% vorkommt, beginnt meist zwischen dem 14. und 15. Lebensjahr (frühestens im 10. Jahr) und dauert wenige Monate, selten 1(–2) Jahre. Hormonbestimmungen im Plasma (auf FSH, LH, Prolaktin, Testosteron, Östradiol) fallen normal aus. – **Differentialdiagnose:** Eine Gynäkomastie kommt in jedem Alter vor beim Klinefelter-Syndrom, bei Zwischenzelltumoren des Hodens und feminisierenden Nebennierentumoren sowie bei Leberzirrhose. Medikamente, wie ACTH und HCG (humanes Choriongonadotropin), können eine Gynäkomastie auslösen. Es gibt auch eine Gynäkomastie als isolierte erbliche Fehlbildung.

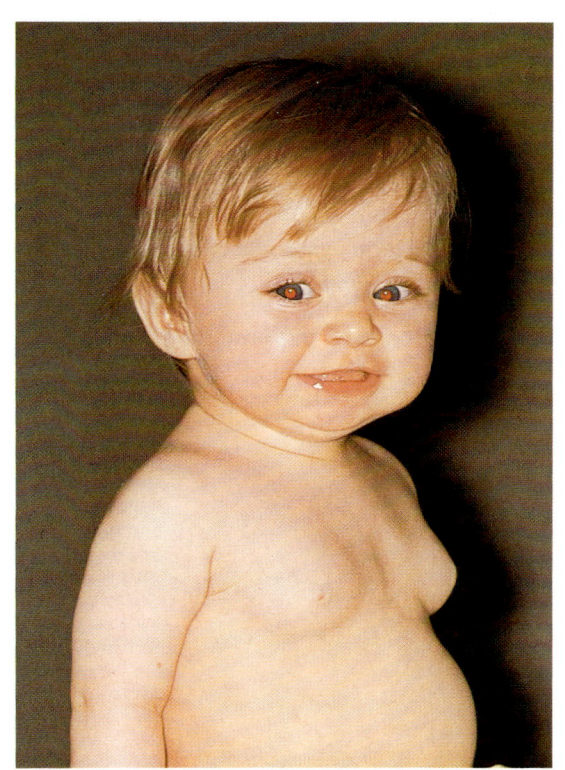

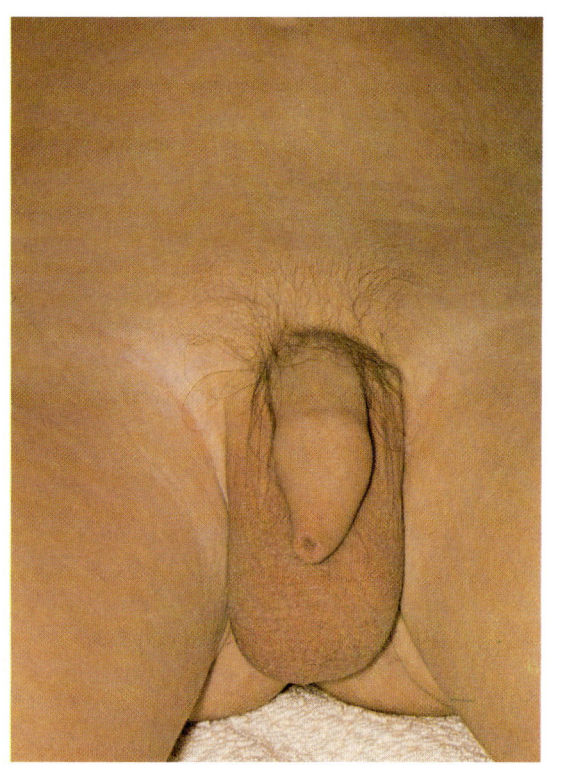

14.22   14.23

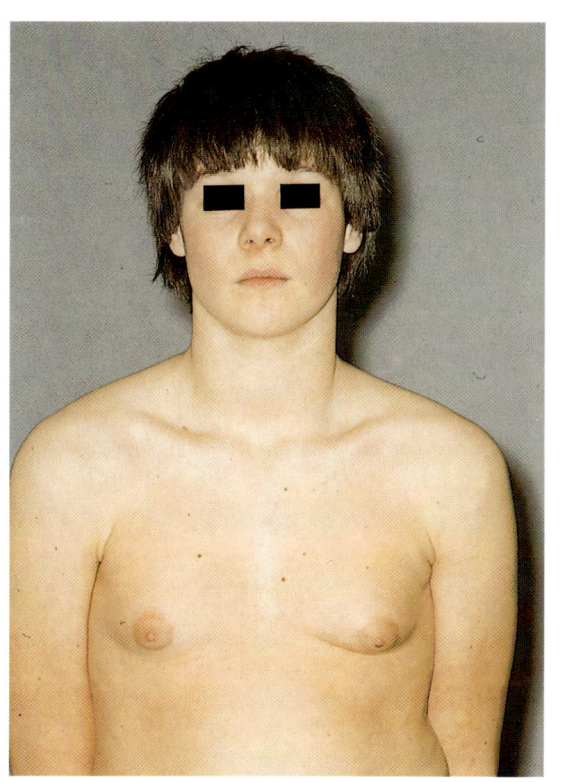

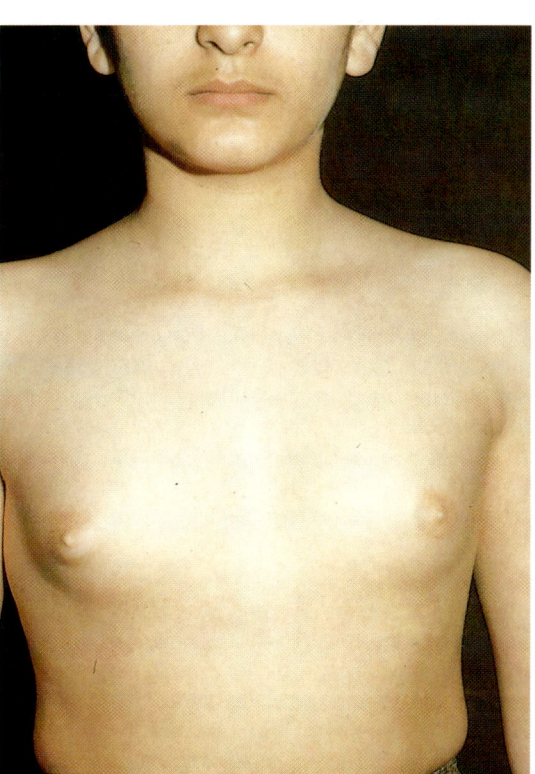

14.24   14.25

14.26

Pubertas praecox

Pubertas praecox bei einem 12jährigen Jungen: Überlänge von 18 cm, vorzeitige Entwicklung der sekundären Geschlechtsmerkmale (seit 3 Jahren), Stimmbruch, großer Kopf (Umfang 61 cm) infolge Erweiterung des 3. Hirnventrikels. Ursache: suprasellärer zystischer Tumor, der teilweise reseziert wurde. Außerdem wurde eine Shunt-Operation (wegen des Hydrozephalus) durchgeführt. — Nach 4 Jahren: kein Hinweis auf erneutes Wachstum der suprasellär gelegenen Zyste, keine endokrinen Störungen mehr.

14.27

Akromegalie

Akromegalie bei einem 19jährigen Mädchen: Vergrößerung des Unterkiefers, der Ohren, der Nase und des Mundes, außerdem zu große, plumpe Hände und Füße. Ursache war ein eosinophiles Adenom des Hypophysenvorderlappens, das zu einer Überproduktion von Wachstumshormon (GH) geführt hatte. Der erhöhte GH-Spiegel im Plasma ließ sich im Glukosebelastungstest nur unzureichend senken.

14.28

Wiedemann-Beckwith-Syndrom

Wiedemann-Beckwith-Syndrom bei einem 1 Woche alten Jungen: Makroglossie und erhebliche Splanchomegalie (bei Überlänge und Übergewicht). Aufnahme in die Klinik wegen postnataler Hypoglykämien, die zu einem Krampfanfall geführt hatten. Therapie: i. v. Glukoseinfusion, später Operation eines großen Nabelbruches. — **Differentialdiagnose** der Makroglossie: angeborene Hypothyreose, Down-Syndrom, Pfaundler-Hurler-Krankheit, Glykogenose Typ II (Pompe), primäre Amyloidose, Ductus-thyreoglossus-Zyste, Hämangiom, Lymphangiom und Rhabdomyom der Zunge sowie Neurofibromatose von Recklinghausen (bei Fibromlokalisation in der Zunge).

14.29

Angeborene primäre Hypothyreose

Angeborene primäre Hypothyreose bei einem 4 Monate alten Jungen: vergrößerte Zunge (durch Mukopolysaccharidablagerungen im Zwischengewebe) und eingezogene Nasenwurzel (Sattelnase) infolge verzögerter Skelettentwicklung. Das Kind war im Längenwachstum zurückgeblieben und hatte auffallend kurze Arme und Beine. Die große Fontanelle war weit offen (3 × 4 cm). Andere Hypothyreosezeichen fehlten oder waren nur schwach ausgeprägt. Thyroxin im Blut stark vermindert, TSH erheblich vermehrt. Ein Hypothyreose-Screening, wie es heute bei allen Neugeborenen stattfindet, gab es damals noch nicht.

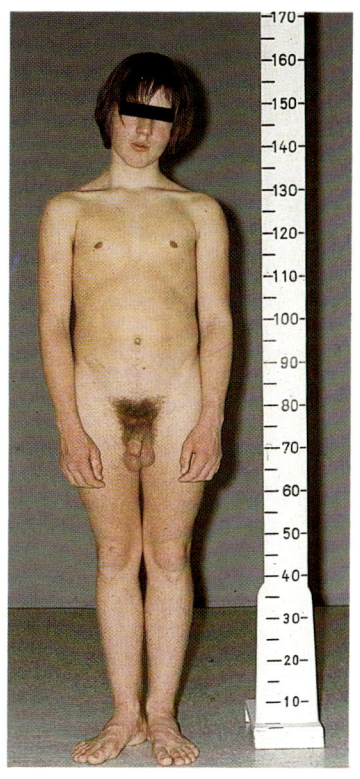

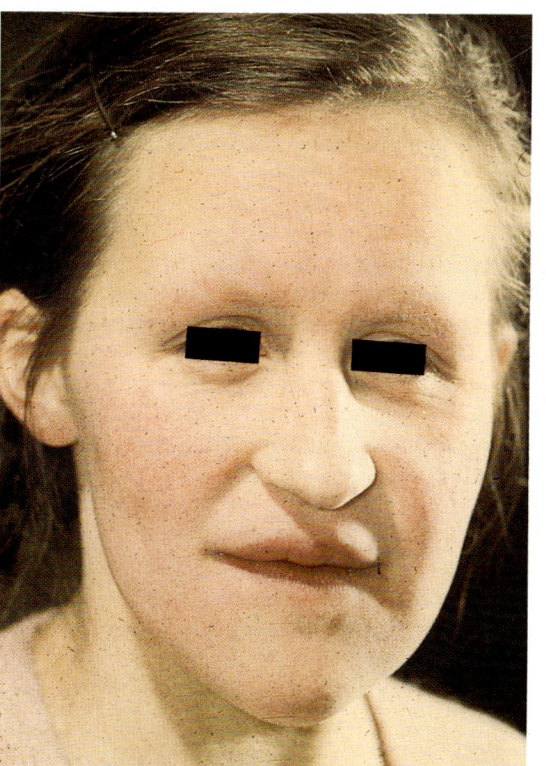

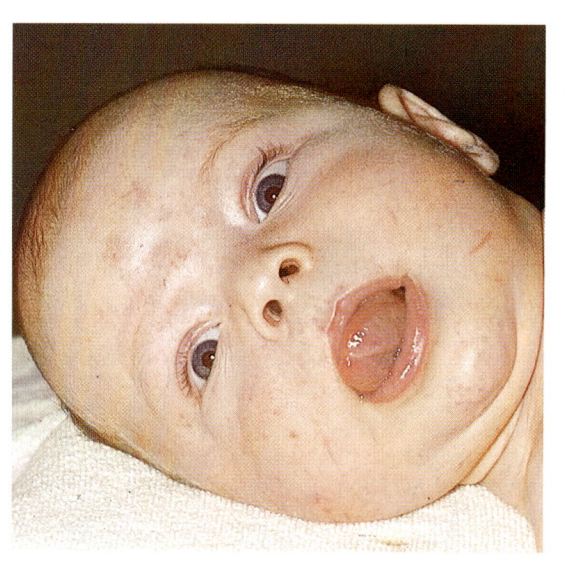

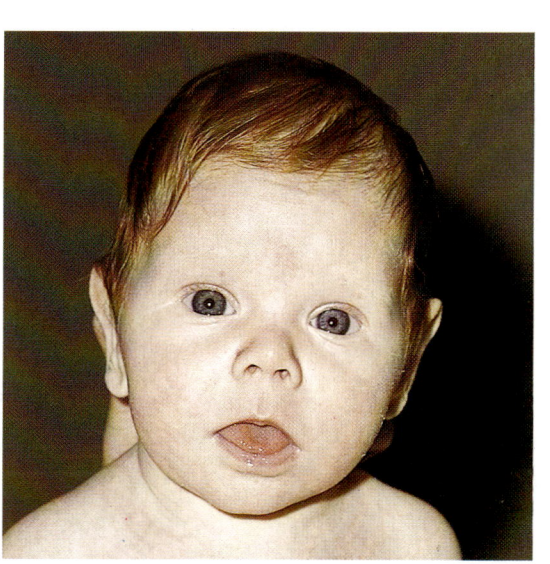

14.30 Hypophysärer Minderwuchs

Hypophysärer Minderwuchs (durch Mangel an Wachstumshormon) bei einem 5jährigen Mädchen, das neben einem gleichaltrigen Kind (mit normaler Körperlänge) steht. Unterlänge von 17 cm bei normalen Körperproportionen (Verhältnis der Kopf- und Rumpflänge zur Beinlänge). Bei Geburt und im ersten Lebensjahr Größe noch normal, ab 2. Lebensjahr zunehmende Wachstumsverlangsamung. Verzögerte Knochenreifung auch röntgenologisch erkennbar. Die GH-Konzentration im Blut war erniedrigt und stieg nach Insulingabe und nach Argininfusion kaum an. — **Differentialdiagnose:**
1. intrauterine Wachstumsretardierung (Kind schon bei der Geburt zu klein, GH-Produktion normal) und andere konstitutionelle Knochenkrankheiten (Achondroplasie, Osteogenese imperfecta usw.);

2. konstitutionelle Entwicklungsverzögerung (Körperlänge, Knochenreifung und Pubertät um 2 bis 4 Jahre verspätet, später ausgeglichen). Ein familiärer Kleinwuchs liegt vor, wenn die Skelettreifung altersgemäß erfolgt und andere Familienangehörige ebenfalls klein sind;
3. Hormonkrankheiten, wie primäre Hypothyreose, echte Pubertas praecox (nach dem Epiphysenschluß), Morbus Cushing, adrenogenitales Syndrom (nach Epiphysenschluß oder bei zu starker Substitution);
4. Chromosomenaberrationen, wie Turner-Syndrom, Down-Syndrom u. a.;
5. Unterernährung und Stoffwechselkrankheiten, wie Kwashiorkor, Rachitis, Pfaundler-Hurler-Krankheit usw.

14.31 Embryofetales Alkoholsyndorm

Embryofetales Alkoholsyndrom bei einem 2½ Jahre alten Mädchen, dessen Mutter Alkoholikerin war und in der Schwangerschaft täglich hochprozentige Spirituosen getrunken hatte: Unterlänge 13 cm (bei der termingerecht erfolgten Geburt 8 cm) sowie Mikrozephalie mit Mikrogenie und typischem Gesicht (siehe auch S. 80). Geistige Entwicklung deutlich verzögert. Starke motorische Unruhe. Über angeborene Herzfehler bei embryofetalem Alkoholsyndrom: s. S. 96.

14.32 Diastrophischer Minderwuchs

Diastrophischer Minderwuchs (Lamy-Maroteaux-Syndrom) bei einem 4½jährigen Jungen: dysproportionierter Zwergwuchs mit abnormer Kürze der proximalen Gliedmaßenabschnitte, Klumpfüßen und Verbreiterung der Lücke zwischen 1. und 2. Zehe (Sandalenlücke). Die Großzehen waren stark abduziert, die Daumen überstreckbar und extrem abduziert (Hitch-hiker-Daumen). Die geistige Entwicklung war normal. Die langen Röhrenknochen zeigten auf dem Röntgenbild eine Auftreibung der Metaphysen sowie eine Verspätung und Deformierung der Epiphysenkerne (besonders an der proximalen Femurepiphyse). — Es handelt sich um eine besondere Form der generalisierten Osteochondrodysplasie, die autosomal rezessiv vererbt wird und schon bei der Geburt manifest ist. Sie führt vor allem durch die schwere Kyphoskoliose zu einer erheblichen Körperbehinderung und bedarf intensiver orthopädischer Versorgung. — Ein dysproportionierter Minderwuchs kommt außerdem vor bei Down-Syndrom, angeborener Hypothyreose und Achondroplasie sowie anderen mikromelen letalen Minderwuchssyndromen, ferner bei Pfaundler-Hurler-Krankheit, Pyknodysostosesyndrom, Melnick-Needles-Syndrom, Robinow-Silverman-Smith-Syndrom u. a.

14.33 Hypophysärer Minderwuchs

Hypophysärer Minderwuchs (Mangel an Wachstumshormon) bei einem 14jährigen Mädchen: erheblicher proportionierter Minderwuchs (Länge 121 cm) trotz GH-Behandlung seit dem 11. Lebensjahr. Kein GH-Anstieg im Plasma nach Insulinbelastung und Arginin-Infusion. Andere Ursachen ausgeschlossen. Die Fettsucht steht im Zusammenhang mit dem GH-Mangel (unzureichende Lipolyse).

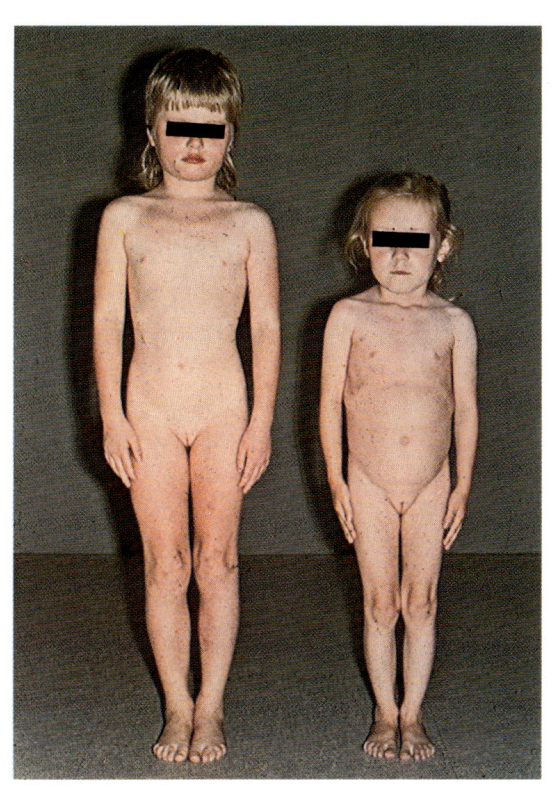

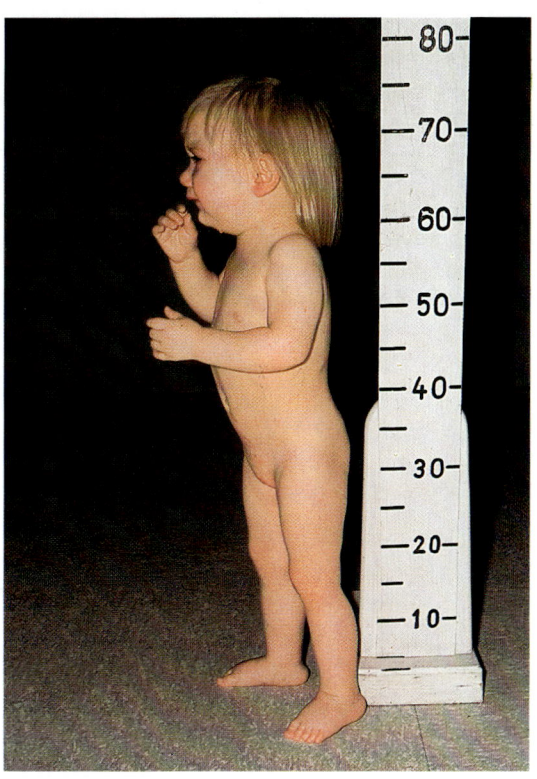

14.30   14.31

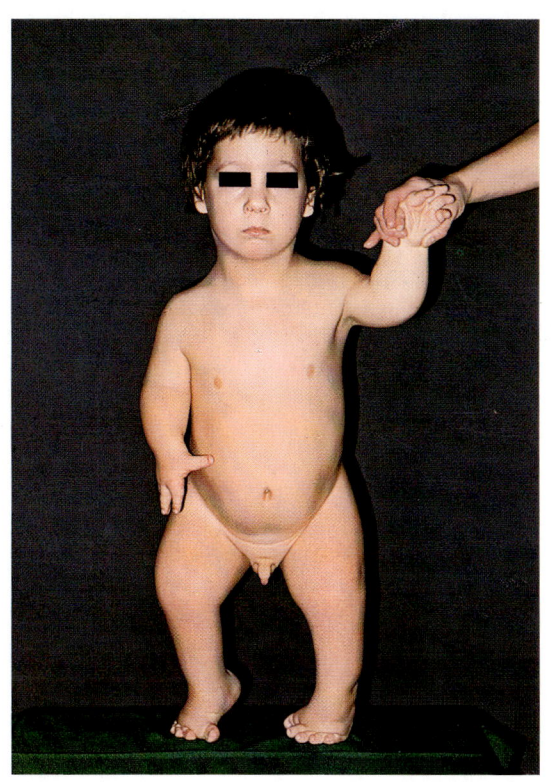

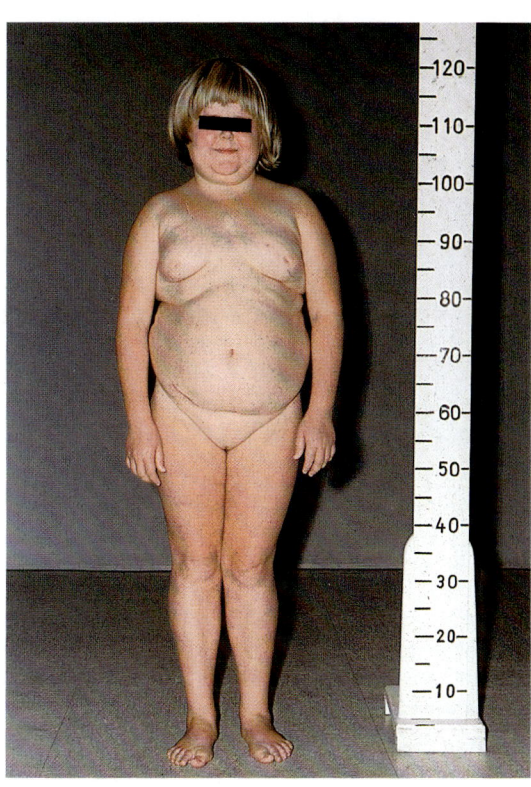

14.32   14.33

15.1 Masern

Typisches Masernexanthem im Gesicht bei einem 3jährigen Jungen, der 7 Tage vorher mit Fieber, Rhinitis und Konjunktivitis erkrankt war: makulopapulöse Effloreszenzen, die grobfleckig, unregelmäßig begrenzt, teilweise konfluierend, anfangs hellrot, danach dunkelrot und leicht bräunlich waren. Das Exanthem war am 4. Krankheitstag aufgetreten und hatte am Kopf, besonders hinter den Ohren, begonnen. Es breitete sich von oben nach unten auf den Rumpf und die Extremitäten aus und blaßte in der gleichen Reihenfolge wieder ab, wie es gekommen war. — Die gleiche Ausbreitungsrichtung des Exanthems kommt vor bei Röteln. Makulopapulöse Exantheme gibt es bei vielen anderen Viruskrankheiten (z. B. durch Coxsackie-, ECHO- und Adenoviren), auch beim Pfeifferschen Drüsenfieber und Exanthema subitum sowie bei Penicillin-Allergie und bei den Arzneimittelexanthemen, manchmal auch bei angeborener Lues und Listeriose.

15.2 Koplik-Flecken

Koplik-Flecken auf der Wangenschleimhaut eines 3jährigen Mädchens am 3. Tag der Masernerkrankung: weiße Flecken von verschiedener Größe, schwer wegwischbar, von einem roten Hof umgeben, zunächst nur in Höhe der vorderen Backenzähne lokalisiert, später teilweise auf die übrige Mundschleimhaut übergreifend. Die Flecken waren — wie üblich — ab 2. Tag des Exanthemstadiums nicht mehr nachweisbar.

15.3 Hämorrhagische Masern

Schwere hämorrhagische Masern bei einem 12jährigen bewußtlosen Mädchen mit einer Enzephalitis: petechiale Blutungen in die Maserneffloreszenzen hinein sowie Schleimhautblutungen (am Gaumen und in der Nase).

15.4 Infektiöse Mononukleose

Infektiöse Mononukleose (Pfeiffer-Drüsenfieber) bei einem 2jährigen Mädchen: pleomorphes Hautexanthem (teils makulopapulös, teils urtikariell mit vereinzelt petechialen Blutungen). Die Erkrankung äußerte sich in länger anhaltendem Fieber, generalisierter Lymphknotenschwellung, Leber- und Milzvergrößerung, Angina sowie typischen Blutbildveränderungen (überwiegend monozytäre Zellen lymphatischen Ursprungs und Vorkommen von sog. Drüsenfieberzellen bei einer Gesamtleukozytenzahl von 17 000/μl). Zum Ausschluß einer Leukämie wurde eine Knochenmarkspunktion durchgeführt, die eine reaktive Vermehrung retikulohistiozytärer Zellen ergab (typisch für Pfeiffersches Drüsenfieber). Heilung nach mehrwöchigem Krankheitsverlauf.

15.5 Penicillin-Allergie

Penicillin-Allergie bei einem 12jährigen Jungen mit angeborenem Herzfehler, der bereits öfters mit Penicillin behandelt worden war: generalisiertes juckendes makulopapulöses Exanthem am ganzen Körper (beginnend am 2. Tag einer erneuten Penicillin-Behandlung wegen einer fieberhaften Infektion). Kratztest mit einer verdünnten Penicillinlösung positiv. Im Serum Penicillin-spezifisches IgE nachweisbar (RAST-Test). — Häufigste Reaktion bei Penicillin-Allergie ist eine Urtikaria (s. S. 168), selten eine anaphylaktoide Purpura, ein Lyell-Syndrom und ein fixes Arzneimittelexanthem.

15.6 Ampicillin-Exanthem

Ampicillin-Exanthem (nach 9tägiger antibiotischer Behandlung) bei einem 9jährigen Mädchen mit Harnwegsinfektion: am ganzen Körper linsengroße makulopapulöse Effloreszenzen, nicht juckend, kein Fieber. Rasches Verschwinden des Exanthems nach Weglassen von Ampicillin. Früher kein Ampicillin erhalten. — Häufigkeit: 5–10%. Wahrscheinlich toxisch bedingt (erneute Gabe zu einem späteren Zeitpunkt führt in der Regel nicht zu einem Exanthem). Bei infektiöser Mononukleose tritt nach Ampicillin-Verabreichung in fast 100% ein Exanthem auf (seltener nach anderen Penicillinen). Eine Urtikaria ist auch nach Ampicillingabe immer eine echte allergische Reaktion; häufig besteht dann eine Kreuzallergie mit anderen Penicillinen.

15.1   15.2

15.3   15.4

15.5   15.6

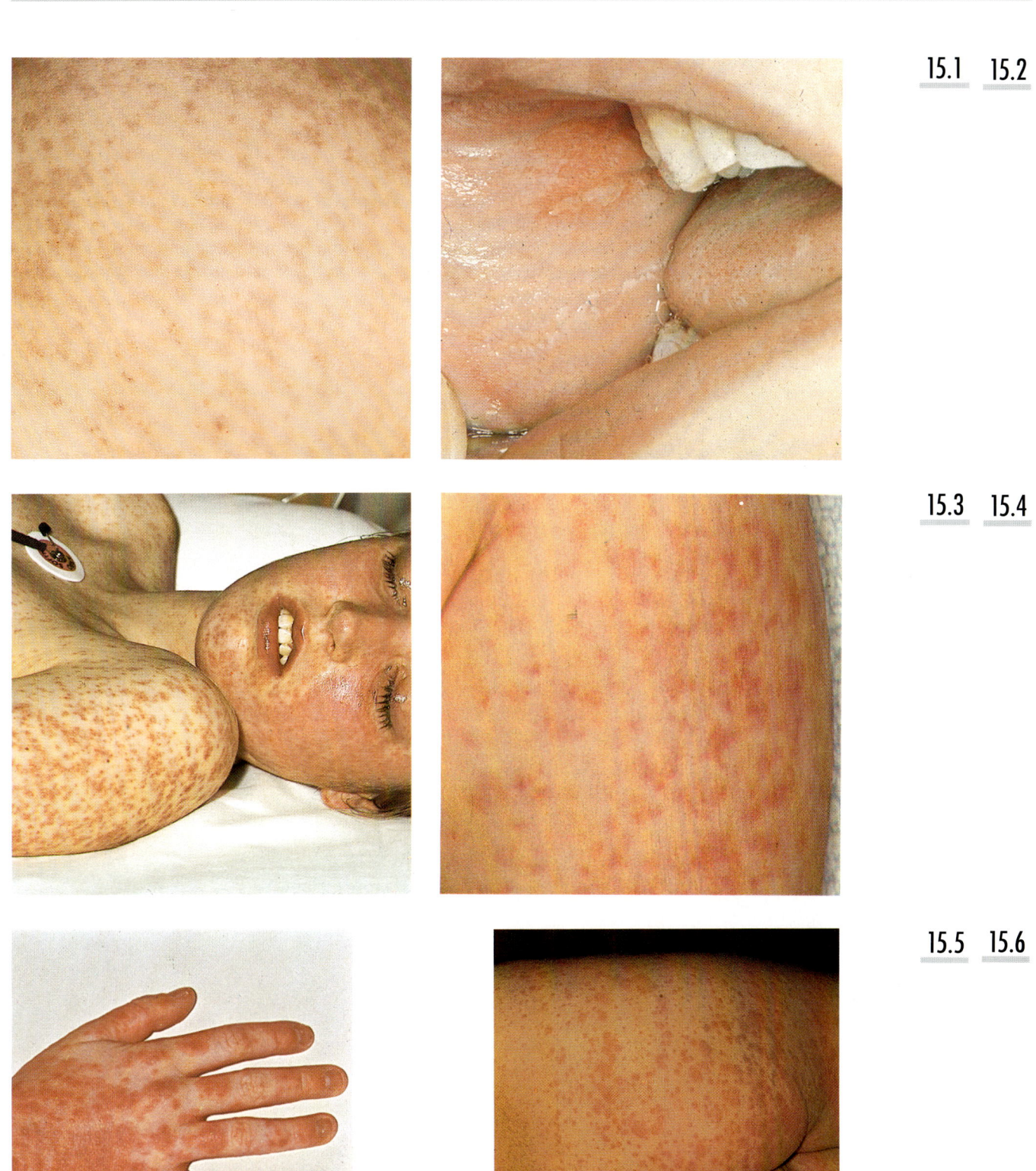

15.7–15.10

Scharlach

Scharlach bei einem 3jährigen Kind, das akut mit hohem Fieber und Angina erkrankt war. Am 2. Krankheitstag Auftreten eines diffusen hellroten Erythems, bestehend aus dichtstehenden stecknadelkopfgroßen Papeln (Aussehen wie Sandpapier), das am Brustkorb begann (Abb. 15.7) und sich rasch auf den gesamten Rumpf und die Extremitäten ausbreitete. Enanthem am Gaumen und an den Gaumenbögen mit petechialen Blutungen (durch toxische Kapillarschädigung, Abb. 15.8). Nach Abstoßung eines weißen Zungenbelages sah man deutlich die vergrößerten Papillen (Himbeerzunge, Abb. 15.9). Groblamellöse Hautschuppung und Ringschuppung an den Handtellern (Abb. 15.10) und am ganzen Körper (ab 3. Krankheitswoche). Sicherung der klinischen Diagnose durch A-Streptokokken-Nachweis (Tonsillen) und signifikanter Anstieg des Antistreptolysin-Titers im Serum. Heilung durch 10tägige Penicillin-V-Gabe. — **Differentialdiagnose:** Exanthematische Infektionskrankheiten (z. B. Röteln), Virus-Rash (z. B. Coxsackie A, ECHO u. a.), anaphylaktoide Purpura (mit skarlatiniformem Exanthem), Arzneimittelexantheme, Penicillin-Allergie u. a.

15.11

Röteln

Rötelnexanthem hinter dem Ohr, makulopapulös, masernähnlich, sich rasch nach unten ausbreitend (bei einem 1jährigen Kind). Auftreten des Exanthems bereits am 1. Krankheitstag zusammen mit leichtem Fieber und schmerzhafter Lymphknotenschwellung am Hals. Kein katarrhalisches Vorstadium. — Das Rötelnexanthem blaßt rascher (in 2–3 Tagen) ab als das Masernexanthem, welches beim Abblassen einen bräunlichen Farbton bekommt.

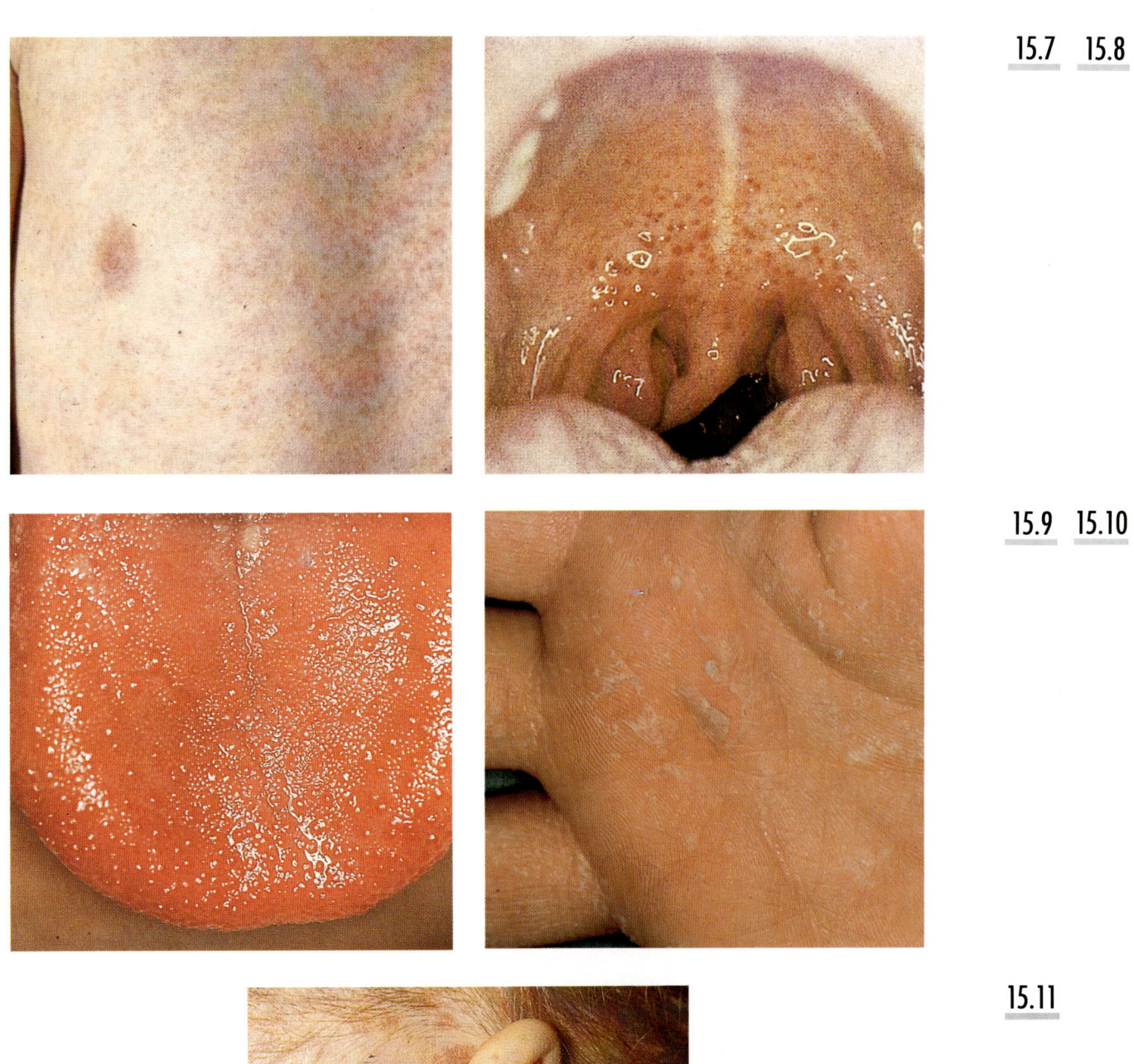

15.12a   15.12b

Erythema infectiosum

Erythema infectiosum (Ringelröteln) bei einem 3jährigen Mädchen: zuerst schmetterlingsförmiges Erythem auf beiden Wangen mit leicht erhabenem Rand. Rückbildung nach 3 Tagen. Danach makulopapulöse, teils girlandenförmige Effloreszenzen von stündlich wechselnder Intensität an den Streckseiten, später auch an den Beugeseiten der Extremitäten sowie am Rumpf. Nicht juckend. Kein Fieber. — Ein schmetterlingsförmiges Gesichtsexanthem kann auch beim Erythema exsudativum multiforme (s. S. 170) auftreten, außerdem beim Gianotti-Crosti-Syndrom (s. S. 248), Lupus erythematodes (s. S. 272) u. a.

15.13

Exanthema subitum

Exanthema subitum bei einem 10 Monate alten Mädchen: zartes makulopapulöses hellrotes Exanthem, zuerst am Rumpf, dann auf Gesicht und Extremitäten übergreifend, das nach 3tägigem hohen Fieber aufgetreten war (Drei-Tage-Fieber). Im Blut Neutropenie mit relativer Lymphozytose. Rasches Verschwinden des Exanthems nach 1tägigem Bestehen. — **Differentialdiagnose:** andere Viruskrankheiten (mit Rash), Allergie, Arzneimittelexantheme.

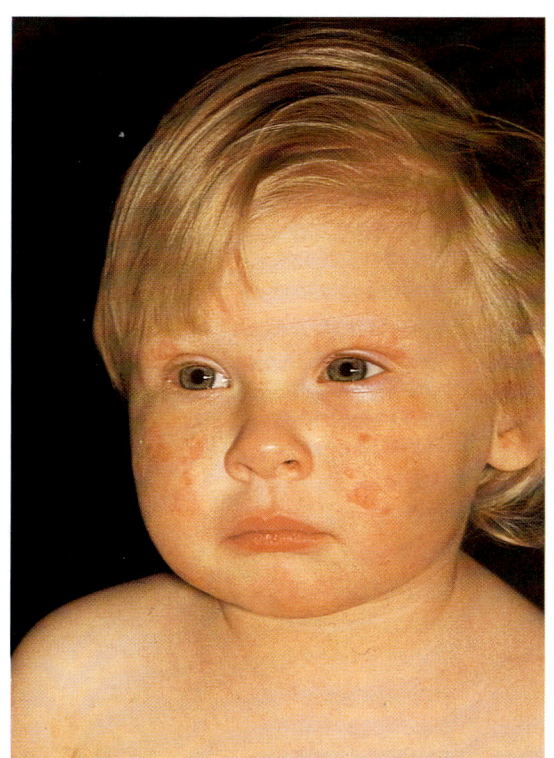 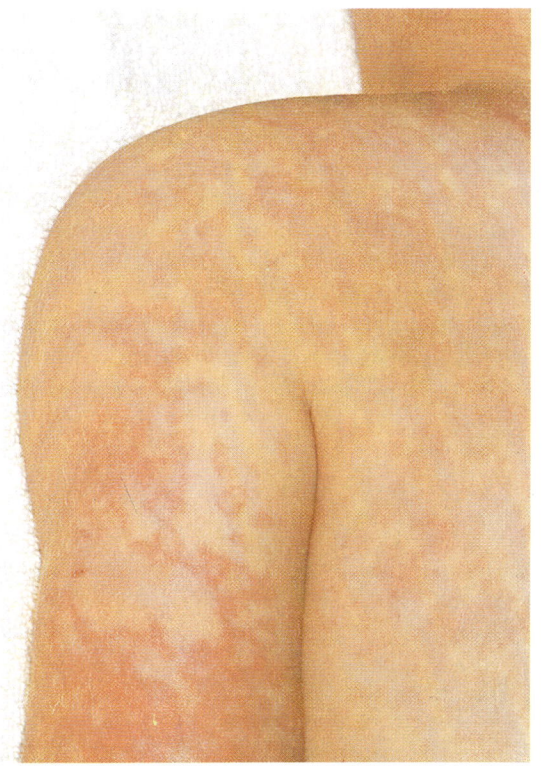

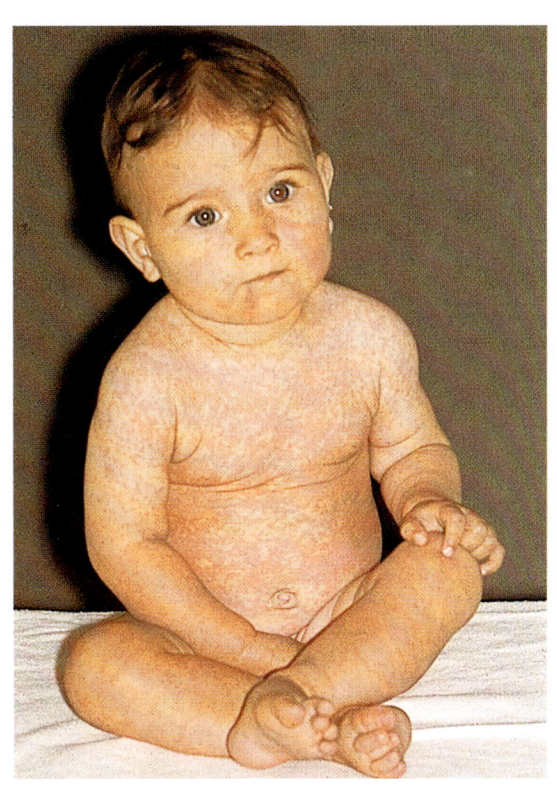

15.14

Varizellen (impetiginisiert)

Varizellen (impetiginisiert) bei einem 4jährigen Jungen: zahlreiche juckende Papeln und Bläschen, z. T. aufgekratzt und mit Krusten bedeckt, z. T. eiternd (durch bakterielle Sekundärinfektion), am ganzen Körper, auch auf dem behaarten Kopf. In der Mundhöhle mehrere ulzerierende Bläschen. Ausbreitung: beginnend am Rumpf, übergreifend auf Gesicht und rumpfnahe Extremitätenabschnitte, weniger an Handtellern und Fußsohlen. In den ersten 4 Tagen wiederholtes Auftreten neuer Exanthemschübe (daher alle Stadien nebeneinander vorkommend). – **Differentialdiagnose:** Herpes zoster, Herpes simplex, Hand-Fuß-Mund-Krankheit (s. S. 246), Impetigo contagiosa, Pemphigoid, Strophulus (papulöse Urtikaria), Skabies, vesikulöse allergische Exantheme, vesikulöse Dermatitiden (z. B. Dermatitis herpetiformis), Insektenstiche, Incontinentia pigmenti u. a.

15.15

Impetigo contagiosa

Impetigo contagiosa im Gesicht eines 3¹/₂jährigen Jungen: kleine Bläschen und Pusteln mit gelblichen Krusten. Kein Juckreiz. Kulturell Staphylococcus aureus nachgewiesen. – **Differentialdiagnose:** s. S. 240.

15.16   15.17

Varizellen

Varizellen bei einem 4jährigen Jungen: zahlreiche Bläschen auf der Rumpfhaut (neben frischen papulösen Effloreszenzen), außerdem typische Bläschen auf der Zunge. – Zur **Differentialdiagnose** der bläschenförmigen Stomatitis: s. S. 246.

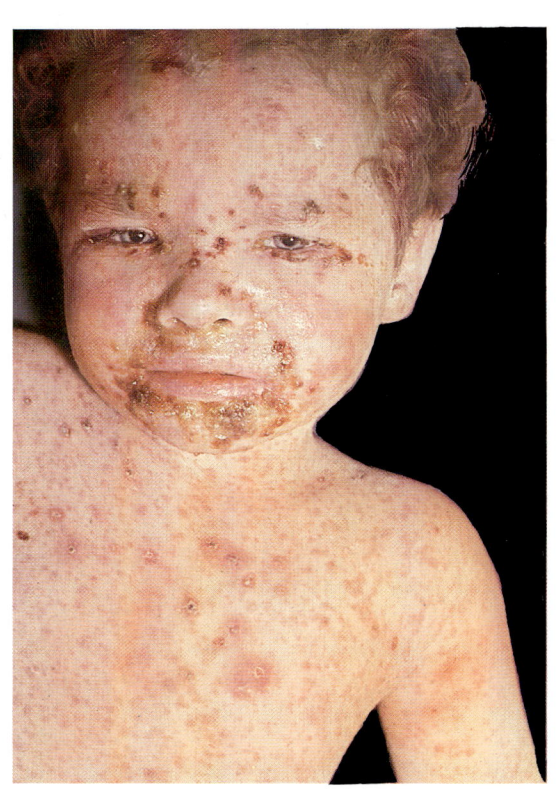
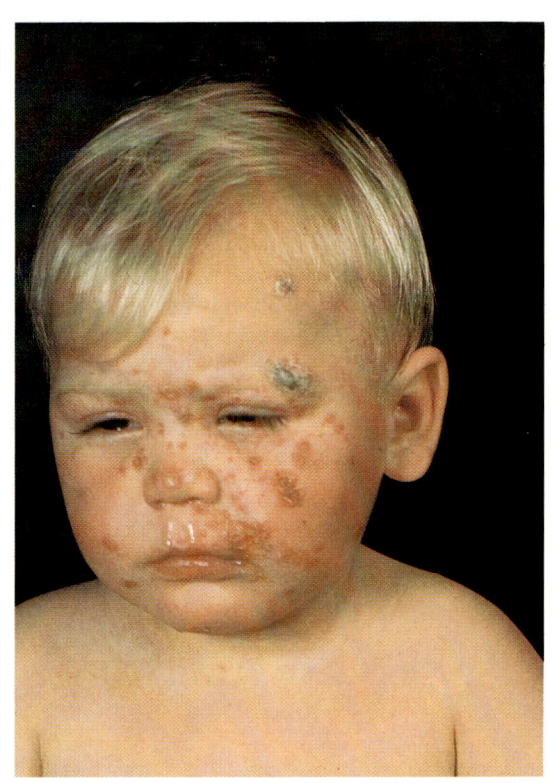

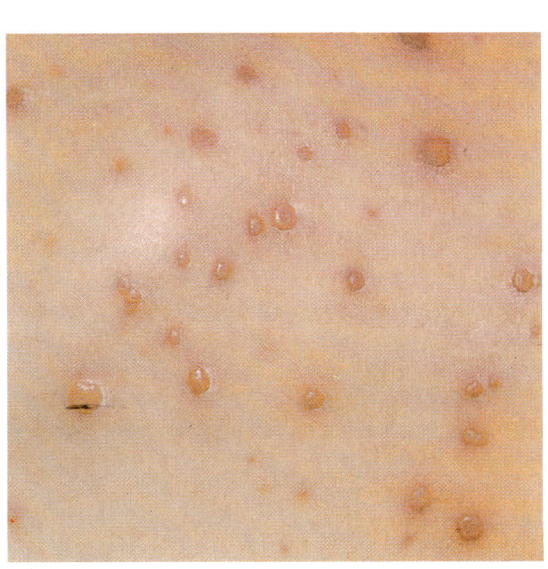
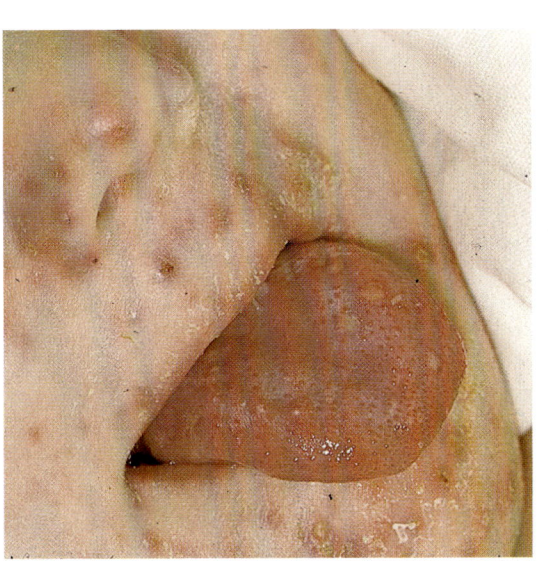

15.18

Akute Lymphadenitis colli

Akute Lymphadenitis colli bei einem 1½jährigen Kind: 6 cm breite schmerzhafte fluktuierende Lymphknotenschwellung mit Rötung der darüberliegenden Haut an der rechten Halsseite. Nach Inzision entleerte sich gelblicher Eiter, in dem Staphylococcus aureus nachgewiesen wurde.

15.19

Solitäre laterale Halszyste

Solitäre laterale Halszyste bei einem 2jährigen Jungen: seit 1 Jahr bestehende schmerzlose Schwellung an der rechten Halsseite. Dabei handelte es sich um einen taubeneigroßen weichen gut verschieblichen zystischen Tumor ohne Rötung der darüberliegenden Haut, der Flüssigkeit enthielt und operativ in toto entfernt werden konnte. Die histologische Untersuchung ergab eine von Epithelzellen ausgekleidete Zyste, die in die Gruppe der branchiogenen Zysten gehörte.

15.20–15.22

Infektiöse Mononukleose

Infektiöse Mononukleose bei einem 2jährigen Jungen: starke wenig schmerzhafte Anschwellung der zervikalen und submandibulären Halslymphknoten (Abb. 15.21), außerdem gerötete und vergrößerte Tonsillen mit grauweißen abwischbaren Belägen (nicht auf die Umgebung übergreifend, Abb. 15.20) und typisches Blutbild mit 30000 Leukozyten/μl (überwiegend Lymphozyten, darunter viele atypische Lymphozyten mit ovalem oder bohnenförmigem exzentrisch gelegenen Kern und breitem basophilen Plasma, Anteil der neutrophilen Granulozyten vermindert, Abb. 15.22). Im Serum wurden IgM-Antikörper gegen Epstein-Barr-Virus nachgewiesen. – Länger dauerndes Fieber mit generalisierten oder lokalisierten Lymphknotenschwellungen und eine Tonsillitis (mit oder ohne Beläge) sind typische Symptome einer infektiösen Mononukleose. Die Diagnose kann durch Laboruntersuchungen bestätigt werden. Andere Ursachen von Halslymphknotenschwellungen (z. B. Leukämie) oder einer Angina (z. B. Diphtherie) sind auszuschließen.

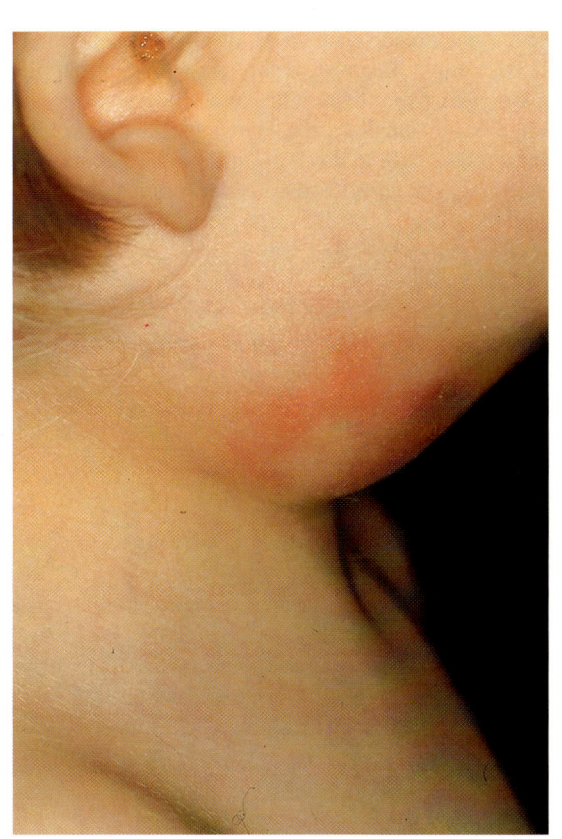

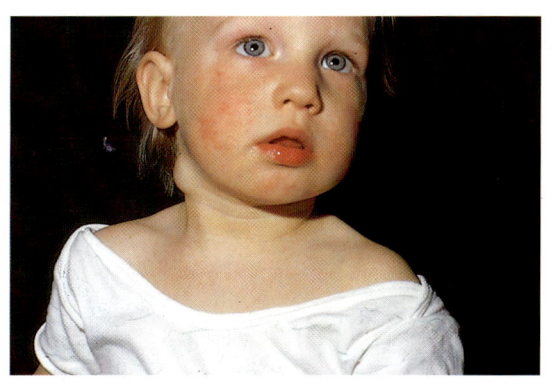
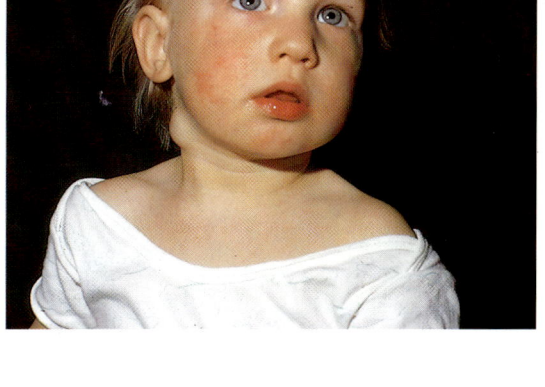

15.18 15.19

15.20

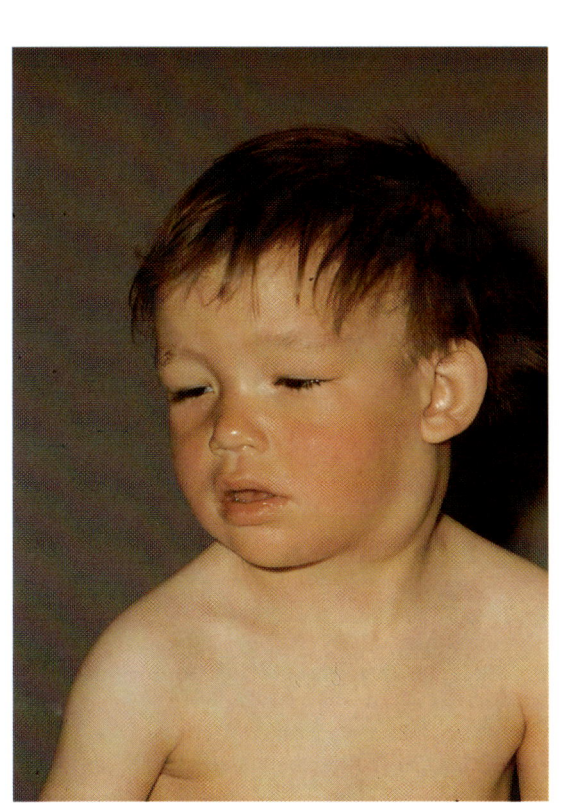

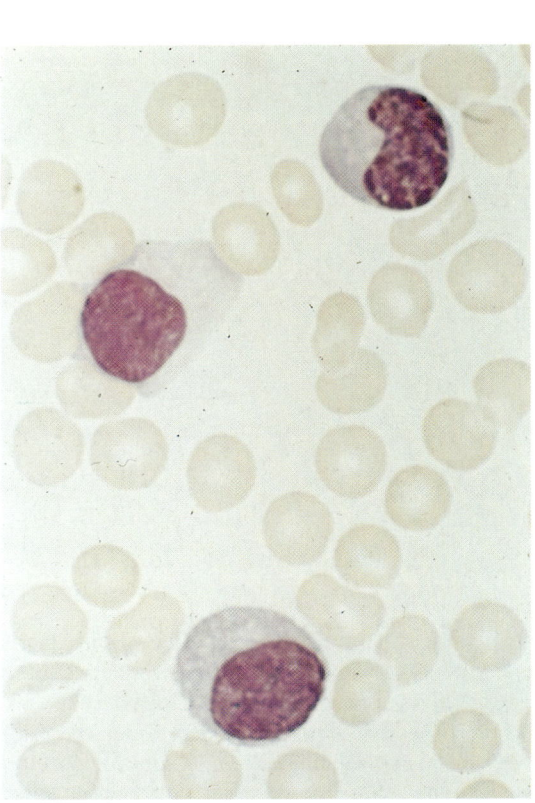

15.21 15.22

15.23
Meningokokken-sepsis

Meningokokkensepsis bei einem 3½jährigen Mädchen: Petechien und flächenhafte Hautblutungen (besonders an Armen und Beinen), die zu Hause gleichzeitig mit Fieber und Erbrechen aufgetreten waren. Starke Leukozytose (38 000/μl). Blutkultur: Meningokokken. Nach den Laborbefunden kein Hinweis auf Verbrauchskoagulopathie, Thrombozyten normal. Hautblutungen durch Gefäßwandschädigung und Hypoprothrombinämie (septische Leberfunktionsstörung) bedingt, nicht pathognomonisch für Meningokokkeninfektion (auch bei anderen Sepsiserkrankungen möglich, z. B. durch Pseudomonas und Rickettsien). Vorkommen außerdem bei Arborviruserkrankungen und anderen schweren Virusinfektionen.

15.24
Typhus abdominalis

Typhus abdominalis bei einem 5jährigen Mädchen: erythematöse Hautflecken von 3–4 mm Durchmesser am Bauch und unteren Thoraxdrittel, die in der 2. Krankheitswoche auftraten und nach 2 Tagen verschwanden. Gleichzeitig bestanden hohes Fieber, eine Somnolenz, Splenomegalie und Diarrhoe (erbsbreiartige Stühle). Blutkultur: Salmonella typhi. Heilung durch 3wöchige Behandlung mit Co-Trimoxazol (Kombination von Trimethoprim und einem Sulfonamid). — **Differentialdiagnose:** Roseolenähnliche Hauteffloreszenzen sind auch bei anderen septikämischen Infektionskrankheiten möglich (z. B. Meningokokkensepsis, Fleckfieber, Brucellose).

15.25
Haut-Leishmaniasis

Haut-Leishmaniasis (Orientbeule) bei einem 13jährigen griechischen Mädchen: mehrere rötliche Knoten von 3–5 mm Durchmesser, die z.T. exulzeriert und mit Schorf bedeckt waren, an beiden Unterschenkeln (Bißstellen der Sandfliege). Die Knoten erreichten später eine Größe von 1–2 cm und heilten unter Narbenbildung ab. Der Erreger war Leishmania tropica, eine Protozoenart, welche in Mittelmeerländern, Asien, Afrika und Teilen von Südamerika vorkommt. Mikroskopischer Nachweis der 2–4 μ großen Erreger in Gewebe vom Ulkusrand (intrazellulär).

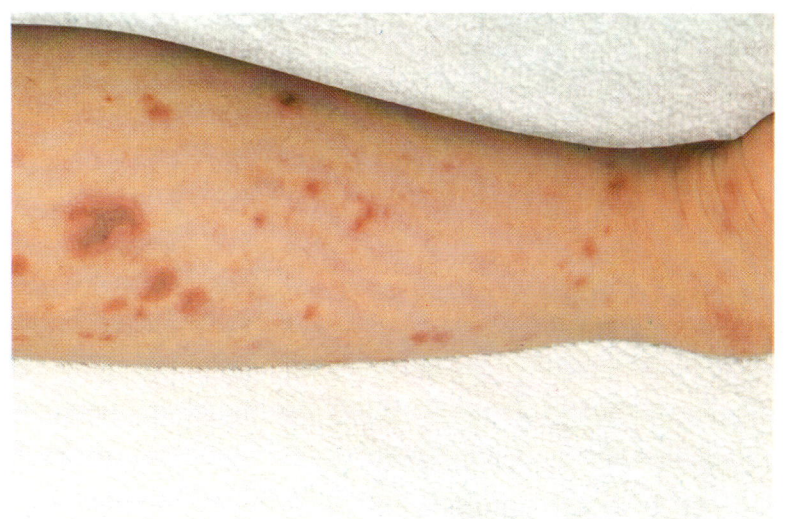

15.23

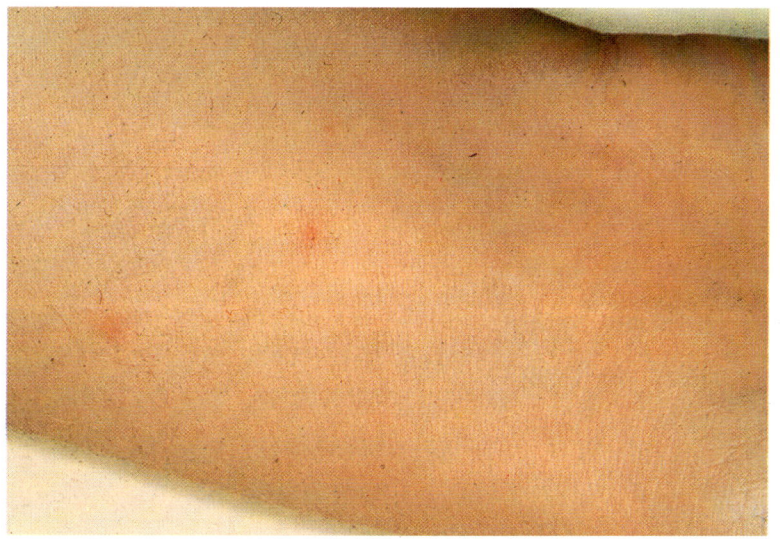

15.24

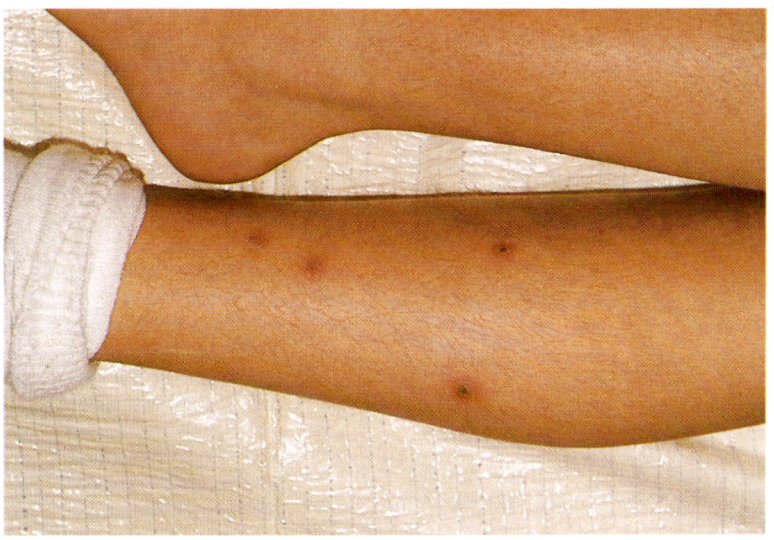

15.25

15.26

Osler-Knoten

Osler-Knoten bei postoperativer Endokarditis eines 2jährigen Jungen: mehrere erbsengroße intradermal gelegene rötlich-livide feste Knoten in der Handinnenfläche (besonders Daumenballen), die gleichzeitig mit hohem Fieber und anderen Erscheinungen einer bakteriellen Endokarditis aufgetreten waren (kurze Zeit nach operativer Korrektur eines Atrioventrikulardefektes). In der Blutkultur wurde Staphylococcus aureus nachgewiesen.

15.27   15.28

Meningokokkensepsis

Meningokokkensepsis bei einem 2^1/$_2$jährigen Mädchen: zahlreiche Suggilationen an den Handrücken (Abb. 15.27), Armen, Beinen und am Rumpf, außerdem mehrere 1–2 mm große rote Flecken an der Brust- und Bauchhaut (durch bakterielle Mikroembolien (Abb. 15.28). In der Blutkultur wurden Meningokokken nachgewiesen.

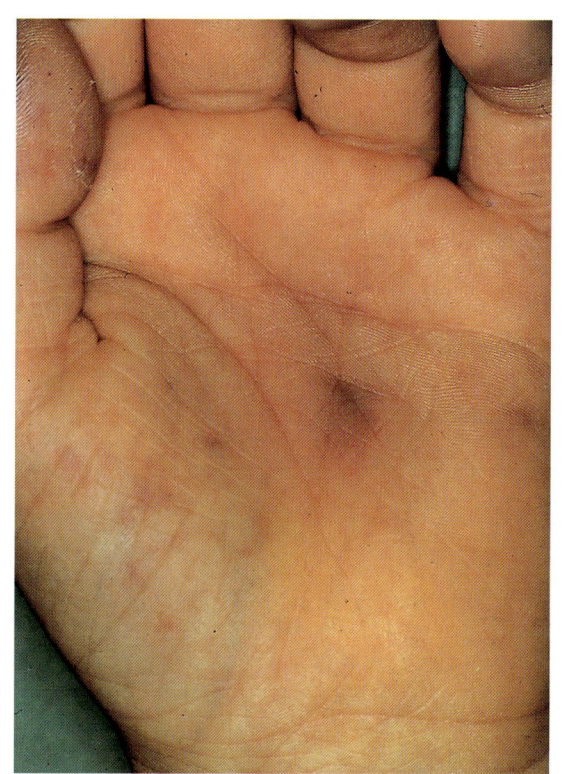 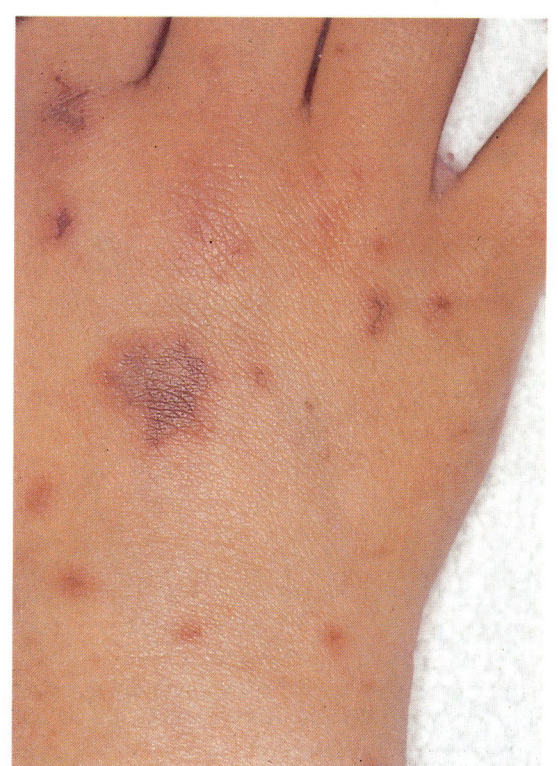

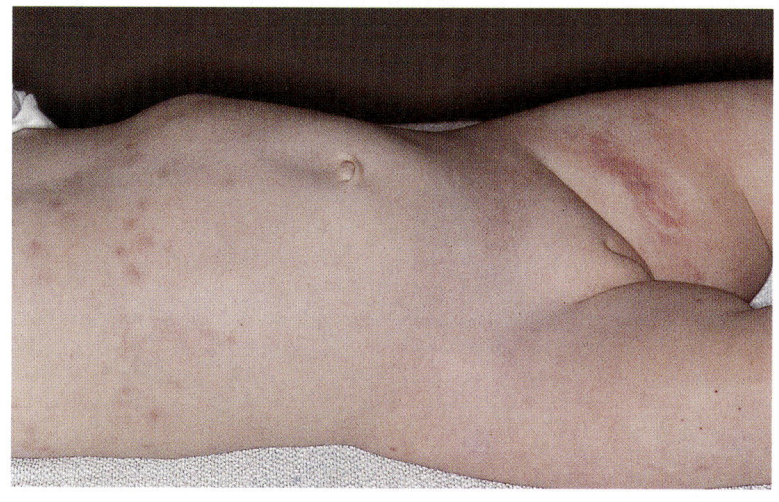

15.29

Erysipel

Erysipel bei einem 15jährigen Mädchen: ausgedehnte schmerzhafte Rötung und ödematöse Schwellung der linken Gesichtshälfte, ausgehend von zwei mit A-Streptokokken infizierten Hautwunden. Regionäre Lymphknoten geschwollen. Hohes Fieber. Heilung unter 7tägiger Penicillin-G-Behandlung. – Komplikationen: Nephritis, Übergang in eine Phlegmone, Septikämie. – **Differentialdiagnose:** Beginnende Phlegmone.

15.30

Pasteurella-multocida-Infektion

Pasteurella-multocida-Infektion (durch Hundebiß entstanden) bei einem 9jährigen Jungen: ausgedehnte Rötung und Schwellung beider Wangen mit Krustenbildung auf den Bißwunden. Die im Wundsekret nachgewiesenen Erreger kommen bei Hunden und Katzen fast regelmäßig in der Mundhöhle vor. Beschleunigte Heilung unter einer Penicillin-G-Behandlung.

15.31

Erysipel

Erysipel bei einem 12jährigen Jungen: am rechten Fußrücken beginnende und sich auf den Unterschenkel ausbreitende, unscharf begrenzte, intensive Rötung und Schwellung der sich heiß anfühlenden Haut, begleitet von starken Schmerzen, regionärer Lymphknotenschwellung und hohem Fieber. Eintrittspforte der Erreger (A-Streptokokken) nicht sicher erkennbar (Rhagaden?). Wegen Gefahr der phlegmonösen Umwandlung und Entstehung einer Septikämie sofortiger Beginn einer Penicillin-G-Behandlung.

15.32

Brustdrüsenschwellung

Brustdrüsenschwellung beiderseits (als Schwangerschaftsreaktion infolge mütterlicher Hormone) bei einem 5 Tage alten Jungen. Nach einer Woche bildeten sich die Erscheinungen ohne Behandlung völlig zurück.

15.33

Abszedierende Mastitis neonatorum

Abszedierende Mastitis neonatorum bei einem 2 Wochen alten weiblichen Neugeborenen: deutliche Schwellung und Rötung der rechten Brustdrüse, die unter antibiotischer Behandlung nicht abheilte, sondern nach 1wöchigem Bestehen inzidiert werden mußte, wobei sich reichlich Eiter entleerte. Danach Heilung. Angezüchteter Erreger: Staphylococcus aureus.

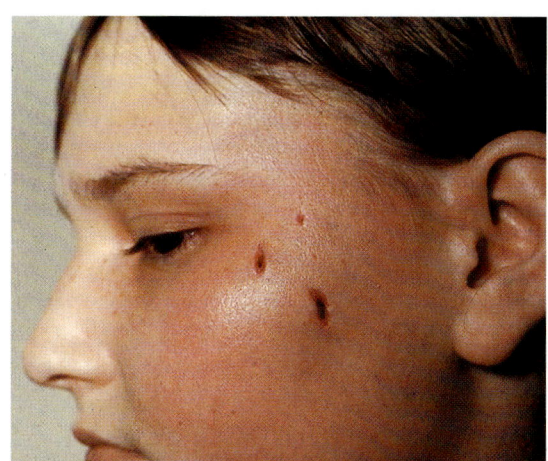
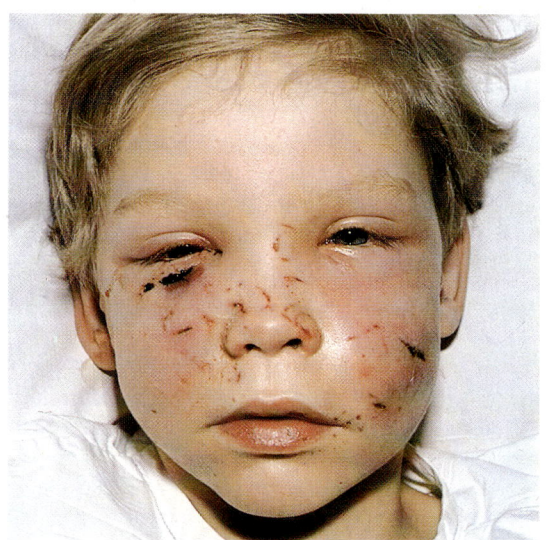

15.29 15.30

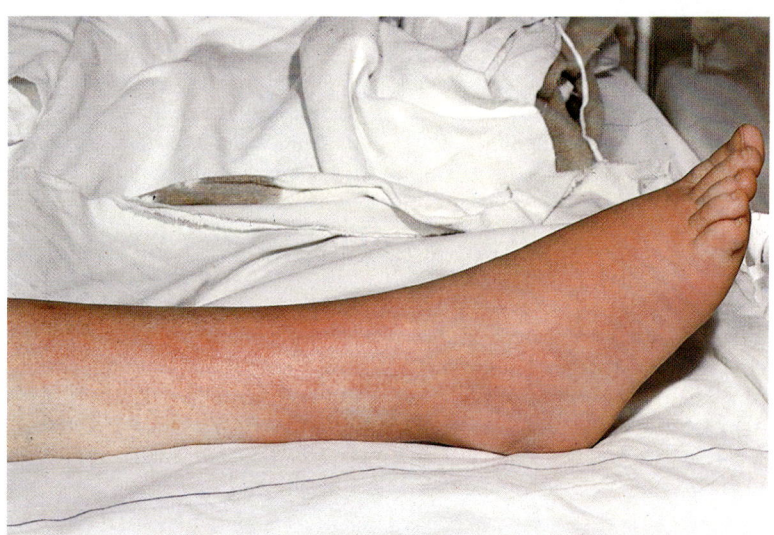

15.31

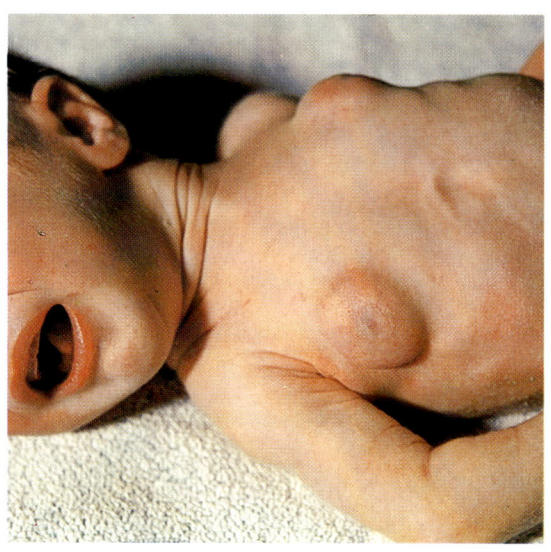
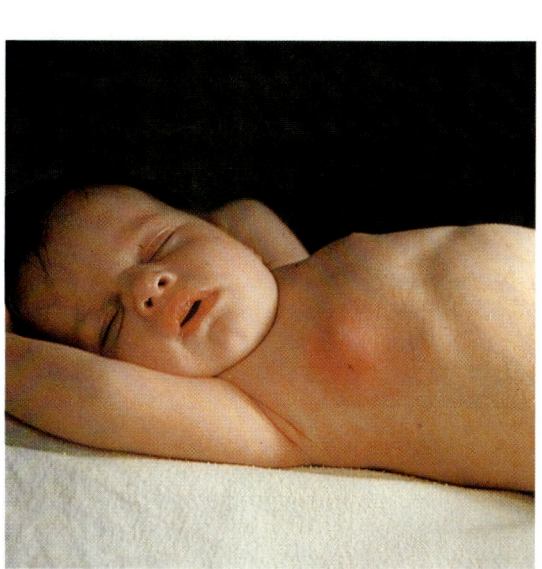

15.32 15.33

15.34 Angina Plaut-Vincenti

Angina Plaut-Vincenti (Fusospirochätose) bei einem 6jährigen Jungen: schmierig belegtes Ulkus der linken Tonsille mit schmerzhafter Schwellung der gleichseitigen Kieferwinkellymphknoten. Fauliger Mundgeruch. Kein Fieber. Mikroskopischer Nachweis von reichlich fusiformen Stäbchen und Spirillen. Therapie mit Penicillin G. – **Differentialdiagnose:** Bei der Tonsillar-Diphtherie finden sich festhaftende, weißliche Beläge, die z.T. auf den weichen Gaumen übergreifen. Bei infektiöser Mononukleose findet man entzündlich geschwollene Tonsillen, z.T. mit grauweißen, diphtherieähnlichen Belägen, die auf die Tonsillen beschränkt und leicht abwischbar sind. Das Blutbild ist auf dem Höhepunkt der Krankheit charakteristisch, besonders wenn in größerer Zahl sog. Drüsenfieberzellen vorkommen.

15.35 Erworbene Syphilis

Erworbene Syphilis (Sekundärstadium) bei einem 16jährigen Mädchen, das 8 Wochen nach der Ansteckung ein generalisiertes makulöses Exanthem (vor allem am Rumpf) und allgemeine Lymphknotenschwellungen bekam: Beide Tonsillen waren glasig geschwollen (Angina specifica) und von vielen weißlichen, durchsichtigen Papeln (Plaques muqueuses) überzogen. Ähnliche grauweiße Veränderungen fanden sich auch an der Wangenschleimhaut. Die Diagnose wurde bestätigt durch den Nachweis spezifischer Antikörper im Serum (im TPHA- und FTA-Test).

15.36 Mundsoor

Mundsoor (Candida-Stomatitis) bei einem 10jährigen Jungen (mit akuter lymphoblastischer Leukämie): grauweiße, fleckförmige, z.T. konfluierende, fest haftende Beläge auf der Wangenschleimhaut und Zunge. Nach Abkratzen der Soorbeläge sah man an der entzündeten Basis punktförmige Blutungen. Im mikroskopischen Präparat fanden sich neben Sproßpilzen auch fadenförmige Gebilde (Hyphen), welche eine Schleimhauterkrankung bewiesen.

15.37 Adenoide Fazies

Adenoide Fazies bei einem 2jährigen Jungen: offener Mund (wegen behinderter Nasenatmung durch adenoide Wucherungen im Epipharynx). Trockene Lippen und Mundschleimhaut sowie nasale Stimme. Lautes Schnarchen im Schlaf, ständige Rhinitis und rekurrierende Otitis media mit persistierendem Paukenhöhlenerguß, der Schwerhörigkeit verursachte. Therapie: Adenotomie und Myringotomie. – **Differentialdiagnostisch** ist bei behinderter Nasenatmung zu denken an Fremdkörper in der Nase, Nasenseptumdeviation, intranasale Polypen und hohen Gaumen.

15.38 Hyposphagma

Plötzlich aufgetretenes Hyposphagma beidseits (Bluterguß unter der Augenbindehaut) bei einem 9jährigen Jungen, ausgelöst durch einen seit 4 Wochen bestehenden pertussiformen Husten mit Bronchopneumonie: Die flächenhafte Ausbreitung und intensive Rotfärbung waren charakteristisch (Differentialdiagnose: Konjunktivitis). Die Thrombozytenzahl und Plasmagerinnungsfaktoren waren normal. Völlige Rückbildung innerhalb von 2 Wochen. – Subkonjunktivale Blutungen entstehen oft durch Ruptur von Konjunktivalgefäßen und sind bei geringerer Ausdehnung als hier scharf begrenzt und von normaler Konjunktiva umgeben. Sie kommen ein- oder doppelseitig vor bei Orbitaprellungen, Orbitafraktur oder Ruptur der hinteren Sklera, bei Blutkrankheiten (z. B. Leukämie), Hypertension, Adenoviruskonjunktivitis und bei Heben von sehr schweren Lasten.

15.39 Tuberkulöse Meningoenzephalitis

Tuberkulöse Meningoenzephalitis bei einem 16jährigen Mädchen mit Trochlearislähmung links: Aufwärtsschielen (durch Ausfall des Musculus obliquus superior oculi) mit Höherstehen des linken Bulbus. Zur Vermeidung von Doppelbildern wurde der Kopf meist zur Gegenseite geneigt.

15.34   15.35

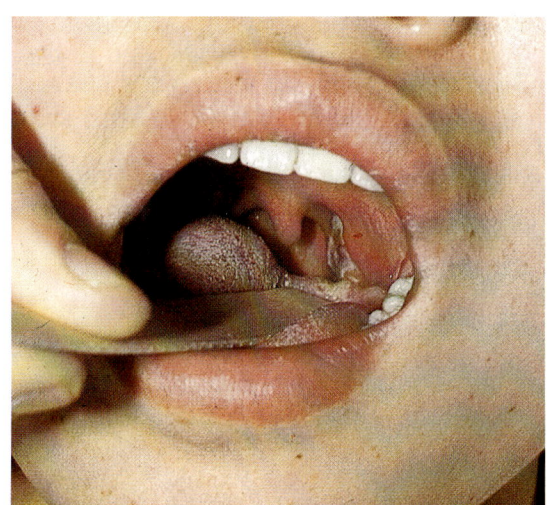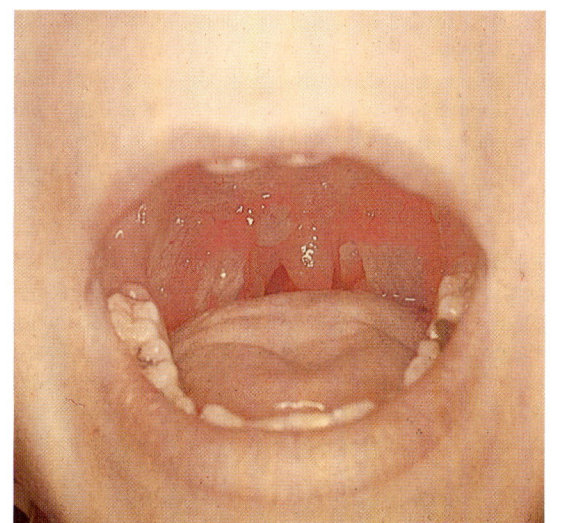

15.36   15.37

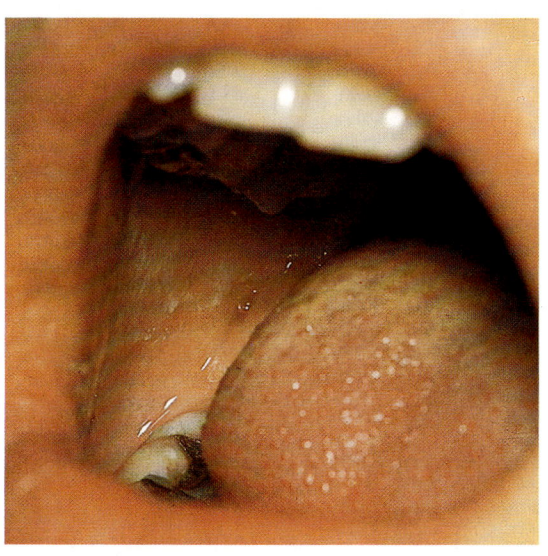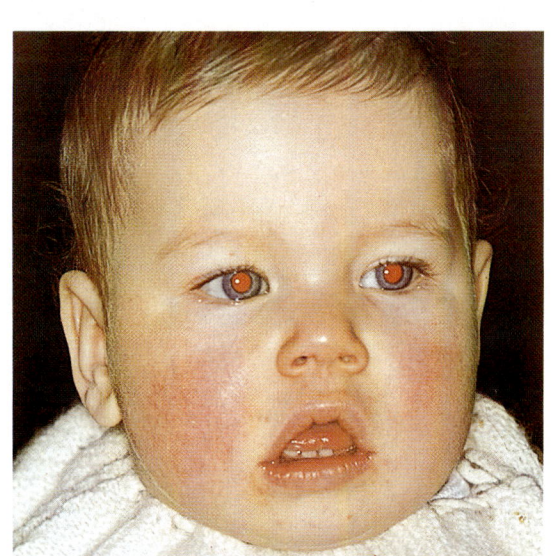

15.38   15.39

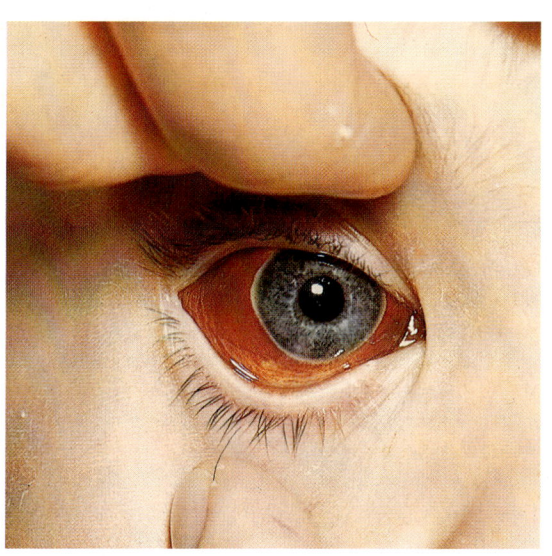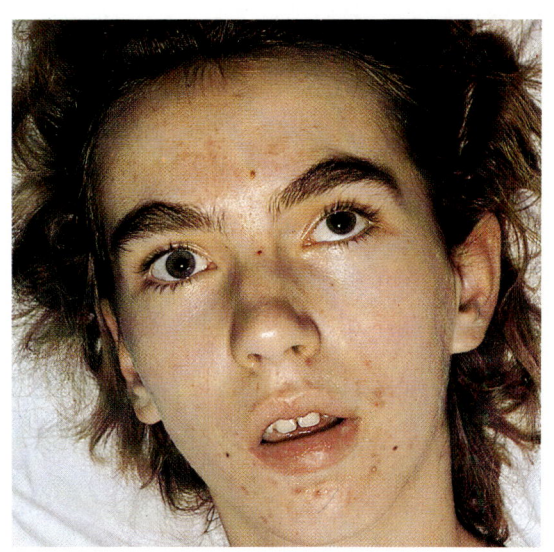

15.40

Keratoconjunctivitis phlyctaenulosa

Keratoconjunctivitis phlyctaenulosa bei postprimärer Tuberkulose eines 8jährigen Mädchens: geleeartiges Aussehen der entzündeten Binde- und Hornhaut mit kleinen, gelblichen Erhebungen (Knötchen) am Kornealrand, welche als Phlyktäne auf die Hornhautmitte zuwanderten. Das Mädchen hatte ständigen Tränenfluß und Lidkrampf. Dabei kann es zu Ulzerationen der.Kornea und bakteriellen Sekundärinfektionen kommen. Es handelt sich um eine Überempfindlichkeitsreaktion am Auge, die lokal mit einem Kortikosteroid zu behandeln ist.

15.41   15.42

Papulonekrotisches Tuberkulid

Papulonekrotisches Tuberkulid (nach schon länger bestehender Tuberkulose) bei einem 10jährigen Mädchen: zahlreiche in Gruppen stehende, blaurote Papeln verschiedener Größe mit zentraler Nekrose und Krustenbildung an den Extremitäten und am Rumpf. Im Hautbiopsat sah man eine zentrale Nekrose, umgeben von einem stark entzündlichen Infiltrat mit Epitheloid- und Riesenzellen; säurefeste Stäbchen waren nicht nachweisbar. Es bestand eine starke Tuberkulin-Allergie der Haut. Heilung nach 2–3 Wochen unter Hinterlassung pigmentierter Narben. – **Differentialdiagnose:** Insektenstiche, Pityriasis lichenoides Mucha-Habermann (s. S. 220) u. a.

15.43

Lupus vulgaris

Lupus vulgaris (Tuberculosis cutis luposa) bei einem 14jährigen Jungen: pfenniggroßer, leicht schuppender, braunroter Knoten mit zentraler Ulzeration im Gesicht, der auf Spateldruck apfelgeleefarben aussah. Starke regionäre Lymphknotenschwellung (präaurikulär). Charakteristisch war die sog. Sondenbrüchigkeit (Einbrechen einer Sonde in das spezifische Infiltrat). Ausbreitung in die Peripherie des Knotens unter Bildung einer unregelmäßig begrenzten Plaque. Nach monatelangem Bestehen Abheilung unter tuberkulostatischer Therapie mit einer atrophischen Narbe. – Meist solitäres Vorkommen (bei einer postprimären Tuberkulose), häufig im Gesicht oder am Hals lokalisiert. Bei älteren Menschen entwickelte sich früher oft eine große entstellende Narbe. Heute ist diese Erkrankungsform selten geworden. – **Differentialdiagnose** (je nach Stadium): Lymphozytom, juveniles Melanom, diskoider Lupus erythematodes, tiefe Hautmykose, Sarkoidose, verruköse Hauttuberkulose.

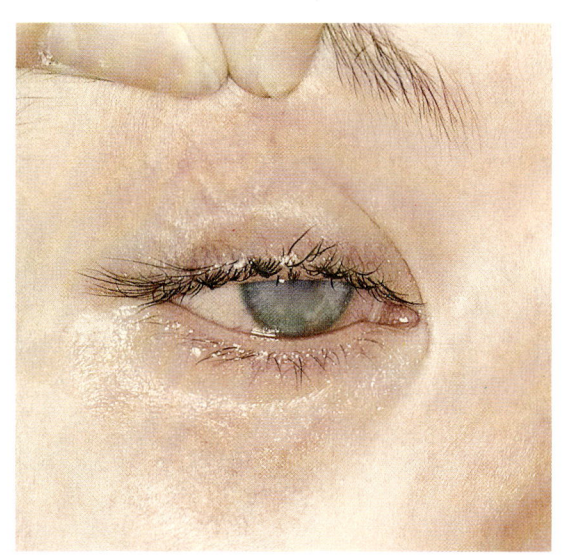
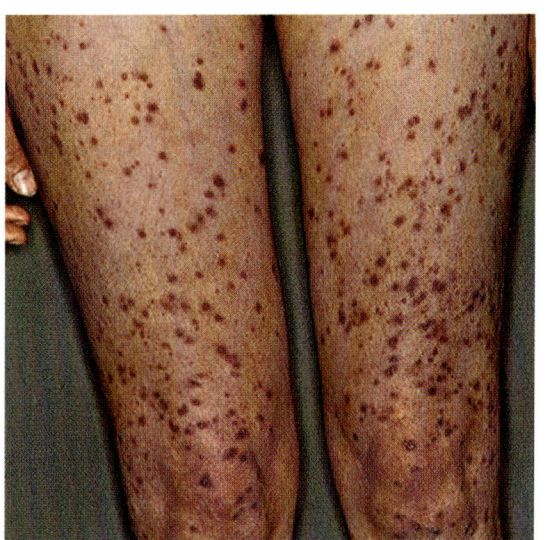

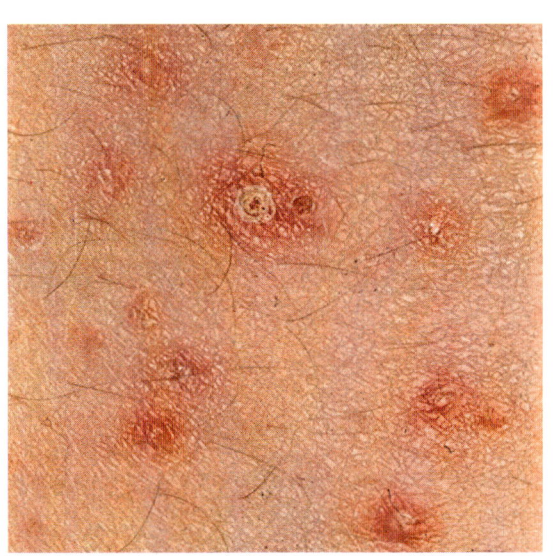
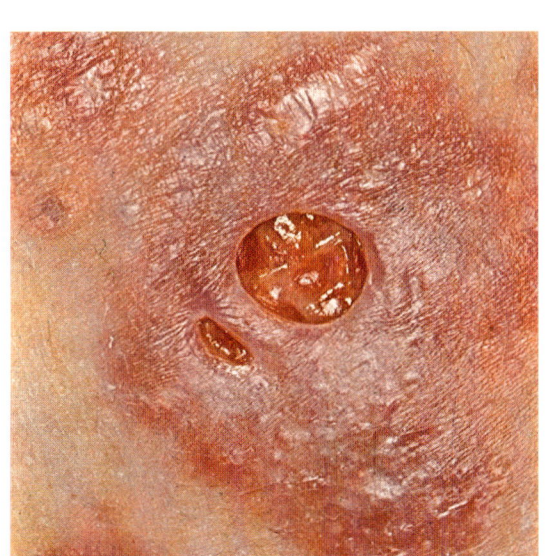

15.44 15.45
Perkutanprobe nach Moro

Positive Perkutanprobe nach Moro: Auftreten mehrerer roter Knötchen 48–72 Stunden nach Einreiben von Tuberkulinsalbe in die Brusthaut.

15.46
Tuberkulinreaktion nach Mendel-Mantoux

Positive Tuberkulinreaktion nach Mendel-Mantoux: Auftreten eines allergischen Infiltrates von 8 cm Durchmesser mit starker Rötung und zentraler Nekrose (nach intrakutaner Injektion von 0,1 ml Tuberkulinlösung mit 10 E). Es handelt sich um eine typische Reaktion vom Spättyp (Höhepunkt nach 3 bis 4 Tagen, langsame Heilung in 2–3 Wochen). Bei starkem Tuberkuloseverdacht darf wegen der Gefahr einer überschießenden Hautreaktion zuerst nur eine sehr schwach konzentrierte Tuberkulinlösung injiziert werden ($^1/_{10}$ oder 1 Einheit). Für Routinetestung können 5 oder 10 E benutzt werden. Vor einer BCG-Impfung (nach dem 1. Lebensmonat) müssen die Hautreaktionen mit 10 und 100 E negativ ausgefallen sein.

15.47
Tine-Test

Positiver Tine-Test (Multipunkturmethode): Auftreten von 4 roten Knötchen, die zu einer diffusen Rötung und Infiltration verschmolzen sind (48 bis 72 Stunden nach Eindrücken des Testkörpers mit Tuberkulin-imprägnierten Metalldornen in die Haut). Der Tine-Test kann in den ersten 2 Lebensjahren wegen der noch relativ dünnen Haut falsch negativ ausfallen. In diesem Alter ist als Suchtest eine intrakutane Tuberkulininjektion zuverlässiger.

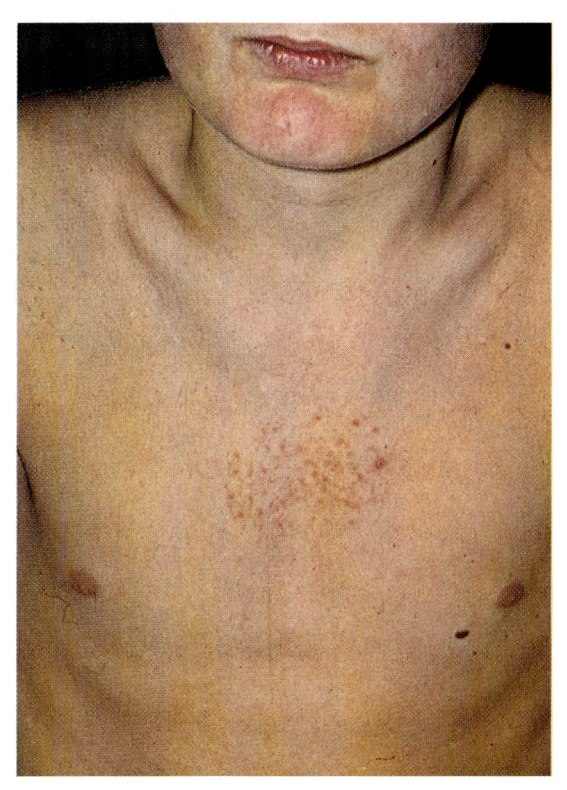

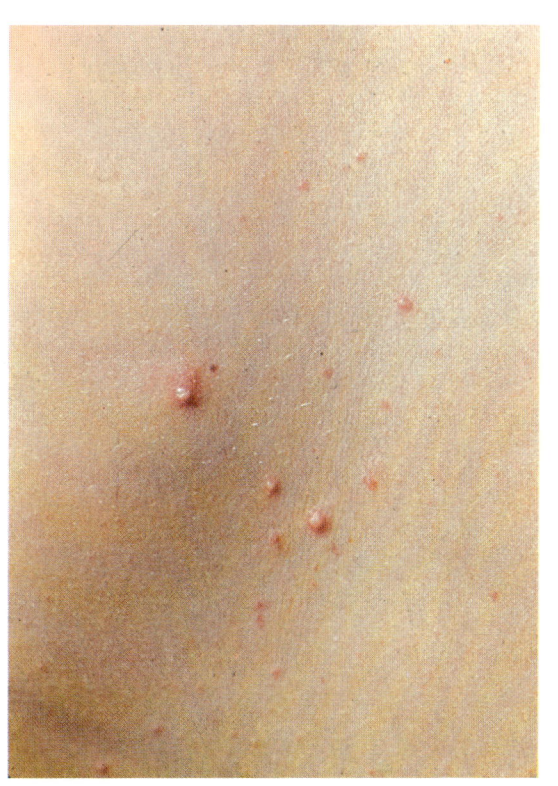

15.44 15.45

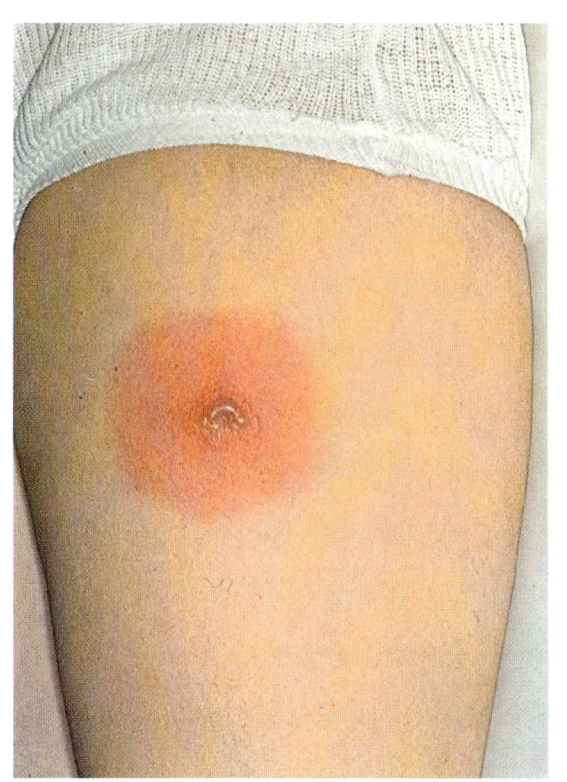

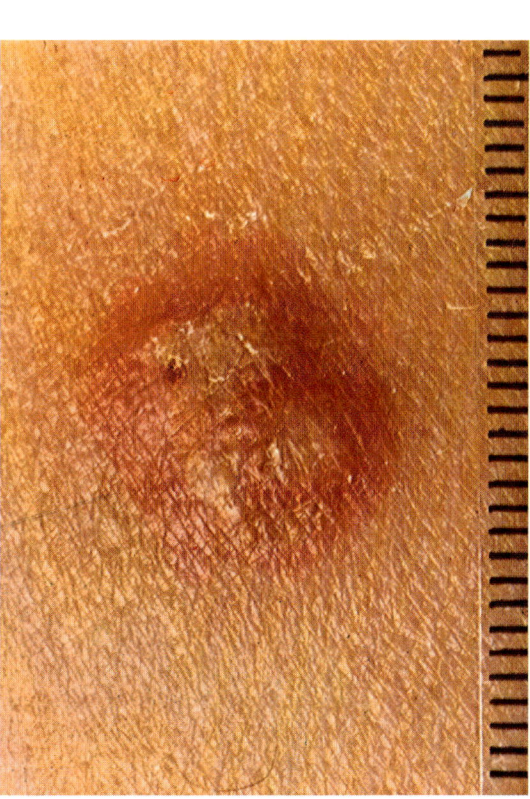

15.46 15.47

15.48

Inokulations-vakzine

Inokulationsvakzine (9 Tage nach aktiver Pockenimpfung) bei einem 13 Monate alten Jungen: mehrere typische Impfpusteln im Gesicht (von einem roten Hof umgebene, prall gefüllte, perlmuttgraue Blasen mit zentraler Delle, die z.T. konfluierten). Entstanden durch Verschleppung des Vakzinevirus von der Impfstelle am rechten Oberarm. Abheilung ohne Narbenbildung.

15.49

Vaccinia gangraenosum

Vaccinia gangraenosum nach Pockenschutzimpfung bei einem 8 Monate alten Säugling: ausgedehnte Impfreaktion von Handtellergröße am rechten Oberarm mit Pustelnekrosen und beginnender Gangrän. Mehrere Pusteln auch am Rücken, in der Axilla und im Gesicht (wahrscheinlich hämatogen entstanden). Übergang in Heilung unter Hinterlassung zahlreicher Narben.

15.50   15.51

Postvakzinales Exanthem

Postvakzinales Exanthem (7 Tage nach Pockenschutzimpfung) bei einem 1¹/₃jährigen Jungen: makulopapulöse rötliche Hauteffloreszenzen am gesamten Integument (auch am Rücken und im Gesicht), teilweise mit zentraler Aufhellung der Einzeleffloreszenzen. Rückbildung ohne Behandlung im Verlauf von 5 Tagen. Am rechten Oberarm normale Impfreaktion.

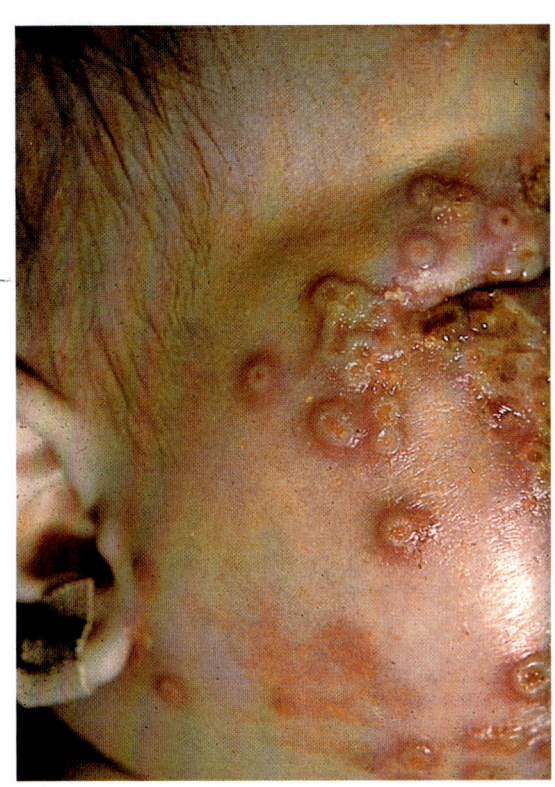 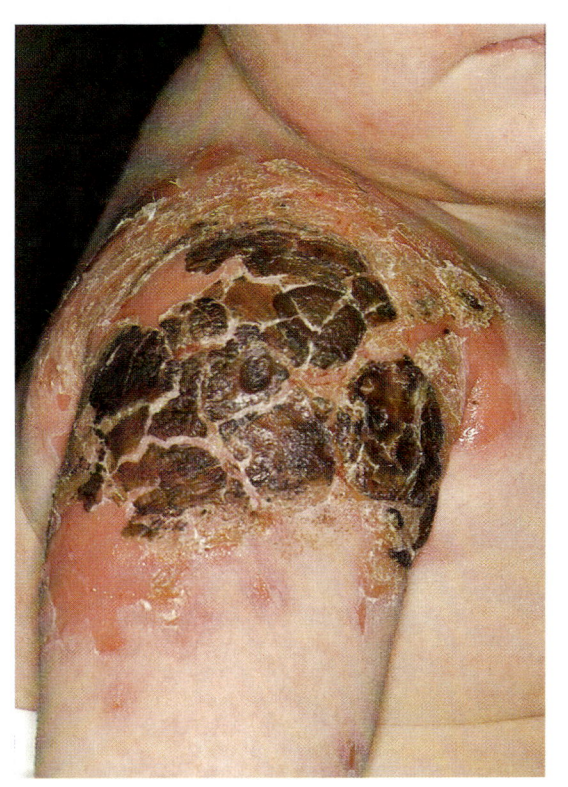

15.48 15.49

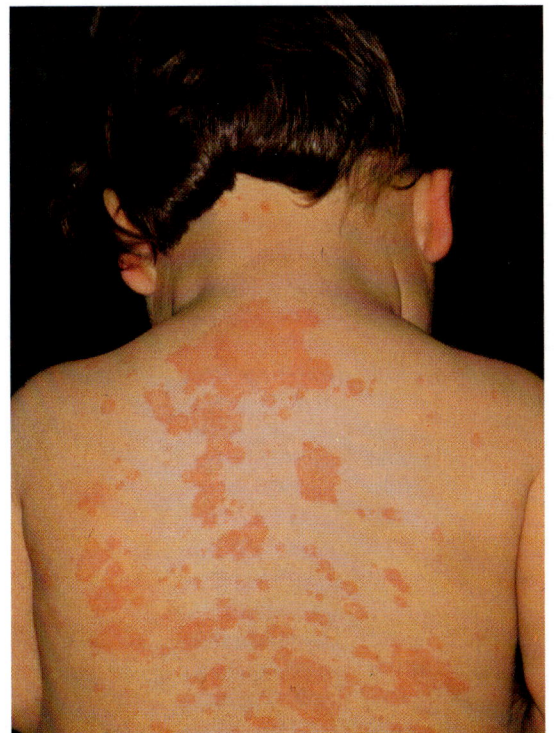 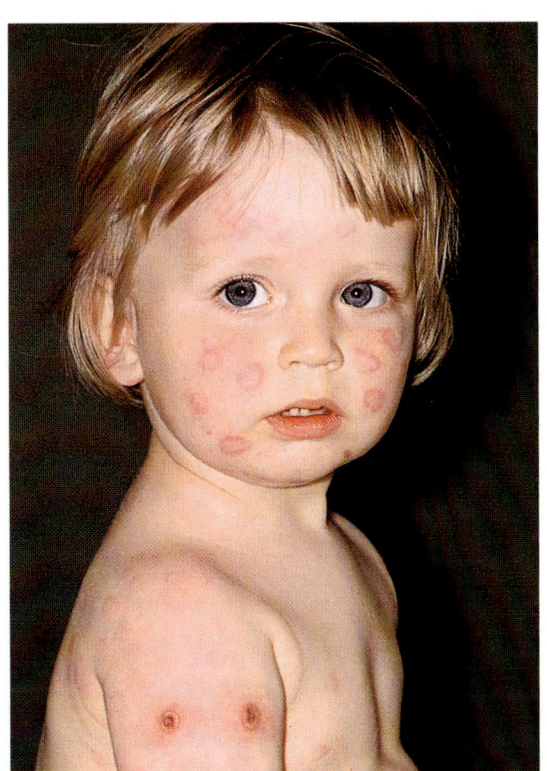

15.50 15.51

Sachverzeichnis

A

Abmagerung 110, 348
Abszeß, Glutäal- 108
—, Kopfschwarten- 22
—, perianaler 108
—, Perimandibulär- 302
—, Unterlid- 336, 340
Acanthosis nigricans 56, 264
Achondroplasie 58
Acne 192, 194, 242
Acrodermatitis enteropathica 364
Addison-Krankheit 376
Adenoma sebaceum 272
Adenoide Fazies 404
Adiponecrosis subcutanea neonatorum 262
Adipositas 346, 374
Adrenogenitales Syndrom, angeborenes 378
— —, erworbenes 378
AIDS 302
Akne 192, 194, 242
Akrodermatitis, papulöse 248
Akrodynie 148, 174
Akromegalie 384
Akrozephalie 30, 32
Akrozephalosyndaktylie 32
Albinismus, partieller 278
— oculi 328
Albright-Osteodystrophie, hereditäre 352
Alkoholsyndrom, embryofetales 80, 96, 386
Alopecia areata 254, 258, 276
— totalis 276, 278
— universalis 276
Amaurose 320
Amelie 68
Amelogenesis imperfecta 46
Ampicillin-Exanthem 388
Analatresie 108
Analprolaps 110
Anenzephalie 30
Angina bei infektiöser Mononukleose 396
— Plaut-Vincenti 404
— specifica 404
Angioleiomyome 210
Aniridie, partielle 324
Ankyloblepharon 322
Ankyloglossie 40, 42
Anophthalmie 320
Antikonvulsiva-Embryopathie 80
α₁-Antitrypsinmangel 6
ANUG 106
Apallisches Syndrom 136
Apert-Syndrom 32
Aphthe, Bednar- 244
—, habituelle 244
—, Riesen-, solitäre 244
Aplasia cutis congenita 22
Arachnodaktylie 96
Arcus lipoides 360

Arthritis, rheumatoide 156, 158
Arthrogryposis multiplex congenita 158
Arzneimittel-Exanthem 168
Aszites 2, 6, 110, 284
Ataxia teleangiectatica 324
Ataxie Friedreich, hereditäre 136
Atresia ani et recti 108
Atrophoderma vermiculatum 270
Automatische Reaktion 129

B

Balanoposthitis 114, 116
Bardet-Biedl-Syndrom 380
Beckwith-Syndrom 384
Bednar-Aphthen 244
Beinlängendifferenz 74
Berloque-Dermatitis 184
Bindegewebskrankheit, gemischte 154
Biß, frontal offener 44
Blasenekstrophie 120
Blepharitis 336
Blepharophimose-Syndrom 54
Bloch-Sulzberger-Syndrom 226
Bloom-Syndrom 52
Borreliose 238
Brachmann-de-Lange-Syndrom 52
Brachydaktylie 352
Brachydaktyliesyndrome 352
Brachyzephalie 30
Brillenhämatom 286, 316
Bronze-Baby-Syndrom 2
Brustdrüsenschwellung 402
Bulla rodens 234

C

C-Syndrom 34
Café-au-lait-Flecke 310
Candida-Dermatitis 180, 284
Candida-Granulom 246, 250
Candida-Stomatitis 404
Candidiasis, angeborene 242
—, chronische, mukokutane 284
— der Haut, chronische 250
Chagrinlederartige Hautveränderungen 306
Chalazion 336
Charcot-Marie-Muskelatrophie, neurale
    progressive 60, 152
Cheilitis 174, 246
— granulomatosa Miescher 270
Cherubismus-Syndrom 56
Christ-Siemens-Touraine-Syndrom 270, 274
Compound-Nävus 202
Condylomata acuminata 118
Cornelia-de-Lange-Syndrom 52
Coumarin-Embryopathie 80
Coxa vara 350
Coxsackie-A-Virusinfektion 246
Cranium bifidum 146
Crohn-Krankheit 112
Crouzon-Krankheit 30
Cushingoid 148, 374

Cutis hyperelastica 230
— laxa 230
— — teleangiectatica congenita 20

D

Daktylitis 26, 174
Dakryoadenitis 336
Dakryostenose 340
Dandy-Walker-Syndrom 140
Darier-Erythema annulare centrifugum 170, 266
Darier-Krankheit (Dyskeratose) 184
Daumen, Doppel- 72
—, triphalangärer 86
Daumenhypoplasie 64, 86
Degeneration, hepatolentikuläre 362
Dentinogenesis imperfecta 46
Dermatitis, atopische 182, 186, 240
—, Candida- 180
— exfoliativa Ritter von Rittershain 188
— herpetiformis Duhring 190, 232
— seborrhoides 178, 364
—, phototoxische 186, 188
—, Windel- 180
Dermatofibrom 210
Dermatomyositis 154
Dermoidzyste 22, 298, 318
Diabetische Fetopathie 4
Diastema mediale 42
Diastematomyelie 144
Diastrophischer Minderwuchs 386
Dolichozephalus 140
Down-Syndrom 30, 82
Duane-Syndrom 322
Dyskeratosis follicularis 184
Dysostose, kraniofaziale 30
—, mandibulofaziale 50
Dysostosis cleidocranialis 74
Dysplasie, ektodermale 44, 270, 274
Dystrophie, pränatale 8, 10

E

Eccema herpeticatum 240
Ecthyma 234, 236
Ectopia cordis 78
— pupillae 288, 328
Edwards-Syndrom 86
EEC-Syndrom 36
Ehlers-Danlos-Syndrom 230
Einschlußblenorrhoe 338, 340
Ektodermaldysplasie 44, 270
Ektodermalsyndrom, klassisches 274
Ektropium 330
Ekzem, dyshidrotisches 198
—, infantiles 186
—, nummuläres 238
Embryopathie, Antikonvulsiva- 80
Emphysem, Lungen- 110
Endophthalmitis 336
Enophthalmus 314
Enzephalozele 144

Epidermalnävus 200
Epidermolysis bullosa dystrophica 232
– – simplex 232
Epiphysenlösung, geburtstraumatische 14
Epispadie 120
Epithelioma calcificans Malherbe 98
Epstein-Perlen 104
Epulis 102, 106, 312
Erdbeerzunge 174
Erysipel 402
Erythem, Palmar- 268
Erythema annulare 158
– – centrifugum Darier 170, 266
– chronicum migrans 238
– elevatum diutinum 218, 266
– exsudativum multiforme 168, 170
– infectiosum 272, 392
– marginatum 158
– nodosum 160
– (toxicum) neonatorum 24
Erythrodermia desquamativa 178
Erythrodermie, atopische 186
–, ichthyosiforme 212, 214
Exanthem, Ampicillin- 388
–, Arzneimittel- 168
–, Masern- 388
–, postvakzinales 410
–, Röteln- 390
Exanthema subitum 392
Exophthalmus 32, 140, 332, 342, 372
–, einseitiger 48, 338

F

Fallot-Tetralogie 94
Fanconi-Syndrom 64
Farbwechsel der Haut, harlekinartiger 20
Fazialisparese, angeborene 16, 150
–, periphere 150
–, zentrale 150
Feer-Krankheit 148, 174
Feminisierung, testikuläre 122
Fetopathia diabetica 4
Fettsucht 346
Fibrodysplasia (Myositis) ossificans progressiva 300
Fibrom 310
–, subunguales 306
Fibromatose, juvenile, generalisierte 348
Fibrose, zystische 110
Flachwarzen, juvenile 194
Fleck, kirschroter 342
Fossettes cutanées 158
Freeman-Sheldon-Syndrom 72
Friedreich-Ataxie, hereditäre 136
Frühgeborene 8
Fußgreifreflex 124

G

Galant-Rückgratreflex 124
Gallengangsatresie 6
Gallengangshypoplasie 6

Gangrän 292
–, septische 292
Gaumenspalte 38
Gartner-Gangzyste 114
Gastroschisis 78
Geburtstrauma, schweres 12
Genitalwarzen 118
Genua valga 162
– vara 350
Gesichtserythem 52, 154, 160, 170, 172, 272, 392
Gesichtsskoliose 48
Gesichtsspalte 40
Gianotti-Crosti-Syndrom 248
Gigantismus, zerebraler 4
Gingivahyperplasie, idiopathische 106, 148
Gingivaschwellung 106, 282
Gingivitis 104, 106, 246
– hyperplastica 106
– simplex 106
Glaszähne 46
Glaukom 320, 328, 332
Gliom, endonasales 98
Glossitis mediana rhombica 260
Glossoptose 50
Glutäalabszeß 108
Gonoblenorrhoe 338
Goldenhar-Syndrom 56
Graft-versus-Host-Reaktion 308
Granulom, eosinophiles 368
–, pyogenes 208
Granuloma annulare 176
– teleangiectaticum 208, 242
Gruta 208
Gynäkomastie 382

H

Hallermann-Streiff-Syndrom 22
Hallux valgus 300
Halsreflex, asymmetrischer, tonischer 124
Halszyste 302, 396
Hämangiom, flaches 200, 294
– kavernöses 22, 294, 298, 304, 318, 334
–, makuläres 200
Hämarthros 286
Hämophilie A 286
Hammerzehe 152
Hampelmannphänomen 354
Hand-Fuß-Mund-Krankheit 246
Handgreifreflex 126
Hand-Schüller-Christian-Krankheit 366, 368
Handwaschbewegungen 152
Hängelippe, einseitige 16
Harlekinartiger Farbwechsel der Haut 20
Harlekin-Fetus 214
Hautblutungen, flächenhafte 282, 286, 398
–, petechiale 12, 28, 282, 290, 398
–, thrombozytopenische 12, 28, 288
–, traumatische 12
Hautdefekte 84
Hemiatrophia faciei 48, 56
Hemihypertrophie 48

Hemiplegie, spastische 136
Hermaphroditismus, echter 380
Hernie, Nabel- 18
Herpes glutaealis 244
– labialis 246
Herpes-simplex-Virusinfektion der Haut 242, 244
Herpes-simplex-Virusstomatitis 104, 106
Herpes zoster 236, 240, 284
Hexadaktylie 34, 70, 72, 76, 86
Himbeerzunge 390
Hirnsklerose, tuberöse 208, 272, 306
Hirsutismus 148
Histiozytom der Haut 210
Histiozytose X 366, 368
Hitch-hiker-Daumen 386
HIV-Infektion 302
Hochwuchs 90, 96
Hockstellung 94
Hohlfüße 60, 136, 152
Holt-Oram-Syndrom 86
Homozystinurie 96
Hordeolum 336
Horner-Syndrom 314
Hüftdysplasie 62
Hüftgelenksluxation, angeborene 14, 62, 74
Hunter-Krankheit 356, 358
Hydranzephalie 138
Hydrocele funiculi spermatici 120
– testis 114
Hydrops fetalis 2
Hydrophthalmus 328, 332
Hydroxyprolinsmangel, Kollagen- 96
Hydrozephalus 138, 140
Hygroma colli cysticum 302
Hymenalatresie 122
Hypercholesterinämie, familiäre 360
Hyperdontie 44
Hyperthyreose 82, 372, 384
Hypertrichose 80, 148
Hypochondroplasie 58
Hypodontie 44
Hypogenitalismus 64, 346, 380
Hypoplasie, periphere 66
Hypospadia penoscrotalis 120
Hyposphagma 334, 404
Hypothyreose, angeborene 82, 370, 372

I

Ichthyosis congenita 212, 214
– vulgaris 214
–, X-chromosomal vererbte 212, 216
Icterus neonatorum 6
IgA-Dermatose 190
Ikterus, Verdin- 6
–, Verschluß- 6
Impetiginisierung 182, 186, 394
Impetigo, bullöse 234, 236
– contagiosa 240, 394
Incontinentia pigmenti 226
Inokulationsvakzine 410
Insektenstiche 194

Interdigitalmykose 256
Iris, Heterochromie der 318
— Pigmentflecken- 326

J

Jeune-Syndrom 76
Junktionsnävus 200

K

Kälteschaden, neonataler 262
Kalzinose der Haut 196
Karies 102
Kasabach-Merritt-Syndrom 294
Katarakt 214, 320, 344
Katzenschreisyndrom 84
Kawasaki-Syndrom 174
Kayser-Fleischer-Kornealring 362
Kearns-Sayre-Syndrom 150
Keloid 262, 270
Kephalhämatom 16
Keratoconjunctivitis phlyctaenulosa 406
Keratoderma
— palmaris et plantaris 222
Keratoglobus 330
Keratokonus 330
Kerion Celsi 254
Kiemengangsfisteln, äußere 196
Kinky-hair-Syndrom 362
Kleeblattschädel-Syndrom 34
Kletterfuß 60, 62
Klinefelter-Syndrom 90, 382
Klinodaktylie 82
Klippel-Trenaunay-Syndrom 48, 296
Klitorisvergrößerung 122, 378, 380
Klumpfuß 60, 386
Klumphand 66, 70
Knickfuß 162
Knieschwellung 158
Koenen-Tumor 306
Körperstellreflex 132
Kokardenpurpura 290
Kolobom, Iris- 322
—, Lid- 330
Komedonenakne 192
Kondylome, spitze 118
Konjunktivitis, Chlamydia-trachomatis- 340
Kontaktdermatitis, allergische 184
Kontaktekzem 184
Kontraktur, Hüftbeuge- 74
—, Knie- 74
Kopfschwartenabszeß 22
Kopfschwartenhämatom 16
Koplik-Flecken 388
Korektopie 328
Krätze 190, 256
Kyphose bei Rachitis 350
—, juvenile 162

L

Labien, Adhäsionen der 108
Läuse 258

Lamy-Maroteaux-Syndrom 386
Landau-Reaktion 132
Langerhans-Zellhistiozytose 366, 368
Larva migrans 256
Leberzirrhose 110, 268
Leiner-Krankheit 178
Leiomyome der Haut 210
Leishmaniasis der Haut 398
Leistenbruch 120
Lentigines 202
LEOPARD-Syndrom 202
Lesch-Nyhan-Syndrom 268
Letterer-Siwe-Syndrom 366
Leucoderma centrifugum acquisitum 204
Leukämie, akute lymphoblastische 282, 284
—, — myeloische 106, 282, 284
Leukokorie 318, 342
Lichenifikation 182
Lichen ruber planus 260
— sclerosus 116
Lichtdermatose, polymorphe 184
Lidabszeß 336, 340
Lingua geographica 104, 260
— plicata 104
Linsenluxation 326
Lipoatrophie 262
Lipodystrophie 56, 348
—, umschriebene 262
Lipom 300
Lipoprotein-Lipasemangel 360
Lippenband 42
Lippenkerbe 36
Lippen-Kiefer-Gaumen-Spalte 36
Lippenspalte 36
Lisch-Knoten 342
Livedo reticularis 20
Löffelhand 32
Louis-Bar-Syndrom 324
Lues connata 26
—, erworbene 404
Lumbalhernie 78
Lupus erythematodes, generalisierter 160, 272
— vulgaris 406
Lyell-Syndrom 188
Lymphadenitis colli 302, 396
Lymphadenosis benigna cutis 238
Lymphangiohämangiom 300
Lymphangiom 298, 300, 302
Lymphknotensyndrom, mukokutanes 174
Lymphozytom der Haut 210

M

Mafucci-Syndrom 296
Makrocheilie 270
Makroglossie 82, 356, 358, 372, 384
Makrozephalie 138
Makrulie 106
Makulafleck, kirschroter 342
Marcus-Gunn-Syndrom 322
Marfan-Syndrom 96, 326
Marker-X-Syndrom 90

Marmorknochenkrankheit 332
Martin-Bell-Syndrom 90
Masern-Exanthem 388
Mastitis neonatorum 402
Mastoiditis 100, 314
Mastozytose, bullöse 226, 292
McCune-Albright-Syndrom 206
Mees-Linien 282
Megaenzephalie 138
Megalokornea 330
Melanom, juveniles 210
—, malignes 206, 228
Melkersson-Rosenthal-Syndrom 270
Mendel-Mantoux-Probe 408
Meningoenzephalitis 404
Meningoenzephalozele 146
Meningokokkensepsis 398
Meningomyelozele 142
Meningozele 142, 146
Menkes-Syndrom 362
Mesiodens 44
Metagerie-Syndrom 96
Miescher-Syndrom 56, 270
Mikrogenie 50
Mikrophthalmie 320
Mikrosporie 254
Mikrostomie 40
Mikrotie 274
Mikrozephalie 30, 274, 386
Milchschorf 186
Miliaria cristallina 24
Milien 24, 208
Minderwuchs 346, 350, 370, 378, 386
—, diastrophischer 386
—, disproportionierter 58, 386
—, hypophysärer 386
Mißhandlung 316
Moebius-Syndrom 16, 150
Möller-Barlow-Krankheit 354
Molluscum contagiosum 118, 248
Monarthritis 158
Mongolenflecke 24
Monilethrix 258
Mononukleose, infektiöse 388, 396
Moro-Probe 408
Moro-Umklammerungsreflex 128
Morphea 166
Mosaik-Trisomie 8: 90
Mucha-Haberman-Pityriasis 220
Münchmeyer-Syndrom 300
Müller-Gangzyste 114
Mukoepidermoidkarzinom der Parotis 314
Mukolipidose 358
Mukopolysaccharidose 356, 358
Mukoviszidose 110
Mukozele 260, 312
Mumps 314
Mundspalte 40
Muskelatrophie, neurale progressive
    Charcot-Marie 60, 152
—, spinale progressive Werdnig-Hoffmann
    136, 152
Myelozele 142

Myosis 314
Myositis ossificans 300
Myxödem 82, 370, 372

N

Nabelhernie 18
Nabelschnurbruch 18
Nabelschnurhämatom 14
Nägelbeißer 280
Nävi, depigmentierte 306
Nävoxanthoendotheliome 248
Nävus, blauer 24, 204
–, Compound- 202
–, Epidermal- 200
–, Halo- 204
–, Junktions- 200
–, Pflasterstein- 208
–, Pigment- 204, 326
–, Portwein- 52, 164, 200, 294
–, Riesenpigment- 202
–, Spider- 196
–, Spitz- 210
–, Sutton- 204
–, Unna- 200, 294
Naevus araneus 196
– caeruleus 204
– flammeus 52, 200, 294, 296
– pigmentosus 200, 326
– sebaceus 198, 200, 204, 206
– spilus 198
– unius lateris 200
– verrucosus 200
Nagelgeschwür, herpetisches 242
Nebennierenrindeninsuffizienz, primäre
    376
Nekrolyse, toxische epidermale 188
Nephrose, angeborene 4
Neuroblastom 316
Neurofibromatose von Recklinghausen
    310, 314, 342, 344
Neurofibrome 310
Neurofibrosarkom 314
Neurom, plexiformes 310
Nissen (Läuse) 258
Non-Hodgkin-Lymphom 302
Nonne-Milroy-Syndrom 4
Noonan-Syndrom 88

O

Ödeme 2, 4, 290
–, lymphangiektatische 4
Ohranhängsel 274
Ohren, abstehende 274
Omphalozele 18, 78
Ophiasis 276
Ophthalmia neonatorum 338
Opisthotonus 2
Opitz-Trigonozephalie-Syndrom 34
Optikusgliom 342
Orbitalphlegmone 338
Orbitatumoren 316

Ormond-Syndrom 348
Osler-Knoten 400
Osler-Weber-Rendu-Krankheit 196
Osteodystrophie Albright, hereditäre 352
Osteogenesis imperfecta 62, 332
Osteomyelitis 156
Osteopetrosis 332
Otitis media 100

P

Pätau-Syndrom 84
Palmarfurchen 90
Panaritium parunguale 242
Panniculitis 272
Panophthalmie 336
Papillon-Lefèvre-Syndrom 222
Parodontose 222
Parapsoriasis en placques Brocq 220
– guttata 220
Paronychie 236, 242, 280
Parotistumor 314
Parotitis 314
Parrot-Scheinlähmung 14
Pasteurella-multocida-Infektion 402
Patella, gleitende 164
Patellaluxation 164
Paukenröhrchen 100
Pemphigoid, bullöses 190
Pemphigus syphiliticus 26
Penicillin-Allergie 388
Penta-X-Syndrom 92
Periarteriitis nodosa 290, 292
Pericarditis constrictiva 96
Perniosis 262
Peromelie 68
Petechien 290
Peutz-Jeghers-Syndrom 228
Pfaundler-Hurler-Krankheit 356
Pfeiffer-Drüsenfieber 388, 396
Phimose 114
Phlegmone, Unterlid- 340
Phlyktäne 406
Phokomelie 68
Photodermatose 186
Phototoxische bullöse Reaktion 188
Pierre-Robin-Sequenz 50
Pigmentation, Haut- 64, 376
Pigmentfleckenpolypose 228
Pigmentnävus 200, 202, 204, 228, 326
Pili torti 258, 362
Pityriasis
– alba 182
– lichenoides acuta Mucha-Habermann 220
– – chronica 220
– rosea 216
– (Tinea) versicolor 254
Plantarfurchen 90
Plattfuß 164
Pockenschutzimpfung 410
Poland-Syndrom 70
Poliosis circumscripta 278
Polydaktylie 34, 70, 72, 76, 86

Polyglobulie 10
Pomadenkruste 180
Portweinnävus 52, 200, 294
Potter-Sequenz 50
Prader-Willi-Syndrom 346
Priapismus 116
Primärmedaillon 216
Pringle-Krankheit 272
Prolaps, Anal- 110
–, Rektum- 110
Protoporphyrie, erythropoetische 356
Protrusio bulbi 282, 316, 338
Pseudogliom 318
Pseudohermaphroditismus 380
Pseudohypoparathyreoidismus 352
Pseudoretinoblastom 318
Pseudotumor orbitae 48
Pseudoxanthoma elasticum 264
Psoriasis 218
Pterygium colli 88
Ptose 150, 314, 322
Pubertätsgynäkomastie 382
Pubertas praecox 382, 384
Pupillarmembran, Reste der 324
Pupillenverlagerung 328
Purpura, anaphylaktoide Schoenlein Henoch 288
– fulminans 292
–, thrombozytopenische 28, 288
–, vaskuläre 290
Pylorusstenose, hypertrophische 112

R

Rachitis, Vitamin-D-Mangel- 350, 352
– tarda 350
Radiushypoplasie 64
Rainon-Syndrom 56
Ranulae 312
Raynaud-Syndrom 166
v. Recklinghausen-Neurofibromatose
    310, 314, 342, 344
Rektovaginalfistel 108
Rektumprolaps 110
Retentionszyste, muköse 312
– der Urethra 114
Retinoblastom 316, 318, 342
Retinopathia proliferans 334
Rett-Syndrom 152
Rheumatoide Arthritis 156
Rh-Inkompatibilität 2
Riesenaphthe, solitäre 244
Riesenkind 4
Riesenwuchs, partieller 74, 296
–, – angiektatischer 48, 296
–, zerebraler 4
Robin-Sequenz 50
Robinow-Syndrom 58
Rötelnembryopathie 28, 320
Rötelnexanthem 390
Rosenkranz, rachitischer 352
–, skorbutischer 354
Roseolen 398, 400
Rubinstein-Taybi-Syndrom 54

Rückgratreflex, Galant- 124
Russel-Silver-Syndrom 58

S

Sandalenlücke 386
Sanfillipo-Krankheit 356
Sarkoidose der Haut 206
Scabies 190, 256
Scharlach 390
Scheinlähmung 14, 354
Scheuermann-Krankheit 162
Schiefhals, angeborener 48
Schiefnase 98
Schielen 150
Schimmelpenning-Feuerstein-Mims-Syndrom 206
Schnürfurche 14, 62, 66
Schoenlein-Henoch-Purpura 290
Schreigesicht, schiefes 16
Schreitreflex 126
Schulterblatthochstand 76
Septikämie, Neugeborenen- 12, 28
Serres-Körperchen 104
Sialidose 358
Siamesische Zwillinge 76
Sichelfuß 62
Silver-Russel-Syndrom 58
Sinus urogenitalis 378, 380
Sklerem 262
Skleren, blaue 332
Sklerodermie 166
– en coup de sabre 166
–, progressive 40
–, systemische 166
Sklerödem 166
Sklerose, systemische 166
–, tuberöse 208, 272, 306
Skoliose 162
–, Gesichts- 48
Skorbut 354
Skrotalhämatom 28
Smith-Lemli-Opitz-Syndrom 66
Sommerprurigo 192
Sonnenuntergangsphänomen 138
Soor 404
Sotos-Syndrom 4
Spalthand 66, 72
Spaltfuß 164
Spitznävus 210
Sprengel-Deformität 76
Sprungbereitschaft 128
Stehbereitschaft 130
Steigreflex 126
Sternumvorwölbung 94
Stevens-Johnson-Syndrom 172
Stickler-Syndrom 50
Still-Syndrom 158
Stomatitis aphthosa 104, 246
–, Candida- 404
–, Herpes-simplex-Virus- 104, 106
– bei Stevens-Johnson-Syndrom 172
Striae distensae 346, 374
Strophulus 168

Struma
–, angeborene 370
–, juvenile euthyreote 372
Stützreaktion 130
Sturge-Weber-Syndrom 52, 296, 332
Suchreflex 126
Suffusion 282
Sugillation 286
Sutton-Nävus 204
Syndaktylie 66, 70
–, Akrozephalo- 32
Syphilid, Haut- 26
Syphilis, erworbene 404

T

Taschenmesserphänomen 82
Tay-Sachs-Krankheit 342
Teleangiektasien 52, 196
–, konjunktivale 52, 324
Teratom, benignes 78, 304
–, malignes 146
–, Steißbein- 304
Tetralogie, Fallot- 94
Thelarche, prämature 382
Thoraxdysplasie, asphyxierende 76
Thoraxdysplasie-Syndrome 76
Thrombozytopenie beim Neugeborenen 12
Thyreoglossusfistel 196
Thyreoglossuszyste 302
Tinea capitis 254
– corporis 250, 252
– pedis 256
Tine-Test 408
Tonsillenhyperplasie 98
Tonsillitis s. Angina
Torsionsdystonie 134
Torticollis 48
Toxic-Shock-Syndrom 174
Traktionsversuch 134
Transfusionssyndrom, fetofetales 10
Transposition der großen Gefäße 96
Treacher-Collins-Franceschetti-Syndrom 50
Trichophytie 250, 252, 254
Trichorrhexis nodosa 258
Trichotillomanie 278
Trichterbrust 74
Trisomie 13: 84
Trisomie 18: 86
Trisomie 21: 82
Trochlearislähmung 404
Trommelschlegelfinger 94
Tuberkulid, papulonekrotisches 406
Tuberkulinreaktion 408
Turmschädel 32, 140
Turner-Syndrom 4, 88, 228, 352
Turrizephalus 140
Typhus abdominalis 398

U

Übertragung 10
Uhrglasnägel 94, 96

Ulkus, perianales 112
Unna-Nävus 200, 294
Urethra-Retentionszyste 114
Urticaria pigmentosa 224, 226, 292
Urtikaria 168
Uvula bifida 38

V

Vaccinia gangraenosum 410
Vaginalatresie 122
Van-der-Woude-Syndrom 56
Varizellen 394
Verdinikterus 6
Verrucae filiformes 240
– planae 194
– vulgares 198, 280
Verschlußikterus 6
Verstümmelungen, Finger- 66
–, Zehen- 66
Vierfingerfurche 82
Vitiligo 262, 306
Vulvovaginitis gonorrhoica 118

W

Waardenburg-Syndrom 278
Warzen, filiforme 240
–, Flach-, juvenile 194
–, Genital- 118
Waschfrauenhände 10
Waterhouse-Friderichsen-Syndrom 28, 288
Weber-Christian-Syndrom 272
Werdnig-Hoffmann-Krankheit 136, 152
Wickham-Zeichnung 260
Wiedemann-Beckwith-Syndrom 384
Williams-Beuren-Syndrom 52, 92
Wilson-Pseudosklerose 362
Windeldermatitis 180

X

Xanthelasma 360
Xanthogranulome, juvenile 248, 268
Xanthome, tuberöse 194, 360
X-Beine 162
Xeroderma pigmentosum 192
XYY-Syndrom 90

Z

Zahnfleischblutungen 354
Zahnfleischhyperpigmentierung 362
Zahnfleischhypertrophie 148
Zahnfleischinfiltration, leukämische 106
Zahnfleisch-Retentionszyste 312
Zahnschmelzdysplasie 46
Zahnveränderungen 26
Zellweger-Syndrom 92
Zöliakie 110
Zungenband 40, 42
Zwillinge, siamesische 76
Zystinose 342